제4판

후성유전학

| DNA 메틸화에 대한 이해 |

제 4 판

EPIGENETICS

Understandings about DNA methylation in carcinogenesis

후성유전학

| DNA 메틸화에 대한 이해 |

강경훈 저

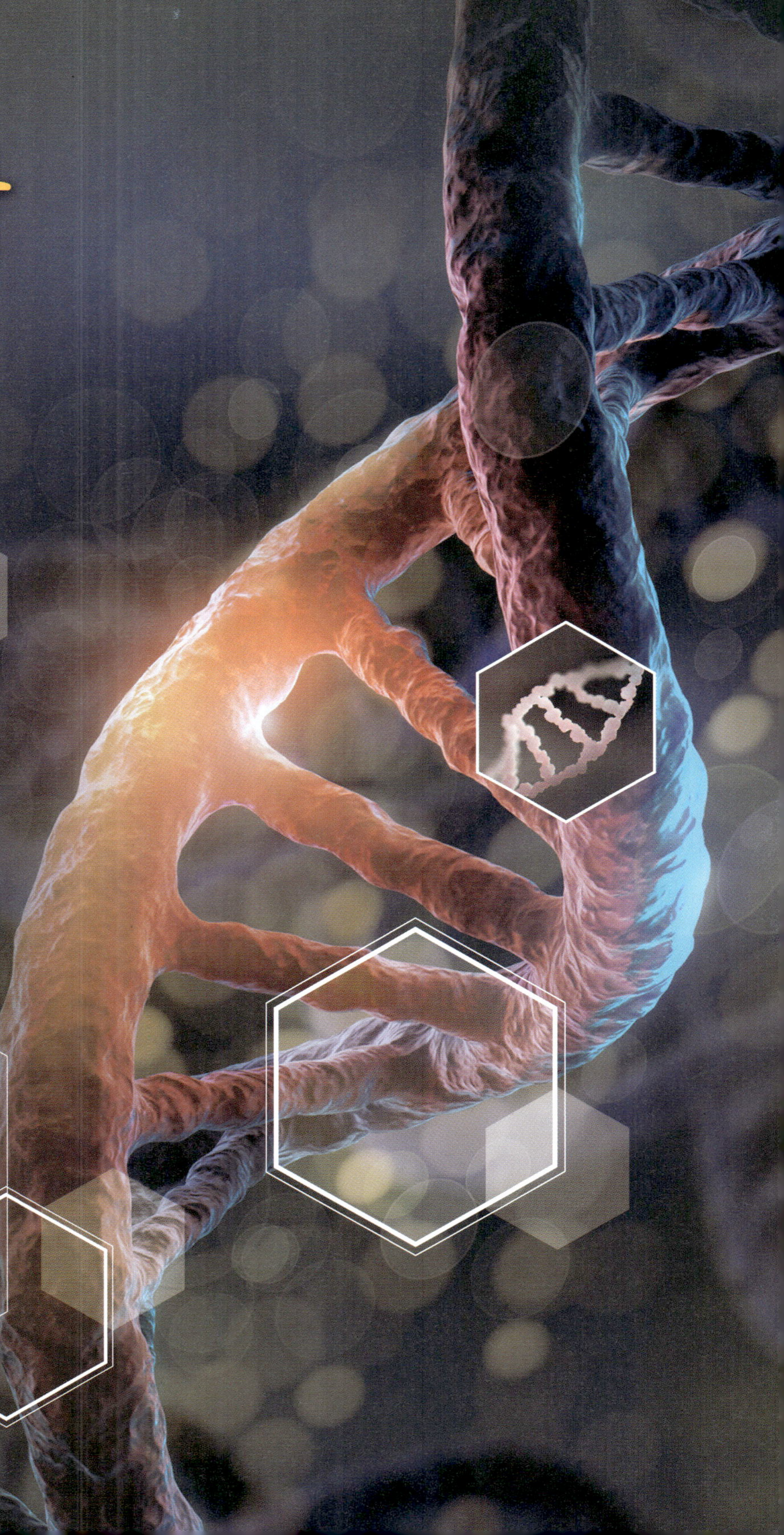

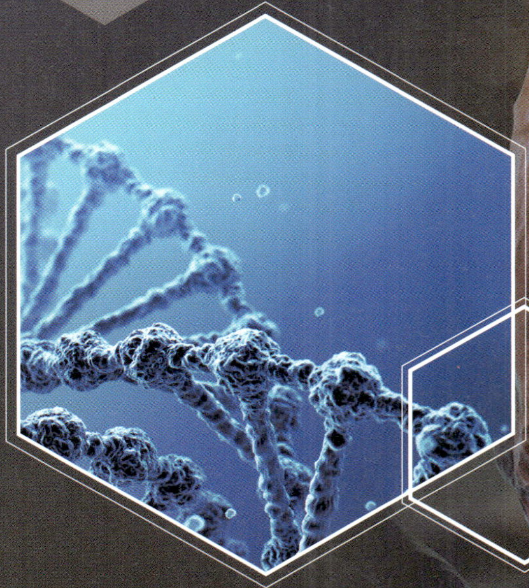

머리말

3판을 발간하고 6년의 시간이 지나는 동안, 후성유전학과 관련된 많은 연구결과들이 기하급수적으로 발표되어, 내용을 제대로 섭렵하고 소화할 수 없을 정도로 축적되고 있다. 부분적으로 이해한 것을 짜깁기하여 책을 증보한다는 느낌을 떨칠 수 없지만, 후성유전학 입문서 저자로서의 소명을 감당하겠다는 초심을 바탕으로, 증보판을 출간하고자 한다. 이 책의 부족한 점을 보완할 수 있는 국내 전문서적이 그 사이 발간되어, 불완전한 책을 쓰는 부담감을 덜 수 있게 되었다. DNA메틸화와 히스톤변경이라는 후성유전코드를 쓰고(writer), 읽어들이고(reader), 지우는(eraser) 분자물질들에 의해 후성유전적 현상이 일어나지만, 이 책은 주로 후성유전코드를 쓰는 DNA메틸화의 관점에서 후성유전학을 들여 보았고, 부족한 부분은 히스톤과 관련된 분야를 중심으로 발간된 국내전문서적을 참고서적으로 권유드린다. 이번 4판에선 DNA메틸화를 액체생검에서 바이오마커로 활용할 수 있다는 내용과 DNA아데닌 메틸화와 RNA아데노신메틸화, 그리고 SWI/SNF복합체에 관련된 내용을 추가하였다. 아데닌메틸화는 팩바이오라는 3세대게놈해독기술이 있어 시퀀싱가능하게 되었고, 그 생물학적 의미와 기능에 대해 조명이 가능하게 되었다. 졸저가 소속한 캠퍼스에 팩바이오가 도입된다는 희망찬 소식이 있었지만, 아직 도입되지 않고 있어 아쉬움이 크다. 이 책이 후성유전학이라는 학문에 대한 초심자를 위한 입문서의 역할을 할 수 있기를 바라면서, 이 책의 초판과 개정판들을 쓰는 동안, 아내 호경과 성년이 되어 버린 두 딸 규원, 규리에게 함께 하지 못했던 시간들에 대한 아쉬움과 미안한 마음을 전하고자 한다.

2022년 8월

머리말

후성유전학 분야의 연구가 활발하게 이루어져 관련분야의 연구논문이 기하급수적으로 증가하고 있어, 새로운 내용을 보강해야 될 필요성을 절실히 느껴, 개정판을 출간하게 되었다. 후성유전학에 대한 일반인의 관심이 많이 고조되고 있음을 느끼며, 생물학에 입문하거나 인체의학, 종양학에 관심을 가진 이들에 후성유전학은 이제 낯설은 학문영역이 아님을 자부한다. 도슨의 명저 "이기적 유전자"에서 유전자가 모든 것을 결정짓는 마스터키라는 느낌을 주고 있지만, DNA시퀀스가 완전히 일치하는 일란성 쌍둥이가 전혀 다른 삶을 사는 경우가 많고, 같은 질환으로 사망하는 경우가 거의 없다는 것은 우리의 삶이 유전자에 의해 결정되는 것만은 아님을 역설한다. 유전자가 nature라면 후성유전체는 nurture이다.

3판임에도 불구하고 전문서적으로서 여전히 부족함이 많고, 특히 이책에서 제대로 다루지 못한 히스톤 꼬리의 화학적 변경, non-coding RNA에 의한 전사조절 등에 대한 내용은 여전히 아쉬움이 크며, 이 분야 전문가에 의한 공동집필을 간절히 소망해본다.

이 책의 출간에 많은 분들이 기여했고, 그 분들의 노력과 헌신으로 이 책이 지속적으로 출간할 수 있게 되었기에 지면을 빌어 감사의 말씀을 드린다. 언제나 힘이 되어 주는 나의 가족들에게 감사하면서.

2015년 6월

강 경훈

머리말

후성유전학의 안내문 역할을 하는 입문서를 만들고자 2007년 초판을 출간하였지만 주변 지인들에게 알리기에는 겸연쩍었다. 서점에 사람들의 손때를 타지 않고 한쪽 귀퉁이에 꽂혀져 있는 초판본들을 바라보면서, 학문영역에서 소수만이 관심을 갖는 분야라는 것을 확인하였다. 그러나, 관심층이 엷을 거라는 짐작하에 초판을 조금 발간하였는데, 초판내용의 부실함에도 불구하고, 초판이 매진되었으니 2판을 인쇄하고 싶다는 출판사의 연락을 받고 놀랍기도 하고 기쁘기도 하였다. 이 기회에 초판의 부족함을 만회하고자 새로운 내용들을 보완하여 2판 겸 증보판을 내게 되었다.

라마르크의 용불용설은 다윈의 진화론에 의해 용도폐기되었지만, 후성유전학의 개념과 일치하는 점이 있다. 후천적으로 획득된 형질 중 일부는 유전될 수 있다는 것이 후성유전학적 관점에선 설득력이 있다. 모든 것은 태어 날 때 결정된 것 같으나 노력에 의해 많은 것을 변화시켜 나갈 수 있다는 것이 후성유전학적인 개념이다.

이 책은 후성유전학 중 DNA메틸화의 변동에 치중하여 자료들을 정리하였다. 히스톤 변경이라는 큰 기둥이 소홀히 다루어진 점을 아쉽게 생각한다. 히스톤 부분을 전공한 학자들에 의해 이 책과 상응하는 서적의 출간을 기대해 본다. 서울의대 병리학교실 및 암연구소 종양생물학 협동과정 대학원의 스승, 선배 및 동료 교수들의 격려와 성원에 감사의 말씀을 다시 한번 더 올린다. 또한, 아내 이 호경과 딸 규원과 규리에게 증보판을 인쇄하는 즐거움을 함께 하고자 한다.

2009년 12월

강 경훈

머리말

졸저가 이 책의 원고를 쓰기 시작했던 것은 추간판 탈출증으로 요양하던 2000년봄이었고, 2003년 미국 연수 기간동안 체계적으로 원고의 내용을 정리할 수 있었다. 1990년대 후반부터 DNA메틸화와 관련된 논문들이 기하급수적으로 탈표되었지만, 논문들의 지엽적인 내용을 읽다 보면 때로는 상반된 연구결과에 다소 혼동스러운 점이 없지 않아, 참고할 만한 텍스트의 필요성을 절감하였다. DNA 메틸화와 관련된 논문들을 테마별로 정리하면서, 암 에피지네틱스(후성유전학)라는 전체 숲의 맥락과 틀을 형성할 수 있었고 이제는 암에피지네틱스를 연구하고자 하는 신진 연구자들에게 정리된 정보를 함께 공유하고자 한다. 졸저는 이 책이 DNA 메틸화를 연구하고 있거나, 연구하고자 하는 연구자들에게 입문서 역할을 하고, DNA 메틸화에 대한 개념을 정리하는데 다소의 도움을 줄 수 있기를 바란다. 독자들로부터 부족한 부분들에 대한 비평이 호되게 있기를 기대하그, 또한 이 책의 출간을 계기로 후성유전학에 관련된 더 많은 책들이 국내 연구자들에 의해 발간되기를 바란다.

이 책을 완성하는데 있어 많은 사람들의 도움이 있었다. 카톨릭의대 박용구 선생의 KLME 의학 검색엔진은 원고를 쓰는데 큰 도움이 되었다. 건국대의 심 용희 교수 덕분에 DNA 메틸화에 대한 연구를 접할 수 있었고 함께 연구했던 그 시간들이 오늘의 결실을 맺는데 크게 기여하였음에 대해 지면을 빌어 깊은 감사를 표한다. 그리고, University of Southern California의 Peter W. Laird 교수와 이 광호 연구원과의 토의가 이 책을 준비하는 데 많은 도움이 되었다. 무엇보다도, 아내 이 호경의 후원과 두 딸 (규원과 규리)의 사랑이 없었다면 책을 완성하지 못했을 것이다. 그리고 이 책의 출간을 흔쾌히 결정해 준 고려의학 출판사에 심심한 감사를 드린다. 졸저가 몸담고 있는 서울의대 병리학교실의 여러 스승 및 동료 선생님들과 책을 출간하는 기쁨을 함께 나누며, 그동안의 성원에 감사드린다.

2007년 3월

강 경훈

목차

Chapter 01

후성유전학과 DNA 메틸화

epigenetics and DNA methylation

1 후성유전/후성유전학이란?

일란성 쌍둥이는 유전학의 중요성을 보여주는 좋은 예이지만, 역설적으로 또한 유전학의 한계를 보여주기도 하며, 아울러 후성유전학을 이해하는데 도움이 되는 예이기도 하다.

미진이와 미선이는 일란성 쌍둥이이고 행복한 가정에서 자랐다. 학생시절에 둘 다 그림그리기와 음악을 좋아했고, 학교성적이 좋았으며, 거의 모든 면에서 유사해 보였다. 그러나, 어른이 되면서 그들의 삶과 성격은 달라졌다. 20대 초반에 미진이는 정신분열증에 걸려 환각과 망상에 시달렸다. 그러나 미선이는 정상적인 생활을 영위하고 있으며, 정신분열 증세가 없다.

이 예와 같이 유전적으로 동일한 DNA를 가지며, 같은 환경에서 자랐는데도 불구하고, 일란성 쌍둥이가 때로는 현격한 차이를 보이는 경우가 있다.

런던 킹스칼리지 쌍둥이 연구소는 6,000쌍 이상의 일란성 쌍둥이 자료를 축적하고 있는데, 연구소자료에 따르면 일란성 쌍둥이간에 키나 몸무게 등 외모에서 차이를 보이는 경우가 흔했고, 같은 질병으로 사망한 경우는 거의 없었다. "왜 일란성 쌍둥이는 자라면서 다른 삶을 살고 다른 병이 생길까?"에 대한 답은 고전적인 유전학의 개념으론 설명하기 어렵지만, 이제는 DNA 시퀀스를 변경시키지 않고, 유전체에 미묘한 변경을 가져오는 후성유전적 변화(epigenetic change)에서 해답을 구하고 있다.

후성유전학적 변화가 동일한 DNA시퀀스의 유전자들로 구성되어 있는 개체임에도 불구하고 형질표현형에서 다양성을 초래하는 원인임을 보여주는 좋은 예가 아구티생쥐(Agouti mice)이다. 아구티생쥐의 경우 순계생쥐(inbred mouse)이기 때문에 DNA시퀀스가 동일하고 따라서 표현형이 같을 것으로 예상하지만, 생쥐의 새끼들은 털빛과 체중, 당뇨병에의 이환율 등에서 현저한 차이를 보인다. 이런 형질적 차이는 DNA 메틸화레벨의 차이와 관련이 있으며, 털빛의 차이는 아구티 유전자의 프로모터 영역에서의 메틸화 변화와 밀접한 관련이 있음이 알려져 있다. 즉, 노란 빛의 털을 가지고, 과체중이면서 당뇨병에 잘 걸리는 아구티생쥐는 아구티 유전자의 프로모터가 저메틸화되어 있고, 이에 반해 갈색 털빛과 정상체중을 갖는 아구티생쥐는 아구티유전자의 프로모터 영역이 과메틸화되어 있다. 아구티 생쥐는 유전적으로 동일한 개체들 간에 보이는 표현형의 다양성이 후성유전학적 변화와 관련이 있음을 잘 보여주고 있다. 다른 예를 든다면, 2차 세계대전 말 네덜란드의 대기근으로 네덜란드인 약 1만 8천여명이 기아로 인해 사망했는데, 이 기근 당시에 태어난 아이들은 당뇨병, 비만, 심장병, 암발생, 정신분열증 등에의 이환율이 다른 코호트에 비해 유의한 정도로 증가되었다. 산모가 기근으로 영양결핍을 겪었기에 그 때 태어난 아이 또한 영양상태는 좋지 않으므로 많은 질환에 잘 이환되었다는 것은 이해 가능하지만, 이 아이들의 자식들마저도 대조군에 비해 유의하게 낮은 저체중으로 태어난다는 것은 전통적인 유전학 개념으로는 설명되지 않는다. 영양결핍이라는 환경적 영향이 자식뿐만 아니라 손자대까지 전달된다는 것은 유전학으로는 설명이 안되지만, 후성유전학적으로는 설명가능하다.

인체를 이루고 있는 다양한 조직 및 장기의 세포는 동일한 유전자 정보를 가지고 있지만, 그 기능과 모습에서 큰 차이가 있다. 이는 각 조직 및 장기의 세포에서 특정 세트의 유전자들만 발현되기 때문이다. 각 세포유형에 특이적인 유전자 발현양상은 세포가 분화하면서 확립되는데, 이것은 조직 특이적인 전사인자의 작용, DNA 메틸화, 히스톤의 변경, 세포 외 시그널 등이 복잡하게 작용하여 일어난다. 세포의 분화는 DNA 염기서열의 변화 없이 이루어지지만, 세포분화를 통해 획득한 형질적인 특성은 세포분열을 통해 자손세포에게 전달된다. 이와 같이 유전자 염기서열과는 무관하게, 획득한 특정 형질이 자손세포에게 전달되는 것을 후성유전이라고 한다.

후성유전학(epigenetics)이란, DNA 염기서열의 변화가 없음에도 유전자발현의 변화가 자손세포에게 전달되는 현상을 연구하는 학문이다. "Epigenetics"란 용어를 처음 주조한 과학자는 Conrad Hal Waddington이며, 그는 배아줄기세포에서 각종의 세포로 분화해 가는 과정은 기존 유전학의 원리로는 도저히 설명할 수 없으며, 이는 유전학 영역밖의 것이라고 간주하며 이러한 세포운명 결정과정을 뜻하는 용어로 "Epigenetic"이란 단어를 사용하였다.

이러한 후성유전은 발생과 분화, X염색체의 불활성화, 유전자 각인(imprinting)에 중요한 역할을 한다. 오랫동안 종양의 발생이 종양 유전자나 종양 억제 유전자의 유전자 염기서열 변화에 의해 일어난다는 개념 하에 유전자의 변이를 찾는 연구가 활발하게 진행되어 왔었고, 지금도 종양연구의 주류를 차지하고 있다. 그러나, 암의 발생이 개체의 발생과정과 비슷하다는 사실과, 알려진 발암 원의 50%정도는 변이원(mutagen)이 아니라는 사실은 종양발생에서 후성유전이 중요한 역할을 할 가능성이 있음을 시사한다. 90년대에 bisulfite modification

방법이 도입되면서, CpG 메틸화를, 제한효소를 이용한 방법이 아닌, 직접적인 염기서열분석이나 중합효소연쇄반응(PCR) 방법을 이용하여 분석할 수 있게 됨에 따라, 이에 대한 연구가 기하 급수적으로 증가하면서, 유전자의 변이뿐만 아니라, DNA 메틸화로 대변되는 후성유전적인 변화 또한 암발생의 중요한 기전으로 자리 매김되고 있다. 2007년 이후로 메틸화된 DNA를 적당한 크기로 자른 후 선택적으로 분리하고, 이를 프로모터 어레이에다 교잡하여 메틸화된 프로모터 CpG island를 찾아내거나, 또는 분리된 DNA조각들을 직접적으로 염기서열분석하는 방법을 통해 유전체 전반의 DNA 메틸화 상태를 분석하는 게 가능해졌고, 유전체 전반적인 메틸화 분석결과가 잇달아 발표되고 있다. 이런 연구결과들은 후성유전학적인 변화가 암의 생성에서 매우 중요한 역할을 하고 있음과, 그 규모면에서는 유전적 변화보다 후성유전학적 변화에 의한 유전자의 활성 변화가 더 빈번하게 일어나고 있음을 여실히 보여주고 있다.

후성유전에는 DNA 메틸화와, 히스톤 꼬리와 코어의 전사후 변경, 뉴클레솜의 위치결정, 히스톤 variants의 참여, small RNA 또는 long non-coding RNA에 의한 유전자 발현 조절 등이 포함되지만, DNA 메틸화가 대표적인 후성유전적인 변화이다. DNA 메틸화는 유전자코드의 변화없이 유전자의 발현을 변화시킬 수 있다. DNA 메틸화가 자손세포에 전달된다는 것과, 유전자의 발현, 염기서열 변이초래, 종양발생 등에 관련이 있기 때문에, 발생학이나 종양생물학 분야에서 DNA 메틸화에 대한 연구가 활발하게 이루어지고 있다.

2 유핵생물에서의 DNA 메틸화 양상

DNA 메틸화는 DNA분자에 메틸기가 부가되는 생돌학적 과정 또는 결과를 일컫는 것으로, DNA시퀀스의 변동없이 DNA조각의 활성도를 변화시킬 수 있다. DNA의 4개 염기중 싸이토신과 아데닌이 메틸화될 수 있다. 싸이토신메틸화는 진핵생물과 무핵생물에서 널리 볼 수 있지만, 싸이토신의 메틸화 퍼센티지는 종에 따라 크게 다르다. 진균류 중, Saccharomyces cerevisiae 및 Sordaria macrospora에서는 메틸 cytosine 및 DNA methyltransferase가 없고, 선충류인 Caenorhabditis elegans에서도 메틸 싸이토신(methyl cytosine) 및 DNA 메틸기전달효소(methyltransferase)가 없다. 그러나 진균류인 Neurospora crassa나 Candida albicans에는 DNA 메틸화가 있으며, 초파리인 Drosophila melanogaster에는 DNA methyltransferase와 유사한 유전자가 있고, 매우 적지만 메틸 싸이토신이 발견된다. 그러나 초파리의 경우, 메틸싸이토신의 대부분이 CpT에서 관찰되지만, 포유류의 성체에서는 CpG에서만 메틸 싸이토신이 발견된다. 생쥐의 배아줄기세포에서는 CpA, CpT, CpG의 싸이토신이 메틸화될 수 있으나, 생쥐의 성체에서는 CpG의 싸이토신만 메틸화되어 있다(Ramsahoye BH 등, 2000). 최근에 인간배아줄기세포에 대한 유전체전반에 걸친 DNA 메틸화 분석결과 인간배아줄기세포도 생쥐의 배아줄기세포와 마찬가지로 CpG이외의 시퀀스, 즉 CpA, CpT, CpG, CpC등의 싸이토신에서 DNA 메틸화가 일어난다는 것이 알려졌다. 이로부터 유도된 섬유모세포에서는 이와 같은 DNA 메틸화는 관찰되지 않았다. 배아줄기세포의 non-CpG메틸화는 전체 메틸싸이토신의 25%가량을 차지하며, 이와 같은 non-CpG 싸이토신 메틸화는 주로 유전자의 엑손과 인트론에서 일어나며, 단백질 전사인자가 결합하는 프로모터나 5′UTR, 또는 인핸서 등에는 상대적으로 결핍되어 있다. 배아줄기세포의 분화를 유도하였을 때, 이와 같은 non-CpG 싸이토신 메틸화는 사라지지만 다시 역분화를 유도하여 배아줄기세포의 상태로 돌려놓았을 때, non-CpG 싸이토신 메틸화가 재출현하였다(Lister R 등, 2009).

DNA 메틸화가 있는 유기체라고 하더라도, 그 전체 싸이토신 중 메틸싸이토신이 차지하는 비중은 다양하다. 다양성을 초래하는 요소로는 첫번째, 메틸화가 일어나는 기질(substrate)이 다를 수 있다는 것이다. 척추동물에서는 CpG의 싸이토신에서만 메틸화가 일어나지만, 식물이나 진균류에서는 CpG가 아닌 부위에서의 싸이토신도 메틸화될 수 있다. 두 번째 요소는 유전체내에 메틸화가 일어날 수 있는 자원의 농도이다. 예를 든다면, 척추동물에서는 CpG 억압(suppression)이 일어나 CpG 디뉴클레오타이드가 결핍되어서 결과적으로 메틸화된 싸이토신은 전체 싸이토신의 4% 정도밖에 안 된다(Razin A and Riggs AD, 1980). 세 번째 요소는 게놈 내 반복시퀀스가 차지하는 비율이다. 유핵생물 유전체는 반복시퀀스 비율이 매우 다양하며, 이 반복시퀀스는 많은 생명체에서 메틸화의 주된 대상이다. 대부분의 유핵생물에서 DNA 메틸화의 대부분은 이 반복시퀀스에 위치해 있다(Goyon C 등, 1996; Yoder JA 등, 1997; Leutwiler LS 등, 1984). 메틸화 수준의 극단적인 차이를 보이는 예를 들자면, Arabidopsis thaliana와 Arabidopsis maize인데, 이 두 식물에서의 메틸화 수준 차이는 반복시퀀스 비율의 차이와 일치한다(Leutwiler LS 등, 1984; Bennetzen JL 등, 1994).

메틸화의 다양성은 메틸화 수준에서뿐만 아니라, 게놈 내 분포에서도 볼 수 있다. 두 가지 전형적인 패턴으로 나뉠 수 있는데, 하나는 유전체 전반에 걸쳐 있는 패턴인데, 메틸화가 유전체 전체에 걸쳐 분포하고 있고, 유전자내부에도 분포하고 있다. 두 번째 패턴은 분획된 패턴인데, 메틸화가 유전체의 일부분에 국한되어 있는 것으로 유전자 밖에 위치한다. 유전체 전반 패턴은 포유류나 다른 척추동물의 특성이다. 이에 반해 무척추동물, 진균류, 식물, 원생생물들은 분획 패턴을 보인다.

3 싸이토신 메틸화란 무엇인가?
what is cytosine methylation?

인간과 대부분의 포유동물에서 DNA 메틸화는 생체내에서 정상적으로 일어나는 유일한 DNA변경(modification)으로 구아닌 바로 앞의 싸이토신에서만 일어난다. 싸이토신 메틸화는 DNA 합성후에 일어나는 변화이며, 공여자인 S-adenosylmethionine (SAM)으로부터 싸이토신의 탄소 5번 위치로 메틸기가 효소에 의해 전달되는 반응의 결과이다(그림 1-1). 인간의 체세포에서는 메틸싸이토신(methyl cytosine, m^5C)이 전체 DNA 염기중의 1%를 차지하며, 인간 DNA의 28,000,000개 CpG (half genome만 개수한 것임)중 70~80%(약 25,000,000)가 메틸화되어 있다(Cooper DN and Krawczak M, 1989; Tucker MS and Bestor TH, 1997; Lister R 등, 2013).

인트론, 엑손, 부수 DNA (satellite DNAs), 트랜스포존(transposon), 그리고 비유전자 DNA에 위치한 CpG들은 거의 모두 메틸화되어 있다. CpG islands의 대부분은 싸이토신 메틸화가 일어나지 않는다. DNA 메틸화 패턴은 태생기 초기에 지워졌다가 착상(implantation) 후 다시 재수립된다. 그 이후는 DNA 메틸화 패턴이 비교적 안정적으로 유지된다. DNA 메틸화 기구(methylation machinery)에는 여러 가지 DNA 메틸기전달효소(DNA-methyltransferase enzyme), 탈메틸화효소(de-methylases), 메틸화 트리거 중심(methylation

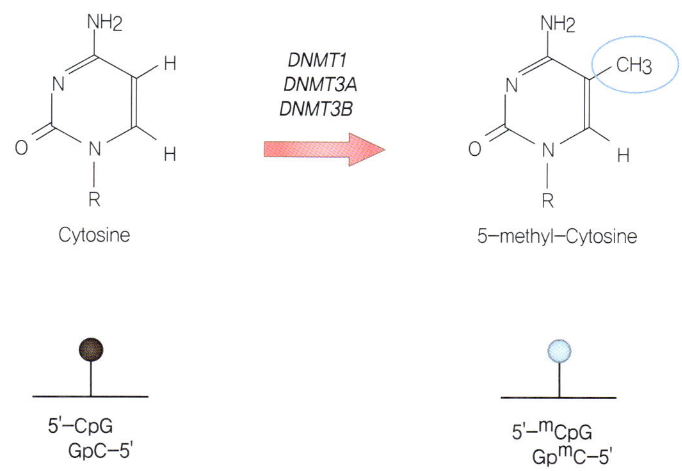

그림 1-1. 구아닌 앞에 있는 싸이토신(CpG)은 DNMT1, 3A, 및 3B에 의해 5번 위치 탄소가 메틸화 될 수 있다. DNMT3A 및 3B는 de novo로 메틸화를 일으킬 수 있지만, DNMT1은 보존성 메틸기전달효소로서 3A와 3B에 의해 CpG가 메틸화 되었을 때, 이 가닥에 대해 상보적인 가닥의 CpG를 메틸화 시킨다. 달리 표현하자면, DNMT1은 메틸화가 없는 이중가닥 DNA를 메틸화 시킬 수 없고, 이중 가닥 중 한 가닥 내에 CpG가 메틸화되어 있을 때, 반대편 가닥의 상보적인 CpG를 메틸화 시킬 수 있다.

trigger centers), methylation-protection centers 등이 관련되어 있을 거라고 가정할 수 있다. 이 중 메틸기전달효소와 탈메틸화효소는 확실히 밝혀져 있으며, 나머지 두가지는 개념적인 것이다. 전형적인 모델은 발생기간 중에 DNA 메틸화가 일단 확립되면 보존성 메틸기전달효소(maintenance methyl-transferase)에 의해 그 패턴이 지속된다. 이 효소는 새로이 합성한 hemimethylated DNA를 급속도로 완전히 메틸화된 DNA로 바꾸어 준다.

CpG 다이뉴클레오타이드는 엑손에서는 아미노산을 코딩하는 정보물질이지만, non-coding sequence에 위치한 CpG 다이뉴클레오타이드는 후성유전적 정보를 담고 있다. CpG 다이뉴클레오타이드는 싸이토신이 메틸화되어 있느냐, 아니냐에 따라 결합하는 단백질의 종류가 다르다. 메틸화되지 않은 CpG 다이뉴클레오타이드는 CXXC도메인을 가진 단백질이 결합하는 반면, 메틸화된 CpG 다이뉴클레오타이드는 MBD도메인을 가진 단백질이 결합한다. CXXC도메인 단백질은 활성화된 크로마틴을 유지하는 데 관련된 기능을 하는 반면, MBD도메인을 가진 단백질은 불활성화된 크로마틴을 조성하는데 기여하는 기능을 갖고 있다. CXXC도메인을 가진 단백질로는 CFP1, MLL1, MLL2, KDM2A, KDM2B, TET1, 그리고 TET3등이 있으며, 이들은 활성적인 크로마틴 구조를 유지하는 단백질이다.

4 포유류 게놈에서 싸이토신 메틸화가 갖는 기능
the function of cytosine methylation in the mammalian genome

게놈의 크기가 10^9 bp 이상인 모든 생명체들은 메틸 싸이토신을 갖는다(Bestor TH, 1990). 메틸싸이토신이 불안정한 염기임에도 오랜 진화기간 동안 메틸 싸이토신을 계속 유지하고 있는 것은, 메틸화가 이런 결점을 보완할 만한 어떤 장점이 있기 때문일 것이다. 메틸화는 DNA 시퀀스에 얹혀 놓은 부가적인 정보라고 간주할 수 있다. 메틸 싸이토신의 배열이 갖는 부가적인 정보가 표현형(phenotype)에 영향을 준다. 메틸 싸이토신의 특정 배열이 갖는 정보는 태생기의 발생과정에 필요하다. 왜냐하면, 메틸 전달효소를 녹아웃 시켜 메틸화를 유지할 수 없게 하면, 생쥐는 재태기간의 중간 이상을 생존하지 못하기 때문이다(Li E 등, 1992).

DNA 메틸화는 게놈 내로 침입해 들어온 분자기생체(molecular parasites)가 전사되지 않도록 한다. 분자기생체가 가지고 있는 프로모터로 인하여 보편적인 전사인자에 의해 분자기생체 전사가 일어날 수 있기 때문에(Yoder JA 등, 1997), DNA 메틸화는 원치 않는 전사를 막는 수단으로 작용한다. 단적인 예로, Dnmt1 유전자가 없는 생쥐에서 intracisternal A particle (IAP) 리트로바이러스가 게놈 여기저기에서 전사된다는 것이 보고된 바 있다(Walsh

CP 등, 1998). DNA 메틸화가 하는 또 다른 역할은 게놈 전체에 퍼져 있는 반복 DNA 요소들간에 재조합(recombination) 이 일어나지 않도록 하는데 기여하며, 또한 게놈의 안정성을 유지하는데 기여한다(Antequera F, 2003).

DNA 트랜스포존, 리트로 트랜스포존, 그리고, satellite DNA는 척추동물의 진화과정 중 유전체(게놈) 내에 축적되어, 인간 게놈의 45%가 될 정도로 많은 부분을 차지한다(Lander ES 등, 2001). 포유류의 게놈 내에 산재해 있는 LTR (long terminal repeat) 기반 전위 인자(LTR-based transposable elements)와 다른 비LTR 반복 시퀀스들은 성인 체세포에서 메틸화되어 있고, 전사되지 않도록 억제되어 있다. 이러한 사실과 더불어, 메틸 싸이토신의 대부분이 기생 시퀀스 인자들에서 발견된다는 점을 고려해 볼 때, CpG 메틸화는 침입하는 기생 시퀀스에 대한 숙주의 방어기제로서 발달해 왔을 가능성이 있다(Bestor TH, 1998). 이러한 가설에 대해 다소의 논란이 있지만, 내재하고 있는 리트로 바이러스의 전사가 메틸화에 의해 억제되고 있다는 증거가 제시된 바 있다(Walsh CP 등, 1998). 기생인자 들이 갖는 구조적 특성으로 말미암아, 신생 메틸화 장치(de novo methylation machinery)가 선택적으로 기생인자들에 작용하여 메틸화를 일으킬 가능성이 있다(Bestor TH and Tycko B, 1996). 또한 체세포에서 싸이토신 메틸화는 외부에서 들어온 리트로 바이러스를 억압시키는데 중요한 역할을 한다(Challita PM and Kohn DB, 1994). 이 기전과 관련하여, 유전자 치료목적으로 개발한 리트로 바이러스 벡터는 세포 유전체내에서 메틸화되어 불활성화 되는 경향이 높기 때문에 효과적인 유전자치료법을 개발하는데 어려움이 되고 있다(Lorincz MC 등, 2001).

포유류 동물 세포에서 DNA 메틸화는 다음의 세가지 근본적인 기능을 하고 있다.

(1) 전위인자(transposable elements)의 전사억압: DNA 메틸화는 유전자 조절의 미세 조정에 필요한 유연성을 갖지 못하지만 그 안정성은 전위인자의 영구 불활성화를 보장한다. 트랜스포존 제어는 척추동물뿐만 아니라, 다른 동물, 식물 및 여러 원생생물이 공유하는 가장 오래된 DNA 메틸화기능중 하나이다. DNA 메틸화는 이 목적을 위해 진화했다고 주장되기도 한다. 또한, 포유류 DNA에서 싸이토신 메틸화는 외부에서 침입한 DNA 시퀀스의 유전자 발현을 억제하는 역할을 한다. 바이러스 DNA는 포유류의 게놈 내에 삽입되면 점차적으로 메틸화된다(Doerfler W, 1995). 삽입된 바이러스 시퀀스의 메틸화정도가 이들의 발현을 결정짓는 것 같다(Challita PM and Kohn DB, 1994). 게다가, 피리미딘 유사체(pyrimidine analog)인 5-aza-cytidine은 차단시킨 리트로 바이러스 게놈의 발현을 활성화시킬 수 있다(Jaenisch R 등, 1985; Masucci MG 등, 1989).

(2) CpG island DNA 메틸화를 통한 유전자발현 억압: 인간이나 생쥐에서 유전자의 60-70%가 프로모터 영역에 CpG island가 있지만, 이들 프로모터 CpG island 대부분은 전

사활성도와 무관하게 DNA 메틸화로부터 보호받아 메틸화되어 있지 않다. 하지만, 일부분은 DNA 메틸화가 일어나 있는데, 프로모터 CpG island가 메틸화된 유전자의 경우, 전사활성도가 억압되어 있다는 것은 분명하다. DNA 메틸화가 진화하는 동안, 세포가 분화할 때, 세포 고유의 유전자를 불활성화 시키는 기전으로 정착해서, 규모가 큰 게놈이 안고 있는 허튼 전사들을 감소시킬 수 있었을 것이다. 비특이적인 전사 잡음(transcriptional background noise)을 줄일 수 있는 강력한 수단을 확보하였기 때문에, 진화하는 동안 생명체는 게놈의 크기를 늘릴 수 있었을 것이고, 유전자의 다양성을 확보할 수 있었을 것이다(Bird A and Tweedie S, 1995).

(3) 유전자 몸통의 DNA 메틸화는 활발한 전사활성도와 관련되어 있음: DNA 메틸화가 관찰되는 모든 생명체에서 DNA 메틸화는 활발하게 전사되는 유전자의 몸통(gene body)에서 풍부하게 존재한다. 유전자 몸통 메틸화의 기능은 잘 알려져 있지 않지만, 일련의 증거에 따르면, 스플라이싱을 조절하거나 유전자내 전사단위(비밀(cryptic) 프로모터 또는 트랜스포존)의 활성을 억제한다. 유전자 몸통 메틸화는 히스톤 H3K36 메틸화와 밀접하게 연관되어 있는데, 효모와 포유류에서 H3K36메틸화는 고도로 전사되는 유전자의 몸통에서 고도로 풍부하며, 효모에서 H3K36삼중메틸화는 히스톤탈아세틸화효소와 같은 효소를 동원하여 염색질을 응축시키고 비밀시작부위의 활성화를 방지한다(Carrozza MJ 등, 2005).

이외에도 두가지를 더 추가한다면,

(4) 유전자 재조합으로부터 보호: 메틸화된 DNA 시퀀스는 재조합(recombination)으로부터 보호받기 때문에, 게놈을 유전자 재조합으로부터 보호하는 기능을 한다(Bird A, 1992).

(5) 유약 X 염색체 증후군(fragile X chromosome syndrome), 근육긴장퇴행위축(myotonic dystrophy), 헌팅턴씨 병(Huntington's disease) 등은 트리뉴클레오타이드의 반복횟수가 늘어난 것을 특징으로 하는데, 트리뉴클레오타이드 반복 시퀀스에 인접해 있는 CpG islands의 메틸화는 이런 반복 시퀀스의 안정성을 유지하는 데 기여한다.

5 아데닌 메틸화
adenine methylation

인체세포에서 싸이토신 메틸화외에 N^6-methyladenine (N^6-mA 또는 6mA)이 관찰되는데, 이는 박테리아외에 모기, 식물, 예쁜 꼬마선충, 초파리, 포유류 등에서 관찰된다. 포유류에서 6mA는 생쥐의 경우 LINE-1의 발현을 억압하는 억압표지자로서 역할을 한다. 6mA의 80%는 헤테로크로마틴 히스톤표지자인 H3-K9의 삼중메틸화(H3K9me3) 또는 H3-K27의 삼중메틸화(H3K27me3)와 겹친다. ALKBH1은 DNA 6mA탈메틸화효소이며(Wu TP 등, 2016), 6mA 메틸기전달효소는 METTL4이다. 6mA는 기저 균류, 섬모류 및 녹조류의 핵 DNA에 상당히 풍부하다. 이 유기체들에서 6mA는 부모가닥 지시 의존성(parental strand-instruction dependent) 보존성 메틸트랜스퍼라제(maintenance methyltransferase, 보존성 메틸기전달효소)에 의해 전사시작 부위근처에서 ApT 컨텍스트에서 유지되며, 전사와 긍정적으로 연관된다. 동물과 식물에서 6mA 수준은 세포기관(organelle) DNA에서만 높고, 핵 DNA의 6mA 수준은 매우 낮다(아데닌의 0.0001%(백만분의 1)). 따라서 핵 DNA의 6mA는 기저 균류, 섬모 및 녹조류에서 후성유전적 표시로 인정되지만 동물과 식물에서의 후성유전적 역할에 대해서 더 밝혀져야 한다.

Chapter 02

CpG islands의 정의와 CpG islands 메틸화

1 CpG islands란 무엇인가?

what are CpG islands?

1) CpG island와 CpG 억압

DNA는 네 개의 염기, 아데닌(A), 싸이민(T), 싸이토신(C), 구아닌(G)으로 이루어져 있다. 디뉴클레오타이드(dinucleotide)는 16가지의 가능한 조합이 있는데, 16가지의 조합은 4(A, G, C, T) X 4(A, G, C, T) = 16(ApA, ApG, ApC, ApT, GpA … TpT)이다. 여기서 p는 두 염기 사이의 phosphodiester bond를 의미한다. 어떤 특정한 염기서열 내에서 특정 디뉴클레오타이드를 볼 확률은 1/4 × 1/4 = 1/16, 즉 6%이다. 그러나, 인간의 유전체(genome)에서 측정된 CpG 디뉴클레오타이드의 빈도는 매우 낮으며, 이를 CpG 억압 (CpG suppression)이라고 한다(그림 2-1). 이러한 현상은 인간에만 국한된 것은 아니고, 메틸싸이토신이 발견되는 모든 생명체의 유전체에서 볼 수 있으며, 이는 메틸싸이토신의 높은 가변성(hypermutability) 때문이다.

인간의 경우, 게놈의 98%에서는 CpG를 대략 80bp의 염기서열에서 하나 정도 볼 수 있지만, 게놈의 약 1~2%를 차지하는 특정지역에서는 CpG의 빈도가 기대되는 수치정도 또는 그 이상으로 관찰되는 곳이 있는데, 이곳은 대개 길이가 300~3000bp정도이며, 이를 CpG islands라고 한다. 인간 유전체에는 28,000,000개의 CpG 다이뉴클레오타이드가 있는데, 이 중 10%가 유전자 프로모터에 위치해 있다.

GC content란 일정 길이내의 총 염기 수 중에서 구아닌과 싸이토신 수의 합이 차지하는 백분율을 일컫는데, CpG islands가 아닌 다른 부위(게놈의 98%)에서 GC content는 인간과 생쥐에서 각각 41%와 42%이지만, CpG islands에서는 각각 67%와 64%이다. CpG islands에서는 GC content가 높으므로, CpG가 발견될 확률이 높을 것이다고 예상할 수 있지만, CpG islands가 아닌 다른 부위에서는 GC content에 비해, CpG의 수는 예측된 빈도의 20%에 불

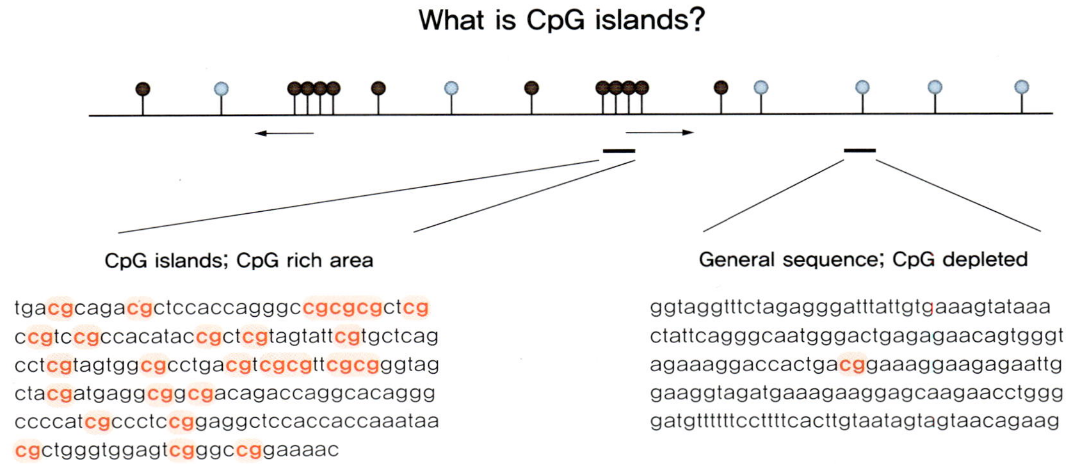

그림 2-1. CpG island (하단 좌측)와 CpG suppression (하단 우측). 좌측하단은 MLH1유전자의 프로모터에 위치한 CpG island내 200bp를 무작위적으로 추출한 시퀀스이며, 우측하단은 MLH1인트론내 200bp 시퀀스를 무작위적으로 선택하여 제시한 것으로, CpG 밀도의 현저한 차를 볼 수 있다.

과하다. 이는 CpG islands가 아닌 곳의 CpG는 대부분 메틸화되어, 메틸 싸이토신은 자발적 탈아민화(deamination)에 의해 싸이민으로 변화되어 CpG가 TpG로 전환되기 때문이다. 자발적 탈아민화로 인한 T: G mismatch는 DNA 복제(replication)가 일어나기 전에 싸이토신으로 교정되지 않는다면, TpG로 고착되어 자손세포에게 전달될 것이다. 그 결과는 CpG수의 감소로 나타난다. 그러나, 진화하는 동안, CpG가 완전히 없어지지 않고 아직도 어느 정도 남아 있는 것은, 점 돌연변이에 의해 새로운 CpG가 나타나서 메틸화 및 탈아민화에 의한 CpG의 소실을 어느 정도 보정해 주기 때문이며, 예측된 빈도의 20% 정도에서 역동적인 평형상태(dynamic equilibrium)를 이루고 있다(Sved J and Bird A. 1990). 진화를 해 오는 동안, CpG islands가 CpG 억압을 피할 수 있었던 이유는 CpG islands에 있는 CpG는 메틸화를 당하지 않기 때문에, 탈아민화(deamination)에 의한 싸이민으로의 변이가 일어나지 않아 CpG 밀도를 유지할 수 있기 때문이다.

2) CpG island의 크로마틴적 특성

게놈 수준에서 크로마틴 분석을 해보면, CpG islands는 개방된 활동성 크로마틴에서 주로 관찰되는 경향을 보인다. 이런 개방된 구조는 다음과 같은 특성을 보인다; 히스톤 H3와 H4의 과아세틸화, 히스톤 H1의 결핍, positioned nucleosome, 뉴클레오좀이 없어서 nuclease에 의한 공격을 잘 받는 부위. 이러한 속성들은 CpG islands의 크로마틴 구조가 외부인자들이 접근하기 쉬운 구조임을 의미하며, 많은 유전자들의 프로모터에서 CpG islands가 발견됨과 일맥상통한다.

히스톤3번의 꼬리를 구성하는 아미노산 중 4번째의 아미노산은 라이신(H3K4)인데, H3K4가 삼중 메틸화되어 있는 것을 인지하는 항체(anti-H3K4me3)를 이용하여 면역침강(chromatin immnuoprecipitation)을 시행한 후에 DNA를 추출하고 이를 시퀀싱한 결과, 배아줄기세포의 경우, 프로모터 CpG islands의 99%에서 H3K4가 삼중메틸화되어 있음을 볼 수 있었다(Mikkelsen TS 등, 2007). H3K4me3의 증강 정도는 유전자의 전사활성과 밀접한 상관관계가 있지만, H3K4me3를 가진 모든 프로모터가 전사활성이 있는 것은 아니다. 실제로, 배아 줄기세포에서 프로모터 CpG islands의 22% 가량이 H3K4me3와 H3K27me3를 둘 다 보인다. 비록 H3K4me3가 있음에도 불구하고 이러한 유전자 프로모터는 낮은 전사활성을 보이는데, 그 이유는 H3K27(히스톤3번 꼬리의 27번째 아미노산이 라이신임)이 삼중메틸화되어 있기 때문이다. 배아줄기세포에서 CpG island가 없는 프로모터는 H3K27의 삼중메틸화가 없으며, 그럼에도 불구하고, 기본적으로 전사활성 또한 없다. 따라서, 단적으로 말하자면, 배아줄기세포에서 발현되는 유전자는 프로모터에 CpG island를 갖고 있는 것들이다(Mikkelsen TS 등, 2007).

3) CpG island와 하우스키핑 유전자

CpG islands는 주로 유전자의 5' 부위에 발견되는데, 인체 유전자의 약 60% 이상에서 프로모터에 CpG islands를 볼 수 있지만, 프로모터(promoter)가 아닌 다른 부위에서도 CpG islands를 볼 수 있으나, 그 의미는 분명치 않다. 세포 생존에 필수적인 단백질을 암호화하고 있는 유전자들, 즉 하우스 키핑 유전자(house keeping genes)에서는 90% 이상에서, 조직-특이적인 유전자(tissue-specific genes; 특정조직에서만 발현되는 단백질을 코드하고 있는 유전자)의 42%에서 그들의 프로모터에서 CpG islands를 볼 수 있다(Ponger L, 2001; Larsen F 등, 1992; Antequera F and Bird A. 1993). 최근의 인간 유전체 염기서열 분석결과와 유전자 발현 정보를 근거로 한 분석에서도 이와 유사한 결과를 제시하였다(Saxonov S 등, 2006). 이러한 일반화와는 달리, 신경세포에서 발현되는 유전자는 거의 대부분이 프로모터에 CpG islands를 가지고 있다(Gardiner-Garden M and Frommer M. 1994). 인간에서 프로모터에 CpG islands를 가진 유전자 중 20%는 생쥐에 있는 상동 유전자들(corresponding mouse orthologue)의 프로모터에 CpG islands가 없다. 인간과 쥐의 상동 유전자에서 CpG islands가 있고 없음은 인간과 생쥐가 6천 5백만년 전에 공통된 조상으로부터 갈라져서 진화해오면서, 인간이 CpG islands를 획득했거나, 생쥐가 CpG islands를 잃었음을 의미한다 (Antequera F, 2003).

4) CpG island를 프로모터에 가지고 있는 유전자의 기능적 특성

CpG islands가 유전자의 프로모터에 주로 있다는 것은 CpG islands가 유전자의 전사적 조절에 관련되어 있을 가능성을 시사하고, CpG islands 자체가 게놈 염기서열에서 유전자의 위치를 나타내는 표지자로의 효용성을 지닌다. McClealland 등에 의해 처음으로 CpG islands가 기술된 지 38년이 지난 지금에도 CpG islands는 포유류 게놈의 프로모터를 찾는 훌륭한 지표로 활용되고 있다(McClelland M and Ivarie R, 1982; Cooper DN 등, 1983).

어떤 기능을 가진 유전자들이 CpG islands를 갖는가에 대한 의문은 Robinson 등의 연구를 참조하면 도움이 된다(Robinson PN 등, 2004). 위에서 언급한 바와 같이 하우스키핑 유전자들의 대부분이 CpG islands를 갖는 반면, 조직특이 유전자의 경우 40% 가량이 CpG islands를 갖는다. CpG islands를 갖는 유전자들은 세포 내에서 어떤 기능을 하는가라는 측면에서 분석해 보면, 주로 전사와 관련되어 있는 유전자들에서 많이 본다. 또한 생물학적 기능 측면에서 본다면, 발생과 태아생성에 관련된 유전자들에서 CpG islands를 많이 본다(Mikkelsen TS 등, 2007). 또 유전자 산물의 세포 내 위치라는 측면에서 본다면, 세포질이나 세포막, 세포 외로 분비되는 것보다 세포핵 내에 위치하는 것에서 CpG islands를 많이 본다(Robinson PN 등, 2004).

5) CpG island와 양방향성 프로모터

CpG islands 프로모터의 구성을 살펴보면, 흔한 전사인자에 대한 결합부위를 갖고 있다는 것(Somma MP 등, 1991; Rozek D and Pfeier GP, 1995; Tommasi S and Pfeifer GP, 1999)과, CpG islands를 중심으로 양방향 전사가 일어나는 경우가 많다는 것이다(Lavia P 등, 1987; Adachi N and Lieber MR, 2002). CpG islands가 양방향성 (bi-direction)을 가진 프로모터에 많이 발견된다는 것이 CpG islands의 형성과 양방향성 프로모터와 관련이 있지 않을까 하는 의문을 갖게 할 것 같은데, 이에 대해 Takai가 명쾌한 해답을 제시하고 있다. 즉 46%의 유전자가 프로모터에 CpG islands를 가지고 있다고 한다면, 서로 다른 두 유전자 중 하나 또는 둘 모두가 CpG islands를 가질 확률은 $1-[(1-0.46) \times (1-0.46)] = 0.71$이다. 서로 다른 두 유전자가 방향이 서로 반대 방향이고, 두 유전자가 매우 근접하여 1Kb이내에 있다고 가정할 때, 이 경우, 두 유전자는 프로모터를 공유하게 되는데, 이 양방향성의 프로모터가 CpG islands를 가질 확률은 $1-[(1-0.46) \times (1-0.46)] = 0.71$이다. 따라서, CpG islands의 빈도가 양방향성 프로모터에서 높게 관찰된다는 사실이 CpG islands가 양방향성 프로모터를 선호한다는 것과는 관련이 없다(Takai D and Jones PA, 2004).

2 CpG island의 정의 기준
criteria defining CpG island

다음에 소개하는 CpG island를 정의하는 기준들은 다소 임의적이어서 CpG island의 길이, CpG fraction, GC content에 대한 기준이 다양한 것을 볼 수 있다.

1) Gardiner-Garden과 Frommer의 CpG island에 대한 정의

Gardiner-Garden과 Frommer가 CpG islands를 찾기 위해, 유전체 데이터 은행에 CpG islands의 기준을 입력할 때, 그들이 정의한 것은 200bp 이상의 DNA로서, GC content가 50%를 넘고, 관측치/기대치 비가 0.6 이상(observed to expected CpG ratio ≥ 0.6)이었다(DNA greater than 200 bp with a G + C content > 50% and an observed to expected CpG ratio ≥ 0.6). University of California, Santa Cruz에서 운영하는 DNA data base인 Blat에서도 이 기준을 사용하여 CpG islands를 정의하고 있다. 이 기준은 너무 무르지만, 일단은 좋은 출발점이 된다.

CpG islands를 찾기 위해 사용할 수 있는 손쉬운 방법은 분석하고자 하는 특정 염기서열에 대해 CpG를 인지하는 제한효소 들에 대한 지도를 만드는 것이다. 특히, *BstU*I, *Not*I, *Sac*II, *BssH*II 그리고, *Eag*I을 이용하면 도움이 된다. 짧은 거리내의 염기서열에서 3개 이상의 제한효소 인지부위가 있다면, CpG islands가 있을 가능성이 높다.

2) Issa의 정의

Gardiner-Garden과 Frommer의 정의대로 한다면, 다음과 같은 경우도 CpG islands로 규정되는 잘못을 범할 수 있다. 즉, 300 bp 시퀀스에 한 개의 G와 150개의 C를 가지고 있고, 단 한 개의 CpG만 있을 때, 위의 정의대로 하면, 수학적으로는 CpG islands가 된다. 이와 같은 오류를 제거하기 위해서는, 다음과 같은 기준을 하나 더 첨가해야 한다. 200bp 시퀀스 내에 최소한 7개의 CpG가 있어야 한다. 이 수는 CpG 억압(CpG suppression)이 없는 DNA 시퀀스라면, 무작위로 추출한 DNA 시퀀스조각에서, 12.5개의 CpG가 있어야 한다(200/16 = 12.5). Gardiner-Garden과 Frommer의 기준 observed to expected CpG ratio of 0.6을 적용한다면, 0.6 × 12.5 CpG는 7.5가 되므로, 이들은 7개의 CpG를 기준으로 삼았다.

3) Takai와 Jones의 기준

Takai와 Jones는 보다 엄격한 CpG islands 정의 기준을 제시하였다(Takai D and Jones PA, 2002). CpG islands로 규정되기 위해서는, 시퀀스의 크기는 500bp 이상이어야 하고 GC content는 55%이상이어야 하며 그리고, observed to expected CpG ratio는 0.65 이상이어야 한다.

이와 같은 기준은 많은 반복 DNA 엘리먼트(repetitive DNA elements)가 CpG island로 규정되는 잘못을 피할 수 있는 동시에, 유전자와 연관된 CpG 농도가 높은 시퀀스들의 대부분을 CpG island로 규정할 수 있다. Takai와 Jones의 기준대로 CpG islands를 정의하여 인간 염색체 21번과 22번의 CpG islands를 조사해 보면, 43%의 유전자가 프로모터에 CpG islands를 가지고 있다. 물론 CpG islands는 프로모터외에 엑손, 인트론, 그리고, 유전자의 3′ 하방에서도 발견된다. 그러나, 이 기준대로 CpG islands를 정의한다면, 프로모터의 많은 CpG islands를 놓칠 가능성이 있으므로, 아직도 CpG islands의 분명한 기준은 확립되어 있지 않았다고 말할 수 있다. 최근에 조사한 바에 따르면, 이 기준대로 CpG islands를 정의하였을 때, 인간 유전자의 50~60%가 프로모터에 CpG islands를 갖는 것으로 드러났다(Wang Y and Leung FC, 2004).

관측치/기대치 비(observed to expected CpG ratio)를 구하는 공식은 다음과 같다.

Observed to expected CpG ratio

= [(# of CpG) × (total # of nucleotides in the sequence)] divided by [(# of C) × (# of G)]

4) Berg 등의 기준

최근에, Saxonov등(2006년)은 상기의 인위적 기준이 아니라, 유전자의 전사개시부위(transcription start-site)를 중심으로 전후 3 kb시퀀스에서 GC content와 CpG 분율을 구한 후, 표준화된 CpG 분율(normalized CpG fraction)을 결정하여, 각 유전자에서의 표준화된 CpG 분율(normalized CpG fraction)값의 분포도를 만들었다. 그 결과 두개의 봉우리(peak)를 보였고, 각각 0.23과 0.61을 평균으로 하는 가우시안 곡선의 혼합형태이었다. 이 쌍봉분포에 근거하여, Saxonov등은 전사개시부위를 중심으로 한 3kb의 표준화된 CpG 분율(normalized CpG fraction)이 > 0.35인 것을 CpG island로 정의하였다. 그 결과, 프로모터의 약 70%가량이 CpG island를 갖고 있었다.

5) Schubeler등의 기준(Weber M 등, 2007)

이들은 유전자의 프로모터를 세 가지 범주로 나누는데, high CpG island, intermediate CpG island, CpG 증강이 없는 시퀀스이다. 각각의 정의는 다음과 같다. High CpG 프로모터는 CpG ratio가 0.75이상이고 GC content가 55%이상인 500 bp시퀀스를 내포하고 있는 것이고, low CpG 프로모터(CpG 증강이 없는 시퀀스)는 CpG ratio가 0.48이상인 500 bp 시퀀스가 전혀 없는 것이고, intermediate CpG 프로모터는 이들 중간인 것으로 Takai와 Jones의 기준을 근거로 했을 때, 500 bp미만의 high CpG 프로모터이거나, CpG ratio가 그 중간이거나, 또는 GC content가 55%보다 낮은 것이다. Intermediate CpG 프로모터는 Gardiner-Garden과 Frommer의 CpG island에 대한 정의를 기준으로 했을 때, 91%가 CpG island로 분류될 정도이므로, intermediate CpG 프로모터의 대부분은 CpG island 프로모터라고 볼 수 있을 것이다.

3 CpG islands의 DNA특성이 크로마틴구조를 결정함
induction of signature chromatin structures at CpG islands

1) CpG island의 이가(bivalency) 특성

DNA의 빌딩블록은 A, G, C, T라는 네개의 뉴클레오타이드인데, 유전자내에서 이 DNA 글자의 순서는 특정 단백질이나 분자들을 제조하도록 지시하는 정보를 담고 있다. 프로모터나 인핸서와 같은 DNA stretches는 세포내장치(cell's machincery)를 스위치 “On” 또는 “Off” 되어야 할 유전자들로 동원하는 코드를 담고 있다. 유전자의 시작부위는 프로모터라는 DNA stretch를 갖고 있으며, 여기에 유전자를 스위치 “On” 시키는 분자장치가 조립된다. 인체세포는 대략 2.5미터정도의 DNA를 갖고 있는데, 이것이 세포핵내에 수용될려면 히스톤을 중심으로 촘촘하게 감겨져 크로마틴이라는 구조를 형성해야 한다. 그러나, 이와 같은 패킹은 원하는 유전자를 적시에 접근하는 것을 어렵게 한다. 크로마틴은 작은 화학 꼬리표 표지를 통해 어떤 유전자들이 활성화되고 불활성화될지를 귀표(표지)한다. 인체세포내 60% 이상의 유전자들이 프로모터에 CpG island라는, CpG 다이뉴클레오타이드 밀도가 높은 DNA시퀀스를 담고 있다. CpG islands의 크로마틴은 두 가지 상반된 화학표지를 함께 갖고 있을 수 있음(bivalency)이 제시된 바 있는데, 즉, 활성화된 유전자를 표시하는 화학표지와, 불활성화된 유전자를 표시하는 화학표지를 함께 갖고 있는 것이다. 두 가지의 상반된 표시를 함께 갖고 있다는 것은 CpG islands가 인접한 유전자를 어느 쪽으로도 프라임시키는 것을 가능케 함으로써, 세포가 발달할 때, 인접한 유전자를 재빠르게 스위치 "On" 또는 스위치 "Off"시킬 수 있다. 이러한 이가성(bivalency)이 가능하도록 하는 CpG island내의 DNA시퀀스 특성에 대해 직접적으로 조사한 연구는 드물다.

2) 인공적으로 합성한 CpG island를 이용한 연구에서 드러난 CpG island의 크로마틴 특성

Wachter 등 (2014)이 인공적으로 합성한 CpG island 시퀀스를 생쥐 배자줄기세포에다 주입하는 실험을 시행하였다. 주입한 합성 CpG island는 55 kb내에 유전자가 전혀 없는 유전자사막(gene desert)구역내에 삽입되었는데, 합성 CpG island에 새로이 형성된 크로마틴은 활성화표지와 비활성화 표지를 동시에 갖고 있는 이가(bivalent) 크로마틴의 구조를 갖고 있었다. 그러나, 이러한 이가 크로마틴구조는 CpG 다이뉴클레오타이드 밀도가 높고 동시에 GC컨텐트가 높을 때에만 형성되었다. 이는, CpG island 구조의 기본적인 디폴트상태는 DNA메틸화가 없고, 이가의 크로마틴구조를 갖는 것임을 의미한다. CpG 다이뉴클레오타이드의 밀도가 높다 하더라도 배경 시퀀스가 GC 컨텐트가 높지 않다면, 쉽게 CpG 다이뉴클레오타이드는 DNA메틸화가 일어나므로, 이가 (bivalent) 크로마틴 구조를 가질 수 없게 된다 (Wachter E 등, 2014). CpG island의 메틸화되지 않은 CpG 디뉴클레오타이드는 CXXC도메인을 가진 CFP1단백질이 인식을 하고, CFP1단백질은 SET1복합체를 불러들여서 H3-K4의 삼중메틸화를 매개한다. 삼중메틸화된 H3K4와 메틸화되지 않은 CpG 디뉴클레오타이드는 CFP1단백질에 대한 결합친화도가 더 상승되어 CFP1을 더 많이 불러들이게 된다 (Brown DA, 등, 2017).

3) CpG islands 메틸화란 무엇인가? (what is CpG island methylation?)

(1) 프로모터 CpG island 메틸화와 유전자 전사억제

CpG islands에 있는 많은 CpG 디뉴클레오타이드들은 메틸화로부터 보호를 받아, 메틸화가 없다. 특히, 프로모터를 내포한 CpG islands의 경우, 메틸화가 일어나지 않도록 보호를 받는다는 것은 중요하다. 왜냐하면, 프로모터에 위치한 CpG가 메틸화되면 유전자의 전사가 제대로 일어나지 않기 때문이다. 그러나, 정상 세포에서 CpG islands에 메틸화가 항시 관찰되는 예외적인 것이 두 가지 있는데, X염색체에 위치한 유전자와 각인된(imprinted) 유전자들이다. 이 두 가지 경우에는, 프로모터를 내포하는 CpG islands내의 많은 CpG들이 메틸화되어 있고, 이러한 메틸화는 그 유전자의 전사억제와 밀접한 연관이 있다. 이와 같은 메틸화에 의한 유전자의 전사 억제는 자손세포에 전달 가능하여, 유사분열을 통해 생성된 딸

세포에서도 동일한 유전자의 CpG islands가 메틸화되어 있다. 이는 보존성 메틸기전달효소(maintenance methyltransferase)의 작용을 통해 일어난다. 메틸화가 유전자의 억제에 중요한 역할을 한다는 증거로서 다음 세가지를 들 수 있다.

첫째, DNA 메틸기전달효소 유전자의 두 대립유전자를 모두 제거하면, 메틸화와 관련되어 발현이 억제된 유전자가 발현된다는 점, 둘째, 약물투여나 antisense-RNA 또는 RNAi 방법을 이용하여, DNA 메틸기전달효소를 억압시키면, 탈메틸화를 일으킬 수 있고, 이전에 발현이 안되었던 유전자의 발현을 초래시킬 수 있다는 점, 셋째, 프로모터 CpG islands를 in vitro 메틸화 시켜 프로모터 활성도를 측정해 보면, 메틸화 시키지 않은 프로모터 CpG islands에 비해 활성도가 현저하게 떨어진다.

각인 유전자나 X염색체에 위치한 CpG islands가 메틸화 되도록 촉발시키는 것은 트랜스인자의 작용일 것이라고 믿고 있다. X염색체의 메틸화 발단 매체(trigger)는 Xist유전자의 RNA이다. 그러나, 각인 유전자의 경우, 아직도 발단인자가 무엇인지에 대해서는 알려져 있지 않다. 유전자가 지속적으로 억제되는 데는 메틸화 트리거가 지속적으로 있어야 할 필요는 없다. 왜냐하면, 실험적으로 반복적인 계대배양을 통해, X염색체에서 Xist부위가 상실되었을 때도, X염색체내 유전자들은 지속적인 불활성화를 보이기 때문에, 일단 유전자의 억압이 확립되면, 프로모터 CpG islands의 메틸화만으로도 유전자 발현억제는 충분히 유지할 수 있다.

(2) 프로모터 CpG island메틸화가 유전자발현을 억제하는 기전

CpG islands의 메틸화가 유전자의 발현을 억제하는 기전은 지금도 계속 밝혀지고 있다. 현재까지의 연구결과를 통해 이 기전에 대해 정립된 모델은 다음과 같다. 메틸 싸이토신에 MeCP2와 같은 메틸 DNA 결합 단백질이 와서 붙고, 여기에 히스톤 탈아세틸효소 등을 내포한 단백복합체가 동원되어 히스톤을 탈아세틸화시켜, 크로마틴을 밀집화된 폐쇄적인 구조로 변화시킨다. 이와 같은 폐쇄적인 구조를 갖게 된 프로모터에는 전사인자가 와서 붙을 수 없고, 결과적으로 유전자의 발현은 억제된다. 이에 대해 좀더 자세하게 5장에서 다루고 있다.

3) 조직특이유전자의 발현억압에는 CpG islands 메틸화가 관여하는가? (is CpG island hypermethylation involved in the regulation of tissue-specific genes?)

조직 특이적인 유전자(tissue-specific gene)의 약 40%정도가 유전자의 5′상방에 CpG islands가 있는데, 조직특이유전자가 발현되지 않는, 즉 전사가 일어나지 않는 조직의 세포에서도 이 유전자들의 CpG islands 거의 대부분에서 메틸화되어 있지 않다. 즉 대부분에 있어서 발현 유무와 무관하게 프로모터 CpG islands는 메틸화되지 않는다. 예를 든다면, human alpha globin (Bird A 등, 1987)과 alpha-2(1) collagen (McKeon C 등, 1982) 유전자는 발현과 무관하게 모든 조직의 세포에서 CpG islands가 메틸화되어 있지 않다. 그러나, 이러한 일반적 원칙을 벗어나, 발달과정중에 조직특이적으로 과메틸화되는 프로모터 CpG islands가 일부 있음이 발견되었다(Strichman-Almashanu LZ 등, 2002). 인간 대뇌, 혈액, 근육, 비장에서 조사해 보면 약 6~8%의 CpG islands는 정상적으로 과메틸화되어 있다(Shen L 등, 2007; Illingworth R 등, 2008).

조직특이적인 과메틸화는 주로 intermediate CpG density를 가진 프로모터에서 주로 일어나고, strong CpG density를 가진 통상의 CpG islands에서는 상대적으로 드물게 일어난다(Eckhardt F 등, 2006). 최근의 연구결과는 조직특이적인 메틸화는 CpG island보다는 CpG island의 전방 2000bp내에 위치해 있는 CpG island shore에서 일어나는 변화이며(그림 2-2), 과메틸화 (hypermethylation)보다는 저메틸화(hypomethylation)가 더 많이 일어난다고 주장하고 있다. 즉, 이 부위의 메틸화 변동과 조직특이 유전자의 발현과는 밀접한 관련이 있다고 주장한다(Irizarry RA 등, 2009).

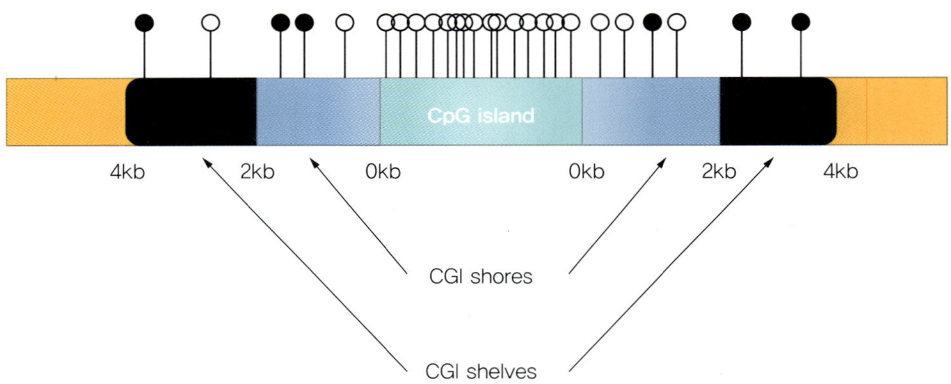

그림 2-2. CpG island (CGI), CpG island shore, CpG island shelf의 위치와 범위

Chapter 03

무엇이 CpG islands의 메틸화를 초래하는가?

What causes CpG island methylation?

유전체(게놈)에서 어떤 곳의 CpG들은 메틸화되고 다른 곳의 CpG들은 메틸화되지 않도록 결정하는 것은 무엇일까? 어떻게 하여 특정지역은 de novo 메틸기전달효소(메틸트랜스퍼라제)가 동원되어 메틸화되고 다른 곳은 메틸기전달효소의 접근이 배제되는 것일까? 무엇이 X 염색체상이나 각인 유전자의 CpG islands, 반복 시퀀스, 바이러스 DNA 시퀀스, 또는 모바일 엘리먼트 등이 메틸화되도록 결정하는 걸까? 아직은 여기에 관련된 기전에 대해 밝혀진 것이 별로 없다. 암종세포에서 CpG islands 과메틸화를 초래하는 기전에 대해서도 확실히 아는 것은 없다. 노화나 암 발생과 연관되어 일어나는 CpG islands 메틸화의 원인에 대해서 현재로선 잘 모른다고 해야 할 것이다. 여러 가지의 가설이 제시되고 있다.

① 무작위적 DNA메틸화설

CpG islands 메틸화는 무작위적인 과정(random process)으로서 DNA 복제과정 중의 오류 때문에 발생한다. 이러한 오류에 의해 발생한 메틸화는 DNA 메틸기전달효소에 의해 고착화되고 in cis로 인접한 CpG 부위로 퍼져가는데, 이러한 메틸화가 성장억제 유전자를 불활성화 시켜, 해당 세포가 주변세포에 비해 생존하고 성장하는데 유리하게 되었을 때, 이러한 메틸화는 선택되고 고착화된다. 이러한 선택설은 다음과 같은 사실을 설명하기가 어렵다. 예를 든다면, 대장암종에서 MyoD라는 유전자 프로모터가 흔히 메틸화되는데, 이 유전자는 미분화 기질세포로부터 근육세포로 분화하는데 중요한 역할을 하는 유전자로서, 장 상피세포(colonic epithelial cell)에서는 전혀 발현되지 않는 유전자이다. 따라서, 이 유전자가 메틸화되든, 안되든, 장상피 종양세포의 성장에는 영향을 줄 것 같지 않다.

② 메틸화장치의 특이적 결함설

CpG islands 메틸화는 무작위적인 과정이 아니라 메틸화 장치의 특이적인 결함이 이상 메틸화를 초래하는 것이다.

③ 메틸화 센터설

어떻게 해서 CpG가 de novo로 메틸화되는 지는 불분명하지만, 유전자발현과 무관하게 메틸화 센터(methylation center)에서 DNA메틸화가 일어나고, 이것이 메틸화의 파급을 막거나 촉진시키는 인자의 종합적인 결과에 의해, 메틸화가 파급되어 인접한 CpG islands를 메틸화시킨다. 이 모델에서는 유전자 발현이 활발하게 일어나는 유전자는 이러한 메틸화로부터 보호를 받지만, 유전자의 발현이 일어나지 않는 유전자는 메틸화의 파급이 일어나게 되고, 결과적으로 심한 메틸화가 일어난다. 이 모델은 위의 1번 가설과는 달리 클론의 적자생존과는 무관한 가설이다. 암종에서 관찰되는 CpG islands메틸화가 모두 생존에 유리한 지에 따라 선택된 결과라는 이론과는 거리가 있다.

④ 메틸화 지시설(instruction hypothesis)

프로모터 CpG island에 메틸화가 일어나는 유전자들의 대부분은 배아줄기세포단계에서 H3K27이 삼중메틸화되어 있으며, 정상세포에서 발현이 저하되어 있고 또한 H3K27 삼중메틸화되어 있기에, H3K27삼중메틸화로 인한 발현저하 및 H3K27삼중메틸화가 유전자프로모터에 위치한 CpG island의 이상과메틸화를 초래한다는 가설이다.

1 바이러스와 메틸화

virus and methylation

인체에 침입하는 바이러스 중 일부는 이상 메틸화와 관련이 있는 것 같다. 바이러스 감염과 연관된, 이상 메틸화는 바이러스 유전자의 발현에 의한 직접적인 작용과 바이러스 DNA의 삽입 전후에 일어나는 간접적인 효과로 나누어 생각할 수 있다. Heller 등에 의한 연구는 간접적인 효과를 뒷받침하고 있으며, 그들은 아데노바이러스 유형 12(Adenovirus type 12), 플라즈미드, 박테리오파지1 DNA가 숙주 염색체에 삽입되는 것과 숙주 DNA의 특정 분절에 메틸화가 증가하는 것간에 연관이 있음을 제시하였다(Heller H 등, 1995).

바이러스를 잠복감염의 상태로 삽입시켰을 때에도 숙주 DNA의 메틸화가 증가되므로, 이상 메틸화는 아데노바이러스의 유전자발현에 의한 것이라기보다는, 이질적인 DNA가 숙주 게놈내에 삽입되었다는 그 자체와 관련이 있다. Bestor 등은 DNA 메틸화가 세포내에서 수행하는 한가지 생리적인 기능은 외부로부터 침입한 트랜스포존이나 리트로 바이러스의 전사를 억제하는 것이라는 가설을 주장하고 있다(Bestor TH, 1998; Doerfler W, 1992).

메틸화는 human T cell lymphocytic virus-1(HTLV-1) 및 human immunodeficiency virus (HIV)와 같은 리트로 바이러스와 Epstein-Barr virus (EBV)와 같은 gamma-herpesviruses의 유전자가 발현되지 못하도록 하여, 잠복상태로 있게 하는데 중요한 역할을 한다(Mikovits JA 등, 1992; Robertson KD. 2000). 비록 이들 바이러스는 전형적인 암 바이러스(oncogenic virus)는 아니지만, 지속적인 감염을 통해 감염된 사람들 중 소수에서 암종을 일으킬 수 있다. 감염에 대한 숙주의 반응, 만성 면역 자극(chronic immune stimulation), 만성 염증 등이 암발생 기전으로 작용할 것 같다. T세포를 HIV-1으로 급성 감염시키면, T세포에서 Dnmt1의 발현이 증가하고 활성도가 올라가는 것을 볼 수 있으며, 동시에 감염된 세포의 게놈 전체에 걸쳐 메틸화의 빈도가 올라가며, 특히 인터페론 감마 프로모터의 메틸화와 그에 따른 인터페론 감마의 생산이 감소되는 것을 볼 수 있다(Mikovits JA 등, 1998). 급성 HIV 감염은 좀 더 지속시켰을 때, p16과 같은 CpG islands를 가진 유전자의 메틸화를 유발하였다. 그러나, 이 연구에서 de novo 메틸화가 일어나는 데는 바이러스의 게놈 내 삽입이 필수적인 것은 아닌 것이 밝혀졌다. 그렇지만, 역전사효소를 변이시킨 리트로 바이러스를 감염시켰을 때에 메틸화의 변동이나 Dnmt1발현의 증가는 볼 수 없었다(Fang JY 등, 2001).

AIDS에 감염된 성인은 B세포 림프종, 카포지씨 육종, 원발성 삼출성 림프종(primary effusion lymphoma)에 잘 이환된다. AIDS에 감염된 소아들은 연활근육종(leiomyosarcoma)에 이환될 가능성이 높아진다(McClain KL 등, 1995; Leach CT 등, 2002). 이 모든 암종들은 각각 감마 허페스바이러스인 EBV (B세포 림프종), KSHV/HHV8(카포지씨 육종, 원발성 삼출성 림프종), HHV6(연활근 육종) 등에 감염되어 있고, 또한 종양억제 유전자의 이상 메틸화를 볼 수 있다(Leach CT 등, 1999). EBV는 여러 암종과 관련되어 있는데, 호즈킨씨 림프종, 비인두 암종, NK/T세포 림프종, B세포 림프종, 위암종, 그리고 유방암 등과 관련이 있다. EBV게놈이 종양의 모든 종양세포에서 관찰되지만, 정상 B림프구의 극히 일부에서만 관찰된다는 점에서 바이러스가 종양의 발생과 밀접한 관련이 있다고 주장되지만, 바이러스가 어떻게 해서 종양을 일으키는 지에 대해서는 논란이 있었다.

최근의 연구 결과들은 EBV와 관련된 종양들에서 이상 메틸화가 높게 나타남을 제시하고 있다. 위암종의 10% 정도가 EBV에 의해 발생하는 것으로 알려져 있는데, EBV양성 위암종은 EBV음성 위암종에 비해 현저하게 종양억제 유전자 CpG islands의 메틸화빈도가 높다(Kang GH 등, 2002). EBV 잠복감염과 관련이 있는 또 다른 상피암종은 비인두암인데, 종양억제 유전자인 p16과 RASSF1A가 높은 빈도로 메틸화되어 있다(Lo KW 등, 2001). 이 암종에서 EBV 잠복 감염을 100%에서 볼 수 있기 때문에, EBV잠복 감염과 함께, p16과 RASSF1A의 비활성화가 비인두암종의 종양 발생에 결정적인 역할을 할 것이라고 생각된다.

그러나 EBV와 관련된 모든 종양들에서 이상 메틸화가 높게 나타나는 것은 아니다. EBV양성 림프종과 음성 림프종에서 특정 CpG island loci의 메틸화빈도를 비교한 결과, 유의한 차이가 없었다(Shivapurkar N 등, 2004).

HHV8 감염과 연관된 원발성 삼출성 림프종에서는 종양억제 유전자인 p16이 흔히 메틸화되어 있으며, 불활성화되어 있다(Platt G 등, 2002). CpG 디뉴클레오타이드의 이상 메틸화뿐만 아니라 B29 프로모터에서는 $C^{m}C$ (A/T)GG 부위에도 이상 메틸화가 일어남을 보고하고 있다(Malone CS 등, 2001). 비CpG 부위의 싸이토신 메틸화는 포유류의 태아기나 생식세포, 그리고 식물이나 진균류에서나 알려져 있다. 매우 드문 종양인 원발성 삼출성 림프종은 HIV와 HHV8에 동시 감염된 환자에서 볼 수 있는데, AIDS의 만성기에서 볼 수 있기 때문에, AIDS감염이 CpG와 비CpG 부위의 싸이토신 메틸화에 관여하리라 추측케 한다.

종양억제 유전자 및 면역 반응 유전자의 이상 메틸화는 최근에 간세포 암종에서도 보고되었으며, B형 및 C형 간염 바이러스 감염과 연관짓고 있다(Kaneto H 등, 2001). SOCS-1유전자의 메틸화는 원발성 간세포 암종의 65%에서 볼 수 있다(Yoshikawa H 등, 2001). SOCS는 Janus kinase (JAK) 단백질과의 직접적인 상호작용을 통해 싸이토카인 시그널이 전달되지 못하도록 하며, SOCS-1은 정상적으로 간세포의 성장을 억제하는 기능을 한다(Yoshikawa H 등, 2001). Sun 등은 만성 간염과 간경변에서 보존성 메틸기전달효소인 Dnmt1 mRNA가 증가되어 있는 것을 보고하였다(Sun L 등, 1997).

바이러스 감염과 이상메틸화와의 관련은 암 유발 바이러스인 SV40 감염에서도 볼 수 있다. 악성 중피종의 일부에서 게놈 내 SV40 DNA가 발견되는데, SV40양성인 악성 중피종에서 RASSF1A의 메틸화가 현저히 높게 나타난다(Toyooka S 등, 2001).

면역반응 유전자인 인터페론 감마 유전자와 SOCS-1유전자가 이상 메틸화되면, 면역반응의 종양억제 기능을 저하시키는 걸까? 최근의 연구는 활동하는 기능 림프구가 결핍된 또는 동시에 인터페론 감마 신호전달체계에 결함이 있는 생쥐에서 종양의 발생이 더 높음을 보고하고 있다(Shankaran V 등, 2001). AIDS환자에서 인터페론 감마의 이상 메틸화가 HIV에 감염되지 않은 조직에서 발생하는 종양을 일으키는데 기여할까? 바이러스 단백질과 Dnmt들간에 어떤 특이적인 상호작용이 있는 것은 아닐까? HIV tat이나 HTLV-1 tax는, CBp300과 복합체를 이루고 있는 히스톤 아세틸 전달효소(HAT)와 히스톤 탈아세틸화 효소(HDAC)와 결합하므로, 메틸화 장치에 이상 조절을 초래하여 이상 메틸화를 초래할 가능성도 있다. 메틸화 장치의 정상적인 복합체 형성을 교란시킬 수 있는 바이러스 단백질의 특이적인 상호작용이 앞으로 더 밝혀질 것 같다(Deng L 등, 2000; Deng L 등, 2001; Furia B 등, 2002; Muegge K 등, 2003).

HPV 감염은 숙주세포의 후성유전적 조절을 방해한다. HPV 감염은 DNMT1, DNMT3A 및 DNMT3B의 발현을 증가시킨다. 이것의 메커니즘은 HPV E6단백질에 의한 p53의 분해와 관련이 있다. p53분해로 인해 p53/Sp1 복합체로부터 특이성 단백질 1(Specificity protein 1, Sp1)이 해리된다. 또한, HPV의 E7에 의한 Rb의 인산화로 인해 Rb/E2F 복합체에서 E2F가 해리되고, 방출된 Sp1 및 E2F는 DNMT 프로모터에 결합하고 DNMT의 발현을 증가시킨다. HPV16의 E6단백질은 더 많은 Sp1을 방출하여 더 많은 DNMT를 활성화시키고, DNA 메틸화 정도를 변경시킬 수 있는 p53에 결합할 수 있고 분해시킨다. HPV는 여러가지 유전자형이 있는데, 다양한 HPV 유전자형 감염은 숙주와 바이러스 게놈 모두의 메틸화 상태에 차이를 초래한다. 이것은 또한 HPV 유전자형에 따른 발암성 활동에도 영향을 미칠 수 있다. 감염된 HPV의 유전자형 다양성에 따라, 숙주와 게놈의 상이한 메틸화 상태를 유도하고, 이는 자궁 경부병변의 중증도에 대한 위험도의 차이와 관련이 있다. 이러한 모든 데이터는 다른 HPV 유전자형이 숙주 epigenetic machinery(후성유전 장치)에 다른 영향을 미칠 수 있으며, 숙주 후성유전장치가 HPV 유전자형에 따라 반응을 달리 보일 수 있다는 가설을 세울 수 있게 한다.

2 니켈과 메틸화

Ni and methylation

니켈은 인간과 동물에서 암을 일으킬 수 있는 발암원이며, 직업적으로 노출되고 있는 근로자들은 폐암과 비암(nasal cavity cancer)에 걸릴 위험이 매우 높다. 니켈이 암을 일으킴에도 불구하고, 세균이나 동물세포를 이용한 전형적인 변이검사에서 니켈은 세포 DNA의 변이를 잘 일으키지 않는다. 변이 대신에 고차원적인 크로마틴 구조의 변화 등을 통해 유전자의 발현에 영향을 준다. gpt transgene이 헤테로 크로마틴(뭉친 염색질)에 삽입되어 있는 G12 Chinese hamster cell을 니켈에 노출시키면, 노출 전에 발현되던 gpt transgene이 더 이상 발현되지 않는 반면, 유크로마틴 가운데 삽입된 G10 Chinese hamster cell의 경우, gpt transgene은 발현된다. 니켈에 의한 gpt transgene의 발현 억제에는 DNA 메틸화의 증가와 크로마틴의 응축이 수반된다(Lee YW 등, 1995). 이러한 결과로 미루어 볼 때, 니켈이 암을 일으키는 기전은 크로마틴의 고차원적인 구조를 변화시킴으로써 종양억제 유전자의 발현을 억제하는 것과 관련이 있는 것 같다(Lee YW 등, 1995; Sutherland JE 등, 2001).

니켈이 유발한 gpt유전자 발현억제에 히스톤 탈아세틸화와 DNA 메틸화가 하는 역할을 조사하기 위해, 니켈에 의해 발현이 억제된 세포주를 히스톤 탈아세틸 효소 억제제인 trichostatin A로 처리하거나, 또는 탈메틸화 제제인 5-AzaC로 처리하거나, 또는 두 제제를 같이 사용하여 gpt유전자의 발현이 재활성화 되는 지 알아보았다. 그 결과, TSA 단독처리만으로도 5배 이상 발현이 증가되는 것을 보았고, 탈메틸화 제제인 5-AzaC를 처리했을 경우, 더 높은 발현을 볼 수 있어서, 탈아세틸화와 DNA 메틸화가 니켈에 의한 gpt유전자 발현억제에 중요한 역할을 함을 확인할 수 있었다. 가장 높은 재발현을 유도하는 처리는 5-AzaC을 먼저 투여한 뒤 TSA를 쓴 경우이었고, 이 때가 각 제제를 단독으로 주거나 복합으로 함께 주었을 때보다 더 효과가 있었다. 즉 DNA 메틸화를 먼저 제거한 뒤, 히스톤 탈아세틸화를 억제하면 가장 높은 효율을 보였다. 이러한 연구결과는 확정적이지는 않지만, 다음과 같은 모델을 제시한다: 니켈에 노출시켜 gpt유전자를 불활성화 시키는 기전에서, DNA 과메틸화가 히스톤 탈아세틸화를 통한 크로마틴 변경을 일으키는 데 수문장(gatekeeper)의 역할을 한다.

3 염증과 메틸화

inflammation and methylation

환경적 노출과 이와 관련된 염증에 의한 성장 자극이 이상 메틸화를 유발할 가능성이 있다. 실제로, 간경변은 간의 지속적인 손상과 이에 의한 염증과 섬유화, 간세포의 과증식으로 특징지울 수 있는데, 이상 메틸화가 동반된다. 유사한 결과를 궤양성 대장염에서 볼 수 있는데, 만성 염증이 CpG islands의 메틸화와 연관이 있다(Issa JP 등, 2001). 위식도 역류에 의한 염증과 장형화생으로 특징 지워지는 바렛 식도의 경우에도 이상 메틸화가 동반되어 있다. 이상 메틸화는 염증자극이나 성장자극에 의해 유발되거나 또는 가속화될 수 있거나, 또는 만성 염증에 의한 산화 손상(oxidative damage)이 직접적으로 DNA 메틸화 정도를 변경시킬 가능성이 있지만, 추가적인 연구가 절실히 요구되는 분야이다(Shen L 등, 2002).

최근의 연구에 의하면, 내재적인 DNA 손상이 DNA과메틸화 또는 저메틸화를 초래할 수 있으며, 염증에 의해 유발된 5-halogenated cytosine damage products(예, 5-chlorocytosine)은 5-methylcytosine(5-mC)과 유사한 모양이어서 CpG 시퀀스에 이상 과메틸화를 초래할 수 있다고 보고하고 있다(Valinluck and Sowers, 2007). 한편, 5-mC 의 oxidation damage products인 5-hydroxymethylcytosine은 DNMT1에 의한 메틸화를 저해하여, 결과적으로 저메틸화를 초래한다(Valinluck and Sowers, 2007).

*Helicobacter pylori*에 의한 위감염은 위점막의 이상 메틸화를 향진시키는 것으로 알려져 있

다. *H. pylori* 감염은 위점막에서 DNMT1발현을 증가시키는 것으로 알려져 있으며, 많은 향염증성 싸토카인의 생산을 초래한다. 이 중, interleukin-6는 DNMT1의 프로모터와 작용하여 이 효소의 활성을 조절하고 이로 인해 다른 유전자 CpG island 메틸화를 초래할 수 있는 것으로 알려져 있다(Hodge DR 등, 2001; Wehbe H 등, 2006). Ushijima팀은 몽고리안저빌 동물실험을 통해 위점막 상피세포의 이상 과메틸화를 초래하는 것이 급성염증반응인지, 만성염증반응인지를 조사하였다. 그 결과, 알코올 투여나 고농도 소금 투입으로 초래한 급성염증은 DNA과메틸화를 초래하지 않은 반면, 헬리코박터균 감염으로 인한 만성염증은 DNA과메틸화를 초래하였다(Chiba T 등. 2012). 헬리코박터균 감염후 cyclosporine A를 투여하여 만성염증반응을 차단시킨 결과 DNA메틸화가 현저히 감소되었다. Sodium dextran sulfate를 이용한 장염모델에서도 장상피세포에 DNA과메틸화가 초래되었고, 이는 T세포나 B세포가 없는 severe combined immunodeficiency 생쥐에서도 정상생쥐와 마찬가지로 관찰되어서, 만성염증에 의한 이상과메틸화에는 대식세포의 침윤이 중요한 역할을 함을 알 수 있고, 이 면역결핍 생쥐에서 sodium dextran sulfate 투여를 통한 장염을 일으켰을 때, sodium dextran sulfate를 투여한 정상생쥐와 마찬가지로 Il-1b, Nos, Inf-gamma 등의 발현정도가 메틸화유도와 밀접한 연관성을 보였다. 이에 대한 것은 17장(위암종과 이상 메틸화)에서 헬리코박터와 함께 더 다루었다.

4 노화와 메틸화
aging and methylation

종양세포에서 CpG islands가 메틸화됨을 발견한데 이어, 대장의 종양에서 estrogen receptor gene의 CpG islands 메틸화를 연구하는 과정에서 대장의 정상 상피세포에서도 이상 메틸화가 일어날 수 있음을 발견하였다. 실제로, 조직학적으로 정상인 세포에서 많은 유전자들의 프로모터 메틸화가 노화와 관련하여 발생할 수 있으며, 이와 같은 발견은 노화와 암발생간의 분자생물학적 연결고리를 제공한다. 그러나, 암종에서 메틸화되는 모든 CpG islands가 노화와 관련된 메틸화를 보이는 것은 아니다. 이런 경우는 CpG islands 과메틸화가 종양발생과 관련된 것으로 이를 C유형 메틸화(cancer related methylation)라고 하며, 노화와 관련된 메틸화를 A유형 메틸화(aging-related methylation)라고 부른다. 이와 같은 명칭은 Issa 등에 의해 명명된 것으로서, 매혹적인 분류이지만 이분법적인 분류가 갖는 한계를 안고 있다. 왜냐하면, Issa등이 처음 제시할 때에는, 특정 장기의 암종에서 C유형 메틸화로 분류된 유전자는 같은 장기의 정상조직에서 메틸화되어 있지 않는다고 하였지만, Issa그룹이 메틸화를 조사할 때 사용한 방법인 COBRA분석(combined bisulfite restriction analysis)은 다소 예민도가 떨어져, COBRA에 의해 C유형 메틸화로 분류된 유전자들을 보다 예민한 검사방법으로 조사해보면 암종뿐만 아니라 암종주변 정상조직에서도 메틸화를 볼 수 있다. 또한, 암종의 전단계인 선종이나 이형성 등에서도 C유형 메틸화 유전자들의 이상 메틸화를 볼 수 있다.

A유형 메틸화로 분류된 유전자들은 같은 장기의 암종에서 더 많은 빈도로 메틸화되며, 더 많은 CpG부위가 메틸화되고, 같은 CpG에서 더 많은 암세포가 메틸화되어 있다. 특정장기에서 노화관련 메틸화로 분류된 유전자라고 하더라도, 다른 장기에서는 C유형 메틸화 유전자로 분류될 수 있으며, 또는 그 역이 성립한다.

일반적으로, 프로모터 CpG islands가 메틸화되면, 유전자는 발현되지 않으며, 메틸화 저해제인 5-aza-deoxycytidine으로 처리하면, 유전자 발현이 일어난다. 종양억제 유전자의 경우, 프로모터 메틸화와 단백질을 암호화하고 있는 시퀀스의 변이는 상호배타적으로 일어나기 때문에, 프로모터 메틸화는 유전자 염기의 변화와 동일한 정도의 성장 우세를 종양세포에게 안겨준다고 볼 수 있으며, 유전자 염기 변이 못지 않은 중요한 종양억제 유전자 불활성화 기제이다.

어떤 유전자들은 종양에서 프로모터 메틸화를 보이지만, 종양의 발생이나 진행에 별로 기여하지 않는 것도 있다. 이러한 유전자들은 그 종양이 기원하는 장기나 조직에서 정상적으로 발현되지 않거나, 또는 메틸화되었다고 하더라도 불완전하게 메틸화되었거나, 또는 여러 프로모터가 있어서 한 프로모터가 메틸화되어도 단백질이 발현된 전체적인 양에는 변함이 없는 경우이다. 이러한 사실들이 메틸화가 종양에서 무의미하다는 것을 말하는 것은 아니다. 단지, 종양세포 자체는 매우 오래 된 세포이기 때문에 많은 A형 메틸화를 갖고 있을 수 있다는 것을 의미하거나, 또는 종양세포의 메틸화 과정에 심오한 변화가 생겨서 종양의 성장에 직접적인 관련이 없는 유전자 프로모터 CpG islands에 메틸화가 생겨났을 가능성을 시사한다. 이것은 염색체 불안정성(chromosomal instability) 기전이 주도적인 역할을 하여 발생하는 암종에서 유전정보의 결실이나 또는 변이가 종양의 발생이나 진행에 직접적인 연관이 없는 유전체 부위에 일어날 수 있는 것과 마찬가지이다.

더욱이, 노화관련 메틸화가 우연히 일어나서 그 결과가 종양억제 유전자의 발현을 억제하게 되고, 이런 변화를 가진 세포가 주변세포에 비해 성장우세의 이점을 갖게 된다는 식으로 이해할 수는 없다. 왜냐하면, 정상 장점막에서 p16의 프로모터 CpG islands가 메틸화되는 경우는 거의 없기 때문이다. 따라서, 각각의 CpG islands는 다른 정도의 내재적 de novo 메틸화 발생률을 갖기 때문에, 메틸화률이 높은 CpG islands가 노화관련 메틸화를 일으킬 가능성이 높거나 또는 이상 메틸화로부터 보호받는 정도가 달라서 약하게 보호받는 CpG islands가 아마도 노화와 관련하여 메틸화되는 CpG islands일 것이다.

노화관련 메틸화는 국소적인 메틸화유도 요소(크로마틴 구조 또는 Alu 시퀀스의 인접부위)로부터 노화관련 메틸화가 시작되어 주변으로 파급하거나 또는 트랜스 작용 요소(trans-acting factor)에 의해 일어날 수 있을 것이다. 또는 de novo 메틸화가 못 일어나도록 하는 보호벽이 상실되거나 부실해져 일어날 수도 있을 것이다. 또는 외부로부터 들어온 발암원이나 약물 또는 화학물 등에 의해 유발될 수도 있을 것이다.

사람마다 노화관련 메틸화에 대한 이환도가 달라서 좀처럼 안 일어나는 사람과 쉽게 많이 일어나는 사람도 있을 것이다. 현재로서는 노화관련 메틸화는 내재적인 발단인자와 외부에서 들어오는 유발 인자의 종합적인 결과로서 일어난다고 생각한다(Ahuja N 등 1998). 노화와 관련된 메틸화의 기전에 대해서 아직은 잘 모르지만, 노화관련 메틸화는 암 관련 메틸화에 비해 더 제한적으로 특정 유전자들에서만 일어나며, 같은 유전자라고 해도 조직 및 세포 종류에 따라 그 강도는 다르다. 여러 가지 요소들[외부에서 들어온 발암원, 내부에서 생성된 활성 산소(reactive oxygen species), 숙주의 유전적 차이(host genetic difference)]이 노화관련 메틸화에 관련되어 있으리라 추측되지만 분명치는 않다(Issa JP, 2000).

노화관련 메틸화에서 다음과 같은 문제점을 짚어야 한다. 위점막에서 노화관련메틸화가 관찰되었지만, *Helicobacter pylori*라는 교란변수를 교정한 결과, 노화관련 메틸화가 관찰되지 않았다(*H. pylori*는 과메틸화를 유발하는 인자이고, *H. pylori* 감염은 환자 연령이 증가함에 따라, 감염율이 상승하기 때문이다). 장점막에서 노화관련 메틸화가 관찰된다고 할 때, 이는 장점막에서 이상 과메틸화를 초래하는 외재적 요소에 대해 연령증가에 따른 노출기간이나 노출빈도의 증가로 인한 과메틸화이지, 엄밀히 말해서 노화에 따른 과메틸화라고 말할 수 없을 것이다. 즉, 외재적 요소를 보정하였을 때, 연령증가에 따른 메틸화의 증가를 볼 수 없을 가능성이 있다. 어떤 외재적 요소인지 아직 밝혀지지 않았을 뿐이지, 밝혀진다면, 장점막에서의 노화로 인한 이상 메틸화를 인정할 수 없게 될 가능성이 있다.

5 종양 저산소증
tumor hypoxia

1) 종양 저산소증과 TET효소 불활성화

TET효소는 5-메틸싸이토신 산화를 통해 DNA탈메틸화를 촉매하는데, 산소농도에 민감하다. TET효소는 종양 저산소증에 의해 활성도가 감소하게 되고, 이로 인해 종양세포내 유전자 과메틸화를 초래할 수 있다.

TET효소의 활성도는 TET발현의 변화, 세포증식, 대사, 저산소증 유도 인자(hypoxia-inducible factor, HIF) 활성, 또는 반응성 산소종(reactive oxygen species)과는 무관하며, 산소 부족에 의해 활성도 저하가 초래된다. in vitro실험에서 저산소증에 의해 유발된 TET활성 저하가 다른 유전자 프로모터에서 과메틸화를 증가시킨다. 임상 표본에서 종양억제유전자 프로모터 과메틸화는 저산소 종양 조직에서 두드러지는 경향이 있으며, 이는 종양세포의 증식, 간질세포침윤, 종양 특성과는 무관하다. Thienpont 등(2016)의 연구결과에 따르면, 종양세포내 과메틸화 발생건의 절반정도가 저산소증과 관련이 있고, 과메틸화에 의한 종양억제유전자의 발현억압이 종양세포생존에 잇점을 제공하게 된다. Thienpont 등의 연구결과에서, 마우스 유방 종양에서의 저산소증 증가는 과메틸화를 증가시키는 반면, 종양 산소화는 과메틸화를 방지하므로, 종양 저산소증이 DNA메틸화 조절자로서의 역할을 하고 있음을 알 수 있다.

2) 종양저산소증과 FIH의 불활성화

HIF와 prolyl hydroxylases domain-containing protein (PHD1-3)을 억제하는 asparaginyl hydroxylase factor (FIH, factor inhibiting HIF-1 alpha)는, 세포내 산소분압에 의해 조절되는 유전자들 발현을 모니터하는 단백질이지만, 산소 의존성 후성유전 조절에 영향을 미치는 지에 대해선 알려지지 않았다. 이에 주안하여 강 등은 FIH가 히스톤 라이신 메틸전달효소인 G9a 및 GLP에 의한 후성유전적 조절(제어)에서 산소 센서로서의 역할을 하는지에 대해 조사하였다(2018). FIH는 정상 산소농도 하에서 G9a와 GLP를 히드록실화(hydroxylate)하고 효소기능을 저해하였고, 저산소 상태에서 FIH효소반응이 제한되었을 때, G9a와 GLP가 활성화되었다. G9a와 GLP의 활성화는 H3K9메틸화를 증진시키므로 결과적으로 유전자 전사활성도를 억제하는데, 특히 전이억제 유전자를 불활성화함으로써 암세포 이동과 난소암 이종 이식의 복막 전파를 촉발시켰다. 저산소증에 의해 G9a와 GLP의 활성도가 상승하고 이로 인해 H3K9메틸화가 유전자 프로모터 CpG island에 위치한 뉴클레솜꼬리에서 일어난다면, 유전자불활성화가 초래되고 CpG island과메틸화가 수반될 수 있을 것이다.

3) 저산소증으로 인한 히스톤 탈메틸화효소 KDM6A의 불활성화와 H3K27삼중메틸화 증가

저산소증에 따른 히스톤 과메틸화가 히스톤 탈메틸화효소에 대한 저산소증의 효과로 인한 것인지, 아니면, 저산소증이나 HIF에 의한 간접적인 효과인 것인지가 불투명하였었는데, Chakraborty 등의 연구결과에 따르면, 저산소증은 HIF이나 2-hydroxyglutarate와는 무관하게 히스톤메틸화를 조장하였다(Chakraborty AA 등, 2019). H3K27 히스톤 탈메틸화효소인 KDM6A가 산소에 민감하며, 저산소증으로 인해 KDM6A의 기능저하가 H3K27탈메틸화를 저해한다. H3K27메틸화의 증가는 DNA메틸화를 유발하는 요인이 된다.

6 국소적인 메틸화 발단 인자

local triggering factors for aberrant methylation

다음에 언급된 인자들은 가설적인 것이다.

1) DNA 반복 시퀀스(DNA sequence repetition)

Alu와 같은 반복시퀀스가 발단인자일 수 있다. 하지만, Alu내의 CpG들은 정상적으로 메틸화되어 있지만, Alu와 인접한 유전자 프로모터 CpG island의 메틸화를 유발하는 발단인자인지, 아니면 오히려 DNA메틸화가 일어나지 않도록 보호하는 인자인지에 대해선 논란이 있다.

2) 국소적인 DNA 구조의 변화

Fragile X 증후군의 경우, FMR-1유전자의 5′ untranslated region에 위치한 CGG 반복 시퀀스의 반복수가 정상 29회 tandem반복되어 있는데, 이것이 250회 이상으로 증가한 경우, CGG를 포함한 CpG island에 메틸화가 일어난다. bcr/abl의 전위(translocation)는 c-abl의 메틸화를 가져온다.

3) 국소적인 DNA손상

종양억제 유전자들의 프로모터 CpG island내에 단일가닥절단(single strand break, SSB), 양가닥절단(double strand break, DSB), 또는 산화성 DNA손상(oxidative DNA damage)이 발생하였을 때, 이러한 DNA손상의 수복에는 후성유전적 기전들이 중요한 역할을 하는데, 이러한 수복과정에서 프로모터 CpG island과메틸화가 초래될 수 있다.

인위적으로 세포에 DSB를 일으키거나 활성산소종(reactive oxygen species)에 노출시켰을 때, 전사억압과 관련된 단백질들이 DNA손상부위에 동원되는데, 여기에는 HDAC, DNMT, PcG (polycomb group, 폴리콤 그룹)단백질구성원들이 포함되어 있으며, 결과적으로 nascent RNA의 전사를 억압한다(O'Hagan HM 등, 2008; O'Hagan HM 등, 2011). DNA 손상에 이러한 후성유전적 단백질들은 일시적으로 동원되겠지만, 유전자 프로모터의 DNA과메틸화와 억압적인 크로마틴구조는 지속적으로 유지될 수 있다. 산화성 스트레스(oxidative stress)에 노출되었을 때 특정 유전자 세트들이 특히 민감하게 de novo DNA메틸화를 보이는데(O'Hagan HM 등, 2011), 배아나 성인 줄기세포에서 폴리콤 그룹 단백질에 의해 조절되는 발달(development)관련 유전자들이다(Ohm JE 등, 2007).

CHD4단백질은 NuRD복합체의 주요멤버인데, DNA손상수복에 필수적이다. DSB 수복에서 CHD4단백질이 수행하는 주요한 역할은 DNA손상 수복을 하는 동안, 활동적인 프로모터의 개방적인 크로마틴구조를 억압적인 크로마틴구조로 변화시키는 것이다. 산화성 DNA손상(oxidative DNA damage) 부위는 OGG1단백질에 의해, DSB부위는 ZMYND8단백질에 의해 CHD4단백질이 동원되어, 이 부위에 동원된 CHD4단백질은 억압적인 크로마틴 단백질들을 또한 불러들여, DNA과메틸화에 의한 전사억압을 유지하는데 기여한다. 즉, SSB, DSB, 산화성 DNA손상에 의해 불러들여진 CHD4단백질은 DNMT1, DNMT3B, G9a, EZH2단백질들을 동원하여 DNA과메틸화를 일으키게 되며, CHD4유전자를 녹다운시키면, DNA손상에 이은 과메틸화로 불활성화된 유전자들을 활성화시킨다(Xia L 등, 2017).

4) 비정상적인 DNA 구조와 RNAi가 de novo 메틸화의 발단인자

이중나선의 RNA는 동일한 시퀀스를 가진 전사체를 파괴하도록 유도하지만, 최근에 와서는 파괴뿐만 아니라, 상동 시퀀스를 가진 DNA분절에 de novo 메틸화가 일어나도록 매개한다는 증거가 제시되고 있다(Wassenegger DG 등, 1994; Bender J, 2001; Matzke M 등, 2001). 동물 및 식물 여러 종에서 이중 가닥 RNA (dsRNAs)가 전사후 유전자 불활성화(post-transcriptional gene silencing)를 유도할 수 있음이 알려져 있다.

식물에서 프로모터의 CpG islands를 타겟으로 한 dsRNAs가 타겟 DNA에 메틸화를 일으킬 수 있다(Mette MF 등, 2000; Zilberman D 등, 2003). 그러나, 이러한 메커니즘이 포유류에서도 일어나는 지에 대해 밝혀지지 않았는데, Kawasaki 그룹(2004)과 Looney그룹(2004)에 의해 인간의 세포에서도 dsRNAs에 의한 유전자 불활성화가 일어남을 거의 비슷한 시기에 발표하였고, DNA메틸화가 CpG islands에 동반됨을 주장하였다.

MCF-7 세포주(human cells)의 E-cadherin은 프로모터에 메틸화가 없는데, Kawasaki 등은 E-cadherin 프로모터 CpG islands의 10군데를 타겟으로 한 siRNA vector를 만들어 MCF-7 세포주에다 전달감염시켰다. 각각의 siRNA vector 들은 타겟 CpG부위의 메틸화를 유도하였고, E-cadherin의 발현을 감소시켰다. 10개의 벡터를 동시에 전달감염 시키면, 부가적인 효과를 보여, E-cadherin의 발현이 현저하게 감소하였다. E-cadherin외에 erbB2에 대해서도 동일한 실험을 시행했을 때도 같은 실험결과를 얻어, 인체 세포에서도 dsRNAs에 의한 CpG islands 메틸화가 일어남을 제시하였다. 그러나, Kawasaki그룹의 실험은 재현불가로 판정되어 발표된 논문은 철회된 상태이며, Kawasaki그룹과 Looney그룹에 의한 실험결과는 조작이 있었거나, 결과에 대한 제대로 된 해석이 아닐 가능성이 높다.

5) 전사억제 된 크로마틴이 발단인자가 될 가능성(Bird A, 2002)

6) 알로스테릭 활성(Allosteric activation)

메틸화가 없는 DNA, 메틸기 전달 효소, AdoMet 등이 들어 있는 혼합물에 메틸화된 DNA를 넣어 주면, 메틸화가 없는 DNA에서의 de novo 메틸화가 촉진된다(Bacolla A 등, 1999; Pradhan S and Esteve PO, 2003; Fatemi M 등, 2001). 방어기제로 외부에서 침입한 리트로 바이러스를 신속히 메틸화하여야 할 때, 알로스테릭 활성은 중요한 수단일 수 있다. 또한 포유류의 발생과정 초기에 신속하고 전격적인 메틸화가 필요한 상황에서 세포분열주기와 DNA 합성 단계의 시간이 너무 짧아 충분히 메틸화를 일으킬 수 없기 때문에 알로스테릭 활성은 중요한 수단일 수 있다.

7) 리트로 바이러스(Retrovirus)

HIV-1을 림프구에 급성 감염시키면 DNA methyltransferase의 발현이 증가되며, 결과적으로 인터페론 감마 프로모터에 신생 메틸화(de novo methylation)가 일어나게 된다(Pradhan S and Esteve PO, 2003)

7 특정종양에서 특정유전자의 변이로 인해 초래되는 유전체 전반적인 DNA 과메틸화

1) isocitrate dehydrogenase genes (IDH1/2)의 변이

대뇌(brain) 교세포종(glioma)의 70%이상에서, 이차 교모세포종(secondary glioblastoma)의 80%에서(그러나, 일차 교모세포종은 6%에서) isocitrate dehydrogenase genes (IDH1 및 IDH2유전자)의 변이를 갖고 있는데, 변이의 거의 대부분은 효소활성과 관련되어 있는 특정코돈에 일어나 아미노산의 치환을 가져온다. 이 변이는 alpha-ketoglutarate로부터 2-hydroxyglutarate(2-HG)를 생산하는 새로운 능력을 부여하는데, IDH1/2의 변이가 있을 경우, 2-HG가 세포내 축적되고, 이는 alpha-ketoglutarate에 의존적인 효소인 H3K9 탈메틸화효소인 KDM4C를 저해한다. 이로 인해 세포의 유전체는 전반적으로 탈메틸화가 되지 않아 H3K9메틸화와 H3K27메틸화가 축적되고 이로 인해 DNA과메틸화가 초래된다(Lu C 등, 2012). IDH1/2의 변이는 교세포종외에도 급성골수성백혈병(15~30%), 연골육종(chondrosarcoma, 56%), 연골종(enchondroma, 87%), 방추세포혈관종(spindle cell hemangioma, 70%), 간내담관상피암종(intrahepatic cholangiocarcinoma, 22~28%) 등에서 보고되어 있다.

실험적으로 불멸화된 성상세포(astrocyte) 세포주에 IDH1 mutant를 전달감염시킨 후 유전체 전반적인 DNA 메틸롬을 살펴본 결과, 인체내 교세포종에서 흔히 관찰되는 DNA메틸롬과 일치하는 것을 확인하였다. 또한 교모세포종(glioblastoma)에서 CpG island methylator phenotype (CIMP)이 있음은 잘 알려져 있는데, CIMP양성형 교모세포종에는 IDH 변이가 압도적으로 많다.

DNA메틸화의 초래와 축적은 2-HG에 의한 KDM4C효소의 저해외에 또다른 alpha-ketoglutarate에 의존적인 효소인 TET2효소의 저해와도 관련이 있을 것으로 보는데, IDH효소의 변이가 있을 경우, TET2효소에 의한 5-hydroxymethylcytosine (5-hmC)의 형성이 감소되어 있는 것을 관찰할 수 있다(Turcan S 등, 2012). 이 효소는 5-methylcytosine (5-mC)을 5-hmC로 전환시키는 효소이다. 표 3-1은 alpha-ketoglutarate에 의존적인 효소들을 정리한 것이다.

표 3-1. 하이드록실화(hydroxylation)나 탈메틸화(demethylation) 반응을 촉매하는 dioxygenase효소들

	Modification	Dioxygenase
Transcriptional control	Histone demethylation	Jmjc KDMs
	DNA demethylation	ALKBH2-3
	DNA hydroxylation	Nucleic acid hydroxylases: TET1-3
	Transcription factor hydroxylation	HIF hydroxylases: FIH, PHDs
Post-transcription regulation	RNA hydroxylation	TET1-3, FTO
	RNA demethylation	Nucleic acid demethylases: ALKBH5, FTO
	Hydroxylation of splicing regulatory proteins	JMJD6
Translational control	tRNA hydroxylation	ALKBH8, TYW5
	Hydroxylation of translational machinery	Ribosomal oxygenases (MINA53, NO66, OGFOD1) and JMJD4
Post-translational modifications	Protein hydroxylation	Collagen hydroxylases (C-P3Hs, C-P4Hs, PLODs), ASPH
	Protein demethylation	JmjC KDMs

2) TET유전자의 변이

Ten-eleven translocation 2 (TET2)은 염색체 4번(4q24)에 위치해 있는데, 골수형성 이상 증후군 환자(10~20%), 급성 골수성 백혈병(23%), 만성 골수증식 종양(myeloproliferative neoplasms)(9~16%)에서 유전자변이나 유전자결실에 의한 기능소실이 있다. TET단백질은 Fe (II)과 alpha-ketoglutarate에 의존적인 효소로서 5-mC를 산화시켜 5-hmC로 변환시키고, 이어 5-formylcytosine(5-fC) 및 5-carboxylcytosine(5-caC)으로 변환시킨다. 이 기능으로 미루어 TET2의 변이는 유전체 전반적인 5-hmC 컨텐트의 감소를 초래하고 5-mC 컨텐트는 증가시킬 것이라고 예상된다. 그러나, 유전체 전반적인 5-hmC의 감소는 여러 연구자들의 연구결과에서 확인되고 있지만, 유전체 전반적인 5-mC의 증가에 대해선 연구자들의 연구결과가 상반된 결과를 보여주고 있다.

3) TET유전자의 발현저하

TET1의 발현감소는 위암, 대장암, 폐암 등의 주요 암종에서 관찰되는데, TET1의 발현감소는 탈메틸화효소 활성(demethylase activity)의 감소를 의미하기에 이가(bivalent) 크로마

틴 표지를 가진 프로모터 CpG island의 DNA메틸화를 야기할 가능성이 높다. 이가 프로모터 CpG island는 TET1이 풍부한데, 풍부한 TET1이 이가프로모터 CpG island의 DNA메틸화를 저지하는 역할을 하는데, 어떤 이유로 인한 TET1의 발현저하는 비활성 프로모터 CpG island의 과메틸화를 조장할 것이다(Wu B 등, 2014; Neri F 등, 2014). 암세포에서 TET1의 발현감소는 KRAS나 EGFR과 같은 종양유전자의 활성화에 의해서 초래될 수 있는데, 이는 ERK1/2 시그널링 경로에 의해 일어나며, C/EBPalpha의 발현저하가 초래되고, 이는 TET1의 발현저하를 초래한다(Romanoa G 등, 2012; Forloni M 등, 2016). 이 기전은 암세포에서 관찰되는 종양유전자 활성화에 의한 후성유전적 발현억제기전을 설명한다.

2015년도에 발표된 연구결과에 따르면, 간세포암종의 경우 microRNA-494의 과발현을 진행성 병변에서 볼 수 있는데, TET1이 miR-494의 직접적인 타겟이어서, TET1의 저발현이 동반되어 있다. TET1의 저발현은 다른 많은 microRNA의 과메틸화를 초래하고, 이로 인한 microRNA의 발현저하는 많은 유전자들의 발현교란을 야기한다(Chuang KH 등. 2015).

만성염증에 의해 DNA메틸화가 어떻게 유도되는가에 대해 Ushijima팀의 연구결과에서 답을 구할 수 있다(Takeshima H 등, 2020). Ushijima팀은 염증이 생긴 마우스와 인간 조직에서 메틸화 지우개인 TET 유전자의 발현이 하향조절되었으며, 이는 IL-1β 및 TNF-α의 하류에 있는 NF-κB의 활성화로 인해 MIR20A, MIR26B 및 MIR29C와 같은 TET을 표적화하고 있는 miRNA들이 상향 조절됨으로 인해 발생한다는 것을 발견했다. 그러나 TET 녹다운은 경미한 비정상적인 메틸화만을 유도했다. Nitric oxide synthase2(NOS2)에 의해 생성되는 산화질소(NO)는 메틸화작성자인 DNA 메틸기전달효소(DNMT)의 효소활성을 향진시켰고, NO 노출은 약간의 비정상적인 메틸화를 유도했다. 대조적으로, TET 녹다운 및 NO 노출의 조합은 TET녹다운이나 NO노출 단독으로 메틸화를 유발시킬 수 없는 게놈 영역도 상승적으로 메틸화를 유도하였다. 만성염증 결과로 초래된, NF-κB 활성화로 인한 TET 억제와 NO 생성으로 인한 DNMT 활성화는 인체 조직에서 비정상적인 메틸화 유도를 유발한다.

8 무엇이 CpG islands를 메틸화로부터 보호하는 것일까?

what protects CpG islands from methylation?

1) DNA메틸화 효소의 접근 차단

쉽게 떠올릴 수 있는 기전은 CpG islands에 단백질이 붙어 DNA 메틸화 효소가 붙지 못하도록 CpG sites를 엄폐하는 것이다. DNA 결합 단백은 DNA 메틸화효소가 붙지 못하도록 차단함으로써 메틸화가 일어나지 못하게 한다고 가설을 세울 수 있다(Bird A, 1986).

최근에 밝혀진 흥미로운 연구결과는 유전자의 전사RNA보다 근위 및 원위 방향으로 더 큰 extracoding RNA의 발현이 유전자의 메틸화를 막고, 유전자의 전사를 돕는다는 결과가 제시되었다. 유전체 전반적으로 DNMT1과 결합하는 RNA 시퀀스들을 동정한 결과, DNMT1과 결합하는 extracoding RNA들이 있는 유전자들은 DNA메틸화레벨도 낮고 유전자의 발현도도 높은 반면, DNMT1과 결합하는 extracoding RNA가 없는 유전자들은 DNA메틸화레벨이 높고, 유전자발현도도 낮았다. 이 실험결과는 유전자에 대한 DNMT1의 접근을 extracoding RNA가 물리적으로 막음으로써 유전자의 DNA메틸화를 보호한다는 모델을 제시하고 있다 (Di Rucio A 등, 2013).

2) 태생기에 전사적 활성이 있는 유전자의 프로모터 CpG islands는 메틸화로부터 보호받는다

태생기 초기에 프로모터의 활성이 있다면, 즉 활발하게 전사인자가 붙고, 유전자의 전사가 일어난다면, 태생기 초기에 일어나는 전반적인 DNA 메틸화로부터 보호받아 메틸화가 일어나지 않는다. 달리 표현하자면, CpG islands가 메틸화되지 않았다는 것은 이 CpG islands내에 위치한 프로모터가 태생기 때에 활동하였음을 시사한다. 즉 이 프로모터에 전사복합체가 결합하여 RNA 전사체를 태생기 때에 만들었음을 의미한다.

이 모델을 통해 다음과 같은 것을 추론할 수 있다. 조직특이 유전자들의 약 반 수가 CpG islands를 가지고 있는데, 이 유전자들이 발현되지 않는 성인(adult) 조직에서도 CpG islands는 메틸화되어 있지 않다. 위의 가설로 미루어 볼 때, 태생기 초기에는 CpG islands를 가진 조직특이 유전자들 전부가 모든 세포에서 발현되었고, 태생기 초기에 활발하게 일어나는 메틸화로부터 보호받았을 것이다. 자료가 아직은 부족하지만, 지금까지의 축적된 자료들을 보면, 이러한 가설을 뒷받침하고 있다. 왜냐하면 태생기초기에 발현될 것 같지 않은 알파글로빈은 실제로 태생기 초기에 그 전사체인 RNA가 발견되는데, 알파글로빈은 CpG islands를 가지고 있다. 그 반면, CpG islands가 없는 베타글로빈은 태생기 초기에 전사체가 만들어지지 않는다(Daniels M 등, 1997). 또 다른 예를 들자면, 68k neurofilament 유전자는 CpG islands를 가지고 있는데, 이 유전자가 배아줄기세포(embryonic stem cell)에서 발현되지만, opsin이나 casein 유전자들은 CpG islands가 없는데, 배아줄기세포에서 그 전사체를 발견할 수 없었다(MacLeod 등, 1998). 태생기초기에 활발하게 전사되는 유전자들은 어떤 식으로 de novo 메틸화를 피할 수 있는 것일까? 히스톤 H3의 꼬리(N말단)에 위치한 아미노산 9번은 라이신인데, 이것이 메틸화되면, DNA 메틸 전달효소를 불러들이지만, 활발하게 전사체를 만들고 있는 크로마틴은 히스톤 H3나 H4가 아세틸화 되고, H3의 꼬리에 위치한 아미노산 4

번 라이신이 메틸화되는 등의 변화가 DNA 메틸기전달효소의 접근을 배제할 가능성이 있다(Tamaru H and Selker EU, 2001). 그러나 우리가 아직 이것에 대해 아는 것은 초보적인 것이어서, 더 많은 연구결과가 이루어져서, 명확한 해답을 얻게 될 앞날이 기대된다.

최근에 발표된 자료를 보면, CpG island가 있는 프로모터를 가진 유전자들(99%)은 배아줄기세포에서 H3K4me3의 히스톤 변경을 갖고 있으며, 비록 H3K4me3로 변경된 유전자들 모두가 활발하게 전사되지 않지만, H3K4me3의 강도와 유전자의 발현강도간에는 강한 상관관계를 보인다(Mikkelsen TS 등, 2007). 위에서 태생기에 활발하게 전사되는 유전자의 경우, CpG island는 메틸화로부터 보호받는다고 하였지만, 반드시 그러한 것은 아닌 증거로서, MEST유전자를 들 수 있다. MEST는 말초혈액 백혈구에서 정상적으로 과메틸화되어 있지만, 배아줄기세포에서 활발하게 발현되며 H3K4Me3로 단가변경(univalent modification)되어 있고, 강한 CpG island를 갖고 있다(H3K27me3로의 변경은 없다)(Mikkelsen TS 등, 2007)

3) DNA를 적극적으로 탈메틸화 시킴

정자와 난자가 수정란을 만들 때, 정자가 가지고 있는 부성 게놈은 적극적으로 탈메틸화를 당한다(Mayer W 등, 2000; Oswald J 등, 2000). 여기에 탈메틸화효소인 Tet 효소가 관여한다(자세한 내용은 8장을 참조). Tet1, Tet2, Tet3는 alpha-ketoglutarate (α-KG)에 의존적인 dioxygenase로서, 5-mC을 5-hmC로 만들고, 이를 5-fC으로 전환시키고, 또한 이를 5-caC로 만든다. 5-caC는 thymine DNA glycosylase에 의해서, 또는 다른 DNA repair enzyme에 의해 cytosine으로 환원된다.

최근에 elongation factor인 Elp3가 관련되어 있을 것이란 연구결과가 보고된 바 있다. Isocitrate dehydrogenase인 IDH1과 IDH2는 각각 세포질 및 미토콘드리아에 위치한 효소인데, isocitrate의 oxidative decarboxylation을 촉매하여 alpha-ketoglutarate (α-KG)를 생산한다. IDH1과 IDH2는 인체암에서 가장 흔히 변이되는 대사관련 유전자로서, 저등급 교세포종(low grade glioma)이나 이차 교모세포종(secondary glioblastoma multiforme)의 75%이상에서 변이되며, 급성골수성백혈병의 20%, 연골육종의 56%, 악성흑색종의 10%에서 변이를 볼 수 있다. 이들 유전자의 변이는 α-KG의 생산기능을 상실케 하는 반면 2-hydroxyglutarate (2-HG)생산기능을 획득케 하는, 기능획득 변이이다. TET유전자들은 α-KG에 의존적인데, 2-HG가 α-KG의 antagonist로 기능하여 TET효소의 기능을 저하시킨다. 결과적으로 DNA 메틸화가 증가한다. 실험적으로 생쥐배아줄기세포에서 Tet1을 녹다운시키면 CpG island에 DNA메틸화가 늘어난다(Wu H 등, 2012).

4) CpG island loci의 메틸화를 저지하는 FBXL10

Bestor가 이끄는 연구팀은 FBXL10(KDM2B)이 생쥐 유전체의 15,500 프로모터 CpG island loci중 14,084개에 결합되어 있는 것에 착안하여, FBXL10의 생물학적 기능을 조사하였다. FBXL10의 변이는 인간 미만성 큰 B세포 림프종(diffuse large B cell lymphoma)이나 트랜스포존으로 유도한 생쥐 림프종에서 흔히 관찰된다. FBXL10은 특히 메틸화되지 않은 CpG 풍부 시퀀스에 결합하는데, FBXL10의 CXXC도메인을 통해서이다. FBXL10은 Jmjc도메인을 가지고 있는데, 이는 H3K4를 탈메틸화시키거나 H3K36을 탈메틸화시키는 것으로 알려져 있다. 또한, PHD도메인과, F-box도메인, 그리고, LRR (leucine-rich repeat)을 가지고 있다.

히스톤 H2AK119를 유비퀴틴화시키는 것은 PRC1이 의해서 일어나는데, 배아줄기세포에서 FBXL10(KDM2B)은 PRC1의 ubiquitin ligase인 RING1B가 결합한 프로모터의 90%가량을 점유하고 있다. 배아줄기세포의 프로모터 CpG island loci 거의 대부분이 FBXL10에 의해 점유되어 있지만, 이들 프로모터 CpG island loci의 서브셋은 PRC1 및 PRC2가 결합하고 있다. 여기서, FBXL10을 제거하게 되면, FBXL10과 PRC1/2가 함께 점유하고 있던 CpG island만 DNA메틸화가 일어난다. 이와 같은 결과는 PRC1/2가 DNA메틸기전달효소를 불러들일 수 있지만, FBXL10이 PRC1과 PRC2가 결합하고 있는 DNA시퀀스의 de novo 메틸화를 방지하고 있음을 의미한다(Boulard M, 2015). FBXL10(KDM2B)은 비정규 폴리콤억제복합체 1.1(non-canonical polycomb repressive complex 1.1, ncPRC1.1)의 한 구성원으로서 코어발판이다.

Chapter 04

메틸화가 잘 일어나는 CpG islands와 안 일어나는 CpG islands간에는 어떠한 구조적 차이가 있는 것일까?

Is there any structural difference between frequently methylated CpG islands and rarely or never methylated CpG islands?

1 DNA메틸화는 무작위적인 사건인가? 아니면, instructive manner로 일어나는 사건인가?

프로모터 CpG island DNA메틸화가 인체 암종의 흔한 유전자 억압기전이지만, 유전체 전체에 걸쳐 일어나지 않으며, 어떤 유전자들은 흔히 메틸화되지만, 다른 유전자들은 전혀 메틸화가 안되거나 일어나더라도 드물게 일어난다. 이러한 선택적인 DNA메틸화가 일어나는 원인에 대해서 밝혀지지는 않았지만, 대표적인 두 가지의 가설이 있다.

첫번째 가설은, DNA메틸화는 무작위적으로 일어난다는 것이며, 메틸화에 의한 유전자 불활성화가 세포성장을 촉진할 때 이 유전자 DNA메틸화는 선택될 확률이 올라간다. 다시 말한다면, 신생 메틸화(de novo methylation)가 무작위적으로 일어났을 때, 이 메틸화가 그 세포가 소속한 집단에 의해 채택될 것인가는 메틸화에 의해 특정 유전자가 억제되었을 때, 그 세포에 성장 및 생존 이점을 제공하여, 그 세포의 클론을 세포집단 내에 형성할 수 있느냐에 의해 결정될 가능성이 있다. CpG islands 메틸화가 종양이 진행하는 과정 중 선택된 사건이라는 가설을 뒷받침하는 증거는 다음과 같다. VHL이나 Rb와 같은 유전자의 메틸화는 이들 유전자가 흔히 변이 되는 종양 유형에서만 관찰된다. 더욱이, 한 대립유전자에 변이가 있을 때, 메틸화는 변이가 있는 대립유전자에서는 발견 안되고, 변이가 없는 야생형 대립유전자에서만 발견된다. 양쪽 대립유전자의 메틸화가 관찰되는 경우는 양쪽 대립유전자가 야생형인 경우이다(Esteller M 등, 2001; Myohanen SK 등, 1998).

두번째 가설은, 무작위적인 확률론적인 사건(stochastic event)이라는 개념에 반하여, 각 CpG islands는 신생 메틸화가 일어날 위험도에 있어서 차이가 있을 수 있다는 가설이 제기되고 있다. 이 가설은 신생 메틸화 성향에 영향을 주는 국소적인 요소가 있다고 가정하고 있다. 둘째의 가설이 더 설득력이 있어 보이는 까닭은 유사한 기능을 가진 유전자들이 DNA 메틸화 정도에 있어서 큰 차이를 보이기 때문이다. 예를 든다면, 부정교합 복구 유전자인

MLH1과 MSH2의 경우, MLH1은 프로모터 CpG island가 흔히 과메틸화되지만, MSH2의 경우 프로모터 CpG island가 과메틸화에 의해 억압되는 경우가 거의 없다. 신생 메틸화성향에 영향을 주는 국소적인 요소로는 DNA시퀀스 모티프, 특정 전사인자 결합부위, 특정 전사인자들의 표적(타겟), 그리고, Polycomb repressive complex의 결합으로 인한 소인, 등을 들 수 있다.

Alu나 다른 반복 DNA 시퀀스들은 이들로부터 DNA 메틸화가 퍼질 수 있는 진원지로 기능할 가능성이 언급되고 있는 반면(Yates PA 등, 1999; Graff JR 등, 1997), 다른 인자들은 메틸화로부터 보호하는 기능을 제공한다고 조심스럽게 주장되고 있다(Millar 등, 2000; Tucker MS, 1999). Feluts 등(2006)도 CpG islands를 둘러싼 Alu요소들은 메틸화 성향보다는 메틸화 저항에 더 관련이 있음을 제시하고 있다. 그러나, Alu가 위치를 바꿀 때, 메틸화가 흔히 일어나는 CpG island에 위치이동을 못해서 일어난 결과일 수도 있으므로, Alu가 메틸화 저항을 일으키는 유발요인이라고 단정지울 수 없다.

DNMT가 전사인자와 상호작용 한다는 사실은 시퀀스에 특이적인 전사인자와의 직접적인 상호작용을 통해 신생 메틸화가 특정 부위에 발생하도록 유도될 수 있다는 것을 시사한다(Robertson KD 등, 2000; Fuks F 등, 2001; Di Groce L 등, 2002). 예를 들어, Rb나 PML-RAR 융합 단백질과 같은 시퀀스 특이 전사인자들에 의해 특정 시퀀스에 DNA 메틸기전달효소가 붙음으로 메틸화의 변화를 일으킬 수 있다. 유전자 각인과정에서 절연체 역할을 하는 CTCF단백질을 실험적으로 transgene주변 DNA시퀀스에 부착시키면 transgene이 헤테로크로마틴화나 이상 메틸화에 의한 전사차단이 일어나지 않도록 보호할 수 있다(Mutskov VJ 등, 2002). CTCF가 유전체내에서 수행하는 역할중의 하나는 H19-Igf2 유전자 자리에서 인접한 크로타틴 구역간의 경계를 설정하고, 유전자각인의 온전한 상태를 유지하는 것이다.

DNMT1을 과발현시키면, 세포게놈내의 CpG island 시퀀스를 신생 메틸화 시킬 수 있다(Graff JR 등, 1997; Vertino PM 등, 1996). 인위적으로 DNA메틸화를 증진시킨 상황에서도, 수많은 CpG islands 중 일부만이 이상 메틸화가 일어나고, 대부분(70%)의 CpG islands는 신생 메틸화가 일어나지 않는다. 3.8%의 CpG islands는 다양한 DNMT1 과발현 클론에서 지속적으로 과메틸화되었다. 이같은 사실은 어떤 CpG islands는 다른 CpG islands에 비해 신생 메틸화가 잘 일어나는 성향이 있음을 시사하고, 이러한 내재적 성향의 차이에 의해서 인체 암종에서 관찰되는 메틸화는 무작위적일 수 없다. 그렇지만, 메틸화 성향과 메틸화 저항 CpG islands를 비교해 본 결과, CpG islands의 염기 쌍 수, GC content, CpG 밀도, 염색체 위치, 그리고 프로모터와의 연관성 등 측면에서는 유의한 차이가 없었다.

2 DNA메틸화가 일어나는 CpG island loci와 그렇지 않은 loci의 내재적 차이

Alu 및 다른 내재적인 리트로 엘리먼트들은 인간 게놈에서 심하게 메틸화되어 있으며(Yoder JA 등, 1997) 여기로부터 메틸화가 파급되는 진원지로서 기능할 가능성이 있다(Yates PA 등, 1999). 그렇지만, DNMT1을 인위적으로 과발현시켜 메틸화되는 CpG islands와 그렇지 않은 CpG islands를 비교한 결과, Alu 시퀀스와 메틸화 성향의 CpG islands 간에 어떤 특별한 연관성을 볼 수 없었다. 이와 반대로, Shen 등이 발표한 바에 의하면, 프로모터에 dense CpG island를 가진 유전자 중에서, 정상조직에서 과메틸화되는 프로모터 CpG island loci의 DNA 시퀀스 모티프를 조사한 결과, Alu 시퀀스와의 호모로지를 볼 수 있었다. 즉, 프로모터에 dense CpG island를 가진 유전자들 중 약 4%가 과메틸화되는데, 이런 CpG island 시퀀스를 분석해 본 결과 메틸화되지 않은 CpG island에 비해 공통적으로 보이는 모티프 5개를 발견했다. 이 모티프들은 Alu와 호모로지를 보였다. Shen등은 Alu가 인접한 유전자의 메틸화 근원지로 기능할 가능성을 지지하고 있다(Shen L 등, 2007).

Homopurine/ homopyrimidine 반복 시퀀스는 초헬릭스 장력 하에 삼중 나선 구조를 형성하고, 핵 매트릭스 부착부위, 복제 시발부위, 재조합 핫스팟에서 관찰되며, 유전자의 프로모터(촉진자)나 인핸서(증강인자)에서 볼 수 있다. 이와 같은 반복 시퀀스가 신생 메틸화의 표적이 될 수 있다.

1) CpG island내 전사인자결합부위 농도

DNMT1이 과발현 되었음에도 대부분의 CpG islands가 메틸화되지 않음은 강한 보호기제가 있어 신생 메틸화로부터 보호받고 있음을 시사한다. 분자적 수준에서 이러한 보호기제에 대한 연구가 시도되고 있지만, 아직도 모르는 바가 너무 많다. APRT 유전자의 5′ 말단에 있는 Sp1 싸이트가 CpG islands의 신생 메틸화를 막는 보호인자라는 주장이 제기되었다(Turker MS, 1999). 그렇지만, Feltus 등이 시행한 비교분석에서 메틸화 성향 CpG islands와 메틸화 저항 CpG islands간에 Sp1 싸이트 빈도에는 차이가 없었다(Feltus FA 등, 2003). Susan Clark 이나 Adrian Bird는 지속적인 전사가 CpG islands가 메틸화되지 않도록 간접적으로 보호해준다고 주장한 바 있다(Clark SJ 등, 2002; Bird A, 2002). 제한된 발현양상을 갖는 유전자(예를 든다면, 조직특이 유전자)는, 조직유형에 관련 없이 광범위하게 발현되는 유전자(예를 든다면, 하우스 키핑 유전자)보다 신생 메틸화 당할 가능성이 높다. 실지로, 많은 메틸화 저항 CpG islands는 하우스키핑 유전자의 것이거나 또는 광범위한 발현을 갖는 유전자들의 것으로 예를 들면, MYC, FOS, CDK6, MBD1, SF3A1등이다(Bakin AV and Curran T, 1999). 메틸화 성향 CpG islands는 조직 특이적인 유전자와 연관이 있고, 예를 들자면, TBR1, SIM2, GRM6, XT3 등이다. 그러나, 반대인 경우도 있어서(e.g. WNT108, NPTXR, POP3), 이러한 경향은 인정되지만 이러한 상관관계의 강도는 약하다.

최근에 Laird그룹이 CpG island methylator phenotype양성인 대장암 1예를 종양세포와 주변정상점막세포에 대해 유전체 전체에 걸쳐 bisulfite sequencing을 시행하였고, 유전체내의 CpG dinucleotide 80%가량이 최소 5번이상 읽혀지도록 하였는데, 정상세포에 비해 종양에서 메틸화가 유의하게 많이 일어나는 것과 둘 다에서 메틸화가 일어나지 않는 CpG island loci들에 대해 Sp1, Nrf1, 또는 YY1를 포함한 55개의 전사인자에 대해 비교해 본 결과, 메틸화에 저항하는 곳은 거의 대부분의 전사인자가 많이 결합되어 있는 반면, 메틸화가 잘 일어나는 곳은 전사인자의 결합이 현저히 적었다. 또한 메틸화가 잘 일어나지 않는 곳의 51%가 CTCF결합부위를 가지고 있는 반면, 메틸화가 잘 일어나는 곳은 약 13%만이 CTCF결합부위를 가지고 있었다(Berman BP 등, 2012).

2) 전사활성도

CpG island가 메틸화로부터 보호받는 중요한 기전은 활발한 전사활동(transcriptional activity)이며, 많은 연구결과들이 이를 뒷받침하고 있다(Bird A, 2002). 전사시작부위(transcription start site) 근처의 CpG island는 메틸화가 일어나지 않도록 보호받는 경향이 현저하다(Straussman R 등, 2009). 최근의 메틸롬데이타는 프로모터구역에서 DNA메틸화로부터 보호를 받는 정도는 전사활동과 강한 상관관계를 갖는다는 것을 보여주고 있다(Laurent L 등, 2010; Lister R 등, 2009). 유전체 전반적으로는 RNA polymerase II가 결합되어 있는 CpG island가 DNA메틸화에 저항을 보인다(Takeshima H 등, 2009).

3) DNA 시퀀스상의 구조적 차이

Feltus 등(2003)은 7개 DNA 패턴(TCCCCCNC; TTTCCTNC; TCCNCCNCCC; GGAGNAAG; GAGANAAG; GCCACCCC; GAGGAGGNNG)이 메틸화 성향 CpG islands와 메틸화 저항 CpG islands를 구별하는 표지자로 활용할 수 있음을 보고하였다. 이들은 이 연구를 연장하여, 메틸화성향 CpG island와 메틸화 저항 CpG island에서 13개의 시퀀스 모티프를 발견하였다(Feltus FA 등, 2006).

메틸화 성향 모티프는 CpG islands내부나 주변에 가깝게 분포하며, 염색체 전체에 있어서, 무작위적 분포가 아닌 선택적 분포를 보이는 반면, 메틸화 저항 모티프는 염색체 전반에 무작위적으로 분포하며, Alu 시퀀스와 밀접한 연관을 가지며 분포한다. 그들의 보고에 따르면,

이 13가지 모티프를 이용하면, CpG islands가 메틸화 저항인지, 메틸화가 일어나는 것인지를 80%에서 예측할 수 있었다.

표 4-1. 메틸화 성향 모티프 5가지와 8가지의 메틸화 저항 모티프

메틸화 성향 모티프
MP-α 20 bp GGCTGCGGGGGCAGCAGCTG
MP-β 21 bp AAGAAGGGAGAGAAGGAGGAA
MP-γ 29 bp TCCTCTCCCTTGTCTTCCTCCTCCTCCTC
MP-δ 21 bp GGGGTGGGGGAGGGGGAGGAG
MP-ε 11 bp CTCTCCCAAGC
메틸화 저항 모티프
MR-α 29 bp TTTTTTTTTTTTTTTTGAGACAGAGTCT
MR-β 15 bp GTCAGGAGTTTGAGA
MR-γ 21 bp GCCCAGGCTGGAGTGCAGTGG
MR-δ 37 bp GCCTGTAATCCCAGCTACTCAGGAGGCTGAGGCAGGA
MR-ε 28 bp AAAGTGCTGGGATTACAGGCGTGAGCCA
MR-ζ 29 bp CTCACTGCAACCTCCGCCTCCCGGGTTCA
MR-η 21 bp TGATCCGCCCGCCTCGGCCTC
MR-τ 21 bp CCAGCCTGGCCAACATGGTGA

4) 구아닌 및 싸이토신 분포의 DNA가닥 비대칭성

인간 유전체에서 DNA 메틸화가 일어나지 않는, 즉 DNA메틸화에 저항하는 프로모터 CpG island들의 대부분은 구아닌과 싸이토신의 분포측면에서 DNA가닥간 비대칭성을 보인다. 즉 GC skew를 보인다. GC skew가 있는 부위는 전사가 일어날 때에 길고 안정된 세가닥 핵산 구조, 즉, R-loop을 형성한다. R-loop은 새로이 형성된 G-rich RNA 가닥이 템플레이트인 C-rich DNA 가닥에 재아닐되면서 비템플레이트인 G-rich DNA가닥을 단일가닥 구조로 만듦으로써 형성된다. R-loop을 형성하는 이유는 C-rich DNA 템플레이트와 G-rich RNA가닥간의 결합이 열역학적으로 안정하기 때문이다. 이러한 R-loop형성이 C-rich DNA템플레이트가 메틸화를 겪지 않도록 보호해주는 역할을 하게 된다. GC skew는 인간 유전체의 CpG island 프로모터에서 흔히 볼 수 있는 현상이다.

전사가 시작되는 부위 아래의 GC skew는 강한 CpG island 프로모터의 보증표이다. 인간 유전체 프로파일링 결과 수많은 유전자 CpG island 프로모터에서 R loop형성을 볼 수 있다. GC skew는 CpG island의 DNA메틸화여부를 예측할 수 있는 예측인자이다. 실험적으로 episome 템플레이트에 R loop을 형성시키면 de novo DNA메틸화로부터 보호되는 것을 볼 수 있다(Ginno PA 등, 2012).

5) 반복 DNA엘리먼트와의 관련

프로모터 CpG island과메틸화가 잘 일어나는 유전자들에 Alu의 빈도가 낮다는 것이 2007년도에 보고되었는데(Tanay 등, 2007), Alu나 LINE-1과 같은 리트로트랜스포존은 트랜스포존활성을 억압하기 위해 DNA메틸화가 되어 있기 때문에 메틸화중심소(methylation center)로 기능할 가능성이 있다는 가설(Yates 등, 1999)과 상반되기에 주목받지 못했었다. 그러나, Estecio 등은 암종에서 promoter CpG island 과메틸화가 잘 일어나는 유전자들은 Alu나 LINE-1의 분포상 어떤 특징이 있는지를 조사하였고, 그 결과 메틸화에 저항하는 유전자들에 비해 메틸화가 잘 일어나는 유전자들에서 전사시작부위(transcription start site)를 중심으로 주위에 Alu와 LINE-1의 빈도가 낮음을 관찰하였다(Estecio MRH 등, 2010). 실험실에서도 5-aza-deoxycytidine과 trichostatin A처리를 이용한 pharmacological unmasking study에서도 간암에서 메틸화가 일어나는 유전자들은 메틸화가 일어나지 않은 유전자들에 비해 Alu의 빈도가 낮은 것을 확인하였다(Jung N 등, 2012).

6) Long intergenic non-coding RNA (lincRNA)와의 관련

메틸화가 잘 일어나는 프로모터 CpG island loci와 일어나지 않는 프로모터 CpG island loci를 lncRNA의 농도에 대해 비교한 결과, 메틸화가 잘 일어나는 프로모터 CpG island loci는 인접한 구역에 lncRNA 농도가 높은 것으로 파악되었음(Sproul D 등. 2012).

7) 크로마틴 구조상의 차이

메틸 싸이토신을 인지하는 항체를 사용하여, 메틸화된 DNA를 면역침강시키고, 침강된 DNA를 DNA polymerase를 이용하여 증폭하고, 이 증폭된 DNA를 프로모터 DNA chip에다 반응시킴으로써, 암세포에서 일어나는 유전체 전반에 걸친 프로모터 CpG island 과메틸화 패턴을 분석할 수 있다(Keshet I 등, 2006). Keshet 등은 이 방법을 이용하여 대장암에서 127개의 프로모터 CpG island loci에서 암특이적인 메틸화가 일어남을 밝혔는데, 이 중 11.8%(15 유전자)만이 정상 대장 점막에서 발현되는 유전자였고, 나머지는 정상 장점막 상피세포에서 발현되지 않는 것들이었다. 이와 같은 사실은 인체 암종에서 발견되는 de novo 메틸화의 대부분은 정상 세포에서 발현되지 않는 유전자에서 일어난다는 것을 지적하는 것이다. 발현되지 않는 유전자에서 일어나는 이상 메틸화는 인체 암종의 발암과정에 관여하지 않을 것이다. 그렇다면, “왜 이 유전자들에서 이상 메틸화가 일어나는가”라는 의문을 제기하게 되는데, 이에 대한 대답은 이런 유전자들의 프로모터 CpG island loci는 이상 메틸화가 선택적으로 일어날 수 있도록 유도하는 어떤 표지자들을 갖고 있을 가능성이 있다.

최근의 연구들은 인체 암종에서 흔히 메틸화되는 유전자들은 배아 줄기세포 단계에서 polycomb repressive complex 2에 의해 도포되어 있던 것들임을 주장하고 있다(Widschwendter M 등, 2007; Ohm JE 등, 2007; Schlesinger Y 등, 2007). 뉴클레솜을 구성하고 있는 히스톤들 중 히스톤3번 꼬리내 27번 라이신(H3K27) 메틸화는 polycomb repressive complex 2(PRC2)(Schlesinger Y 등, 2007)에 의해서 유지된다. PRC2는 DNMT1과 상호작용을 함이 알려져 있으며, H3K27 메틸화를 가진 유전자가 DNA 메틸화를 당할 위험도가 높다고 많은 연구자들이 주장하고 있다(Schlesinger Y 등, 2007). Baylin그룹은 암세포에서 주로 과메틸화의 타겟이 되는 프로모터 CpG island는 배아줄기세포의 발달관련 유전자들의 크로마틴 특성인(Bernstein BE 등, 2006), 히스톤3번 꼬리내 4번 라이신(H3K4) 메틸화 및 H3K27 메틸화를 갖는 "bivalent 프로모터 크로마틴 상태"를 갖고 있음을 보고하고 있다(Ohm JE 등, 2007).

배아줄기세포에서 프로모터 CpG island loci의 99%가 H3K4me3의 히스톤을 가지고 있으며, 이중의 22%가량은 H3K27me3도 함께 가지고 있다(Mikkelsen TS 등, 2007). 따라서, 배아 줄기세포의 경우, CpG island가 있는 프로모터들은 H3K4me3 단독 또는 H3K27me3를 함께 가지고 있으며, H3K27me3만 가진 프로모터 CpG islands는 없기 때문에, H3K27me3를 가진 프로모터 CpG island loci는 기본적으로 H3K4me3를 함께 가지고 있어, bivalent하다. Schlesinger 등이 발표한 논문을 보면, 배아 줄기세포 때의 bivalency여부보다, 암종이 발생한 장기의 정상세포에서 PRC2 occupancy가 있는 유전자들이 암종의 DNA과메틸화의 타겟이 되고 있음을 주장하고 있다(Schlesinger Y 등, 2007). 정상세포 및 배아줄기세포에서 H3K27me3는 DNA과메틸화와 배타적인 관계에 있다. 즉, 정상세포에서 H3K27me3가 DNA 과메틸화를 유도하여 DNA과메틸화가 일어나게 되면, H3K27me3는 탈메틸화를 겪는다. 그러나, 암세포에서는 H3K27me3와 DNA과메틸화가 공존하고 있으며, 이것은 정상세포와 구별되게 하는 암세포의 후성유전적 특징이다(Takeshima H 등, 2015).

어떤 이유에 의해서든, DNA 과메틸화가 일어날 수 있는 상황에 놓이면, bivalent 크로마틴 구조를 가진 프로모터 CpG island loci가 메틸화 타겟이 될 위험도가 높다. 예들 든다면, *Helicobacter pylori* 감염에 의한 위상피세포의 DNA과메틸화의 경우이다. *Helicobacter pylori* 감염에 의해서 DNMT1이 과발현되고, 과발현된 DNMT1에 의해 DNA과메틸화가 향진된 상황이 초래되면, 위점막 상피 세포에서 bivalent 크로마틴 구조를 가진 유전자들이 메틸화 타겟이 될 가능성이 높다. 위상피 줄기세포는 비줄기세포에 비해 bivalent 크로마틴 구조를 가진 유전자들을 상대적으로 많이 가지고 있다.

Weber 등(2007)은 인체섬유아세포(human fibroblast)에서 유전자 활성과 H3K4이중 메틸화와의 관계를 조사하였다. 활성 유전자들은 불활성 유전자들에 비해 H3K4 이중 메틸화 레벨이 높다. 불활성 프로모터 중, high density CpG promoter는 intermediate 또는 low density CpG promoter에 비해 H3K4 이중 메틸화 레벨이 높음을 볼 수 있다. 과메틸화가 일어난 고밀도 CpG 프로모터(또는 strong CpG island promoter)나 중밀도 CpG 프로모터(또는 weak CpG island promoter)는 H3K4 이중 메틸화를 볼 수 없고, 오직 DNA메틸화가 일어나지 않은 고밀도 CpG 프로모터나 중밀도 CpG 프로모터에서 H3K4 이중 메틸화를 볼 수 있다. 이와 같은 연구결과는 유전자의 활성 보다는 H3K4 이중 메틸화가 DNA과메틸화로부터의 보호와 연관이 있음을 보여 주는 것이다.

Weber 등의 연구결과에서 보면, DNA메틸화는 기본적으로 promoter의 CpG content와 밀접한 관련이 있으며, 이에 의해 체질적인(constitutive) 과메틸화와 과소메틸화 상태가 결정된다. 저밀도 CpG 프로모터는 고밀도 CpG 프로모터에 비해 de novo 메틸화(methylation)를 더 잘 겪게 되며, H3K4메틸화가 없는 저밀도 CpG 프로모터가 de novo methylation의 타겟이 될 위험이 큰 것을 알 수 있다.

Chapter 05

CpG islands 메틸화에 의한 유전자 발현 억제 기전

Mechanism of gene silencing by promoter CpG island hypermethylation

프로모터 CpG islands 메틸화가 유전자의 발현 억제에 기여하거나 또는 원인이 된다는 가설을 뒷받침하는 연구결과 들이 축적되고 있다. 그러나, 특정 CpG 부위의 메틸화가 중요한지, 아니면 유전자 발현 억제를 위해서는 일정 구역 내 CpG sites중 몇 퍼센트 이상은 메틸화되어야 한다는 의미의 역치(threshold)가 있는지에 대해서는 아직도 명확한 결론이 나지 않았다(Murray EJ and Grosveld F, 1987). 달리 표현하자면, 프로모터내의 특정 소수 CpG 부위의 메틸화가 필요한 건지, 아니면, 전반적인 메틸화가 중요한 건지를 결정한다는 것이 쉽지 않다. EBV를 가지고 한 연구결과 들에서는 프로모터내의 하나 내지 두개의 CpG 메틸화만으로도 강하게 프로모터 활성도를 억제할 수 있었다(Robertson KD 등, 1995). 에피좀으로 한 실험에서 7% 정도의 CpG만 메틸화 시켜도 유전자 발현을 효과적으로 차단시킬 수 있었다(Hsieh CL, 1994). 에피좀 시스템으로 시행한 보다 세심한 연구결과들 또한 삽입한 프로모터가 아닌 나머지 플라즈미드 시퀀스 자체를 메틸화시키거나 또는 플라즈미드에서 프로모터에 의해 전사되는 부위만 메틸화시켜도 또한 효과적으로 유전자 전사를 차단시킬 수 있었고, 메틸화된 국소부위로부터 폐쇄된 크로마틴(inactive chromatin)이 주변으로 파급됨을 알 수 있었다(Kass SU 등, 1993).

메틸화가 유전자를 불활성화 시키는 기전으로 제시된 것들은 다음과 같다.

첫째, 5mC가 가진 극성(polarity)과 축적된 에너지(stacking energy)로 인해, 전사시작 부위가 RNA polymerase에 노출되기 위해서는 큰 에너지가 필요하다(Breslauer KJ 등, 1986; Sowers LC 등, 1987). 그러나, 이러한 요소가 메틸화 효과를 만드는 한 요소이겠지만, 일부일 뿐이다.

둘째, 5mC의 5번 위치는 DNA 이중 나선의 주요 홈(major groove)쪽으로 향하고 있는데, 많은 DNA 결합 단백질은 이 주요 홈으로 접근한다. 싸이토신 메틸화는 다음과 같은 전사인자의 결합을 감소시키거나 제지한다. AP-2, E2F, NF-kB, CREB, cMyc/Myn, cMyb, ETS-2, PEA-3 등이다. 그러나, 소수의 전사인자 들만이 그들의 인지 시퀀스에 CpG가 있다. 더욱이, 인지 시퀀스 내에 CpG 잔기가 있는 전사인자라고 하더라도, 메틸화에 의해 모두 영향을 받는 것은 아니다. 메틸화에 영향을 받지 않는 전사인자로는 Sp1, CTF, YY1 등이다(Mostoslavsky R and Bergman Y, 1997). 흥미롭게도, Sp1 결합은 CpG에서의 메틸화에 영향을 받지 않지만, CpG앞의 싸이토신 메틸화에 매우 민감하다(Clark SJ 등, 1997). 대부분의 CpG islands는 Sp1 결합시퀀스를 가지고 있고, 이러한 인지부위는 CpG islands가 신생 메틸화를 당하지 않도록 보호하기 때문에(MacLeod AR 등, 1994), Sp1부위는 중요한 조절요소이다(Clark SJ 등, 1995). Sp1 부위의 중요성을 강조하는 이와 같은 주장은 다음과 같은 연구결과를 볼 때, 다소 신빙성이 떨어진다. 왜냐하면, 인위적으로 DNMT1 expression을 높인 상황에서 쉽게 메틸화되는 CpG islands와 그렇지 않은 CpG islands를 비교한 실험에서 Sp1은 변수가 되지 않았다(Feltus FA 등, 2003). 비록 직접적인 방해가 메틸화된 유전자의 억제에 중요한 역할을 할 것 같지만, 전체적으로 봐서 이러한 직접적인 방해가 차지하는 부분은 미미하다. 왜냐하면, 심하게 메틸화된 유전자들이 크로마틴이나 메틸 CpG 결합 단백(methyl-CpG binding protein)이 없을 때 발현되기 때문이다.

셋째, 메틸기의 존재가 히스톤의 위치를 변동시켜 크로마틴의 구조를 변화시켜, 전사인자의 접근을 막을 가능성이 있다(Englander EW and Howard BH, 1995). 여러 개의 CpG가 메틸화되면, 특정 시퀀스는 히스톤으로부터 배제되고, 반면 다른 시퀀스들과의 친화력은 더 높아지게 된다(Davey C 등, 1997).

넷째, 진균류에서는 특유의 억압기전이 발견되었는데, 진균류에서의 메틸화는 전사상태와 무관하게 크로마틴 구조의 변화를 초래한다. 전사 개시(transcription initiation)는 CpG 메틸화에 직접 영향을 받지는 않지만, 대신에 elongating RNA polymerase가 메틸화된 유전자 시퀀스를 지나갈 수 없다(Colot V and Rossignoi JL, 1999; Selker EU, 1999). 이러한 기전은 포유류에 적용되지 않을 가능성이 있는데, 왜냐하면 대부분 유전자 엑손에 있는 CpG는 메틸화되어 있고, 심지어 생쥐의 Igf2r의 경우, 심하게 메틸화된 CpG islands가 유전자 중간에 위치해 있음에도 불구하고 Igf2r의 발현은 영향을 받지 않는다.

CpG islands 크로마틴은 과아세틸화 되어 있는 히스톤이 많은 반면 linker 히스톤(H1)은 결핍되어 있다. 이러한 변화는 전사적으로 적합한 크로마틴 템플릿에서 볼 수 있는 기본적인 특성이다. 이와 반하여, 인위적으로 메틸화 시킨 DNA에 조립되어지는 크로마틴은 과소아세틸화된 히스톤이고, 이 구조는 핵산분해효소(nuclease)나 제한효소처리에 반응하지 않으며 전사되지 않는 불활성 구조이다.

다섯째, 메틸 CpG 결합 단백질, 크로마틴 개조, 히스톤 탈아세틸화 효소(methyl-CpG-binding proteins, chromatin remodeling, and histone deacetylases); 메틸 CpG 결합 단백질이 DNA 메틸화와 전사억제의 연결 고리임이 입증되고 있다. 이러한 종류의 단백질의 효시는 MeCP2이며, 이는 단일 폴리펩타이드로서 메틸 CpG 결합 도메인(methyl-CpG-binding domain, MBD)과 전사억제 도메인(transcriptional repression domain, TRD)을 갖고 있다. MeCP2는 대칭적으로 메틸화되어 있는 CpG 하나와 결합하며, 이 메틸화된 CpG가 크로마틴이 없는 DNA 상에 있든, 또는 크로마틴을 갖춘 구조체 내에 있든 결합할 수 있다. TRD는 Gal4 DNA결합 도메인에 매었을 때, 발현을 억제시킬 수 있는데, 이 효과는 수백 bp의 시퀀스에 걸쳐 낼 수 있다. 면역침강 실험을 통해, 포유류 및 성게 세포에서 TRD는 Sin3A와 상호작용함을 확증하였다. Sin3A는 히스튼 탈아세틸화 효소(histone deacetylases, HDAC)와 상호작용 하는데, 히스톤 탈아세틸화가 폐쇄된 불활성 크로마틴 구조를 수립하는데 중요한 역할을 한다(Knoepfler PS and Eisenman RN, 1999). 이 모델과 일치하여, HDAC을 trichostatin A (TSA)를 사용하여 제지하였을 때, MeCP2의 TRD에 의한 전사억제를 부분적으로 경감시킬 수 있었다(Razin A, 1998). 그러나, TSA가 부분적으로만 억제를 풀 수 있는 것에서 알 수 있듯이, HDAC과는 독립적인 별개의 기전이 작용할 것이다. 예를 든다면, MeCP2는 히스톤 메틸기전달효소(histone methyltransferase)와도 결합하는 것이 제시된 바 있다(Fuks F 등, 2003). MeCP2와 결합된 히스톤 메틸기전달효소의 타겟은 히스톤 H3 9번 라이신(H3K9)임이 밝혀졌다. 이로써, MeCP2가 DNA 메틸화와 히스톤 메틸화를 연결하는 고리로서 기능함이 입증된 것이다. TRD가 기본적인 전사 억압장치(basal transcriptional repression machinery)와 상호작용을 할 가능성 또한 제시되었다(Kaludov NK and Wolffe AP, 2000).

MeCP2가 DNA 메틸화와 전사억제 간의 유일한 연결고리만은 아니다. MeCP2가 없는 세포에서도 메틸화된 리포터 구성체(methylated reporter construct)를 전달감염시켰을 때도 리포터의 발현을 억압시켰다(Ng HH 등, 1999). 최근에 와서, 다른 종류의 메틸 CpG 결합 단백질이 메틸화와 전사억제 사이를 매개할 가능성이 제시되고 있다. 그 중의 하나가 MeCP1인데, 모든 세포 유형에 존재하고, 오래 전부터 메틸화된 유전자의 억제에 관여하고 있음이 알려져 왔다. MBD2는 MeCP1 복합체의 한 구성 성분이며, 여기에는 히스톤 탈아세틸 효소인 HDAC1, HDAC2, RbAP46, RbAP48이 참여한다(Ng HH and Bird A, 1999). MeCP2처럼, Gal4-

MBD2 접합 단백질은 Gal4 결합부위를 가진 프로모터를 억제시켰고, TSA가 억제를 경감시킬 수 있었다. MeCP1은 MeCP2와는 달리, 일련의 밀접하게 배열한, 대칭적으로 메틸화된 메틸 CpG가 최소한 12개가 있어야 결합하며, 메틸화된 DNA를 억압할 수 있다(Meehan RR 등, 1989; Boyes J and Bird A, 1992). MeCP2는 MeCP1에 비해 숫적으로 더 많다.

여섯째, 포유류에서 발견된 또 하나의 기전은 DNMT1과 HDAC은 물리적으로 상호결합하여 작용할 수 있다는 것이다(Robertson K 등, 2000; Rountree MR 등, 2000; Fuks F 등, 2000). MeCP2가 메틸화된 DNA와 히스톤 탈아세틸효소(HDAC)와의 연결고리를 제공하는 것과는 달리, DNMT1이 직접적으로 히스톤 탈아세틸효소와 결합한다. 즉 DNMT1의 C-말단 효소 도메인은 DNA메틸화의 기능을 하지만, 이 단백질의 중간부분은 전사억제와 관련된 도메인으로, DNA메틸화와 무관하게 직접적으로 전사를 억제할 수 있고, 이 전사억제 기능은 히스톤 탈아세틸효소를 동원하는 능력과 관련이 있다. 이러한 상호작용은 복제소(replication foci)에서 히스톤 탈아세틸화를 용이하게 함으로써, 크로마틴 폐쇄구조가 유전될 수 있도록 해주며, 여기서 DNMT1은 메틸화를 유지하는 역할을 한다.

Chapter 06

DNA 메틸기전달효소(메틸트랜스퍼라제)

DNA methyltransferase

DNA메틸화는 DNA메틸기전달효소에 의해 공여자인 S-adenosylmethionine (SAM)으로부터 싸이토신의 탄소 5번 위치로 메틸기가 전달됨으로써 DNA메틸화가 일어난다. 보존성 싸이토신 메틸화는 DNA 합성(또는 복제) 후에 일어나는 변화이며[대부분의 연구자들은 이렇게 믿고 있지만, 일부의 연구자들(예를 든다면, Univ. of Southern California의 Peter A. Jones)은 DNA복제 없이도 일어난다고 믿고 있다], 이러한 효소반응을 DNA 메틸기전달효소들이 전담하여 매개한다.

DNA 싸이토신 메틸기전달효소 세가지(Dnmt1, Dnmt3a, Dnmt3b)가 포유류에서 발견되었다(Bestor T 등, 1988; Okano M 등, 1998; Xie S 등, 1999). DNMT1은 포유류의 주요 DNA 메틸기전달효소로서 DNA 복제시, 부모 DNA 가닥으로부터 메틸화 정보를 새로이 생성되는 상보적인 DNA가닥에 정확하게 복사하는 기능을 하며, 이를 보존성 메틸화(maintenance methylation)라고 한다. 반면에 DNMT3A와 3B는 주로 이전에 메틸기가 없던 CpG를 새로이 메틸화하는 기능을 하며, 이를 신생 메틸화(de novo methylation)라고 일컫는다. 포유류에서 DNA 메틸기전달효소의 주 인지 모티프는 5'-CpG-3'이지만, 태생기에는 CpG가 아닌 다른 부위의 싸이토신이 메틸화된다고 알려져 있지만, 생후에는 거의 관찰되지 않는다(Ramsahoye BH 등, 2000).

Dnmt1은 성장하는 세포 어디에서나 발현되며, 핵내 DNA 복제소(replication foci)에 모여 있다(Leonhardt H 등, 1992). 분리 정제한 Dnmt1 단백질은 in vitro에서 메틸화가 전혀 없는 DNA보다는 양 가닥 중 한 가닥에 메틸화된 반쪽 메틸(hemimethylated) DNA를 더 잘 메틸화 시킨다. In vitro상 Dnmt1이 신생 메틸화 활성도를 보이지만, in vivo상에서는 신생 메틸화를 한다는 구체적인 증거가 없다. 더욱이, 배아줄기세포나 생쥐에서 Dnmt1을 불활성화 시키면 거의 모든 시퀀스에서 탈메틸화가 초래된다(Lei H 등, 1996; Li E 등, 1992). 이 모든 연구결과들은 Dnmt1의 주된 기능이 보존성 메틸화 효소작용(maintenance methyltransferase)이라는 것을 가리키고 있으며, 매 번의 DNA 복제시, 기존 DNA 가닥으로부터 메틸화 패턴을 정확하게, 새로이 생성되는 DNA가닥에 복사하는 것을 전담하고 있다. 반대로, Dnmt3a와 Dnmt3b는 배아 줄기세포, 초기의 배아, 그리고 발달하는 생식세포에서 고농도로 발현되지만, 분화된 체세포에서는 낮은 농도로 발현된다(Chen T 등, 2002; Okano M 등, 1998). 실제로, 유전자 연구를 통해, Dnmt3a와 Dnmt3b가 배아줄기세포나 착상 후 배아에서 일어나는 신생 메틸화에 필수적이며, 또한 생식세포에서 각인 유전자의 신생 메틸화에도 필수적임이 밝혀졌다(Hata K 등, 2002; Okano M 등, 1999). 비록 Dnmt3a와 Dnmt3b가 메틸화 패턴을 수립하는 신생 메틸기전달효소로서 주된 기능을 하지만, 이들은 또한 메틸화 패턴을 유지하는 기능도 한다. Li 등은 Igf2의 DMR2(differentially methylated region2)나 Xist의 5'부위와 같은 시퀀스들은 Dnmt3a와 3b가 없는 배아 줄기세포에서 부분적으로 탈메틸화 되어 있음을 제시한 바 있다(Liang G 등, 2002; Okano M 등, 1999). 그러나, Dnmt3a와 Dnmt3b가 게놈 전반의 메틸화 패턴을 유지하는데 필요한 지에 대해서는 분명치 않다.

실험적인 세포배양 시스템에서 세 종류의 DNMT는 모두 HDAC(히스톤 탈아세틸효소)과 상호작용을 하거나 다른 전사억제 활성을 가진 단백질과 상호 작용하여, 전사를 직접적으로 억제할 수 있다(Fuks F 등, 2000; Robertson K 등, 2000; Rountree MR 등, 2000; Fuks F 등, 2001; Bachman K 등, 2001). 따라서, DNMT 효소들은 DNA 메틸화를 통해서, 또는 DNA 메틸화 없이도 타겟 유전자를 불활성화 시킬 수 있다. HDAC과의 결합은 전사억제된 부위로 DNMT가 이동될 수 있는 경로를 제공한다. DNMT1은 S(합성)기 후반기에는 복제소(replication foci)에 HDAC2와 함께 배치되며(localize), 이 때는 심하게 메틸화되어 있는 헤테로 크로마틴 부위의 DNA 시퀀스들이 복제하는 시기로서, 아세틸화 된 히스톤이 탈아세틸화 되어야 하는 시기이다(Taddei A 등, 1999). 최근의 연구결과에 따르면, DNMT1, DNMT3A, DNMT3B 세가지 효소는 협동적으로 작용하여 유전체의 메틸화를 유지하고 전사 억제된 상태를 유지하는 것 같다. DNMT1은 생쥐, 인간, 원숭이 세포에서 S기 전시기에 걸쳐 DNA 복제소에 위치하는 반면, DNMT3A와 3B는 S기 후반기에 복제소의 위치와 겹친다. 정확하게 표현하자면, S기 전반기에는 복제소가 유크로마틴에 있다가 후반기에 헤테로 크로마틴으로 이동하는데, DNMT3A와 3B는 S기 전체에 걸쳐 헤테로 크로마틴에 위치해 있기 때문에, S기 후반기에는 복제소의 위치와 DNAMT3A와 3B의 위치가 겹친다. 더욱이, DNMT3A와 DNMT3B는 분열하지 않는 세포의 중심절 주위 헤테로 크로마틴에서 HP1α (heterochromatin 1α)와 MECP2, MBD1을 내포하는 복합체에서 발견된다. 이와 같은 세포주기에 예속된 DNMT 효소들의 배치는 최근에 밝혀진 다음과 같은 사실과 관련이 있다. 즉, DNMT1의 메틸화 활성은 다소 에러가 많기 때문에, 이를 DNMT3A와 3B가 백업하여, DNMT1이 빠뜨린 부분을 채운다(Liang G 등, 2002). 암세포를 5-aza-2'-deoxycytidine을 처리하여, 탈메틸화 시켰을 때, p16 유전자 프로모터의 CpG islands가 재메틸화 되기 위해서는 DNA복제가 이루어져 하지만, CpG islands가 아닌 곳에서의 재메틸화 되는 데는 DNA합성이 필요 없다(Velicescu M 등, 2002). 암세포에서 CpG islands를 메틸화하는 데에 S기 활성도와 관련이 있다는 것은 DNMT1이 관련되어 있음을 의미하는 것이고, DNMT1이 de novo 메틸화기능을 할 가능성을 배제할 수 없다.

1 DNA 메틸화 패턴의 보존
maintenance of DNA methylation pattern

Dnmt1은 유전체의 메틸화 패턴을 유지하는데, 이 유지작용은 DNA 복제시에 일어난다. Dnmt1을 완전히 불활성화 시키면, 여러 번 세포분열이 일어난 후에 DNA 메틸화정도를 측정해 보면, 전체 메틸 CpG의 90%정도가 감소되어 있다(Lei H 등, 1996). 생쥐의 배아 줄기세포에서 DNA 메틸화 패턴을 안정되게 보존하는 데는 Dnmt3a와 Dnmt3b 또한 필요함이 제시된 바 있다. Dnmt3a와 3b를 불활성화 시키면, Xist의 5′ 말단이 급속하게 탈메틸화 되고, Igf2의 DMR (differentially methylated region)도 또한 급속하게 탈메틸화 되며, 반복 시퀀스도 점차적으로 탈메틸화 된다(Okano M 등, 1999). Dnmt1이나 Dnmt3를 녹아웃 시킨 줄기세포에서 반복 시퀀스를 분석해보면, Dnmt1과 Dnmt3가 상호 협조하여 DNA 복제 후 DNA 메틸화를 유지한다는 것을 알 수 있다(Liang G 등, 2002). HCT116 같은 종양 세포주에서 DNMT1과 DNMT3B는 게놈 전반의 메틸화 패턴을 유지하는데 다소 중복된 기능을 하고 있음이 제시되었다(Rhee I 등, 2002). 그러나, Dnmt3a와 Dnmt3b가 정상 체세포조직에서도 DNA 메틸화 패턴을 유지하는데 필요하다는 결과를 제시하는 결정적인 자료가 아직 발표되지 않았다.

DNA 복제 후 메틸화를 유지하기 위해서는 DNA 메틸기전달효소가 반드시 뉴클레오좀을 싸고 있는 DNA를 통과하여, DNA 나선구조에 묻혀 있는 싸이토신을 찾아 메틸화 시켜야 한다. DNA가 DNA 메틸기전달효소에 노출되기 위해서는 크로마틴 재형성(remodeling) 및 DNA-helicase 활성을 가진 단백질이 요구된다. 실제로, SNF2/helicase계 단백질인 Lsh와 ATRX는 포유류 세포에서 DNA 메틸화를 조정할 수 있다. Lsh 녹아웃 생쥐에서, IAP, minor satellite, L1 및 B1과 같은 반복 DNA 시퀀스들은 태생기 E13.5일 때에 거의 완전히 탈메틸화 되어 있다(Dennis K 등, 2001). 그렇지만, 알파 글로빈이나 각인된 H19 같은 유전자들은 Lsh 녹아웃 생쥐에서도 약간 탈메틸화 될 뿐이다. 놀랍게도, DNA 메틸화는 Dnmt1-

/- 배아에서만큼 심하게 감소되지만(특히 반복 시퀀스에서), LSH-/- 생쥐는 재태기간은 생존할 수 있으며, 출생 후 곧 사망한다. 이것은 아마도, LSH-/- 배아의 메틸화 패턴은 발생초기에 제대로 수립되고, X염색체 불활성화와 같은 생존에 필수적인 발생과정이 방해 받지 않기 때문일 것이다.

ATRX는 PHD-like zinc-finger domain을 갖고 있는데, 이 구조는 Dnmt3 아형들 모두 갖고 있으며, 또한 ATRX는 SNF-like helicase domain을 갖고 있다. ATRX는 간기(interphase)에는 핵 기질(nuclear matrix)에 붙어 있으며, 중기(metaphase)에는 염색체의 끝곁매듭(acrocentric) ribosomal DNA에 붙어 있다(McDowell TL 등, 1999). ATRX 변이는 정신지체 증후군(mental retardation syndrome)을 일으키며, 이환된 환자는 알파글로빈의 발현이 감소되어 알파 지중해 빈혈증을 일으키고, rDNA의 과소 메틸화, Y염색체내 반복시퀀스의 과메틸화를 일으킨다. 이와 같은 소견은 Lsh와 마찬가지로, ATRX 또한 크로마틴 재형성과 DNA-helicase 활성을 통해 DNA 메틸화를 조정할 수 있음을 시사한다. 초기 배아발생과정에 일어나는 신생 DNA 메틸화에도 이와 같은 크로마틴 재형성 및 helicase활성이 필요한 지에 대해선 아직 모른다.

히스톤 메틸화(특히 H3-K9)가 DNA 메틸화 패턴을 안정되게 유지하는데 필요하다는 것이 진균류 및 식물에서 밝혀져 있기 때문에 히스톤 메틸화는 포유류의 발생기에도 필요할 것 같다. 그러나, 포유류 세포에서 히스톤 H3-K9메틸 전달효소계열로 분류되는 많은 효소들(Suv39h1, Suv39h2, G9a, ESET, Eu-HMT1)이 발견되었다는 것은 게놈 내의 특정구역마다 작용하는 히스톤 메틸기전달효소가 다르다는 것을 의미한다. Suv39h는 중심절 주위의 뭉친염색질(헤테로크로마틴)의 히스톤 H3-K9을 특이적으로 메틸화 시키는 반면(Peters H 등, 2001), G9a는 퍼진염색질(유크로마틴)의 히스톤 H3-K9을 특이적으로 메틸화 시킨다(Bannister AJ 등, 2001).

2 보존성 메틸기전달효소, Dmnt1

maintenance DNA methyltransferase

세포 내 게놈의 메틸화는 배아발생기 중 창자배 형성(gastrulation)전에 수립되며 발달과정 중 변동이 있지만, 성인이나 성체에서는 조직 특이적으로 비교적 정확하게 유지된다(Bird A, 1992). 여기서 창자배 형성이란 배아발생기 중 세 배엽층(내배엽, 중배엽, 외배엽)을 형성하는 과정을 일컫는다. 메틸화라는 생화학적인 기전은 세포 주기중 S기에 일어나며, cytosine-

5-DNA MTase에 의해 일어난다.

인체 DNMT1은 큰 효소(-200 kDa, 대략 1600개의 아미노산으로 이루어져 있음)로서, 박테리아의 cytosine-5 methylase와 상동성을 가진 C-말단 촉매 도메인(C-terminal catalytic domain)(500개 아미노산 잔기로 이루어짐)과 큰 N-말단 조절 도메인(1100 아미노산 잔기로 이루어진)으로 이루어져 있다. 모든 포유류 MTase는 공통된 C-말단 촉매 도메인을 갖고, 여기에는 촉매기능에 관련된 10개의 보존된 아미노산 모티프가 있다. N-말단 조절 도메인은 여러 가지 기능을 가지고 있는데, N말단 도메인은 기질에 대한 특이성과 특정 장소로 표적화 하는 것을 조절하고 있다. 또 다른 기능중의 하나는 복제소(replication focus)로 DNMT1을 표적화(targeting) 하는 것이다. N말단에는 전하를 많이 띤 구역(charge-rich region)이 있고, 이 부위가 Dmap1이라는 전사 억제자와 상호작용 한다. 이 부위 다음에 PCNA와 상호작용 하는 부위가 있고, 이 다음에 핵 내 위치결정 시그널(nuclear localization signal, NLS)이 있다. 이 다음 부위가 복제소(replication foci)에 친화성을 가지며, 이로 인해 DNMT1이 복제소로 이동함으로써, 부모세포의 메틸화패턴을 새로이 생겨난 자손 DNA 가닥에 복사할 수 있다. 이 다음에 시스테인이 풍부한 아연 결합 도메인이 있는데, CXXC유형이다. 이 zinc finger 도메인은 Dnmt1이 DNA에 결합하는데 사용된다. 즉, CXXC도메인은 메틸화되지 않은 CpG 디뉴클레오타이드와 결합한다. 이 다음에 있는 부위가 Polybromo-1 단백과 상동성을 보이는데, 단백질-단백질 상호작용에 관련되어 있을 것으로 추측된다. 또한 Dnmt1을 복제소로 이동시키는 데에도 일정한 역할을 할 것으로 추측된다.

C-말단 효소 도메인에는 10개의 잘 보존된 모티프가 있는데, 모티프 IV와 VI는 효소작용에 중요하고, 모티프 IX은 DNA결합에, 모티프 I과 X은 S-adenosylmethionine 결합에 중요한 역할을 한다. 모티프 VIII도 모티프 IV 및 VI와 함께 효소작용에 참여할 것이라고 추측된다. 모티프 VIII과 모티프 IX 사이의 비보존 구역은 시퀀스 특이성을 결정짓는 타겟 인지 도메인(target recognition domain, TRD)이다.

DNMT1이 DNA복제시 형성된 hemimethylated DNA에 부착되는 과정에 UHRF1이 결정적인 역할을 한다. UHRF1은 E3 ubiquitin ligase로서 H3K23을 유비퀴틴화시킴으로써, DNMT1을 동원하여 유비퀴틴화된 H3K23을 매개로 헤미메틸화된(한가닥만 메틸화된) 뉴클레솜에 부착하도록 하며, 복제되어 새로이 형성된 DNA가닥에 DNMT1이 보존성 메틸화를 일으키도록 하는 역할을 한다. UHRF1을 녹아웃시키거나 녹다운시키면 게놈의 DNA메틸화레벨이 감소된다. 포유류에서 DNA메틸화를 유지하는데 UHRF1과 H3K9me2(또는 me3)간의 상호작용이 필수적이다. 이와 같은 상호작용은 DNMT1의 안정성을 도모하고 또한 상보적 DNA메틸화를 가능케 한다(Rothbart SB 등, 2012). PRMT6는 히스톤 H3 arginine

2(H3R2)의 메틸화를 담당하는 효소인데 H3R2의 메틸화는 UHRF1의 크로마틴에로의 동원을 저해하며, 결과적으로 DNA보존성메틸화를 손상시킨다. PRMT6를 과발현시키면 암세포 전반적인 DNA저메틸화가 초래되며, PRMT6를 저발현시키면 유전체 전반적인 DNA메틸화컨텐트가 상승한다(Veland N 등. 2017). 2017년도에 발표된 연구결과에 따르면, UHRF1을 복제소(replication foci)에 불러들이는 것은 LIG1(DNA Ligase 1)인데, LIG1단백질은 G9a와 GLP에 의해 메틸화되면, UHRF1의 tandem tudor domain에 고친화성(high affinity)를 갖게 되고, 결과적으로 UHRF1을 복제소에 불러들여 DNA메틸화를 보존하게 된다(Ferry L, 등 2017) (그림 6-1).

Leonhardt 등(1992)은 DNMT1이 복제소(replication foci)로 향해 이동하게 하는 표적화 시퀀스를 면역염색 및 fluorescence in situ hybridization로 찾아내었다. DNMT1의 발현은 세포주기에 종속적이다(Szyf M 등, 1985). Chuang 등(1997)은 인간의 DNMT1이 PCNA (proliferating cell nuclear antigen)에 결합하며, DNMT1의 N-말단 13 아미노산 잔기가 이 결합에 관여함을 밝혔다. DNMT1은 PCNA와 결합한 후에도 메틸화 활성에 전혀 손실이 없기 때문에, PCNA가 아마도 DNMT1을 복제소에 동원하는 것으로 생각되며, 이 복제소에서 새로이 형성되는 DNA가닥의 메틸화가 일어난다. 흥미롭게도, PCNA는 p21(Waf1)과 꼭 같은 부위에서 결합하며, 면역침강 실험을 통해, p21(waf1)이 PCNA가 DNMT1에 결합하는 것을 방해함이 제시되었다(Chuang LS 등, 1997).

2011년에 발표된 연구결과에 따르면, DNMT1의 CXXC도메인이 메틸화되지 않은 CpG 디뉴클레오타이드와 결합하면, DNMT1의 CXXC-linker-BAH1 도메인부분이 DNA와 DNMT1의 메틸기전달효소 활성부분사이에 위치하게 만들어, DNMT1이 de novo메틸화를 야기하지 못하도록 한다. 즉 hemimethylated DNA만 DNMT1에 의해 메틸화가 되도록 하

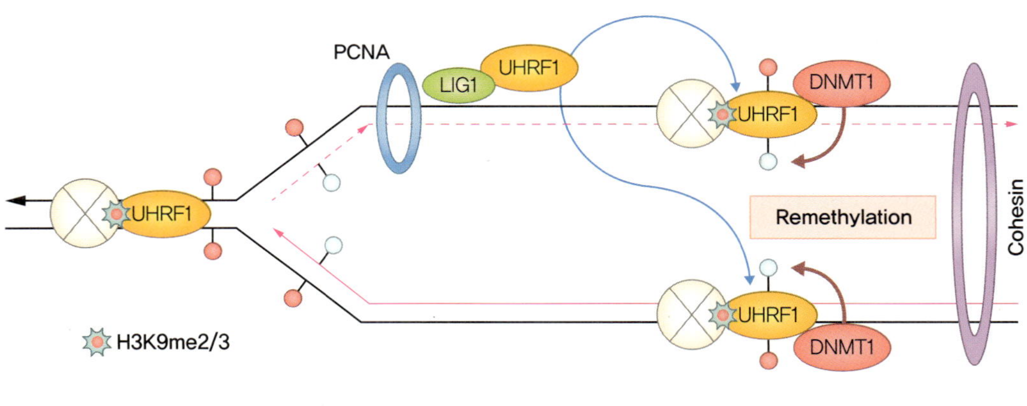

그림 6-1. LIG1과 UHRF1의 상호작용이 효과적인 DNA메틸화보존을 위해 필요함

는 반면, unmethylated DNA는 DNMT1에 의해 de novo 메틸화되지 않도록 DNA-DNMT1 복합체가 DNMT1의 메틸화기능을 자가억제하는 삼차원적인 모양을 지니게 된다(Song J 등, 2011).

Chuang 등(1997)의 연구결과에 따르면, DNMT1이 세포 내에서 높게 발현되면, p21과 경쟁하여, PCNA에 p21이 붙지 못하게 함으로써, PCNA가 p21-PCNA-cyclinD1-CDK4 복합체로부터 떨어져 나오게 하고, 이로 인해 유리된 cyclin D1-CDK4는 Rb 단백질을 인산화 시켜 불활성화 시키고, 결과적으로 세포분열이 일어나게 한다. DNA결함 수복이 일어나기 전에 세포분열이 일어나게 함으로써, 유전자의 변이를 유발할 수 있다. Dnmt1이 발현되지 않도록 하거나 기능을 방해하면, DNA복제를 훼방할 수 있다(Knox JD 등, 2000). 또 다른 시나리오는 만약 p53/p21 경로가 녹아웃 되거나 p21이 변이에 의해 불활성화 된다면, 복제소에 있는 PCNA에 Dnmt1이 붙게 되고, 이로 인해 이상 메틸화를 초래할 가능성도 있다고 주장된 바 있으나, 뒷받침하는 후속적인 연구결과는 없다. Dnmt1의 프로모터와 엑손1에 p53 결합부위가 있는 것으로 알려져 있으며, 정상적으로는 p53이 그 부위에 결합하여, Dnmt1의 발현을 억제하다가 DNA가 손상 받는 상황이 발생하면, p53은 Dnmt1으로부터 떨어지고, Dnmt1의 발현이 상승된다(Peterson EJ 등, 2003). p53과 DNMT1간의 상호작용이나 p21과 DNMT1에 대한 주장에 대해서는 의문의 여지가 많다. 왜냐하면 p53유전자 변이는 인체상피세포암종에서 가장 흔한 유전자변이인데, 인체암종에서 p53유전자 변이와 이로 인한 p21의 조절교란과 유전체 DNA 메틸화레벨간의 관계에 대한 연구결과를 문헌상 참조할 수 없기 때문이다. Dnmt1 프로모터에 AP-1 전사인자 결합부위가 있어, Ras-AP-1 시그널 경로에 의해 활성화될 가능성이 제시되었으나(MacLeod AR 등, 1995; Rouleau J 등, 1995; Szyf M 등, 1995), 후속적인 연구가 뒷받침되지 않아 불확실하다.

Dnmt1은 새로운 단백질인 DMAP1과 상호작용 할 수 있으며, 이 단백질은 HDAC과 무관하게 전사 억제자로서 기능할 수 있다. Dnmt1은 pRb 및 이와 연합되어 있는 E2F-1 전사 활성자(transcriptional activator)와도 복합체를 이룬다(Robertson KD 등, 2000; Rountree MR 등, 2000; Pradhan S and Kim GD, 2002). Rb가 E2F-1 결합부위를 가진 프로모터의 전사를 억제하는 기전은 Dnmt1에 의해 항진되는데, 정보 제공 유전자를 이용한 실험에서 신생 메틸화가 동반되지 않음을 확인하였다. 즉 Rb와 E2F1에 의한 전사억제 기전에 Dnmt1이 참여하고, 이 전사 억제에는 DNA 메틸화가 일어나지 않는다(Robertson KD 등, 2000). 흥미로운 것은 Dnmt1 프로모터가 Rb-E2F1에 의해 조절 받기 때문에, 이러한 피드백 루프가 Dnmt1 발현의 균형을 도모한다(Kimura H 등, 2003). 5-aza-deoxycytidine은 DNMT1단백질을 DNA에 고착시킴으로써, DNMT1의 가용성을 떨어뜨림으로써, DNMT1의 효소기능이 발휘되지 못하도록 하는데, 5-aza-deoxycytidine을 세포주에 처리하였을 때, 프로모터 CpG island에 메틸화가 없는 유전자들의 발현이 증가하는 경우가 있는데, 이는 이들 유전자들에 대한 DNMT1-Rb-E2F1에 의한 전사억제가 약화됨으로써 일어난다(Zheng Z 등. 2012).

Dnmt1은 DNA 메틸화와 무관한, 전사억제 기능이 있으며, 여기에 관여하는 구역은 Dnmt1의 중간에 위치한다. 이 전사억제 도메인은 전반부와 후반부가 있는데, 후반부는 HDAC과 결합함으로써 억제기능을 보이지만, 전반부는 HDAC과 무관한 전사억제기능을 갖는다(Fuks F 등, 2001). Dnmt1은 히스톤 메틸기전달효소인 SUV39H1(Fuks F 등, 2003), 히스톤 탈아세틸화 효소인 HDAC1, HDAC2와 직접적으로 상호작용 한다. 게다가, Dnmt1은 메틸 CpG 결합 단백질인 MBD2, MBD3(Tatematsu KI 등, 2000), MeCP2(Kimura H 등, 2003)와 상호작용 할 수 있으며, 또한 헤테로크로마틴 결합 단백질인 HP1과도 상호작용 할 수 있다(Fuks F 등, 2003). 이 모든 상호작용들은 전사를 억제하고, 억제된 상태를 유지하는 결과를 초래한다. 끝으로, Dnmt1은 Dnmt3a 및 3b와 직접적으로 상호작용을 할 수 있다(Kim GD 등, 2002). 이와 같이 Dnmt1이 다른 많은 단백질들과 상호작용하고 있다는 것은 Dnmt1이 메틸화 기전뿐만 아니라, 메틸화와 무관한 기전으로도 유전자를 불활성화 시키는데 관여하고 있음을 의미한다.

단백질로 번역되는 시작 위치가 다른, 여러 가지 형태의 DNMT1이 알려져 있다(Pradhan S 등, 1997). 생쥐에서 전사시작 부위가 다른 세 개의 Dnmt1 isoform이 알려져 있고, 이들은 각각 다른 세포들에서 활동을 한다. 체세포에서는 특이적인 프로모터가 Dnmt1s를 발현시키도록 구동시키는데, 이것은 수정란이 착상되기 전에 활성화되어 발현된다(Mertineit C 등, 1998; Howell CY 등, 2001). 난모세포(oocyte)에 특이적인 형태인 Dnmt1o효소는 성숙한 난모세포에 다량 발현되어 있고, 할구(cleavage)기에 지속적으로 세포질에서 활동하다가 8세포 할구단계에 핵 내로 이동하며, 16세포 단계에 세포질로 나온 뒤, 착상 후에 발현이 안 된다. Dnmt1o의 단백질 번역(translation)은 난모세포에 특이적인 5' 엑손으로부터 시작되며, Dnmt1s에 있는 N-말단 118개 아미노산 잔기가 없는 짧은 펩타이드를 만든다. 선택적 유전자 불활성화(gene targeting) 실험 결과들은, Dnmt1o는 생쥐에서 모성 각인 유전자들의 메틸화 표시를 유지하는 역할을 한다고 시사하고 있다(Howell CY 등, 2001). DNMT1을 임의적으로 과발현 시키거나 N-말단 조절 도메인과 C-말단 촉매 도메인을 분할시키면 신생 메틸화가 증가하고(Vertino PM 등, 1996; Bestor TH, 1992) 세포의 형질전환이 일어난다(Meehan RR. 2003). 또 다른 접합형태(splice form)는 Dnmt1b인데, 이것은 엑손 4와 5사이에 48개의 핵산이 부가적으로 더 있다. Dnmt1b 단백질의 양은 Dnmt1전체 양의 약 2~5%이고, 효소능력은 비슷하지만, Dnmt1b의 생물학적 기능에 대해선 아직은 분명하지 않다.

표 6-1. DNMT와 결합하는 단백질 [DNA (cytosine-5) methyltransferase associated proteins]

DNA methyltransferase	Binding proteins	Function
DNMT1	DNMT3a DNMT3b HDAC1/2 RB1 DMAP1 PML-RAR LSD/KDM1 MBD2/3 MeCP2 PCNA HP1Alpha (CBX5) RNA pol III UHRF1 EZH2 SMARCA5 USP7 SUV39H1 CHEK1	de novo methyltransferase de novo methyltransferase Histone deacetylase Tumor suppressor Co-repressor Oncogenic factor Lysine demethylase Methyl DNA binding Methyl CpG binding Auxiliary DNA replication factor Heterochromatin protein Transcription/RNA processing E3 ubiquitin ligase H3K27 methyltransferase Chromatin remodeling helicase Cleaves ubiquitin fusion protein substrates Histone methyltransferase that specifically trimethylates 'Lys-9' of histone H3 using monomethylated H3 'Lys- 9' as substrate Required for checkpoint mediated cell cycle arrest
DNMT3a	HDAC1 DNMT1 RP58 PML-RAR HP1Beta (CBX1) DNMT3L MYC UHRF1 DNMT3B SUV39H1 EZH2 ZBTB17 SETDB1 CBX5(HP1alpha) DNMT1	Histone deacetylase Maintenance DNA methyltransferase Co-repressor Oncogenic factor Heterochromatin protein Catalytically inactive regulatory factor of DNA methyltransferases Regulation of gene transcription E3 ubiquitin ligase DNA (cytosine-5-)-methyltransferase 3 beta Histone methyltransferase that specifically trimethylates 'Lys-9' of histone H3 Able to mono-, di- and trimethylate 'Lys-27' of histone H3 to form H3K27me1, H3K27me2 and H3K27me3, respectively Housekeeping DNA-binding protein that regulates the expression of specific genes Histone methyltransferase that specifically trimethylates 'Lys-9' of histone H3. Recognizes and binds histone H3 tails methylated at 'Lys-9', leading to epigenetic repression Methylates CpG residues
DNMT3b	HDAC1 DNMT1 SUMO-1/Ubc9 BRCA1 CBX5 UHRF1 SMARCA5 DNMT3a EZH2 NCAPG SIN3A DNMT3L	Histone deacetylase Maintenance methyltransferase Member of SUMO protein family Breast cancer-associated gene 1(ubiquitin E3 ligase activity) chromobox homolog 5(HP1 alpha homolog, Drosophila) E3 ubiquitin ligase Chromatin remodeling helicase DNA (cytosine-5-)-methyltransferase 3 alpha Histone methyltransferase Regulatory subunit of the condensin complex Acts as a transcriptional repressor Catalytically inactive regulatory factor of DNA methyltransferases

표 6-2. 보존성 및 신생 메틸화 [maintenance versus de novo methylation by mammalian DNA (cytosine-5) methyltransferases]

Enzymes	Substrate	Methylation ($k_{cat}(h^{-1})$) Maintenance	De novo	Ratio	Reference
Mouse Dnmt1				~50	Fatemi M 등, 2001
Human DNMT1	FMR repeats	8~24	1.2	7~18	Pradhan S 등, 1999
Human DNMT1	Snrpn exon 1	23~49	2.3	10~21	Pradhan S 등, 1999
Mouse Dnmt3a	Random sequence	0.007	0.026	0.27	

표 6-3. 변이형 배아 줄기 세포에서의 DNA 시퀀스 저메틸화 [hypomethylation of DNA sequences in mutant embryonic stem (ES) cells]

	Dnmt1-/-	Dnmt3a-/-	Dnmt3b-/-	DKO(3a&b)
Major satellite DNA	Marked	No	No	Mild-moderate
Minor satellite DNA	Marked	No	Mild-moderate	Mild-moderate
Repetitive elements				
IAP	Marked	No	No	Mild-moderate
C-type	Marked	No	No	Mild-moderate
Imprinted genes				
Igf2(DMR2)	Marked	No	No	Marked
H19	Marked	No	No	No
Igf2r	Marked	No	No	No
Xist	Marked	No	No	Marked

주) IAP (intracisternal A particle repeats), haploid genome에 대략 100 copies; C-type, endogenous C-type retroviruses, haploid genome에 대략 1000 copies가 있다; Minor satellite, 탄뎀 반복 형태(tandem repeats)로 존재하며, 각 중심절 구역(centromeric region)에 50,000-100,000개 정도 있다; Major satellite, 각 중심절 구역에 700,000개 정도 있다. 배아줄기세포는 처음에는 정상적으로 메틸화가 되어 있는 상태이고, 이런 상태에서 Dnmt를 하나씩 KO시키는 것이기에, KO된 Dnmt의 기능이 de novo냐 maintenance냐에 따라 결과가 다르게 나온다. Minor satellite는 Dnmt3a를 녹아웃 시키면 영향을 안 받으나, 3b를 녹아웃 시키면, 이중 녹아웃 시킨 것과 같은 정도의 탈메틸화가 온다. 따라서, minor satellite에 3b가 선택적으로 작용한다는 것을 보여주며, 3a는 거의 작용하지 않는 것처럼 보인다. 그러나, 최초의 메틸화가 일어날 당시에 작용할 지에 대해선 가능성을 배제할 수는 없겠지만, maintenance에 작용하지 않는 것으로 보아, 그럴 것 같지는 않다. 위의 자료는 Okano M 등, Cell 1999;99:247-57의 내용을 정리한 표로 이 논문에서 발췌한 것이다.

표 6-4. 크로마틴 변경에 이상이 생긴 녹아웃 생쥐(knockout mice with defective chromatin modification)

Gene/protein	Mutant phenotype
DNA methylation	
Dnmt1-/-	maintenance of methylation; embryonic lethal (genome-wide demethylation and developmental arrest at E8.5), loss of imprinting and X-linked gene expression, ES cells viable
Dnmt3a-/-	de novo methyltransferases, establishment of methylation, malfunction of the gut, spermatogenesis defect, death at ~4 weeks of age
Dnmt3b-/-	de novo methyltransferases, establishment of methylation, demethylation of minor satellite DNA, mild neural tube defects and embryonic lethality at E14.5-E18.5
Dnmt3a-/-, 3b-/-	Failure to initiate de novo methylation after implantation and developmental arrest at E8.5
Dnmt3l-/-	no catalytic activity, colocalizes with Dnmt3a and Dnmt3b; abnormal maternal imprinting, failure to establish maternal methylation imprints in oocytes and male sterility due to spermatogenesis defects
Mbd proteins	
Mbd2-/-	methyl binding proteins, recruit HDACs; viable and fertile, but showing defective maternal behaviours
Mbd3-/-	methyl binding proteins, recruit HDACs; normal implantation, developmental arrest at E6.5 or earlier
Mecp2-/-	methyl binding proteins, recruit HDACs; Rett syndrome (complex neurological defects, including tremors, ataxia, hind-limb clasping, stereotypic forelimb motions, increased anxiety-related behaviours and seizures).
Histone modification enzymes	
G9a-/-	Loss of H3-K9 methylation in euchromatin, developmental and growth arrest at E8.5
Hdac1-/-	histone deacetylase; severely reduced growth and embryonic lethality at -E9.5
Suv39h1-/-,2-/-	Lys9 methylation in histone H3; loss of H3-K9 methylation in heterochromatin, chromosomal instability, increased tumor risk, polyploidy in MEF cells, chromatin-pairing defects during spermatogenesis, male sterility and death of some double-mutant embryos at -E14.5
SWI2/SNF2 complex proteins	
Lsh-/-	Global demethylation of genomic DNA at 13.5 and postnatal lethality
Brm-/-	Viable and normal, slightly overweight
Brg1-/-	Growth defects of primitive ectoderm and trophoectoderm, peri-implantation lethality
Snf5-/-	Peri-implantation lethality
Srg3-/-	Defective inner cell mass outgrowth, death shortly after implantation
Polycomb group proteins	
Eed-/-	Defective gastrulation and failure to maintain the inactive X in trophoblast cells
Ezh2-/-	Growth defect of the primitive ectoderm and peri-implantation lethality
Yy1-/-	Defects in epiblast cell growth or survival, and peri-implantation lethality

(1) 반복시퀀스의 보존성 메틸화에 있어서 DNA 메틸기전달효소간의 협동성(cooperativity between DNA methyltransferases in the maintenance methylation of repetitive elements)

Jones 그룹은 생쥐의 배아 줄기세포를 이용하여, DNA 메틸기전달효소를 체계적으로 녹아웃시켜 Dnmt1, Dnmt3a, Dnmt3b 등이 보존성 메틸화에서 하는 역할을 규명하고자 시도하였다(Liang G 등, 2002). 그 결과, Dnmt3a 및 Dnmt3b 없이, Dnmt1만으로도 CpG 밀도가 낮은 곳의 메틸화를 보존, 유지할 수 있었다. 그러나, LINE-1 프로모터를 포함한 특정 시퀀스들의 메틸화 보존에는 Dnmt1과 Dnmt3a 또는 Dnmt1과 Dnmt3b의 협동이 필요하였다. 반 메틸화 측정(hemimethylation assay)법을 이용하여 분석하였을 때, DNA 메틸기전달효소가 온전한 야생형 세포에서도 보존성 메틸화가 기대한 것보다 불완전하게 일어남을 관찰하였다. Dnmt3a와 3b를 동시에 사용하거나 또는 각각 처리하였을 때, 불완전한 보존성 메틸화를 보완하였지만, Dnmt1 자체만으로는 보완하지 못하였다. 이 실험결과를 통해 알 수 있는 것은 Dnmt3a와 3b의 지속적인 신생 메틸화가 LINE-1과 같은 반복시퀀스의 Dnmt1에 의한 불완전한 보존성 메틸화를 보완한다는 것이다. 이 연구결과는 배아줄기세포에서 포유류의 DNA 메틸기전달효소 간에는 협조적인 활동이 일어나고 있음을 보여주고 있다(Liang G 등, 2002).

(2) Dnmt3a와 3b는 신생 메틸화 기능을 통해, 보존성 메틸화를 보완하는 역할을 하기도 한다. Dnmt3a and 3b have de novo methylation function and maintenance methylation function (minor role) as well].

DNA 메틸기전달효소인 Dnmt3a와 Dnmt3b는 착상 후 발생과정 동안 생쥐 게놈의 신생 메틸화를 수행하며, 또한 난모세포에서 모성 각인 유전자의 신생 메틸화를 수행한다. Dnmt3a와 Dnmt3b는 이러한 신생 메틸화뿐만 아니라 DNA 메틸화 패턴의 안정된 유전 즉 보존에도 필요하다. 배아줄기세포에서 Dnmt3a와 Dnmt3b를 불활성화 시키면, 다양한 반복시퀀스와 단일 유전자(single copy gene)의 메틸화가 점진적으로 감소됨을 본다. Dnmt3a와 3b의 녹아웃으로 심하게 탈메틸화된 줄기세포에다 Dnmt3a, Dnmt3a2, 그리고 Dnmt3b1을 재도입하면, 게놈의 메틸화 패턴을 수복 시킬 수 있다. 이러한 아형들은 공통된 DNA 타겟과 특유의 타겟을 갖는 것으로 생각되지만, 모성 각인 유전자의 메틸화를 수복시키지는 못한다. 대조적으로 Dnmt1과 Dnmt3b3를 동시에 과발현 시켜도, 이들이 신생 메틸화기능이 없기 때문에 DNA 메틸화패턴을 수복시키지 못한다. 배아줄기세포에 Dnmt3a와 Dnmt3b를 과발현 시킨 후, 누드마우스에 이 세포주를 주입하면, 이 세포주는 기형종을 형성한다(Chen T 등, 2003).

3 신생 메틸화 전달 효소, DNMT3A, DNMT3B
de novo methyltransferase

Dnmt1과 Dnmt2에 이어 세 번째 계열의 DNA 메틸기전달효소가 발견되었는데, 그것은 Dnmt3a와 Dnmt3b로서, 포유류에서 신생 메틸화 기능을 가진 효소이다(Okano M 등, 1998). 이 두 효소는 배아의 발생에 매우 중요하며, 배아 발생기동안 신생 메틸화를 책임지고 생명체의 체세포 메틸화 패턴을 수립한다(Okano M 등, 1999). Dnmt3a와 Dnmt3b의 크기는 Dnmt1과 Dnmt2의 중간크기이며, 작은 N-말단을 가진다.

인간에서 DNMT3B의 변이는 ICF 증후군(immunodeficiency, centromeric instability, facial anomalies)과 관련이 있으며, 특징적으로 저 메틸화된 중심체 새털라이트 시퀀스와 염색체 불안정성을 보인다. DNMT3b는 교대 짜깁기(alternative splicing)를 통해 여러 형태의 동종효소가 발현되며, 특정 장기에서 특정 동종효소가 발현된다(Robertson KD 등, 1999).

설치류의 Dnmt3a와 Dnmt3b는 in vitro에서 반쪽 메틸화된(hemi-methylated) DNA나, 메틸화가 없는 올리고 핵산염에 대한 선호도에 차이가 없다(Okano M 등, 1998b). 293/EBNA 세포에서 DNMT3B를 과발현시키면, DNMT3A와 비교했을 때, 에피솜에 독특한 메틸화 패턴을 수립하였고, 이 두 신생 메틸기전달효소간에 선호하는 기질 DNA가 다르다는 것을 알 수 있다(Hsieh CL, 1999). Chen 등이 Dnmt3a와 3b가 녹아웃된 생쥐 배아줄기세포에 Dnmt3a 또는 3b를 전달감염시켜 호스트 염색체내에 삽입되도록 하였을 때, Dnmt3a는 Dnmt3b에 비해 major satellite 및 Xist gene을 보다 더 잘 메틸화 시키는 반면, 3b는 minor satellite를 더 잘 메틸화시켰고, 중심절주위 새털라이트의 메틸화를 담당한다(Chen T 등, 2004). Dnmt3a가 single copy genes의 메틸화와 산재된 반복시퀀스인 리트로트랜스포존의 메틸화와 관련되어 있으며, 또한 생식세포발달과정 중에 각인과정에 중요한 역할을 수행한다. Dnmt3a가 배아 줄기세포에서 볼 수 있는 non-CpG 메틸화를 매개한다고 믿는 일부의 학자들이 있다. 초파리의 게놈에는 미량이지만 메틸화된 DNA가 있는데(Gowher H 등, 2000), Dnmt3a를 과발현시키면 CpA와 CpT메틸화를 일으킨다(Ramsahoye BH 등, 2000). 인간 배아 섬유모세포에서 CpA와 CpT 메틸화가 관찰된다고 보고되었는데(Woodcock DM 등, 1997), 불확실하다.

대장암세포주에서 DNMT3B와 DNMT1을 녹아웃 시킨 연구결과(Rhee I 등, 2002)는 DNMT3B와 DNMT1간에 기능적인 협동작용이 있음을 시사하고 있다. 그러나, 아직도 이들의 상호작용에 대한 구체적인 생화학적 정보가 부족하다. 한 연구에 따르면, DNMT3A는 CpG부위 -2와 +2에 위치한 뉴클레오타이드, DNMT3B는 -1과 +1에 위치한 뉴클레오타이드의 종류에 따라서 메틸화효율이 결정되며 또한 타겟시퀀스에 대한 선호도가 결정된다(Wienholz BL 등, 2010). DNMT3B1은 DNMT3A2와 마찬가지로 CpG island메틸화에 관여하지만, 역설적으로 활발하게 발현되는 유전자의 유전자몸(gene body)에 DNMT3B1이 부착하는 경향을 보이며, 유전자몸의 메틸화에 관여한다. 그러나, DNMT3A2는 활발하게 발현되는 유전자의 유전자몸에 부착되는 경향을 보이지 않는다. DNMT3B1이 활발하게 발현되는 유전자의 유전자몸에 부착되는 경향은 유전자몸의 H3K36 삼중메틸화(H3K36me3)와 DNMT3B1의 PWWP도메인이 필수적이다(Baubec T 등, 2015). DNMT3A2도 PWWP도메인을 가지고 있지만, H3K36 삼중메틸화로 표지된 유전자몸에는 부착되지 않는다. 그럼에도 불구하고, DNMT3B1의 PWWP도메인이 없으면 H3K36 삼중메틸화로 표지된 유전자몸에 DNMT3B1이 부착되지 못하는 것을 보아 필수적인 것을 알 수 있다. 활발하게 유전자가 발현된다고 해도 유전자몸에 H3K36삼중메틸화가 표지되어 있지 않으면 DNMT3B1이 부착되지 않는다. H3K36삼중메틸화는 SetD2에 의해 일어나는데, 이는 전사연장(transcription elongation)중에 RNA polymerase II가 전사되는 곳에 SetD2를 불러들임으로써 일어난다. 유전자 몸통의 DNA메틸화는 유전자 전사의 충실도를 보장하는 수단으로서, Dnmt3b단백질의 결함으로 유전자몸에 DNA메틸화가 제대로 일어나지 않으면, 엑손1이 아닌 엑손 2나 다른 엑손 또는 인트론에서 전사가 시작될 수 있고, 이런 오류적인 전사시작빈도가 상승한다. Dnmt3b단백질의 결함이 H3K36삼중메틸화된 유전자몸에 부착하는 능력이 아닌, DNA메틸화능력에 이상이 있는 경우, 유전자몸에 H3K36삼중메틸화도 있고, Dnmt3b가 붙어 있어도, 유전자의 전사충실도가 보장되지 않는다(Neri F 등, 2017).

Dnmt3a와 3b의 N-말단 도메인에는 ATRX와 유사한 시스테인(cysteine)이 풍부한 도메인과 PWWP도메인이 있다. ATRX도메인은 PHD (plant homeodomain) 도메인이라고도 불리운다. 이 도메인은 50개 아미노산 잔기로 구성되어 있으며, 유핵생물의 전사조절에 관여하는 단백질에서 주로 발견되는 모티프이며, Cys4-HisCys3 Zinc 결합 모티프가 특징적이다. 이 도메인은 zinc finger를 만든다. Dnmt3a의 PHD 도메인은 메틸기전달효소 활성과 무관하게 전사를 억제할 수 있다(Bachman KE 등, 2001; Fuks F 등, 2001).

최근의 연구결과에 따르면, 히스톤 H3 아미노산꼬리는 4번위치 라이신에 삼중메틸화(H3K4me3)가 없을 때, Dnmt3a의 PHD도메인과 상호작용하여 Dnmt3a의 DNA메틸화 능력을 최대 8배까지 상승시킬 수 있다(Li BZ 등, 2011). ATRX homology에는 ATRX-DNMT-DNMT3L (ADD)도메인이 있어, 이 ADD도메인에 H3K4me0(H3K4에 메틸화가 되지 않은 상태)가 붙으면 DNMT3B의 메틸기전달효소기능은 항진된다. H3K4me0가 없을 경우, ADD 도메인은 DNMT3B의 메틸화전달효소 기능부위 도메인(catalytic domain)을 물리적으로 차단하는 자가억제 형태(autoinhibitory form)로 존재한다. H3K4me0가 있을 경우, ADD도메인은 효소기능부위 도메인으로부터 떨어져 DNMT3B가 활성화된다. 그러나, H3K4me3나 H3K4me1은 이런 효과가 없기 때문에 ADD도메인과 효소기능부위도메인은 자가억제형태(autoinhibitory form)로 있게 된다(Guo X 등, 2015). DNMT3A에도 ADD 도메인이 있고, H3K4me0와의 접촉을 통해, DNMT3A의 자가억제형태에서 활성화 형태로 전환시킨다. MeCP2 단백질의 TRD도메인은 DNMT3A의 ADD도메인과 상호작용하여 자가억제 형태를 강화시킨다(Rajavelu A 등, 2018).

Dnmt3a와 3b가 헤테로크로마틴에 위치하기 위해서는 이 두 효소의 조절 도메인에 있는 PWWP 도메인이 필요하다. 이 도메인이 없으면 이 두 효소는 헤테로크로마틴에 위치할 수 없게 된다. 그러나, 실험결과에 따르면, Dnmt3b와 3a의 PWWP 도메인은 DNA 결합능에서 큰 차이를 보이며, 3b는 결합능이 크지만, 3a의 결합능은 매우 낮다. Dnmt3b의 PWWP 도메인은 중심절 주위 헤테로크로마틴의 주성분인 베타 새털라이트의 반복 유닛뿐만 아니라 비특이적인 시퀀스에 대해서도 비슷한 정도의 결합능을 보이기 때문에, 3b가 중심절 주위 새털라이트에 선택적으로 위치하는데는 DNA 시퀀스가 아닌 다른 외적인 요소, 즉, 크로마틴 구조나, 크로마틴 구조를 변경시키는 효소단백질 등과의 상호작용에 의해 일어날 가능성이 있다(Chen T 등, 2004). 여기서 주의할 것은 Dnmt3a와 Dnmt3b의 PWWP 도메인 시퀀스가 동일하지 않다는 것이다. 최근의 연구에 따르면 BRCA1과 HP1 gamma가 DNMT3B의 헤테로크로마틴 동원에 중요한 역할을 하며, 중심절 주위의 알파새털라이트나 염색체 전체 LINE-1의 DNA메틸화가 유지되는데, BRCA1-HP1-DNMT3B 복합체의 작용이 중요하다. Dnmt3a와 Dnmt3b의 반복DNA시퀀스나 CpG island에 대한 친화성은 DNA시퀀스자체보다는 메틸화된 DNA가 뉴클레솜의 형태로 있을 때 강한 친화성을 보이며, 이와 같은 친화성에서는 다른 보조적인 인자들의 작용없이도 물리적 결합에는 큰 차이를 보이지 않았다(Jeong S 등, 2011).

C-말단 효소 도메인에는 10개의 잘 보존된 모티프가 있는데, 모티프 IV와 VI는 효소작용에 중요하고, 모티프 IX는 DNA결합에, 모티프 I과 X는 S-adenosylmethionine결합에 중요한 역할을 한다. 모티프 VIII도 모티프 IV과 VI와 함께 효소작용에 참여할 것이라고 추측된다. 모티프 VIII과 모티프 IX사이의 비보존 구역은 시퀀스 특이성을 결정짓는 타겟 인지 도메인(target recognition domain, TRD)이다.

착상 전 발달단계에서 부성 및 모성 게놈은 탈메틸화 파동을 겪으면서 생식자가 가지고 들어온 메틸화 패턴의 대부분이 제거된다. 착상 직후, 배아는 신생 메틸화 파동을 겪는데, 이 과정이 게놈 전반에 걸친 과메틸화 패턴을 수립한다(Howlett SK and Reik W, 1991; Kafri T 등, 1992; Okano M 등, 1999; Sanford JP 등, 1987). 신생 메틸화는 남성 및 여성 생식세포의 생식자 발생기에 일어나지만, 이 때의 신생 메틸화는 유전자 각인을 수립하는데 주된 역할을 한다(Jaenisch R, 1997; Li E, 2002; Reik W and Walter J, 2001). 이것에 대해서는 논란이 있다. 즉, 정자의 경우 체세포와 거의 동일한 정도로 CpG 메틸화 함량을 회복한다는 설도 있다. 신생 메틸화 활성(de novo methylation activity)은 배아 줄기세포, 배아 암종(embryonal carcinoma), 착상 직후의 배아, 그리고, 발달하고 있는 생식세포(developing germ cells)에서 볼 수 있지만, 분화된 체세포에서는 억압되어 있다(Kafri T 등, 1992; Lei H 등, 1996; Santos F 등, 2002; Stewart CL 등, 1982). 따라서, 배아줄기세포는 신생 메틸화를 연구하는데 좋은 모델이 된다.

Dnmt3a에는 최소한 두 가지의 동종효소가 있고, Dnmt3b에는 최소한 6가지의 동종효소가 발견되었다(그림 6-3)(Chen T 등, 2002; Hansen RS 등, 1999; Okano M 등, 1998; Robertson KD 등, 1999; Xie S 등, 1999). DNMT3A의 크기는 912 아미노산 잔기(인간, human)이며, DNMT3A2는 N-말단의 223 아미노산 잔기가 없다. DNMT3B의 크기는 853 아미노산 잔기(인간, human)이며, 여러 가지 접합(splicing)에 따른 동종효소 들이 있는데, 3B2는 833 아미노산 잔기, 3B3는 769, 3B4는 725, 3B5는 780, 3B6는 846 아미노산 잔기이다. Dnmt3a와 3b의 전반적인 구조는 Dnmt1과 비슷하며, N-말단 조절 도메인과 C-말단 촉매 도메인으로 구성되어 있다.

Dnmt3a와 Dnmt3a2는 다른 프로모터로부터 촉진을 받아 전사된 것으로, Dnmt3a와는 달리 Dnmt3a2는 N-말단이 없고(첫 223 아미노산 잔기가 없음), 따라서 세포내 존재하는 위치

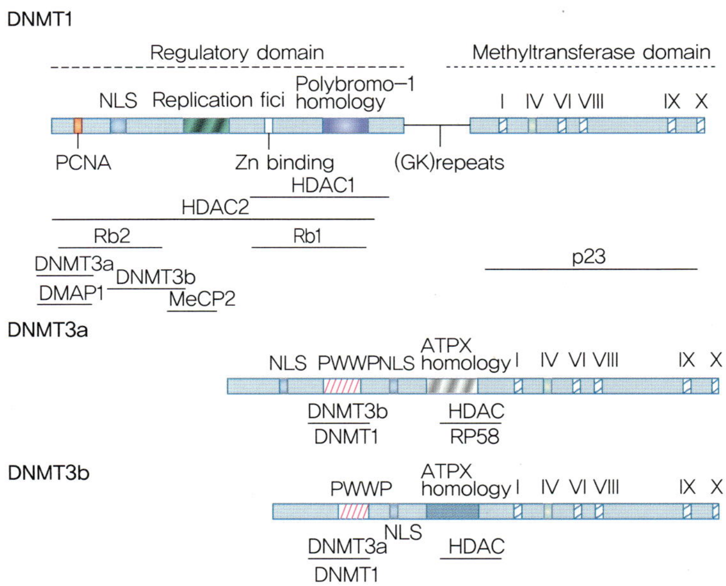

그림 6-2. DNMT1, 3A, 3B 효소의 구성 및 각 분절에 상호작용하는 단백질

가 다르다. Dnmt3a가 헤테로크로마틴(뭉친염색질)에 집중되어 있는 반면, Dnmt3a2는 핵 전반에 고루 퍼져 있다(Chen T 등, 2002). 알려진 바에 의하면, Dnmt3a는 성숙한 체조직(adult tissue)에서 주로 발현되는 동종효소이고 헤테로크로마틴에 위치하지만, 3a2는 발생기동안 주로 발현되는 형태이며, 유크로마틴에 위치한다. Dnmt3a 동종효소와는 달리, 알려진 모든 종류의 Dnmt3b 동종효소들은 교대 짜깁기(alternative splicing)에 의해 형성되며, Dnmt3b1과 Dnmt3b2는 고도로 보존된 모티프(I, IV, VI, VIII, IX, X)를 가지고 있는 활성이 있는 효소이지만, 3b2는 엑손 10과 11이 없다. 그 반면, Dnmt3b3는 motif IX이 없으며, 활성이 없는 효소이다(Okano M 등, 1998). 그러나, 설치류 Dnmt3b3는 메틸기전달효소 기능이 없지만, 인체 DNMT3B3는 메틸기 전달기능이 있는 것으로 알려져 있어서, 다소 차이가 있다(Soejima K 등, 2003). Dnmt3b4, Dnmt3b5, 그리고 Dnmt3b6 또한 아마도 활성이 없는 동종 단백질인 것 같다. 왜냐하면, 이들 또한 motif IX의 일부분(Dnmt3b6) 또는 motifs

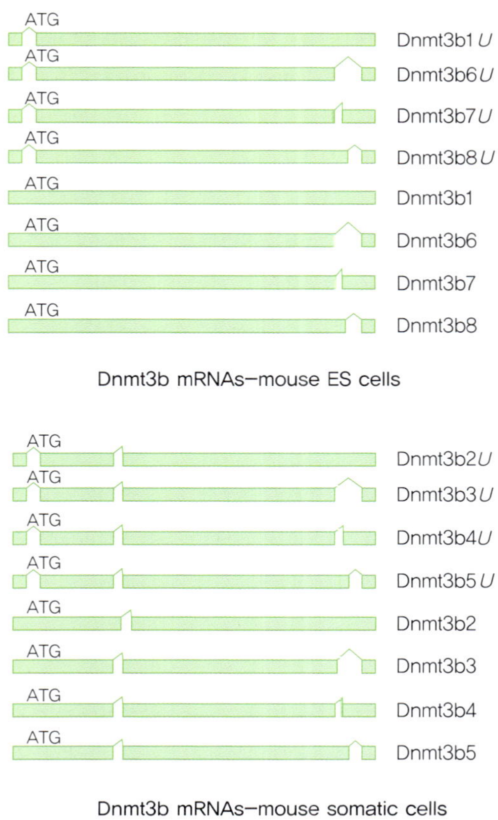

그림 6-3. 생쥐 배아줄기세포 및 체세포에 존재하는 Dnmt3b mRNA의 구성. "U"란 교대짜집기(alternate splicing)에 의해 엑손2에 위치한 ATG 번역(translation)부위의 5′상방향 UTR을 갖는 Dnmt3b mRNA종류를 나타낸 것임. 엑손 10과 11의 차별적인 짜집기(splicing)에 따라 생쥐 배아줄기세포 및 체세포는 8개의 다른 Dnmt3b mRNA 동종형(isoform)을 갖는다.

IX와 X (Dnmt3b4 및 Dnmt3b5)가 없기 때문이다(Chen T 등, 2002; Hansen RS, 1999; Robertson KD, 1999). Dnmt3b4의 기능과 관련하여 흥미로운 연구결과가 발표되었는데, 간세포암종의 DNA는 중심절 주변으로 저메틸화(pericentromeric hypomethylation)를 흔히 보이는데, 이러한 저메틸화가 Dnmt3b4의 과발현과 관련이 있다고 한다. Dnmt3b4의 과발현이 과메틸화가 아닌 저메틸화와 관련이 있음은 아이러니이다. 탈메틸화를 관장하는 효소가 있지만, DNA 메틸화를 주관하는 효소의 동종형이 탈메틸화와도 관련이 있지 않을까 하는 의문을 제기한다(Saito Y 등, 2002). 3b3, 4, 5, 6는 메틸기전달효소의 기능은 없지만, 헤테로크로마틴에 위치하는 것은 다르지 않고, DNA메틸화의 양성 또는 음성 조절자로서의 역할을 할 것으로 추측되고 있다.

Dnmt3a처럼, Dnmt3b1도 뭉친염색질(헤테로크로마틴)에 모인다(Bachman KE, 2001). Dnmt3a 및 Dnmt3b 동종효소 들은 발생기중 다른 발현 양상을 보인다. Dnmt3a2와 Dnmt3b1은 배아줄기세포 및 생식세포에서 강하게 발현되는 반면 대부분의 체세포에서는 거의 관찰되지 않는다. 이에 반해, Dnmt3a와 Dnmt3b3는 거의 모든 체세포 및 세포주에서 발견된다(Beaulieu N 등, 2002; Chen T 등, 2002). 3b2, 3b3, 3b4, 3b5에서 엑손 10, 엑손 11이 없는데, 한 연구결과에 따르면, 생쥐의 태생기 때는 엑손 10과 11을 가진 3b1과 3b6만 발현되고, 엑손 10과 11이 없는 3b2, 3b3, 3b4, 3b5는 성숙한 체조직 세포에서 발현되고 3b1과 3b6는 발현 안 된다(Weisenberger DJ 등, 2004). 인체 체세포에서도 3B2-6만 발현된다. Dnmt3a/3b 동종효소 들의 생화학 및 생물학적 기능에 대해서는 알려진 것이 별로 없다.

Dnmt3a는 H3K9 메틸기전달효소인 Suv39와 상호작용을 하며, Dnmt3b는 Dnmt1과 상호작용을 한다. Dnmt3a와 3b 둘 다 HDAC과 상호작용을 한다. Dnmt3a는 RP58의 억제자로서 역할도 하는데, 이 역할은 메틸화기능과 무관하며, HDAC을 DNA 시퀀스에 동원함으로써 억제역할을 한다. 종양에서 Dnmt3b 및 3a가 다 증가하지만, 주로 3b가 더 많이 과발현 되기 때문에, 종양에서 Dnmt3b가 더 많은 역할을 할 것으로 추측된다(Robertson KD 등, 1999).

2016년에 생쥐 유전체에는 Dnmt3c유전자가 존재함이 발견되었고, 이는 Dnmt3b유전자의 duplication에 의해 생겨났을 것으로 이해되지만, pseudogene이 아니라 기능을 하는 유전자임이 밝혀졌다(Barau J 등, 2016). Dnmt3c유전자는 수컷생쥐의 생식세포에서 진화적 측면에서 젊은 리트로트랜스포존의 프로모터 메틸화를 책임지고 있다. Dnmt3c의 이러한 기능은 수컷 생쥐의 생식능을 유지하는데 중요하다. Dnmt3c는 햄스터, 생쥐, 쥐 등의 Muroidea 속에서는 존재하지만, 다람쥐가 속해 있는 Rodentia속에서는 관찰되지 않으며, 그 외의 속과 종에서는 존재하지 않는다.

4 DNMT2

Dnmt2가 없는 생쥐가 어떤 형질상의 결함을 보이지 않는다는 것과, Dnmt2 -/- ES cells에서 global DNA methylation level의 감소가 없다는 결과(Okano M 등, 1998) 들로 DNMT2가 DNA 메틸화에 관여할 지에 대해 의문이 든다. 그러나, 초파리의 실험에서는 DNA 메틸화에 관여한다는 연구결과가 보고되어 있다(Kunert N 등, 2003). 또한 Liu 등의 연구결과는 DNMT2가 in vivo상 효소기능을 수행하고 있음을 시사하고 있다(Liu K 등, 2003). Liu 등(2003)은 5-aza-2′-deoxycytidine을 사용하여 DNMT가 in vivo로 게놈을 메틸화하는 동안 DNMT를 DNA에 붙잡아 두었다(Juttermann R 등, 1994). 분획화시킨 DNMT2-DNA복합체를 분리하였고, 항DNMT2 항체로 소식자 검사하였다. DNMT1 시그널에 비해 DNMT2 시그널은 약 5% 정도에 해당하였다. DNMT2-DNA 부가 생성물 형성의 시간 경과는 DNMT1이나 그 동종효소와는 달라서, DNMT2는 DNMT1이 수행하는 보존성 메틸화와는 다른 기능을 하리라고 추측된다(Lei H 등, 1996).

최근의 연구결과는 DNMT2가 DNA메틸화보다는 다른 기능을 할 가능성이 있음을 시사하고 있다. DNMT2가 인체 세포에서 핵보다는 주로 세포질내에 머물러 있다는 것이 밝혀졌다(Goll MG 등, 2006). 또한 생쥐, Arabidopsis, 초파리에서 DNMT2가 $tRNA^{Asp}$의 anti-codon loop의 cytosine38을 메틸화한다는 것이 제시된 바 있다(Goll MG 등, 2006). Zebrafish embryo를 이용한 실험에서 Dnmt2를 녹다운시키면, 망막, 간, 대죄 등의 특정 장기에서 분화상의 결함이 발생하였고, 이들 장기의 온전한 분화 및 발달을 위해서는 핵이 아닌 세포질내에서의 Dnmt2 활성이 필요함이 보고되었다(Rai K 등, 2007). 더욱이, zebrafish Dnmt2는 RNA를 메틸화시킴이 관찰되어, 기존의 tRNA 메틸화에 관여한다고 보고된 것과 일치하는 결과이다. 따라서, Dnmt2가 zebrafish 발달에 중요한 역할을 하며, 아마도 cytoplasmic RNA 메틸화를 통해 작용할 것으로 추측되고 있다.

5 DNMT3L

이 효소는 DNA 메틸 전달효소 모티프 I, IV, VI을 갖고 있지만, 다른 메틸기전달효소에 잘 보존되어 있는 모티프가 없어서 효소로서의 작용은 하지 않는다. 즉, 이 단백질은 메틸기 전달작용에 관여하는 아미노산 잔기가 없기 때문에 전달작용은 하지 않는다. 이 단백질은 DNMT3A나 3B처럼 PHD zinc-finger 도메인을 가지고 있으며, DNMT3A와 3B의 조절자로서 역할을 하며, germ cell에서 발현되고, 그것도 de novo methylation이 일어나는 시기에만 발현된다(Bourc'his D 등, 2001). Germ cell에서 모성 및 부성 게놈의 각인 유전자를 수립하는데 관여하고 있다(Bourc'his D 등, 2001; Hata K 등, 2002). DNMT3L 유전자는 생식자 형성기 중 게놈(유전체)에 각인(imprinting)이 일어나는 시기에 발현된다. 정소(testis)에서의 DNMT3L 발현은 출생 전에 제일 높은데, 이는 이 시기에 각인이 일어나는 것과 일치하며, 생후에는 발현이 감소한다(생쥐의 경우, 출생전 7일경에서 출생후 3일까지, 정소에서 관찰된다). 난소의 경우에는 출생 전에는 발현이 가장 낮으며, 생후에 증가한다.

이 유전자를 선택적으로 표적 파괴시키면 정상적으로 부성 대립 유전자에서만 발현되던 유전자들이 부성과 모성 모두에서 발현된다(Bourc'his D 등, 2001). Dnmt3l이 없는 암컷은 기능상 별 문제없는 성숙한 난모세포를 생산하지만, 이 난모세포에 의해 형성되는 배아는 neural tube 및 태반에 기형이 있으며, 임신 중기에 사망한다(Bourc'his D 등, 2001; Hata K 등, 2002). DNMT3L과 DNMT3A를 공동 발현시키면 각인 유전자 Snrpn, Igf2r/Air 뿐만 아니라, 다양한 비 각인 유전자 시퀀스에서 신생 메틸화를 유발하였다(Chedin F 등, 2002). DNMT3L 자체는 메틸기전달효소 기능이 없어 보이지만, ATRX 모티프를 가지고 있어 HDAC1과 결합하며, 따라서 전사억제에 참여하고 있다(Aapola U 등, 2002; Deplus R 등, 2002).

Dnmt3l이 조절자로서 참여하는 de novo 메틸화는 남성 및 여성 germ cell의 non-dividing cells에서 일어난다. 그러나, 남성생식세포에서는 메틸화획득은 premeiotic phenomenon으로서, 생전의 prenatal prospermatogonia에서 일어나며, 여성 생식세포에서는 메틸화획득은 postmeiotical event이며 diplotene stage에 정지(arrest)된 성장하는 난모세포에서 일어난다(Bourc'his D 등, 2001). Dnmt3l의 소실은 남녀간 매우 다른 표현형을 만든다. 암컷 생쥐의 경우, Dnmt3l의 소실은 난모세포에서 모성 메틸화 각인이 일어나지 않게 하지만, 리트로트랜스포존의 메틸화에는 현저한 영향을 끼치지 않는다. 결과적으로, maternal effect lethal phenotype을 만들어, homozygous Dnmt3l-null 암컷생쥐의 heterozygous offspring(정상표현형)은 정상적으로는 모성각인(maternally methylated and repressed)이 되어야 할 유전자가 모성각인이 안되기 때문에, 양대립유전자 모두 발현(biallelic expression)하게 된다. 그 결과, 배아외 구조(extraembryonic structure)의 이상발달(abnormal development)이 초래되고, 이로 인해 임신중기(mid-gestation)전에 태아 또는 태자사망(fetal death)이 일어난다.

DNA 메틸화는 암컷 생식자의 유전체 각인 외에도, 정자발생(spermatogenesis)에 필수적이다. Dnmt3a 녹아웃 생쥐의 정소는 meiosis prophase에서 많은 이상한 정모세포(spermatocytes)를 보이며, 성숙한 정충은 극소수에 불과하다(Hata K 등, 2002). Dnmt3l 녹아웃 생쥐에서는 정조세포가 감수분열에 들어가려는 시기에서 정자발생 과정이 멈추며 성숙한 정충을 만들지 않는다(Bourc'his D 등, 2001; Hata K 등, 2002; Li E, 2002).

수컷 생쥐에서는 Dnmt3l-null phenotype은 현저히 다르다. Dnmt3l이 없는 남성 생식세포는 난모세포와는 달리, LINE-1, IAP의 리트로트랜스포존(retransposon)을 완전히 발현하며, 감수분열전기(meiotic prophase)에서 심한 asynapsis와 nonhomologous synapsis를 보여, pachytene에 이르기 전에 모든 생식세포의 세포자멸사를 초래한다(Bourc'his D 등, 2001). 소수의 부성메틸화(paternally methylated) DMR에서의 메틸화 패턴은 거의 정상이나, 리트로트랜스포존을 메틸화시키지 못한다. 수컷 및 암컷의 생식세포에서 Dnmt3l 단백질은 동일하지만, 발현하는 시기가 양성간에 다르고, Dnmt3l-null 수컷 및 암컷 생식세포의 메틸화 표현형은 완전히 mirror image이다. 이것은 Dnmt3l 단백질이 수컷의 경우, premeiotic cell, 암컷의 경우, postmeiotic germ cell 단계에서, 작용을 하는데, 아마도 특정한 히스톤 변경 표식에 따라 DNA메틸화를 유도할 것으로 생각된다.

Dnmt3l은 Dnmt3 계열 효소들과의 공동작업을 통해 유전자 각인에 관여할 것으로 추측된다. Dnmt3l은 Dnmt3a와 Dnmt3b에 결합하며, 이 효소들이 발현되는 세포들의 핵에서 함께 발견된다(Hata K 등, 2002). 이러한 결과들은 Dnmt3l이 Dnmt3a 또는 Dnmt3b와 협력하여 생식자에 특이적인, 각인 유전자 메틸화를 조절함을 의미한다. Dnmt3a/Dnmt3b 결핍 암컷이 모성 특이적인 메틸화 각인을 찍지 못하는 것은 이러한 모델과 부합하는 것이다(Hata K 등, 2002). 최근의 연구결과에 따르면, Dnmt3a를 conditional knockout시켜 생식세포에서만 발현이 차단되도록 하였을 때, Dnmt3l knockout 생쥐의 표현형과 거의 동일하였다. Dnmt3a conditional mutant 암컷 생쥐의 경우, offsprings은 태내에서 사망하며, 모성 각인되는 유전자에 메틸화가 없고 따라서 대립유전자특이적인 발현양태가 없어졌다. 또한 Dnmt3a conditional mutant 수컷 생쥐의 경우, 손상된 정자생산(spermatogenesis)을 보였고, 부성각인되는 유전자의 상당수에서 메틸화가 없었다. 그 반면, Dnmt3b conditional mutants (Dnmt3b가 생식세포에서만 knockout되게 조건화한 변이형)의 경우, offsprings에서 거의 표현형의 변화가 없었다(Kandea M et al, 2004). 이 연구결과는 모성과 부성각인에서 Dnmt3a가 중요한 역할을 하며, Dnmt3b는 미미하거나 거의 역할을 하지 않을 것임을 시사하는 것이다. 생식자 발생기 동안 유전체에 각인을 찍는 수립과정에서 히스톤 변형이나 염색질 재형성(chromatin remodeling)이 관여하는 지에 대해서는 향후의 연구를 통해 밝혀져야 할 것이다.

다른 염색체에 위치한 여러 모성 각인 유전자들(Igf2r, Peg1, Peg3)과 Snrpn 유전자 자리(locus)에 있는 여러 각인된 유전자들에 대해 메틸화 패턴을 분석해 보면, Dnmt3l이 없는 난모세포는 모성 특이적인 메틸화 각인(maternal-specific methylation imprints)을 만들지 못한다는 것을 알 수 있다. 모성 특이적인 메틸화 각인이 일어나지 않기 때문에 자손에서 검사해 보면, 모성-각인되는 유전자 대부분에서 부성대립유전자뿐만 아니라 모성대립유전자도 함께 전사발현되는 것을 볼 수 있다. 즉 단독 대립유전자 발현(mono-allelic expression)현상이 사라지는 것을 볼 수 있다. 이러한 결과는 난모세포 성숙 과정동안 획득되는 메틸화 각인(methylation imprints)이 모성 유전체 각인(maternal genomic imprints) 기전으로 작용함을 보여주고 있는 것이다.

In vivo실험에서 DNMT3A, DNMT3A2, DNMT3B1, DNMT3B2의 de novo methylase 활성도는 DNMT3L을 함께 발현시켰을 때, 유의한 정도로 상승되었고, DNMT3L이 이러한 de novo DNA methyltransferase의 활성도를 높이는 기전은 DNMT3L의 c-terminus가 DNMT3A나 DNMT3B의 c-terminus와 결합하는 것과 관련이 있다(Chen ZX 등, 2005). In vitro실험에서 히스톤 없이 합성한 올리고뉴클레오타이드와 S-아데노실 메티오닌을 substrate로 하여, Dnmt3A 또는 Dnmt3B에 Dnmt3L을 첨가하거나 또는 하지 않는 상태로 메틸기 전달속도를 측정한 결과, Dnmt3L이 있었을 때, 전달속도는 5배 가량 상승되었다. Dnmt3L대신에 Dnmt3L의 c-terminus를 넣어도 비슷한 효과를 보였다(Gowher H 등, 2005).

Dnmt3a는 DNA와 결합하지만 매우 느리다. Dnmt3a가 Dnmt3l과 복합체를 이루어 Dnmt3a의 3차원적 형태의 변화가 일어나면, 이 복합체의 DNA에 대한 결합력은 더 향상되어 20배 정도 속도가 상승된다. 일단 이 복합체가 DNA와 결합하면, 이 복합체로부터 Dnmt3l이 떨어져 나온다. Dnmt3l은 DNA에 부착된 Dnmt3a와 다시 결합하지 않는다. 이와 같은 연구결과는 히스톤이 없는 합성 DNA를 이용한 실험에서 얻은 것이다. 히스톤 옥타머둘레로 DNA가 감겨져 있는 뉴클레솜을 대상으로 한 실험에서도 유사한 결과를 얻었다. 그런데 흥미로운 것은 Dnmt3l이 히스톤 옥타머의 H3꼬리의 N-terminal과 결합하며, 이 N-terminal의 소실이 있는 변이형의 경우 Dnmt3l이 붙지 않으며 그 결과 Dnmt3a에 의한 DNA메틸화가 현저히 떨어지는 것을 최근의 연구결과는 보여주고 있다(Hu JL 등, 2009).

논란이 있는 것은 in vitro실험상에서 Dnmt3l이 Dnmt3a뿐만 아니라 Dnmt3b와도 결합하고, 또한 Dnmt3b의 메틸기전달속도도 현저히 상승시키는데, 세포배양실험에서는 Dnmt3l에 의한 Dnmt3b의 활성화는 관찰되지 않았다(Cheden F 등, 2002). 그러나, 같은 연구자에 의한 후속적인 연구결과에서는 DNMT3B 또한 DNMT3L에 의해 활성화된다고 보고하고 있다(Chen ZX 등, 2005). 그러나, 일반적인 체세포에서는 DNMT3L이 발현되지 않으며, 또한 DNMT3B는 각인과정에 중요한 역할을 수행하지 않기 때문에, DNMT3L이 DNMT3B를 활성화시킨다는 연구결과의 생물학적 의미는 무엇인지 불분명하다.

Dnmt3l은 germ cell 뿐만 아니라 배아줄기세포에서도 많이 발현되는데, 배아줄기세포가 착상하기 전에 높은 레벨로 발현되다가 착상후에 분화할 때에 Dnmt3l 레벨이 감소해 거의 발현하지 않는 것을 볼 수 있고, 출생전후 성장하는 난모세포나 정소에서 일시적으로 발현된다. 배아줄기세포에서 Dnmt3l은 bivalent promoter에서 polycomb repressive complex에 의해 동원되며 이는 polycomb repressive complex에 의한 Dnmt3a나 Dnmt3b의 동원을 저해하여 이들 de novo 메틸화전달효소에 의한 DNA메틸화를 막는 역할을 수행한다(Neri F 등, 2013). Dnmt3l은 배아줄기세포에서 원시생식세포(primordial gonadal cell, PGC세포)로 분화하는데 필요하며, Dnmt3l이 녹아웃된 경우, 배아줄기세포가 PGC로 분화하지 못한다. PGC세포로 분화하는데에 Rhox5유전자의 발현이 필요하며, Rhox5유전자의 프로모터는 배아줄기세포에서 H3K4삼중메틸화와 H3K27삼중메틸화란 bivalent modification이 되어 있지만 Dnmt3a와 Dnmt3b에 의한 DNA메틸화를 겪지 않도록 Dnmt3l이 Dnmt3a 및 Dnmt3b DNA메틸화전달효소가 PRC2복합체에 붙지 않도록 저해하고 있다. 그러나, Dnmt3l이 없으면 Rhox5유전자의 프로모터에 DNA메틸화가 일어나, Rhox5유전자의 발현이 저하되므로, 배아줄기세포에서 PGC세포로 분화하지 못한다.

6 Dnmt1o

난모세포의 성장기에는 고농도의 Dnmt1o가 핵 내에 축적되며, Dnmt1o의 작용에 의해 유전체의 유전자 각인이 유지된다. Dnmt1과 마찬가지로 Dnmt1o는 각인 유전자의 메틸화 수립에 필요한 것이 아니라, 메틸화의 유지에 필요하며, 난자의 발생과정 및 수정 후 8세포기까지 필요하다(Doherty 등, 2002).

Howell 등은(Howell CY 등, 2001) Dnmt1 유전자의 프로모터 중 난모세포에 특이적인 프로모터를 제거함으로써 Dnmt1o가 없는 생쥐주(mouse strain)를 만들었다. 그들의 연구결과가 제시하는 흥미로운 사실은 첫째, Dnmt1o 결핍 자체는 난모세포의 발달 및 메틸 각인(methylation imprints)의 수립에는 영향이 없다. 즉, Dnmt1o는 여성 생식세포의 신생 메틸화(de novo methylation) 기능에 필수적이지 않다는 것을 의미한다. 둘째, 난자에서만 발현되는 Dnmt1 동종효소라는 점에서 기대할 수 있듯이, 변이가 부성으로부터 전달될 때(달리 표현하자면, 정자를 통해 전달될 때), 배아의 발달에 아무런 영향이 없으며, 이것이야말로 전형적인 모성효과 변이(maternal effect mutation)이다. 모성 동종접합체(maternal homozygote) 유전일 경우 배아기 14일째부터 산후 때까지 다양한 스펙트럼의 치명적인 결과를 가져온다. 셋째, 가장 중요한 것으로 배아기에 각인된 유전자의 메틸화 보존에서 일시적인 결함이 있어, 메틸화 수준의 감소가 있다. 이러한 소견에 힘입어 Howell 등은 Dnmt1o가 8세포기에 핵 내로 이동함으로써 배아의 네 번째 S기(phase)에서 각인된 유전자부위의 메틸화가 보존되도록 메틸화전달효소의 기능을 제공한다고 주장하였다. 정리한다면, 세가지의 주요한 특징은 1) Dnmt1o는 보존성 메틸화효소로서 기능하며, 2) 각인된 유전자가 타겟이고, 3) 특정시기에만 작용한다.

대립유전자 특이적인 메틸화는 Dnmt1o 변이 생쥐에서도 적절하게 일어나지만, 8세포기의 한 세포주기동안 보존성 메틸기전달효소가 없기 때문에, 이로 인해 메틸화되어 있어야 할 대립유전자의 50%에서 메틸화소실이 있게 된다. Dnmt1o는 보존성 메틸기전달효소이지 신생 메틸기전달효소는 아니다. 변이 생쥐주에서 각인 유전자의 두 대립유전자가 차별적으로 메틸화되어 있는 것을 볼 때, 대립유전자 특이적인 메틸화는 정상적으로 일어났음에 틀림없다. 교란된 것은 각인된 유전자의 한 대립유전자에서의 메틸화수준의 변화이다. 한 세포주기동안 보존성 메틸화 기능이 없다는 것은 메틸화된 대립유전자로부터 새로이 복제되어 형성되는 DNA가닥에 메틸화가 상실된다는 것을 의미한다. 이 DNA가닥은 메틸화가 없기 때문에 후속적인 세포분열시에 보전성 메틸화가 일어나지 않는다. 따라서, 이로 인해 모자이크 패턴의 메틸화가 일어나게 된다. 메틸화 레벨의 변화가 있고, Dnmt1o가 8세포기에는 세포핵 내에 있다가 16세포기에는 세포질 내로 나온다는 사실은 변이 생쥐주에서 보존성 메틸기전달효소 없이 한 주기의 세포분열이 일어났다는 것을 가리킨다. 이것은 태아에 중대한 결과를 초래한다(Dean W and Ferguson-Smith A, 2001).

Chapter 07

DNA메틸기전달효소의 발현

Expression of DNA methyltransferase

1 정상 조직 및 암종 세포주에서의 DNA methyltransferases의 발현

expression of DNMT family in normal tissues and tumor cell lines

Robertson 등(1999)은 Clontech사에서 구입한 human cDNA를 대상으로 DNMT1, DNMT3A, DNMT3B에 대하여 노던블롯을 시행하였고, 그 결과 DNMT1은 성인의 거의 모든 조직에서 발현되지만 소장(small intestine)에서는 시그널을 확인하지 못하였다. 그러나, Xie 등이 같은 표본(Clontech에서 구입한 human cDNA)을 노던 블롯으로 분석하였을 때, 소장(small intestine)에서의 시그널이 비록 다른 조직에 비해 낮지만, 발현되었다. 조직에서 가장 많이 발현되는 DNA 메틸기전달효소는 DNMT1이고, 그 다음이 DNMT3A, 마지막으로 DNMT3B이다. DNMT3A는 태아의 모든 조직에서 고농도로 발현되나 DNMT3B는 태아의 간에서만 고농도로 발현된다.

DNMT3A 노던블롯시 세가지의 전사체(4.0, 4.4, 9.5 kb)가 발견되는데, 이 세가지 전사체의 상대적 발현정도는 조직마다 다양하다. DNMT3A는 소장을 제외한 성인 조직 거의 대부분에서 발현되고 쉽게 검출되지만, 그 수준은 DNMT1에 비해 낮다. 4.2 kb크기의 DNMT3B 전사체가 대부분의 조직에서 미미하게 발현되지만, 정소, 갑상선, 골수에서는 시그널이 뚜렷하다. 대뇌, 폐, 소장에서는 DNMT3B가 발현되지 않지만, 다른 조직들에서는 시그널을 볼 수 있고, 태반, 신장, 췌, 흉선, 정소에서 발현정도가 현저하게 높았다.

소장에서는 왜 DNMT1, 3A, 3B의 발현이 매우 낮거나 없는 것일까? DNA메틸기전달효소의 발현이 없다면, 메틸 싸이토신의 정보는 어떻게 유지될까? crypt stem cell로부터 villi termini까지 떨어져 나갈 때까지 걸리는 시간이 6일 이내 정도라면, 세포의 교체가 활발히 일어나는 곳이라고 해도 과언이 아니고, 왕성한 세포분열이 crypt stem cell에서 일어나며, 줄기세포로부터 생겨나는 새로운 자녀세포에게 메틸화패턴이 전달되기 위해서는 반드시 메틸기전달효소가 있어야 할 텐데, 왜 DNMT1은 다른 장기에 비해 매우 적게 발현되고

DNMT3A와 3B는 거의 발현이 안되는 것일까? 아직까지 웨스턴 블롯이나 면역조직화학염색을 이용한 단백질 레벨에서의 발현에 대한 체계적인 연구가 이루어지지 않아서 아쉬움이 있다. RNA레벨에서의 발현이 반드시 단백질 레벨에서의 발현과 비례한다고 할 수 없으며, 정작 효소활동을 하는 것은 단백질이기 때문에, 단백질 레벨에서의 연구가 이루어져야 할 것이다(Robertson KD 등, 1999; Xie S 등, 1999)

주변 정상조직과 대비하여 종양조직(방광암)에서는 DNMT1, DNMT3A 및 3B가 얼마나 많이 발현되는 지를 살펴보기 위하여, 세포 분열 정도 및 표본의 상태를 보정하기 위하

표 7-1. 노던 블롯 분석 결과(Northern blot analysis)

	Xie 등의 연구결과(1999)			Robertson 등의 연구결과(1999)		
	DNMT1	DNMT3A	DNMT3B	DNMT1	DNMT3A	DNMT3B
심장	++	+	+	+	++	+
대뇌	++	+	X	+	X	X
태반	++	++	+	++	++	++
폐	+	+	X	+	X	X
간	+	+	+	+	+	+
골격근	+	++	X	+	+	+
신장	+	+	+	++	++	++
췌	+	+	++			
비장	++	+	+	+	X	X
흉선	+	+	+	++	+	++
전립선	+	+	+			
정소	++	+	++			
난소	+	+	+			
소장	+	X	X	X	X	X
대장	++	+	+	+	X	X
백혈구	++	+	X	+	+	+
위장	+	+	+			
갑상선	+	+	+			
척수	+	+	+			
림프절	+	+	+			
기관	+	+	+			
부신	+	+	+			
골수	++	+	+			

+, 발현됨; ++, 고농도 발현; X, 시그널이 없음(발현 안됨)

여 PCNA와 beta actin을 DNMT와 함께 RT-PCR로 분석하였다. 정상조직과 대비하였을 때, DNMT3A는 10 개의 표본 중 5개에서, DNMT1은 6 표본에서, DNMT3B는 8개의 표본에서 2배 이상 증가하였다. DNMT3B는 정상에 대비하여 종양조직에서 평균 7.5배로 증가하였고, 세 개의 효소 중에서 증가비율이 높았다. 세 가지 유전자가 과발현되는 종양들도 여럿 있었고, DNMT3A의 과발현은 3.1배 정도이고, DNMT1의 과발현은 4배 정도였다. 종양세포주를 대상으로 DNMT3A 및 3B의 발현을 노던블롯으로 조사하면, DNMT3A는 정상조직에 비해 종양에서 더 높게 발현된다. 그러나, DNMT3B의 발현이 더 현저하게 상승되어 있다.

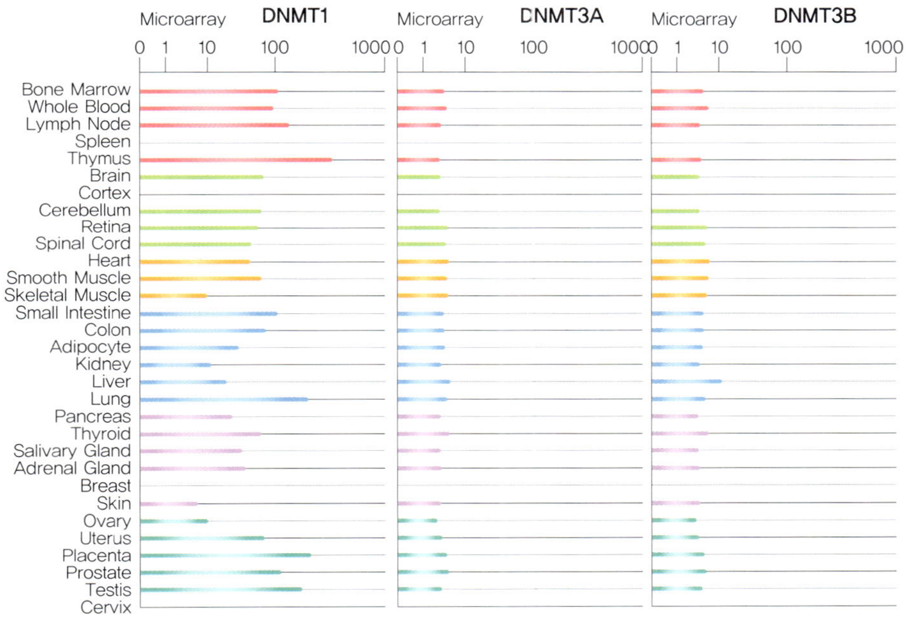

그림 7-1. 각 조직에서의 DNMT1, DNMT3A, DNMT3B의 RNA발현레벨

② 정상 및 종양세포에서 세포주기 측면에서 살펴본 DNA methyltrans-ferases의 발현

differential mRNA expression of the human DNA methyltransferases 1, 3a, and 3b during G0/ G1 to S phase transition in normal and tumor cells

G0기 동안 세포의 메틸화 커패서티를 조사해 보면, 세포주기의 다른 위상에 비해 현저히 떨어져 있는 것을 볼 수 있으며, 그래도 정상조직에 비해선 암종에서 메틸화 능력이 약간 높

은 편이다. 증식을 억제한 G0기에서 다시 증식할 수 있도록 G1기로 돌려 놓으면, 메틸화 활성은 정지이전의 수준으로 되돌아 가는데, 신생 메틸화 활성이 보존성 메틸화 활성보다 더 빨리 회복된다. 이것은 G0/G1기에 정지되어 있는 세포에서도 DNMT3A 수준은 여전히 지속적으로 높기 때문이다. 그러나, DNMT1과 3B는 새로이 전사되어야 한다. 정지된 정상세포에 비해 정지된 종양세포에서 메틸화 커패시티가 높은 이유는 종양세포가 정상세포에 비해 DNMT3A 수준이 약간 높기 때문이다. 방광암 세포인 T24세포를 5-aza-2′ deoxycytidine으로 탈메틸화 시킨 후, 세포배양액 내에 혈청을 최소한으로 유지하여, 세포증식을 억제하였을 때도 재메틸화가 일어나는 것은 DNMT3A가 정지된 세포에도 유지되어 있기 때문이다(Bender CM 등, 1999). 더욱이 Pieper 등은 꽤 오랜 기간 세포의 성장을 정지시켰을 때도 특정 CpG islands에서 신생 메틸화가 일어남을 관찰하였으며(Pieper RO 등, 1999), 이 사실은 DNA 메틸화가 일어나는 데는 반드시 DNA복제가 있어야 하는 것은 아님을 의미한다(Robertson KD 등, 2000)

포유류 세포에서 DNA메틸화 패턴은 DNA 복제 후 새로이 형성된 DNA가닥에 정교하게 복사된다. Dnmt1은 세포주기 중 S기 동안 염색질 복제소(replication foci)에 위치하는데, 이는 이 효소의 기능인 보존성 메틸화라는 역할과 합당한 것이다. 비S기에는 Dnmt1은 미만성으로 핵에 산재하여 존재한다. 이에 반해, Dnmt3a와 Dnmt3b의 세포 내 위치를 면역형광 검사나 에피토프 태깅(epitope tagging)으로 조사해 보면, Dnmt3a와 Dnmt3b는 핵 내의 nucleoplasm에 위치하며, S기에는 큰 덩어리(large nuclear foci)로 핵에서 여러 개 이상 관찰되는데, 이는 pericentromeric heterochromatin (major satellite)에 해당한다. 이와 동시에 Dnmt3a와 3b단백질은 핵 전체에 걸쳐 작고 뚜렷한 과립체(punctate)로 관찰되는데, 이것의 위치는 아직 분명하지 않다. 그러나, Dnmt3a효소와 3b효소의 핵 내 위치는 종(species)에 따라 다르고, 또는 세포주기에 따라 다르며, 심지어는 같은 종이라고 하더라도, 배아세포인지 성숙 세포인지에 따라 다르다. 세포내 위치에 대해 정확한 정보를 줄 수 없는 또 다른 요인은 같은 세포를 가지고 한 실험이라도, 연구자에 따라서 결과가 다르게 나온다는 것이다. 이로 인해, 효소들의 핵 내 위치를 결정하기가 어렵다. 표 7-2에서 보는 바와 같이, DNMT3a와 3b는 원숭이 세포나 인체 세포주에서는 미만성 핵 염색 양상을 보이지만, 생쥐세포에서는 Dnmt3a가 세포주기와 무관하게 중심절 주위 헤테로크로마틴에 뚜렷하게 보인다. Dnmt3b의 핵 내 위치는 연구자에 따라 다른 결과를 보여, 어느 것이 정확한 데이터인지 판단하기 어렵다. Bachman등의 연구결과에서는 Dnmt3b는 생쥐 배아 줄기 세포에서는 중심절 주위 헤테로 크로마틴에 위치하거나 punctate nuclear staining을 보이지만, embryonic fibroblast나 NIH3T3 세포주에서는 diffuse nuclear staining pattern을 보인다. 하지만, Chen등의 연

표 7-2. Dnmt1, Dnmt3a, Dnmt3b의 세포내 위치(immunolocalization of Dnmt1, Dnmt3a, and Dnmt3b)

			Dnmt1	Dnmt3a	Dnmt3b
Bachman KE, 등, 2001	NIH3T3 cell	S phase	Replication foci	Early stage; discrete large foci Late stage; replication foci	Diffuse nuclear staining
		NS phase	Diffuse nuclear staining	Large nuclear foci	Diffuse nuclear staining
	Embryonic fibroblast	S phase	Replication foci	Early stage; discrete large foci Late stage; replication foci	Diffuse nuclear staining
		NS phase	Diffuse nuclear staining	Large nuclear foci	Diffuse nuclear staining
	Embryonic stem cell (J1 ES cells)	S phase	Replication foci	Discrete large nuclear foci	Discrete large nuclear foci
		NS phase	Diffuse nuclear staining	Large nuclear foci	Large nuclear foci
Hsieh CL, 1999	Human cell line with mouse Dnmt3a or 3b transfectants			Diffuse nuclear staining	Diffuse nuclear staining
Margot JB 등, 2001	COS-7 cells (monkey kidney fibroblast)	S phase	Replication foci	Diffuse nuclear staining	Diffuse nuclear staining

(Bachman 등의 실험은 epitope을 표지시킨 Dnmt1, Dnmt3a, Dnmt3b를 이용한 실험이다. 이들이 NIH3T3가 아닌 monkey COS-7 cell을 이용해 실험했을 때, Margot등과 같은 결과를 얻었다고 기술하고 있다.)

구결과에서는 Dnmt3b의 분포결과는 다른데, 분화하지 않은 배아 줄기세포이든, 또는 분화한 배아 줄기세포이든 중심절 주위 헤테로크로마틴에 위치하면서 punctate nuclear staining을 보인다. 또한 NIH 3T3 세포에서도 중심절 주위 헤테로 크로마틴에 위치하면서 동시에 punctate nuclear staining을 보인다. 이러한 결과는 Dnmt3a와 3b의 신생 메틸화기능이 복제와 무관하게 일어나는 것임을 시사하며, 타겟 DNA에 접근할 때, 복제소(replication foci)가 아닌 다른 기전을 이용하는 것 같다(Margot JB 등, 2001). 그러나 여기서 짚고 넘어가야 할 것은 Liang 등의 연구결과에서 DNMT3A와 3B에 의한 DNA 메틸화가 DNA 복제시기 즈음에 일어난다는 것인데(Liang G 등, 2002), 이 두 효소는 복제소에 위치하지 않는데, DNA

복제시기와 비슷한 시기에 메틸화가 일어난다는 것이 상치된 결과이고, 또 하나는 더욱이 Pieper 등의 연구결과에서 DNA 복제 없이도 신생 메틸화가 일어난다는 것이기에 DNMT3A와 3B에 의한 메틸화가 반드시 DNA합성기에 일어난다고 하는 Liang 등의 주장과는 차이가 있다(Pieper RO 등, 1999).

Dnmt3a와 3b가 헤테로크로마틴에 위치하기 위해서는 이 두 효소의 조절 도메인에 있는 PWWP 도메인이 필요하다. 이 도메인이 없으면 이 두 효소는 헤테로크로마틴에 위치할 수 없게 된다. 그러나, 실험결과에 따르면, Dnmt3b와 3a의 PWWP 도메인은 DNA 결합능에서 큰 차이를 보이며, 3b는 결합능이 크지만, 3a의 결합능은 매우 낮다. Dnmt3b의 PWWP 도메인은 중심절 주위 헤테로크로마틴의 주성분인 베타 새털라이트의 반복 유닛뿐만 아니라 비특이적인 시퀀스에 대해서도 비슷한 정도의 결합능을 보이기 때문에, 3b가 중심절 주위 새털라이트에 선택적으로 위치하는데는 DNA 시퀀스가 아닌 다른 외적인 요소, 즉, 크로마틴 구조나, 크로마틴 구조를 변경시키는 효소단백질등과의 상호작용에 의해 일어날 가능성이 있다(Chen T 등, 2004).

③ 신생 DNA에서의 메틸화 동역학
kinetics of methylation of newly synthesized DNA

특정 시퀀스가 복제될 때 보존성 메틸화가 완벽하게 일어나지 않을 수 있으며, 이 경우에는, 메틸화가 일어나지 않는 곳의 메틸화는 DNMT3A 또는 3B의 신생 메틸화를 통해 보충된다. 그렇다면, 이러한 보존성 및 신생 메틸화는 복제 후 곧바로 일어나는 것일까? 아니면, 신생 메틸화가 시간을 두고 잇달아 일어나는 것일까? Liang 등은 1시간동안 BrdU를 펄스로 주입한 후 두 종류(class I 및 II)의 DNA 시퀀스에 대하여 여러 시간 간격을 두고 메틸화가 일어나는 시점에 대해 조사하였다(Liang G 등, 2002). BrdU를 가진 DNA를 면역침강법을 이용하여 분리한 후, 조각내의 CpG부위들의 메틸화 상태를 결정하기 위하여 클로닝하고 시퀀싱하거나 또는 Ms-SNuPE로 메틸화 수준을 계량화하였다. 야생형 세포에서 BrdU를 한시간 동안 펄스하고 있는 동안 합성되는 DNA는 메틸화 레벨이 합성 전 수준보다 떨어지며, 합성 후 3.5시간과 24시간 사이에 보충적인 메틸화가 추가적으로 일어난다. 그러나 이것은 Dnmt3a나 3b에 의한 신생 메틸화로 인한 것은 아닌 것 같다. 왜냐하면, Dnmt1이 없는 M3A/3B 세포에서 합성 후 한시간 이후에는 추가적인 메틸화를 보이지 않기 때문이다. S기 동안 Dnmt1이 복제 장치(replication machinery)에 위치하며, PCNA와 상호작용을 한다는 사실로 미루어 볼 때, DNA복제 후 메틸화 패턴은 곧바로 새로이 형성된 DNA에 복사될 거라고 예측하게 한다(Leonhardt HA 등, 1992; Chuang LS 등, 1997; Araujo FD 등, 1998). 그러나, 초기의 연구들은 어떤 메틸화의 복사는 늦게 일어나며, 싸이토신 메틸화는 이상성 반응(biphasic fashion)을 보인다고 보고하였다(Adams RL, 1971; Wcodcock DM 등, 1982; Woodcock 등, 1986). Liang등에 의한 연구도 이들의 연구결과와 일치하며, Dnmt3a나 3b에 의한 메틸화는 DNA합성 즘에 일어나며, Dnmt1에 의한 메틸화는 합성 후 1시간 이후에도 지속적으로 일어난다(Liang G 등, 2002)

Chapter 08

포유류의 초기 발생과정에서 일어나는 후성유전적 재편성

Epigenetic reprogramming during early developmental mammals

다음의 자료들은 주로 생쥐를 대상으로 한 실험에서 얻은 자료이며, 여기서 주의할 점은 포유류에 해당하는 동물 전체가 유사한 패턴을 보이지 않으므로, 생쥐의 연구결과를 포유류뿐만 아니라 동물 전체에 일반화해서는 안 된다는 것이다. 예를 들자면, 인간, 생쥐, 돼지, 소는 비슷한 후성유전적 재편성 과정을 보이지만, 양은 유사한 재편성 과정을 보이지 않는다(Beaujean N 등, 2004). 발톱개구리(xenopus)나 제브라다니오(zebra fish) 등에서도 태생기초기의 광범위한 탈메틸화 현상을 보이지 않는다.

1 발생단계에서 DNA 메틸기전달효소 들의 발현 양상

distinct expression pattern of DNMTs during development

게놈의 메틸화를 조절하는 다양한 메틸기전달효소 들은 생식자 발생(gametogenesis)과 배아발생 과정에서 조화롭게 조정된 발현 양상을 보인다(Li E, 2002). 분화하는 생식자에서 유전체 전체의 메틸화 패턴이 수립되는 것은 Dnmt3a와 Dnmt3b, 그리고 Dnmt3l (Dnmt3-like) 등에 의해 이루어진다(Bourc'his D 등, 2001; Hata K 등, 2002). Dnmt3a와 Dnmt3l은 남성 생식자 발생과정동안 발현되며 정자발생에 필수적이다(그림 8-1). 수정 후, 고도로 메틸화된 부성 게놈은 남성 풋핵(pronucleus) 단계에서 능동적 탈메틸화를 겪으며(Mayer W 등, 2000; Oswald J 등, 2000), 모성 게놈은 이어지는 할구 분할과정에서 수동적으로 탈메틸화된다(Howlett S 등, 1991; Kafri T 등, 1992; Rougier N 등, 1998)(그림 8-2, 8-3). 능동적 탈메틸화라고 불리는 까닭은 이 탈메틸화 과정이 전사(transcription)나 DNA복제가 동반되지 않는 데도 일어나기 때문이고, 반면에 모성게놈의 탈메틸화는, 탈메틸화가 DNA복제에 종속적으로 일어나기 때문에 수동적 탈메틸화라고 일컫는다. 능동적 탈메틸화는 DNA복제가 시작되기 전에 다 완성된다(Oswald J 등, 2000). 수동적 탈메틸화는 DNA복제과정에 수반되어야 할 보전성 메틸화가 없어서, 신생 DNA가닥에 메틸화가 전달되지 않음으로 인해 일어난다. 주머니배(blastocyst) 단계에서, 각인된 유전자 및 반복 시퀀스 일부를 제외한 나머지 게놈 전반이 탈메틸화 된 상태가 된다(Lane N 등, 2003; Reik W and Walter J, 2001). Dnmt1의 짧은 형태인 Dnmt1o는 난자발생 과정에 다량 만들어지고 할구 배아(cleavage embryo) 기에도 세포질에 있다가(Mertineit C 등, 1998) 8세포기에 세포핵 내로 들어가 각인된 유전자의 메틸화패턴을 유지하고, 16세포기에는 다시 세포질로 나오며, 착상 후 사라진다. 난자로부터 전달된 메틸기전달효소가 intracisternal A-type particles (IAPs)과 같은 반복 시퀀스의 메틸화를 유지하지만, 게놈 전반이 왜 탈메틸화 되는지 이유를 잘 모른다. Dnmt1은 가는 정조세포(spermatogonia)에서 다량 만들어지고 가는 섬유기 정모세포(leptotene spermatocytes)에도 관찰되지만 굵은 섬유기 정모세포(pachytene spermatocytes) 핵에서는 관찰되지 않는다(Mertineit C 등, 1998)(그림 8-1). 따라서 Dnmt1은 정자발생기의 초기 단계에서 부성 메틸화 패턴을 유지하는데 역할을 할 것이다. 체세포 형태의 Dnmt1(Dnmt1s)은 수정 후(postzygotically) 전사되지만, 단백질로 발현되지는 않으며, 또한 Dnmt3a와 Dnmt3b도 착상 전 발생기에는 만들어지지 않는다(Okano M 등, 1999; Watanabe D 등, 2002). Dnmt1s, Dnmt3a, Dnmt3b가 발현되는 시기에 대해서는 다소의 논란이 있고, 동물의 종에 따라 약간 다르지만, 생쥐는 착상 후, 소의 경우 대략 8~16 세포 이행기로 보고 있다. Dnmt1s는 Dnmt3a 및 Dnmt3b와 함께 게놈 전반에 걸친 신생 메틸화 파동(wave of global de novo methylation)을 수행한다(Li E 등, 1992; Liu YH 등, 1994; Okano M 등, 1999). 게놈이 착상 후 Dnmt3a와 3b에 의해 신생 메틸화 될 때, 보다 긴 체세포형 Dnmt1s는 게놈 전반에 걸친 메틸화를 유지 보존하는 것이 일차적인 기능일 것이다. 그러나, Dnmt3a-/-3b-/- 이중 녹아웃 배아줄기세포에서도 약간의 신생 메틸화가 관찰되기 때문에, 다른 메틸기전달효소가 착상 후 재메틸화에 관여할 것이라고 본다(Lorincz MC 등, 2002). 메틸화는 게놈의 안정성을 유지하는데 중요하다는 것이 밝혀졌다(Chen RZ 등, 1998; Eden A 등, 2003; Gaudet F 등, 2003; Gaudet F 등, 2004).

Human Molecular Genetics 책(Strahchan T and Read AP)을 참조하면, 다음과 같은 내용이 있어, 위의 기술들에 대해 다른 견해가 있을 수 있겠다.

"난모세포 성숙기와 초기 배아 발달 단계에서 유전자 발현은 전사(transcription)수준이 아닌 유전암호해독(translation) 수준에서 조절받는다. 인간 난모세포가 수정이 되면, 수정란이 4-8세포 단계에 이르기까지 유전자의 전사는 일어나지 않는다. 이 기간동안의 세포기능은 난모세포가 가지고 온 mRNA에 의해 좌우된다."

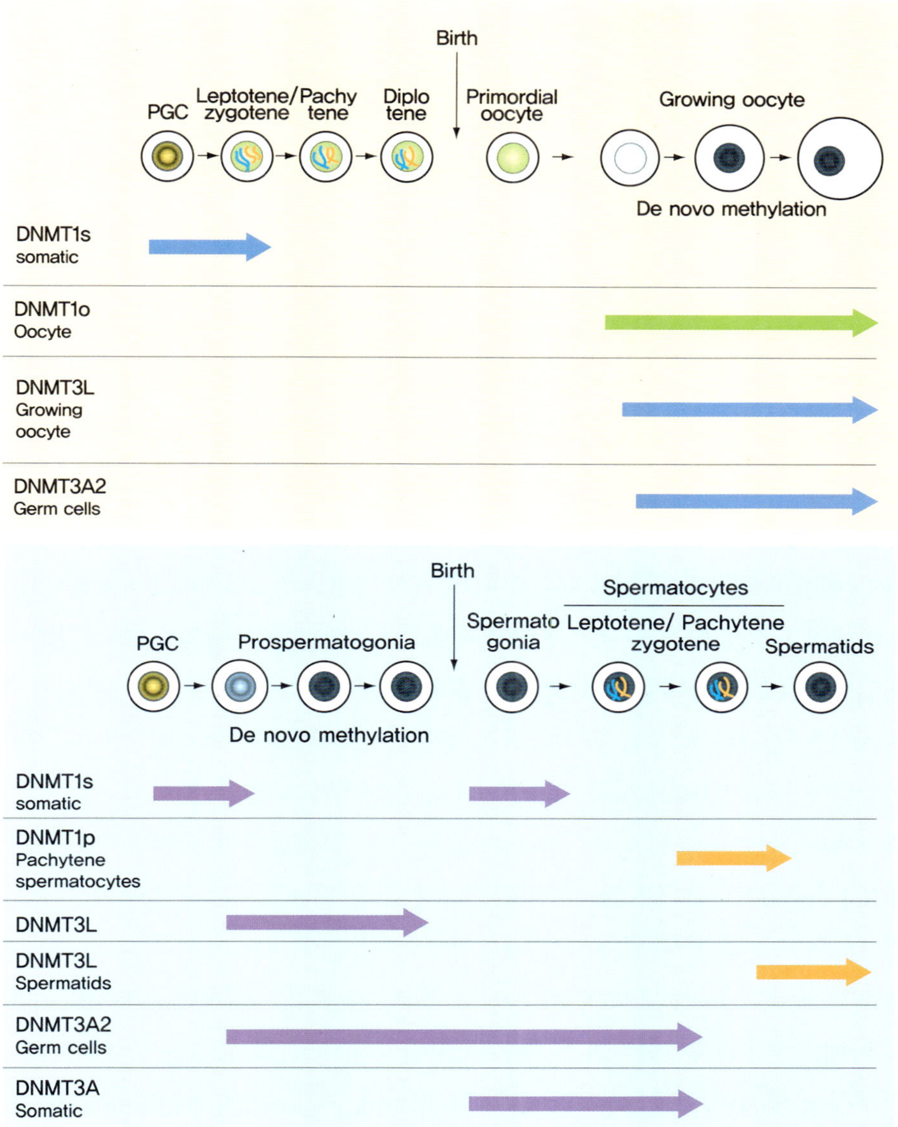

그림 8-1. Dnmt계열 구성원 중 생식세포 특이형의 발현(expression of germ cell–specific forms of Dnmt family members). DNMT1과 DNMT1o는 활발한 DNA 메틸기전달효소다; DNMT1p mRNA는 alternative 5′ exon에 여러 정지코돈(stop codons)을 갖고 있으며 번역되지 않는다. DNMT3L은 남성생식세포 및 여성생식세포 둘 다에서 발현되지만, 다른 프로모터에 의해 발현된다. 또한 세번째 전사체도 있는데, 이는 기능적인 DNMT3L을 코드화하고 있는 것은 아니며 spermatids에서 발견된다. 남성의 경우, prospermatogonia에서 de novo methylation이 일어나는 데, 태어나기 전에 일어난다. 반면 여성의 경우에는 수임가능기간내내 배란하기 전에 de novo메틸화가 일어난다. 또한 de novo 메틸화는 남성의 경우, spermatogonia가 감수분열에 들어가기 훨씬 이전에 일어나지만, 여성의 경우, de novo 메틸화는 감수분열 1기의 crossing-over stage에서만 일어난다. 여기서 PGC란 primordial germ cell의 약어이다.

② 배아 발생기의 후성유전적 변화
epigenetic regulation of embryogenesis

1) 탈메틸화 및 재메틸화(demethylation and remethylation)

생쥐의 발생과정에는 이정점의(bimodal) DNA 메틸화 재편성이 있는데, 첫 번째는 생식자 형성과정에서 일어나며(epigenetic reprogramming in germ cells), 두 번째는 착상 전에 일어난다(epigenetic reprogramming in early embryo). 원시 종자 세포[primordial germ cell 또는 primordial gonadal cell(원시생식세포)]는 발달하고 있는 종자등(germinal ridge 또는 gonadal ridge)에 들어가서 증식하고 분화한다. 원시종자세포가 배아덩이위판(epiblast)에서 태생기 7.25일 즈음에 형성되는데, 원시종자세포는 다른 배아덩이위판세포들과 마찬가지로 de novo 메틸기전달효소(methyltransferase)를 발현하여 de novo메틸화를 일으켜 유전체 전반적인 DNA메틸화레벨의 급격한 상승을 보여 태생기 8.0~8.5일경에 DNA메틸화레벨이 가장 높다. 태생기 8.5일 이후로 유전체 전반적인 DNA메틸화 레벨의 감소가 일어나는데 이 시점은 원시종자세포가 종자등(생식샘능선, gonadal ridge)을 향해 이동하는 시기이다. 탈메틸화가 일어나는 기전은 수동적 탈메틸화와 능동적 탈메틸화 두가지의 참여에 의해 일어난다. 수동적 탈메틸화는 Dnmt3a와 3b, Uhrf1의 발현저하로 인한 것이고, 능동적 탈메틸화는 Tet1과 Tet2, deaminase인 Aid, glycosylase인 Tdg의 과발현과 관련이 있다(Seisenberger S 등, 2012; Hackett JA 등, 2012). 유전체 전반에 걸친 탈메틸화는 종자등에 들어가는 이 시점(태생기 10.5~12.5일)에서 일어나서 태생기 13.5일 경우에는 거의 대부분의 메틸화가 소실된다(Reik W and Walter J, 2001). 이 과정을 통해, 각인 유전자에 있는 DMR (differentially methylated region)의 DNA 메틸화가 대부분 지워진다. Tet1과 Tet2가 탈메틸화하는 부위에 다소의 선택성이 있음이 알려졌는데, Tet1은 imprinting gene의 imprinting control region의 탈메틸화에 중요한 역할을 하는 반면, Tet2는 Oct4의 프로모터 CpG island탈메틸화에 중요한 역할을 함이 알려졌다(Piccolo FM 등, 2013). 그러나, 유전체 DNA메틸화 전체가 다 지워지는 것은 아니며, 생쥐의 경우, 약 4730 loci가 40%이상의 5mC 레벨을 보이는데, 이 loci의 95%이상이 repetitive DNA element들이다. 특히, 활동성이 있는 IAP element일수록 더 메틸화레벨이 높은데, 이는 DNA메틸화 해체기간중에도 유전체 안정성(genomic stability)를 도모하기 위함이다. 메틸화레벨이 유지되는 곳 중 233 loci가 single copy gene이었는데, 이들은 특히 IAP element가까이 위치해 있거나 telomere가까이 위치해 있는 것들이었다.

이에 뒤따르는 신생 메틸화의 정확한 시점은 확립되어 있지 않지만, 수컷과 암컷에서 일어나는 시점이 다르다. 수컷의 경우, 대략 태생기 14.5일경에 일어나며, 출생 전에

prospermatogonia에서 일어나 출생 후 감수분열의 굵은 섬유기(pachytene phase)가 끝나기 전에 완성된다(그림 8-1). 암컷 생식세포의 신생 메틸화는 대개의 경우 생후에 일어나며, 난모세포 성장기 동안 일어난다. 이 시기에 일어나는 de novo 메틸화는 주로 트랜스포존과 그 remnant, pericentromeric satellites를 주 대상으로 하며, 각인 유전자의 DMR (differenitally methylated regions)에서도 일부 일어나지만, 비각인 유전자의 프로모터 CpG islands는 거의 메틸화가 일어나지 않는다(Goll MG and Bestor TH, 2005; Rollins RA 등 2006). 따라서, 포유류에서 성숙한 정충과 난자의 유전체는 체세포와 대응할 정도로 매우 메틸화되어 있다(Bird A, 2002; Reik W 등, 2001). 또 다른 역동적인 변화는 착상 전(preimplantation) 단계에서 일어나며, 모성 및 부성 게놈은 수정 후 급속한 재편성(reprogramming)을 겪는다. 탈메틸화는 수정란 속에 있는 남성 풋핵(pronucleus)에서 일어나며, 이 과정은 수정 후 네 시간 즈음(생쥐의 경우)에 일어나며 DNA 복제와 무관해 보인다(Hazzouri M 등, 2000; Mayer W 등, 2000). 접합체(zygote) 형성 후 포배(blastocyst) 단계까지, 모성 및 부성 염색체는 수동 또는 능동적인 기전에 의해 점진적인 탈메틸화를 겪으면서 생식자(gamete)로부터 전달된 메틸화 자국을 대부분 지운다(Howlett SK and Reik W, 1991; Kafri T 등, 1992; Rougier N 등, 1998). 그러나 각인된 유전자의 메틸화 자국은 탈메틸화로부터 보호되어, 부모로부터 받은 각인(imprints)은 보존된다. 착상 전(preimplantation) 발달기에 게놈의 광대한 탈메틸화가 정상적인 발달을 위해 필수적인 것인지에 대해 아직은 모른다. 배아(embryo)의 DNA 메틸화 패턴은 착상 후 포배(blastocyst)의 속세포덩이(inner cell mass)에서 시작되는 계통 특이적인 신생 메틸화를 겪으면서 확립된다(Howlett SK and Reik W, 1991; Kafri T 등, 1992; Santos F 등, 2002). 신생 메틸화가 시작하는 시점과 원시내배엽과 외배엽으로 분화되는 시점은 일치한다. DNA 메틸화 레벨은 배아를 형성하는 원시외배엽에서 급속도로 증가하는 반면, 태반을 만드는 영양막(trophoblast)이나 난황낭 막(yolk sac membrane)을 형성하는 원시내배엽(primitive endoderm)에서는 메틸화가 억제된다(Chapman V 등, 1984; Rossant J 등, 1986).

DNA 메틸기전달효소의 유전자적 연구결과에 따르면, 배아의 메틸화 패턴 수립에는 신생 및 보존 메틸기전달효소 둘 다의 활성이 요구되며, 게놈의 메틸화를 역치 이상으로 유지하는 것이 배아 발달에 필수적이다. 생쥐에서 Dnmt3a와 Dnmt3b를 불활성화 시키면, 배자의 착상 후 초기에 일어나는 신생 메틸화가 일어나지 않으며, 배자의 치사(embryonic lethality)를 초래한다. 그러나, 기존에 있던 메틸화는 영향을 받지 않는다(Okano M 등, 1999). Dnmt1이 불활성화된 돌연변이 배자는 후기 창자배 형성기에 발달을 멈추고 배자기(E) 9.5일에 죽는다. minor satellite repeats, endogenous C-type virus, interstitial A particle retrotransposon 등과 같은 반복 인자(elements)와 H19, Igf2r, Xist 등과 같은, 각인 유전자에 대한 메틸화를 분석한 결과 이들 시퀀스는 Dnmt1 녹아웃 생쥐 배자에서 광범위하게 탈메틸화되어 있었다(Li E 등, 1992; Li E 등, 1993; Beard C 등, 1995; Caspary T 등, 1998; Walsh CP 등, 1998).

이러한 역동적인 탈메틸화와 재메틸화 과정은 초기 발생단계에서 하는 역할이 무엇일까? 가설중의 하나는 착상 전에 일어나는 게놈 전체에 걸친 탈메틸화는 생식자(gamete)가 가지고 있는 메틸화 정보를 지우는 것이다(여기서 각인 유전자의 메틸화는 제외함). 이러한 탈메틸화는 크로마틴을 탈 응축시키고(decondensation), 초기 발달에 필수적인 접합 유전자들(zygotic genes)의 전사 활성화에 기여한다. 또한 탈메틸화는 히스톤 변형과 크로마틴 개형(remodeling)을 용이하게 한다. 신생 메틸화(de novo methylation)는 히스톤 변형과 함께 리트로트랜스포존을 차단하고, 게놈 전반에 걸친 전사억제 상태를 수립한다. Brg1과 같은 SWI/SNF계 크로마틴 개형 단백질을 포함한 크로마틴 조절 요소들, YY1과 Ezh2와 같은 전사인자, HDAC1, Dnmts, G9a와 같은 DNA 및 히스톤 변형 효소들은 착상을 전후해서 후기 창자배 형성(gastrulation)까지의 발생과정에 필수적이다는 사실과 잘 부합하는 가설이다. 초기발생단계에 일어나는 게놈 재편성(reprogramming)에 다른 크로마틴 조절인자 들이 관여하는 지에 대해서는 더 많은 연구가 이루어져야 할 것이다.

정자의 게놈이 난자의 세포질에서 놀랄 만한 탈바꿈을 하는데, 정자의 크로마틴에 있던 프로타민(protamine)이 아세틸화된 히스톤으로 대체되며, 이런 와중에 게놈전반에 걸친 탈메틸화가 일어나며, 이런 탈메틸화는 DNA복제가 시작되기 전에 완성된다. 이러한 능동적 탈메틸화가 어떻게 일어나는 지 그 기전에 대해 알려진 것 내용은 극히 제한되어 있다. 정자의 게놈이 탈메틸화되는 그 순간에도 아세틸화된 히스톤은 난자의 크로마틴에도 있는데 난자의 핵에서는 탈메틸화가 일어나지 않는다. 따라서, 아세틸화된 히스톤이 탈메틸화를 일으키거나 일어나지 않도록 보호하는 역할을 할 것 같지는 않다. 탈메틸화는 난자내에서의 크로마틴 리모델링과 복잡한 관계가 있을 것으로 추측할 수 있지만, 이것만으로는 불충분하다. 왜냐하면, 비포유류 동물의 정자게놈(예를 들면, Xenopus)은 난자내에서 크로마틴 리모델링이 일어나지만 능동적 탈메틸화는 일어나지 않기 때문이다. In vitro 실험결과를 유추해보면, 탈메틸화는 싸이토신에서 메틸기를 직접적으로 제거하거나(Bhattacharya K 등. 1999) base-excision 기전을 이용하여 메틸싸이토신을 싸이토신으로 치환함으로써 일어날 수 있을 것이다(Weiss A 등, 1996; Zhu B 등, 2001). 또한 탈메틸화는 메틸싸이토신을 탈아민화시킨 후 부정교합 수복기전이 일어남으로써도 가능할 것이다(MBD4는 T/G 부정교합 glycosylase 활성도를 가지고 있음). 메틸싸이토신에 결합하는 단백질인 MBD2는 이런 메틸기를 직접적으로 제거하는 후보 효소로 제안된 바 있지만(Bhattacharya K 등. 1999), 후속적인 다른 연구자들의 연구결과는 그렇지 않을 가능성을 제기하고 있다(Wade PA 등, 1999; Ng HH 등,

1999). MBD2가 녹아웃된 난자에서도 탈메틸화가 정상적으로 일어나기 때문에 MBD2가 탈메틸화에 필요할 것 같지 않다. 최근에 보고된 바에 따르면, 발달과정 중에 일어나는 두번의 적극적 탈메틸화과정, 즉, 수정체 남성 풋핵에서 일어나는 능동적 탈메틸화와 생식샘능선(gonadal ridge)(embryonic day 11.5일)에서 일어나는 DNA 탈메틸화에는 Tet효소외에 base excision repair enzyme들에 의해 일어날 가능성이 높음을 시사하는 연구결과를 제시하고 있다(Hajkova P 등, 2010). 가설로 제기되는 모델은 이때 관여하는 효소들로, APE1, XRCC1, PARP1등으로서 5mC가 modifying enzyme에 의해 변경되고, 이를 APE1이 인식하여 단일 DNA가닥(single strand)에 틈(break)을 일으키고, 이를 XRCC1과 PARP1이 수복하는 과정을 통해 DNA메틸화가 지워진다.

수정체내에서 수정체 남성 풋핵에서 능동적 탈메틸화가 일어나는 데, 그 기전이 무엇이든 이러한 탈메틸화과정에는 탈메틸화효소가 개입될 터이고 유전체 전반에서 일어나기 때문에 많은 양의 효소가 투입될 것이라고 예상되는데, 이웃한 여성 풋핵에서는 이러한 탈메틸화효소에 의한 탈메틸화가 일어나지 않는 기전은 무엇일까? 그것은 H3K9me2에 부착한 PGC7이 이러한 탈메틸화작용에 대한 보호막으로서 기능함이 최근의 연구결과로 밝혀졌다(Nakamura T 등, 2012). 모성 크로마틴에 있는 H3K9me2에 PGC7이 부착됨으로써, 탈메틸화효소인 Tet3에 의한 탈메틸화과정으로부터 보호를 받는다. DNA메틸화가 일어난 부위의 히스톤은 H3K9me2 변경이 동반되어 있어, PGC7의 우전체 전반적인 부착은 부성 풋핵에서 일어나는 탈메틸화과정에 대해 보호하는 기능을 수행할 것으로 예상된다(Nakamura T 등, 2012). 정자내의 게놈은 히스톤을 중심으로 한 뉴클레솜이 아닌, 프로타민을 중심으로한 토로이드(toroid)구조를 형성하고 있는데, 모든 부분이 다 프로타민을 중심으로 토로이드를 형성하는 게 아니라 일부분은 히스톤을 중심으로 한 뉴클레솜을 구성하고 있으며, 정자가 난모세포와 수정체를 형성할 때, 프로타민은 새로이 합성된 히스톤으로 대체되지만, 기존에 갖고 들어왔던 히스톤은 그대로 유지하며, 갖고 들어온 히스톤내의 히스톤변경도 그대로 유지된다. 따라서, 여기에 H3K9me2가 있을 수 있고, PGC7이 부착되어 이 부분은 Tet3에 의한 능동적 탈메틸화로부터 보호를 받는다. 부성 각인 유전자의 DNA메틸화가 보존되는 기전에는 위와 같은 기전이 개입될 가능성이 매우 높다.

2) DNA 메틸화 패턴의 수립과 보존(establishing and maintaining patterns of DNA methylation)

포유류에서 DNA 메틸화는 CpG 디뉴클레오타이드의 싸이토신에서 관찰되며, 이 변화는 DNA 복제후에 일어나는 화학과정이다. DNA 메틸화의 정도는 포유류의 발생과정 중에 고도로 통제된 방식으로 변화하는데, 난할(cleavage)기에 탈메틸화 파동(wave)에서 시작하여, 착상 후 게놈 전반에 걸친 신생 메틸화 파동이 뒤따른다(Li E, 2002; Jaenisch R, 1997). 탈메틸화는 수정 후 수시간 이내에 부성 게놈 내의 메틸기를 제거하는 적극적인 과정이다(Mayer W 등, 2000; Oswald J 등, 2000). 대조적으로, 모성 게놈은 단지 잇따른 분할에 따른 수동적인 탈메틸화를 겪는다(Li E, 2002). 창자배 형성기시 게놈의 메틸화 정도는 신생 메틸화로 인해 높은 편이지만, 특정 조직 및 세포로 분화해 가면서 전체적인 메틸화정도는 감소하는 추세를 보인다(Ehrlich M 등, 1982). 창자배형성(gastrulation) 이후 발달단계에서는 신생 메틸화는 좀처럼 일어나지 않지만, in vitro상 세포주를 수립하는 동안이나 암종을 형성하는 과정에서는 일어난다(Jaenisch R and Bird A, 2003). (그림 8-2)

3) 역동적인 DNA 메틸화와 이에 관련된 효소(dynamics of DNA methylation and enzymes involved)

포유류 발생기의 DNA 메틸화과정은 역동적인 과정이다. 수정되기 전에 생식자 염색체는 메틸화되어 있으며, 정자의 유전체 전반적인 DNA메틸화레벨은 난자의 그것보다 현저히 높고, 거의 성체조직내 세포의 DNA메틸화레벨과 비슷하다(Smith ZD 등, 2012).

수정 직후, 메틸화 소실이 일어나는데, 이 착상 전 탈메틸화 과정은 비대칭적인 것이다. 왜냐하면, 남성 풋핵(male pronucleus)이 분열하기 위해 성숙하는 기간 동안에 급속하고 선택적인 탈메틸화 과정을 겪기 때문이다(Mayer W 등, 2000; Oswald J 등, 2000). 이 과정은 능

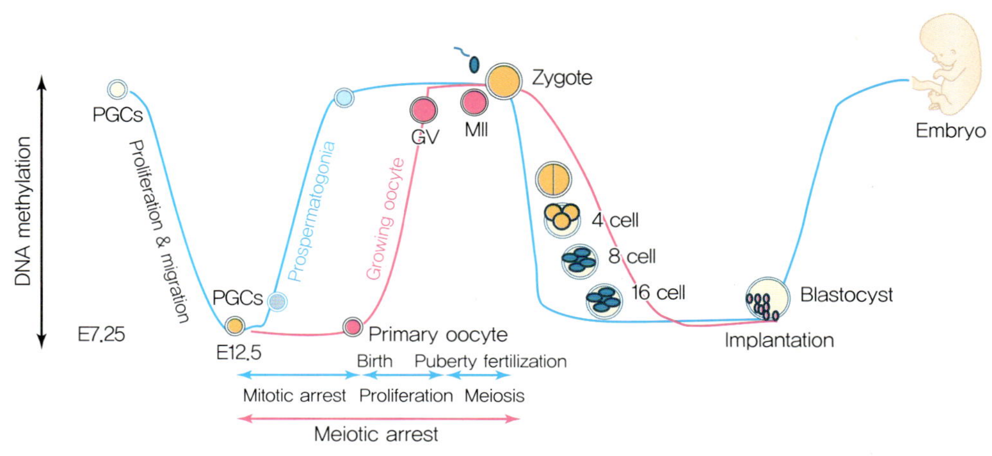

그림 8-2. 생쥐의 primordial germ cells (PGCs)은 발생초기에 탈메틸화된다. 재메틸화는 수컷 생식세포는 E16일 즈음에 시작되고, 난모세포는 출생후에 시작된다. 메틸화의 재프로그래밍은 수정된 후에 일어나는데, 부성 게놈은 수정후 능동적 기전에 의해 탈메틸화되는 반면, 모성 게놈은 수동적으로 탈메틸화된다. 모성과 부성게놈은 착상되면서 재메틸화되기 시작한다. 배아와 배아외조직은 메틸화되는 정도가 다른데, 배아외조직은 배아조직의 50%에 해당되는 메틸화컨텐트를 갖는다.

동적인 탈메틸화 과정(active demethylation)이다. 생쥐의 경우, 수정 후 4시간 이내에 남성 풋핵은 능동적으로 탈메틸화 된다. 부성 게놈과는 달리, 모성 유전 염색체들은 이 세포 단계(two-cell stage)부터 세포분열 하는 동안에 점진적으로 탈메틸화 된다.

부성 염색체가 적극적으로 탈메틸화되는 것과는 대조적이어서 이를 수동 탈메틸화(passive demethylation)라고 하는데(Monk M 등, 1987; Rougier N 등, 1998), 이는 보존 메틸화를 담당하는 DNA 메틸기전달효소가 없기 때문이고, 복제할 때 마다 새로이 형성되는 상보 DNA 가닥은 탈메틸화되기 때문이다. 만약 4번의 세포 분열이 있었다고 한다면, 16개의 세포 중 15개의 세포는 탈메틸화 되어 있고, 한 개의 세포는 46개의 염색체중 모성 염색체 23개는 메틸화되어 있고, 나머지 23개는 탈메틸화 되어 있다. 착상 후, 신생 메틸화 및 보존 메틸화가 능동적으로 일어나, 보통의 체세포에서 관찰되는 메틸화 수준으로 회복된다(Trasler JM 등, 1996). 부성 풋핵의 능동적 탈메틸화에는 늘임복합체(elongation complex)의 한 부분인 Elp3, Elp1, Elp4가 관여하고 있음을 Zhang그룹이 밝혀냈다(Okada Y 등, 2010). 세가지 형

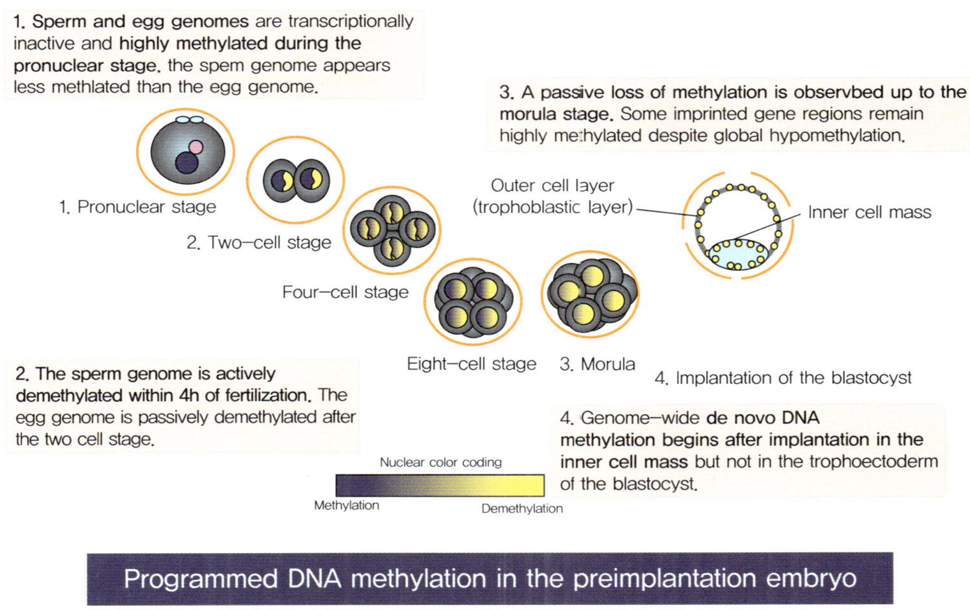

그림 8-3. 수정후 착상까지 일어나는 DNA 메틸화 변화. 인간 blastocyst(포배)는 착상 전 배아로서, 약 150 세포로 구성되어 있으며, 포배는 구의 형태를 이루며, 바깥쪽 세포층은 trophoectoderm이며, 내부에 액체로 차 있는 공간(blastocoel), 그리고 내부에 세포 덩어리(inner cell mass)로 이루어져 있다. Inner cell mass는 약 30개의 세포로 구성되어 있다. 배아(embryo)의 DNA 메틸화 패턴은 착상 후 포배(blastocyst)의 속세포덩이(inner cell mass)에서 시작되는 계통 특이적인 신생 메틸화를 겪으면서 확립된다(Howlett SK and Reik W, 1991; Kafri T 등, 1992; Santos F 등, 2002). 신생 메틸화가 시작하는 시점과 속세포 덩이가 원시내배엽과 외배엽으로 분화되는 시점은 일치한다. DNA 메틸화 레벨은 배아를 형성하는 원시외배엽에서 급속도로 증가하는 반면, 태반을 만드는 영양막(trophoblast)이나 난황낭 막(yolk sac membrane)을 형성하는 원시내배엽(primitive endoderm)에서는 메틸화가 억제된다(Chapman V 등, 1984; Rossant J 등, 1986).

태의 Dnmt1이 알려져 있는데, 그 중 하나는 생식세포에 특이적인 것으로 길이가 보다 짧고, 핵 위치결정 시그널(nuclear localization signal)이 있으며, 착상 전 발생기의 수정체와 성장하는 난모세포에서 발견된다(Mertineit C 등, 1998).

난모세포의 성장은 복제 없이 이루어지기 때문에 Dnmt1o가 난모세포에서 중요한 신생 메틸화 기능을 가지고 있을 것이라고 예전에는 생각했었다(Howell VY 등, 2001). 수정 후 Dnmt1o는 세포질로 이동되고 착상 전 초기에는 할구(blastomere)의 피질밑층(subcortex)에 주로 위치한다. 할구가 8개의 세포로 이루어질 때까지 세포질에 있다가 8세포 단계에서 핵 내로 이동한다(Mertineit C 등, 1998; Carlson LL 등, 1992). Dnmt1o는 16세포 단계에는 세포질로 다시 나온다. Dnmt1o의 기능은 신생 메틸화가 아니라, 각인 유전자의 메틸화 정보를 유지하는 기능을 하는 것으로 생각된다(Dean W and Ferguson-Smith A, 2001).

4) 초기발생과정동안의 Dnmt1의 역할(role of Dnmt1 during early development)

생쥐의 착상전 발달단계에서 세가지 과정(phase)의 DNA 메틸화 변동(modulation)이 일어난다. 처음에는 일세포단계에서 남성 풋핵에서 일어나는 부성기원 대립유전자들의 적극적인 탈메틸화이다. 다음으로, 모성기원 대립유전자들의 수동적인 탈메틸화가 일어나는데, 이는 Dnmt1이 없기 때문에 일어나는 것으로, 모성기원 대립유전자의 메틸화 레벨이 점진적으로 감소하는 것이다. DNA 메틸화는 blastocyst(포배)단계에서 de novo로 일어나는데, 계통(lineage)-특이적으로, 또한 비대칭적인 형식을 취해서, inner cell mass(내부 세포덩어리) 유도체들은 과메틸화되는 반면, trophoectoderm은 저메틸화된 상태를 유지한다. 이러한 역동적인 DNA메틸화의 변동과정 속에서도 유전체 각인 DNA메틸화 표지는 보존된다. 그렇다면, 수동적인 탈메틸화에도 불구하고 각인 유전자의 DNA 메틸화는 어떻게 보존되는 것일까? 이전의 연구들은 Dnmt1의 난모세포 특이형인 Dnmt1o가 이러한 각인 유전자 DNA메틸화를 보존하며, 8세포단계에서 각인 유전자 메틸화 보존 작업을 하는 것으로 주장하였다(Dean W and Ferguson-Smith A. 2001; Howell CY, 등, 2001). 8세포가 아닌 2세포와 4세포 단계에서는 어떻게 각인 유전자의 DNA메틸화를 유지하는지에 대해서는 알려지지 않아서, 미지의 다른 형태의 메틸기전달효소가 있는 것은 아닌가?라는 의구심을 갖게 하였다.

생쥐의 착상전 발달단계에 존재하는 DNA 메틸기전달효소들을 분석해 보면, 두가지의 Dnmt1이 있음을 보는데, 190 kD의 Dnmt1s와 N-terminal이 짤린 175 kD의 Dnmt1o형태가 있다. 이 두가지 동종효소는 germinal vesicle 및 MII (meiotic II) stage 난모세포에 풍부하게 발현되며 착상전까지 세포질에 남아있다(Leonhardt H 등, 1992). 부성 대립유전자 특이적인 능동 탈메틸화는 수정후 6시간이내에 성숙하는 남성풋핵에서 광범위하게 일어나 DNA메틸화의 소실을 가져온다. 그러나 모든 부성 대립유전자들이 다 탈메틸화되는 것은 아니며, 여러 종류의 유전자와 repeat 시퀀스들이 이 과정을 면한다. 무엇보다도, 각인 유전자의 차별적 메틸 도메인(differentially methylated domain, DMD)과 IAPs라는 설치류 특이적인 리트로트랜스포존 계열은 메틸화를 유지한다(Lane N 등, 2003; Olek A and Walter J, 1997; Reik W 등, 2001). 모성 각인 유전자의 DMD도 모성 풋핵에서 DNA메틸화가 유지된다. 아직까지, 이러한 DMD 시퀀스와 탈메틸화되는 시퀀스를 구별하는 차별적 유전체적 특성(genomic feature)은 밝혀지지 않았다. 최근에 각인 유전자와 리트로트랜스포존 시퀀스에 대한 setdb1에 의한 H3K9me3가 발생기의 리프로그래밍시기의 DNA 탈메틸화를 견디게 해주는 기전일 가능성이 있음이 제기된 바 있다(Leung D 등, 2014).

남성풋핵의 능동적 탈메틸화시기를 지나면, Dnmt1o가 핵내로 들어오지 못하기 때문에, 수정체는 점진적으로 DNA가닥 특이적인 DNA메틸화 소실이 단계적으로 일어나게 된다. 이 시기동안, 모성 대립유전자들은 DNA복제가 일어날 때마다 DNA탈메틸화를 겪게 된다. 그러나, 이 시기동안에도 DMD의 DNA메틸화는 충실하게 보존된다. 아직까지, Dnmt1o가 없는 데도, DMD의 DNA메틸화와 다른 리트로트랜스포존 시퀀스의 DNA메틸화를 유지하는 기전에 대해 알려진 것이 없다. 최근의 두 연구결과(Kurihara 등, 2008; Cirio 등, 2008)는 이러한 의문을 해소하는데 중요한 실마리를 제공하고 있다. Dnmt1s가 이 시기동안 핵내에 있을 것이라는 가정은 있었지만, 이를 확인하는 증거가 제시되지 못했었는데, 두 연구결과로부터 밝혀진 사실은 Dnmt1o만 이 시기에 있는 것이 아니라, Dnmt1s도 할구기(cleavage stage)에도 비록 낮은 농도이지만 존재한다는 것이다. Dnmt1s가 착상전시기에 핵에서 관찰되지만, 4세포단계까지만 관찰된다고 보고했던 이전의 연구결과(Ratnam S, 등, 2002)를 뛰어 넘는 것이다.

Kuhihara 등(2008)은 Dnmt1o와 Dnmt1s에 특이적인 항체를 개발했고, 면역염색을 통해 Dnmt1o가 Dnmt1s와 상보적인 비대칭성을 유지한다는 것을 제시했다. 즉, Dnmt1s는 1세포단계의 제 일 S기에서 blastocyst단계까지 핵내에 존재함을 보여주었다. Dnmt1s가 각인 DMD인 N48의 메틸화를 보존하는 지 살펴보기 위해, Dnmt1s 특이 항체를 주입하고 타겟 시퀀스의 DNA메틸화를 분석하였다. 대조군과는 대조적으로, 탈메틸화에 저항하던 IAP와 모성 H19은 탈메틸화되었고, 이는 Dnmt1s가 보존성 메틸기전달효소로 기능함을 시사하는 것이다. 비록, Dnmt1s 단백질을 검출하는 것이 쉽지 않지만, Dnmt1s 전사체는 MII 난모세포단계와 blastocyst 단계에 이르기까지 관찰된다는 것을 이전의 연구자들이 보고한 바 있다(Ratnam S, 등, 2002; Ko YG, 등, 2005). 이러한 전사체가 기능을 하는 메틸기전달효소를 만든다면, 이를 특이적으로 제거한다면 DNA메틸화의 변동을 초래해야 한다. 특이적인

siRNA를 만들어 Dnmt1s를 녹다운시킨 결과, morula단계에서 IAP의 탈메틸화가 있음을 확인하였고, 이는 새로이 만들어지는 Dnmt1s가 각인 유전자를 포함한 타겟 시퀀스의 DNA메틸화 보존에 간여함을 의미하는 것이다(Kurihara Y 등, 2008).

1세포 단계에서, Dnmt1s는 모성 풋핵에서 발견되는데, 이 사실은 후성유전학적 비대칭성(epigenetic asymmetry)을 일으키게 되며, 이는 이전의 실험적 연구결과와도 일치한다(Santos F 등, 2002; Mayer W 등, 2000). 흥미롭게도, Dnmt1s가 모성 풋핵에 존재하고, 모성 대립유전자들이 상대적으로 과메틸화되어 있다는 사실은 Dnmt1s가 de novo 기능을 in vivo에서 하고 있을 가능성을 제기한다(Mertineit C 등, 1998). 남성 풋핵의 경우는 다소 복잡하다. Dnmt1s가 처음에는 late S기에 존재하다가, G2기에는 핵밖으로 나왔다가 M기에 다시 들어간다. 이러한 독특한 패턴은 2세포단계의 세포주기에서도 관찰된다. S기가 아닌 다른 세포주기에서 Dnmt1이 어떤 역할을 하는 지에 대해 보고된 바 있지만, 주로는 constitutive 헤테로크로마틴 구역의 보존과 관련된 것이다(Easwaran HP, 등, 2004).

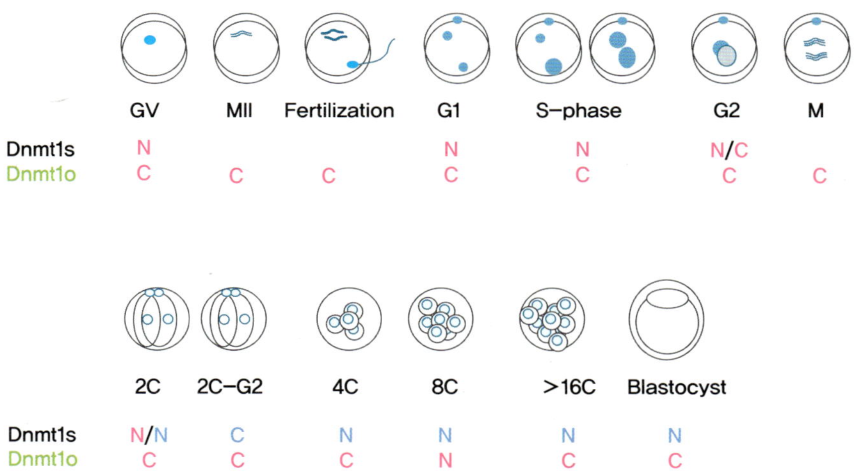

그림 8-4. 착상전기 발생과정 동안의 Dnmt1 단백질의 역동적인 조절(dynamic regulation of Dnmt1 protein during preimplantation development). 성숙한 germinal vesicle과 MII stage (second meiotic phase) 난모세포는 Dnmt1s와 Dnmt1o를 풍부하게 세포핵 또는 세포질에 갖고 있다. 수정후, Dnmt1sm(난모세포 유래 Dnmt1의 체세포형(somatic variant))은 성숙해지고 있는 여성 풋핵에 위치한다. 첫번째 세포주기의 S기가 시작되면, Dnmt1sm은 남성 풋핵에서 나타나나 G2기에는 세포질로 이동한다(흰색 풋핵). G2에서의 이와 같은 비정규적인 Dnmt1의 이동은 제2세포주기의 G2기에도 반복된다. 복잡하게도, 2세포기를 넘어서면, Dnmt1sm은 급속하게 파괴되고, zygotic form인 Dnmt1sp가 발현되면서 핵에 있는 난모세포유래 Dnmt1sm을 대체한다. 8세포단계에서는 이 단계를 제외하고서는 늘 세포질에만 있던 Dnmt1o가 핵내로 들어온다. 독특하게 이 때가 Dnmt1sp와 Dnmt1o가 핵내에서 함께하는 유일한 시기이다. 실험을 통해서 살펴본 결과 이 시기에 Dnmt1o만 기능하고 Dnmt1sp는 기능하지 않으며, Dnmt1o가 각인된 DMD의 메틸화를 유지한다. 8세포기가 지나서도, Dnmt1sp는 지속적으로 핵내에 위치한다. 따라서, 착상전기에는 Dnmt1의 세가지 형태인 Dnmt1sm과 Dnmt1o(이들은 난모세포기원), 그리고 수정체 기원인 Dnmt1sp가 각인된 DMD의 메틸화를 유지하는 책임을 진다.

이러한 핵내 Dnmt1s은 어디로부터 온 것인가? Zygotic Dnmt1s가 처음 생성되는 것은 언제이며, 어떻게 조절되는 것인가? 이러한 문제에 대한 단서를, Cirio 등의 연구결과가 제공하고 있다(Cirio MC 등, 2008). Dnmt1에 특이적인 결손을 일으키는 실험을 시행함으로써, 저자들은 착상전 발달단계에서 각인 유전자 DNA 메틸화를 유지하는 데에는 모성기원 Dnmt1s와 zygote기원 Dnmt1s이 함께 기여하고 있음을 제시하고 있다. 저자들은 Dnmt1o와 Dnmt1sm(모성기원 Dnmt1s)이 역할구별을 엄격하게 준수하고 있다고 주장하고 있다. 즉, Dnmt1sm은 8세포단계까지 각인 유전자의 메틸화를 보존하는 역할을 하며, Dnmt1o는 8세포단계에 핵내로 들어가서 유전체의 각인을 보존하며, 8세포단계를 제외한 나머지 시기에는 세포질내에 존재한다.

Zygotic Dnmt1sp (zygote에서 생산된 Dnmt1s)는 이세포단계(2 cell stage)에서 생산되며, 핵내에 위치한다. Dnmt1sp와 Dnmt1o가 8세포단계에서는 둘 다 핵내에 존재하지만, Dnmt1o를 인위적인 변이형으로 만들어 보았을 때, Dnmt1o의 기능소실을 Dnmt1sp가 보완해 주지 못하였고, 각인 DMD의 메틸화가 보존되지 못하였다. 그러나, 이러한 치명적인 Dnmt1o 표현형은 Dnmt1sm를 과도발현할 수 있도록 Tg construct를 만들어 발현시켰을 때, 치명적인 것을 구원할 수 있었다. 이와 같은 Dnmt1sm에 의한 Dnmt1o의 기능적 대체는 DMD의 메틸화를 타겟하는 수월성을 제공하는 모성특이적인 환경이 있음을 시사하는 것이다. 또한 Dnmt1s의 initiation codon에 변이를 일으켰을 때에, Dnmt1o는 이 표현형을 구원하였는데, 이와 같은 결과는 Dnmt1s와 Dnmt1o가 보존성 메틸기전달효소로서 기능적으로 교환가능함(interchangeable)을 보여주는 것이다. 비록 Cirio등은 Dnmt1sm을 풋핵에서는 관찰하지 못했지만, 이는 Cirio등과 Kuhihara 등이 쓴 항체의 차이에 따른 것일 것이다. Kuhihara 등은 Dnmt1sm이 제1세포주기내애 모성 풋핵에서 관찰되며, 남성 풋핵의 경우, G2기간동안 세포질로 나오며, 이러한 패턴은 제2세포주기에도 반복된다고 보고하고 있다. 따라서, 보존성 메틸화는 풋핵 붕괴이후에 일어날 것 같고, 따라서 다음 세포주기의 G1기에 일어날 것 같다. 이것은 Dnmt1이 DNA복제기동안 replication fork와 함께 위치하고 있다는 기존의 개념과는 다른 것이다. 이러한 비동기적인 연합(asynchronous association)은 DNA메틸화가 수동적으로 탈메틸화되는 시기동안 DMD 메틸화를 유지하는 중요한 부분일 수 있다.

5) 남성 및 여성 생식세포의 DNA 메틸화 차이점(differences in DNA methylation between female and male germ cells)

Dnmt3l-null 수컷 생쥐는 정충을 만들지 못하지만, null-암컷 생쥐는 난자를 만들기 때문에, Dnmt3l 야생형 수컷과 Dnmt3l null 암컷 생쥐로 교배할 수 밖에 없기 때문에, Dnmt3l heterozygous offspring이 만들어지는데, Dnmt3l null oocyte에는 maternal methylation에 의한 각인 및 발현억압이 일어나지 않아, 양대립유전자로부터 각인 유전자가 발현되게 되어, 배자는 임신중기에 extraembryonic tissue의 이상 발달로 인해 사망하게 된다. Dnmt3l-null phenotype은 암컷 생쥐의 경우, oocyte에서 모성메틸화각인(maternal methylation imprints)이 일어나지 않지만, 리트로트랜스포존의 메틸화에는 거의 영향을 미치지 않는다. 이에 반해, 수컷 생식세포에서는 리트로트랜스포존의 메틸화가 거의 일어나지 않는 반면, paternal methylation imprint는 제대로 일어난다.

난모세포에서 de novo 메틸화가 일어나는 시점은 생후의 배란하기 전 즈음이고, 메틸화 패턴이 지워지는 것은 다음 세대의 primordial germ cell 단계이다. Germ line에서 메틸화된 CpG 디뉴클레오타이드는 쉽게 TpG와 CpA의 디뉴클레오타이드로 변이되는 데, 암컷 germline 유전체는 단지 몇 번의 세포분열기 동안에만 메틸화되어 있는 것이기 때문에, C에서 T로의 변이율은 낮다. 그러나, 수컷 germline의 경우, prospermatogonia가 주산기(perinatal period)에 de novo 메틸화를 겪으며, spermatogonia는 훨씬 많은 세포분열주기동안 DNA메틸화를 유지하고 있다(그림 8-1). 따라서, C에서 T로의 변이율은 나이든 수컷(older male)일수록 그 offspring에서 높으며, 이러한 연유로 진화과정동안, 부성적으로 메틸화되는 DMR이 모성적으로 메틸화되는 DMR에 비해 CpG 디뉴클레오타이드의 농도가 낮으며, 부성적으로 메틸화되는 DMR의 수가 모성적으로 메틸화되는 DMR의 수보다 적은 이유가 된다. 그리고, 이유를 알 수 없지만, 모성적으로 메틸화된 DMR은 각인 유전자 프로모터를 걸치는(span) 반면, 부성적으로 메틸화된 DMR은 각인 유전자로부터 수 kb정도 떨어져 있다.

생쥐 정자와 난모세포의 유전체 전반적인 DNA메틸화를 조사한 자료에 따르면, 정자의 유전체내 5mC 컨텐트는 난자의 그것보다 훨씬 높으며 정자 유전체의 메틸화컨텐트는 체세포의 메틸화컨텐트와 비슷한 정도이며, 또한 메틸화패턴에서도 정자와 난모세포는 뚜렷한 차이를 보이는데, 정자의 경우, CpG농도가 낮을수록 메틸화되는 경향이 두드러진 반면 CpG 농도가 높을수록 메틸화가 안되는 경향을 보이는데, 이는 체세포에서도 관찰되는 메틸화패턴이다. 하지만, 난모세포의 경우에는 이러한 경향성이 덜하여 단위길이내 CpG site의 개수와 무관하게 전반적으로 낮게 메틸화되는 경향을 보인다. 적어도 100 bp내 CpG sites의 수가 4개이하인 100 bp길이 DNA들의 메틸화레벨은 같으며 5개이상인 경우 점차 단위길이내 CpG site수가 증가할수록 메틸화레벨이 감소하는 경향을 보인다. 이러한 경향은 수정후 이세포, 4세포, 8세포, 그리고 속세포덩이(inner cell mass)단계에서도 나타나는 패턴이다(Smith ZD 등, 2012).

인간 남성 생식세포의 경우, 태생기 137일째에 벌써 de novo메틸화가 일어나는 것으로 보아, 태생기 74일과 137일 사이에 de novo DNA메틸화가 일어나고 있는 것으로 파악되고 있다(Gkountela S 등, 2015). 반면에, 여성 생식세포의 de novo 메틸화는 생후에 일어나는 것으로 파악된다. 인체를 구성하는 세포중에서 가장 DNA메틸화레벨이 낮은 세포는 태아의 난소 생식세포이며, 이는 내세포집단(inner cell mass)의 DNA메틸화보다 더 낮다. 인체의 경우, 원시생식세포(primordial germ cell)의 DNA메틸화레벨은 내세포집단의 DNA메틸화레벨과 비슷하거나 조금 더 낮은 것으로 파악되나, 태아의 정소 생식세포는 원시생식세포와 메틸화레벨이 비슷하다가 태생기 74일과 137일 사이에 시작된 de novo 메틸화에 따라 태아 정소 생식세포의 DNA메틸화레벨은 계속 상승하며, 태어날때에는 정소생식세포의 DNA메틸화레벨은 성인 정소생식세포의 DNA메틸화레벨과 비슷하다. 그러나, 태아의 난소생식세포는 원시생식세포보다 메틸화레벨이 더 낮으며, 태어나면서 de novo 메틸화가 시작된다. 성인의 난소생식세포의 DNA메틸화레벨은 성인의 정소 생식세포의 DNA메틸화레벨보다 낮다(Gkountela S 등, 2015).

Chapter 09

X염색체 불활성화 조절

DNA methylation and X chromosome inactivation

태반포유류(placental mammals) 암컷 세포는 수컷 세포에 비해 X염색체가 하나 더 있어 암컷의 세포는 수컷 세포에 비해 X염색체상의 유전자 한 셋트를 더 갖게 되므로, 상대적으로 과다한 유전정보를 보유하게 된다. 이에 대한 보정은 X염색체 불활성화에 의해 이루어지는데, 이 과정은 발생초기에 두 X염색체 중 하나를 무작위적으로 차단시키는 것이다. 반면에, 유대포유류(marsupials)와 설치포유류(rodents)의 경우, 부성X염색체의 선택적 불활성화가 일어난다. 불활성화된 X염색체는 다음과 같은 점에서 기본구성 헤테로크로마틴(constitutive heterochromatin)과 유사한 특성을 가지고 있다: 사이기(interphase)에 응축된 상태로 있고, S기에 늦게 복제되며, 하우스키핑 유전자의 CpG islands 프로모터가 메틸화되어 있다(Jaenisch R 등, 1998). X염색체 유전자의 DNA 메틸화는 유전자 불활성화가 먼저 일어난 후에 초래된다(Lock LF 등, 1987).

X 불활성화는 배아발생기 초기에 암컷 체세포에서 일어나며 생명체의 일생동안 지속적으로 불활성화된 상태가 유지된다. X염색체의 불활성화가 유지되는 데는 DNA메틸화가 필요하지만, 불활성화의 시작이나 파급은 Xist 유전자에 의해 조절되며, 이 유전자는 전사되지 않는 RNA를 코드하고 있으며(lncRNA), 불활성화되는 X염색체에서만 전사된다. 반면 활성 X염색체에서는 Xist유전자의 프로모터는 메틸화되어 있으며, 불활성화되어 유전자 전사가 일어나지 않는다(Csankovszki G 등, 2001; Meehan RR, 2003).

1 Xist의 역할

role of Xist

X염색체 불활성화 과정은 Xist RNA가 X염색체를 도포하고, 히스톤 탈아세틸화 및 메틸화, 그리고 DNA메틸화가 잇달아 일어나는 등의 일련의 사건들을 통해 X염색체를 활동적인 퍼

진염색질(유크로마틴) 상태에서 심하게 응축된 뭉친염색질(헤테로크로마틴)로 변환시킨다. X염색체 불활성화는 암컷 배아가 착상된 후 배아 줄기세포의 분화가 유도될 때(gastrulation, 낭배형성) 일어난다. 배아줄기세포에서 분화를 유도시킨 지 1~2일 내에 Xist발현이 장차 불활성화될 X 염색체에서 일어난다. 유전자 발현억제도 한 번 또는 두 번의 세포주기내에 X염색체 전체에 걸쳐 급속도로 진행된다. 이것은 Xist가 직접적으로 전사억제를 매개하고 있음을 의미하는 것이다. 그러나, Xist의 이러한 전사억제 기능은 특정 발생단계에만 유효한 것이고, 이 특정단계를 지난 후에 Xist RNA를 유도해도 불활성화를 불러 일으키지 못한다(Wutz A and Jaenisch R, 2000).

X염색체 불활성화에는 Xist RNA의 현저한 증가가 수반되며, Xist RNA가 X염색체를 도포하는데, 이 과정이 X염색체 불활성화의 필요 조건이다. Xist유전자를 선택적으로 파괴하면 X염색체 불활성화가 일어나지 않는다(Penny GD 등, 1996; Marahrens Y 등, 1997). 수컷 배아줄기세포에 Xist cDNA를 핵산전달감염(transfection) 시킨 후 유도 발현시키면 Xist transgene이 삽입된 상염색체의 불활성화를 일으킬 수 있는데, 이 불활성화 과정에는 히스톤이 과소아세틸화 되고, 이 염색체는 세포분열시 늦게 복제된다(Wutz A and Jaenisch R, 2000). 그러나, Xist RNA가 X염색체를 불활성화 시키는 구체적인 과정에 대해서 알려진 바가 별로 없었으나, 배아줄기세포를 활용함으로써 많은 연구결과가 발표되었다. 2020년까지 이해한 X염색체 불활성화과정의 중요한 발견은 다음과 같다.

Xist RNA의 시퀀스를 분석한 결과, 6개의 다른 탄뎀 반복시퀀스가 발견되었고, 이를 repeat A, ---, repeat F로 명칭을 한다(그림 9-1). 이 탄뎀반복 시퀀스에 부착되는 RNA결합단백질이 침묵화에 중요한 단백질을 불러들임으로써 X염색체 불활성화가 시작되고 유지된다. Xist가 X염색사에 부착되어 있는 SAF-A단백질(hnRNP U)에 결합함으로써 X염색체에 위치할 수 있게 되며, RNA결합단백질인 SPEN(SHARP)은 Xist RNA의 repeat A에 부착한 후 SMRT와 NCOR를 불러들이면, Xist – SPEN(SHARP) – SMRT + NCOR복합체를 형성한다. 이 복합체는 HDAC3을 불러들이거나 또는 기존에 X염색체에 위치해 있는 HDAC3를 이용하여, 히스톤을 탈아세틸화시킨다. 탈아세틸화함으로써 RNA polymerase II를 X염색체로부터 배제시킨다. 또한 HDAC3의존적인 방법으로 PRC2를 불러들인다. Xist – SPEN – SMRT + NCOR복합체가 HDAC3를 불러들이는 것이 비활성적인 상태의 개시이고, PRC2를 동원함으로써 불활성상태를 보존적으로 유지한다 (McHugh CA 등, 2015). RNA결합단백질인 hnRNP K는 Xist repeat B와 repeat C의 일부분에 부착되는데, 부착된 hnRNP K에 PCRF3/5-PRC1이 동원되며, 이 variant PRC1에 의해 H2AK119에의 모노유비퀴티네이션(H2AK119ub1)이 일어난다. H2AK119ub1은 다른 variant PRC1과 PRC2의 결합플랫폼이 되며, 결합된 PRC2에 의해 H3K27me3가 초래되고, H3K27me3는 canonical PRC1을 동원한다(그림 9-2). Xist repeat A에 결합하는 RBP15는 METTL3/14를 불러들이고, Xist RNA에 m6A 변형을 일으킨다. m6A로 변형된 Xist에 독자단백질(reader protein)인 YTHDC1이 부착되고, YTHDC1에 의한 침묵화 효과가 야기되는데, 이 효과의 크기에 대해선 논란이 있다.

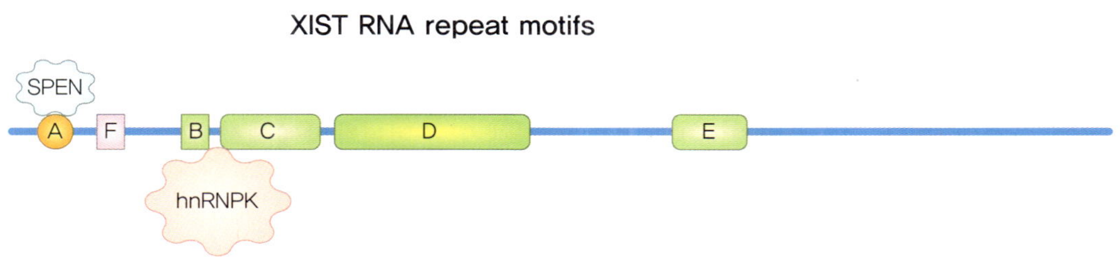

그림 9-1. XIST의 6개 repeat도메인과 여기에 부착되는 RNA부착단백질 (SPEN과 hnRNPK).

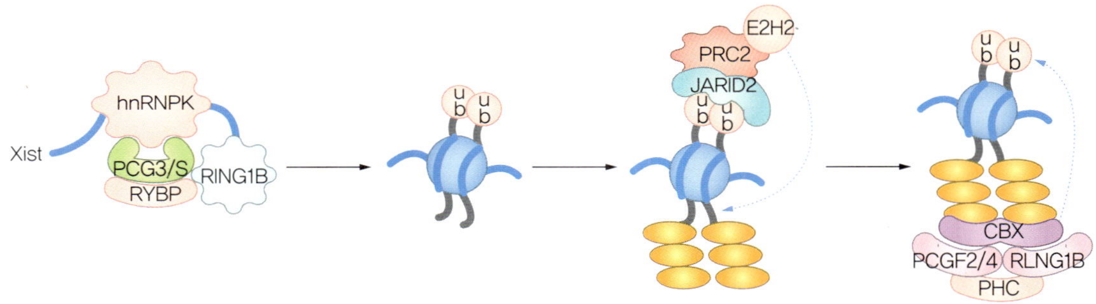

그림 9-2. Xist와 결합한 hnRNPK는 PCGF3/5와 직접 상호작용하여 비표준 PRC1을 모집함. H2AK119의 RING1B 매개 유비퀴틴화는 H2AK119ub에 대한 JARID2 결합을 통해 PRC2 모집을 자극함. 그런 다음 EZH2는 H3K27 트리메틸화를 촉매하여 표준 PRC1의 모집을 가능케 함.

2 Tsix의 역할
role of Tsix

암컷생쥐에서 태반 영양막세포와 배자(embryo)의 X염색체 불활성화는 대조적인데, 영양막세포는 부성 X염색체가 불활성화되는 반면(각인된 X염색체 불활성화), 배자 세포나 체세포에선 X염색체의 무작위적인 불활성화를 볼 수 있다. 얼핏 보면, 다른 기전이 작용하여 이와 같은 상반된 결과를 보이는 것 같지만, 실상은 4세포 단계의 모든 세포에서 부성 X염색체가 불활성화된다. 교접후 3.5일째인 배자의 모든 세포들은 부성X염색체 불활성화되어 있지만, 4.5일 경 배자의 내부세포덩어리 세포들은 불활성화된 부성X염색체가 활성화되지만, 배자외세포(영양막세포)들에선 이런 활성화가 일어나지 않고 부성X염색체가 여전히 불활성화되어 있다. 5.5일 경의 배자에서, 내부세포덩어리 세포들은 epiblast를 형성하는데, 이때에 활성 부성 및 모성 X염색체에서 무작위적인 X염색체 불활성화가 일어나서, 불활성화된 부성 X염색체를 가진 세포와 불활성화된 모성 X염색체를 가진 세포들로 구성된다.

Tsix는 Xist의 antisense RNA로서, 이 또한 단백질을 코드하지 않는 lncRNA이다(Lee JT 등, 1999). Tsix 전사체는 주머니배(blastocyst)에서 처음 발견되는데, Tsix의 모성 대립유전자만 발현된다. 그렇지만 Tsix 발현이 이 단계에서 영양막 외배엽 세포(trophoectoderm cells)에 한정된 것인지는 분명치 않다. Tsix 전사체가 주머니배단계에서 발견되고, morule 단계에선 발견되지 않는다는 점은 Tsix전사체가 적어도 preimplantation embryo에서 생쥐의 각인된 X염색체 불활성화와 무관해 보인다. 하지만, postimplantation embryo의 영양막세포에서는 Tsix전사체가 Xist의 발현조절에 관여한다. Tsix는 Xist 프로모터를 in cis로 억제한다는 것이 알려졌는데(Luikenhuis S 등, 2001; 21; Sado T 등, 2001; Stavropoulos N 등, 2001), 그 기전은 불명확하지만, Xist RNA를 파괴시키는 RNA interference 기전이거나 또는 Xist 프로모터를 차단하는 기전일 가능성이 있다.

생쥐에서 Tsix 모성 대립유전자의 프로모터를 삭제하거나 Tsix 모성 대립유전자로부터 나온 Tsix 전사체를 파괴시키면, 결과적으로 모성 대립유전자 Xist가 발현되고, 이는 모성 X염색체를 불활성화 시키는데, 기존의 부성 X염색체 불활성화에 부가되어 나타나는 것이기 때문에 치명적이어서 배아를 치사 시킨다(Sado T 등, 2001; Lee JT, 2000). 부가해서 설명한다면, Tsix가 발현 안 되는 부성 X염색체는 Xist가 발현되고, 이것이 부성 X염색체를 불활성화 시킨다. 따라서, 부성 X염색체는 Tsix와 무관하게 불활성화되는 것이다(상기의 것들은 태반의 세포에서 일어나는 X염색체 불활성화에 관한 설명이며, 배아의 X염색체 불활성화에 대한 설명이 아니다). 이러한 실험들은 주머니배 단계에서 모성 Tsix의 발현이 태반 영양막 세포에서 Xist 모성대립유전자는 발현억제시키고, Xist 부성 대립유전자만 배타적으로 발현되도록 하는 현상을 설명해 주고 있다. 그러나, 생쥐에서 배아를 형성하게 될 원시 외배엽에서 모성과 부성 X염색체중 하나가 불활성화 되는 과정은 무작위적이다.

생쥐의 배아조직에서는 Tsix의 각인된 발현을 조절하는 각인 표지자가 지워짐으로써 무작위적인 X염색체 불활성화가 일어날 가능성이 높다. DNA메틸화가 이러한 각인 표지자인지는 아직 더 밝혀져야 할 것이다. 흥미로운 사실은 Tsix를 제거하면 배아 조직에서의 무작위적인 X염색체 불활성화 과정이 선택적인 불활성화로 전환된다는 것이다. 이것은 배아세포에서의 무작위적인 Tsix 발현이 Xist 두 대립유전자의 무작위적인 발현을 일으킨다는 것을 가리키고 있다(Sado T 등, 2001; Lee JT 등, 2000). 그러나, 인간의 태반에선 TSIX에 의한 XIST의 선택적 불활성화는 일어나지 않으며, 이는 인간 TSIX유전자에 CpG island가 없다는 것과 관련이 있다.

태반의 X염색체 선택적 불활성화는 생쥐에서만 관찰되며, 인간에서는 관찰되지 않는다. 즉, 인간에서는 태반의 모성X염색체 선택적 활성화는 관찰되지 않는다. 인간의 TSIX는 XIST에 antisense이긴 하지만, 생쥐의 Tsix와는 달리 CpG island가 결핍되어 있다. CpG island는 각인 기전에 핵심적인 요소로서, 인간 TSIX에 CpG island가 없기 때문에 각인기전이 작용할 수 없고, 이로 인해 XIST에 대한 선택적 억압기능이 없다. 이로 인해 인간 태반의 X염색체 불활성화는 무작위적이며, 이는 생쥐태반의 선택적 모성 X염색체 활성화와는 분명하게 다르다. 또한 인간의 TSIX는 발현되지만, XIST를 in cis로 억압시키지 못하며, 오히려, 불활성화된 X염색체에서 XIST와 함께 발현되고 있다.

3 Xic의 역할
role of Xic

X염색체 불활성화의 중요한 특성 중 하나는 X불활성화 중심소(X inactivation center, XIC)가 있다는 것이고, 100-200kb의 크기로서 Xq13에 위치하며, 여기에서 불활성화가 시작되어 X염색체 전체로 파급된다. Xic의 중심에는 Xist (X-inactive-specific transcript)가 있으며, XIST의 발현을 조절하는 다른 lncRNA유전자들이 앞뒤로 위치해 있는데, FTX, JPX, TSIX, XITE, TSX등이 있다(그림 9-3). 어떤 X염색체가 불활성화될 지 결정되면, 불활성화될 X염색체에서 Xist 유전자는 17Kb길이의 RNA를 만들어 내고 in cis로 X염색체를 도포하면서 X 염색체 불활성화가 일어나도록 점화한다. XIST cDNA의 온전한 형체와 결손된 형체들에 대한 최근의 연구결과에서 드러난 바로는 XIST의 5′부분이 X염색체 비활성화에 관련된 작용을 하며, 나머지 다른 부분들은 주로 X염색체를 도포하는데 관련된 작용을 한다는 것이다(Wutz A 등, 2002).

유전자 억압기능은 XIST transcript의 5′ 말단에 있는 보존된 반복 구역에 있고, 염색질과 결합하는 기능은 transcript전반에 걸쳐 있는 기능적으로 중복된 시퀀스들에 의해 매개된다. 유사하게, XIST의 5′ 부위에 대한 antisense oligonucleotide를 쓰면, X염색체 불활성화가 일어나지 못하게 할 수 있다(Beletskii A 등, 2001). Xic는 또한 X염색체가 몇 개나 세포내에 있는지 계수(count)하는 역할을 하며, 동시에 어떤 X염색체가 불활성화될 지 선택하는 역할을

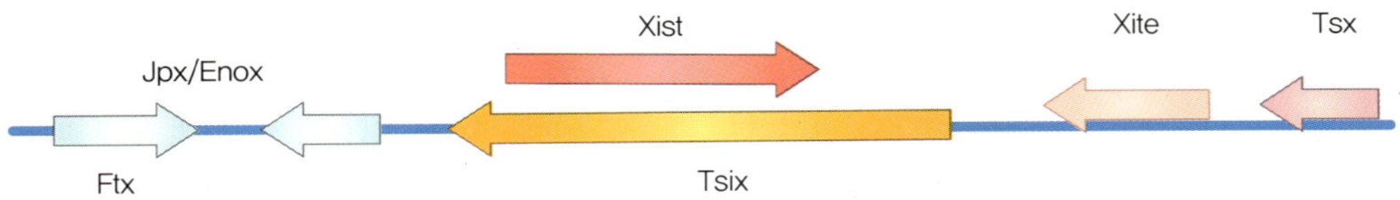

그림 9-3. X inactivation center를 구성하고 있는 유전자

하는 것으로 알려져 있다. Xic는 다소 복잡한 locus이다. 계수 역할을 하는 데 관련된 요소들은 XIST의 3′ 하방에 있는 37kb 구역내에 있는 20kb 이분(bipartite) 구역에 있는 것으로 추정된다(Morey C 등, 2004). X염색체가 단 하나만 있는 배아줄기세포에서 이 구역을 제거하면 분화과정에서 부적절한 X염색체 불활성화가 초래된다. 이 연구결과는 계수가 Xic 구역에 의존하며, X염색체 계수는 X염색체가 2개 또는 그 이상 있는 세포에서만 일어나는 것이 아니라는 것을 보여준다. Xic의 선택기능은 Xic구역에 흩어져 있는 여러 요소들에 의해 영향을 받는 것 같다. 생쥐에서 Xist의 antisense transcript인 Tsix는 불활성화될 X염색체를 선택하는 주된 조절자이다(Clerc P and Anver P, 2003; Broun CJ and Chow JC, 2003). Major Tsix 프로모터를 결손시키면 Xist가 축적되고 결과적으로 non-random X염색체 불활성화를 일으키게 된다.

X염색체 불활성화가 개시되기 전 또는 개시되는 초기 무렵에는 Tsix transcripts가 Xist RNA 축적을 억제한다. 그러나, 이 TSIX transcript에 의한 XIST발현억압기전은 인간이나 소에선 작동하지 않는다.

4 X 염색체 불활성화 과정에서 초기 크로마틴 변화와 Polycomb 그룹 단백질의 역할

Early chromatin changes during X inactivation and the role of Polycomb group proteins

히스톤 탈아세틸화와 H3-K9과 H3-K27의 메틸화 또한 X염색체 불활성화에 중요한 역할을 한다(Boggs BA 등, 2002; Heard E 등, 2001). 불활성화된 X 염색체는 특징적인 패턴의 히스톤 변경이 동반되어 있는데, 히스톤 H3, H4의 저아세틸화, H3K9의 이중메틸화, H3K27의 삼중메틸화, 결여된 H3K4의 이중 또는 삼중 메틸화 등이다. 이러한 히스톤 변경의 상당부분이 X불활성화 과정 초기에 일어나는데, Xist RNA coating이 일어난 다음에 일어난다(그림 9-4). Polycomb group 단백질인 Eed와 Enx1 (EZH2)이 각인된 X불활성화와 무작위적인 X 불활성화 과정에 관여하고 있다. 폴리콤억제복합체가 X염색체와 일시적으로 결합하는 것이 Xist RNA 코팅 직후에 관찰되며, H2AK119의 모노유비퀴틴화에 이어 H3K27메틸화가 속발한다.

히스톤메틸기전달효소가 불활성화 X염색체에서 H3K9에 이중 메틸화를 일으키는 지에 대해서 아직 분명하지 않지만, Xic내에서 Xist 5′ 상방에 있는 constitutive hot spot 구역에 G9a가 H3K9 메틸화를 일으킴은 확실하다(Rougeulle C 등, 2004). H3K9이중 메틸화뿐만 아니라, H3K27삼중 메틸화도 불활성화 X 염색체에서 관찰되는데, 이 둘은 다소 겹치지만 각자 독특한 분포를 갖는다.

Silva등은 Eed변이형 생쥐(eed mutant mice)에서 Xist가 도포된 X염색체(Xist-coated X chromosome)에 Enx1 (Ezh2)의 동원이 없고, H3K27메틸화가 없음을 관찰하였다(Silva J 등, 2003). 비록 이것이, 불활성화된 X 염색체 전체를 재활성화 시키진 않았지만, 국소적으로 X-linked gene의 재발현과 상당수의 세포에서 X염색체상 H3K9아세틸화와 H3K4메틸화의 증가를 볼 수 있었다. Plath 등은 Xist cDNA transgene을 이용하여, X염색체를 Xist RNA

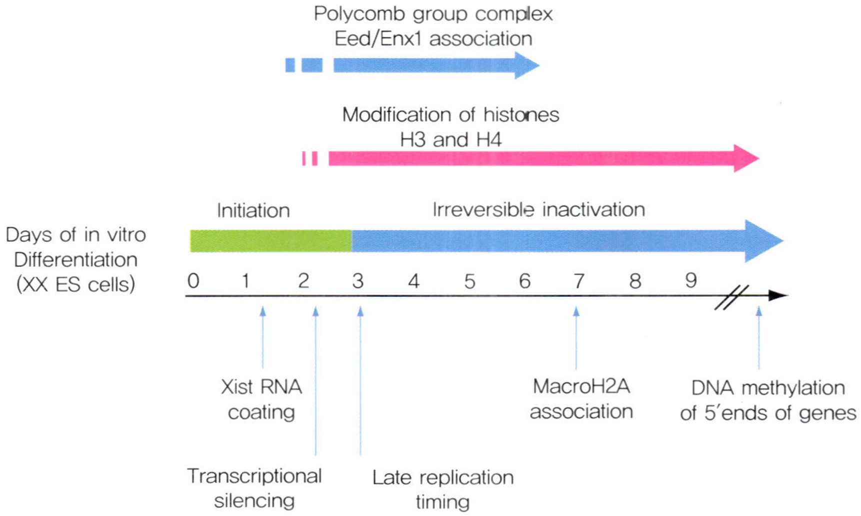

그림 9-4. 여성 배아줄기세포에서의 X염색체 불활성화의 운동역학(Kinetics of X inactivation in differentiating female ES cells). 분화하는 여성 배아줄기세포에서 무작위적인 X염색체 불활성화를 특징지우는 여러가지 이벤트들의 시간 순서는 그림에서 제시된 바와 같다. 이러한 특징적인 사건들의 최초시점은 그림에서 나타내었고, Xist RNA의존적인 개시기(밝은색 화살몸통)와 Xist RNA비의존적인 불가역기(짙은색 화살)를 표시하였다. X염색체 불활성화는 Xic에 위치한 Xist의 발현으로 시작한다. Xist RNA는 X 겸색체를 따라 퍼지고, 여러 단백질 복합체를 모집한다(텍스트 참조). HDAC3에 의한 히스톤 탈아세틸화, PRC1 복합체에 의해 매개되는 H2AK119의 유비퀴틴화, PRC2 복합체에 의해 매개되는 H3K27의 메틸화, 그리고 히스톤 macroH2A의 혼입이 일어난다. 마지막으로 DNMT3B에 의한 CpG island의 DNA메틸화가 동반된다.

silencing mutant로 코팅하였는데, 여전히 Eed/Enx1 복합체를 동원하였고 H3K27메틸화를 일으킬 수 있었으나, 유전자 불활성화는 유도되지 않았다(Plath K 등, 2003). 종합해보면, Eed/Enx1 복합체는 불활성화된 상태를 유지하는 데 중요한 역할을 하지만, Xist에 의한 초기 유전자 불활성화를 매개하는 것 같지는 않다. 따라서, Xist는 여러가지 기능을 병행하는 것처럼 보이는데, 유전자 불활성화를 유도하는 한편, 불활성화를 유지하는 기능을 병행하는 것처럼 보인다. 결론적으로, Polycomb 그룹 단백질과 관련된 크로마틴변경 효소들은 Xist에 의해 가역적으로 불활성화된 상태를 Xist에 독립적인 비가역적 불활성화상태로 전환하는데 중요한 기능을 하는 것으로 생각된다(Wutz and Jaenisch, 2000). Eed/Enx1 복합체가 발생초기에 일시적으로 발현되기 때문에, 불활성화 상태를 유지하는 다른 기전이 있어야 한다. 대안으로, 불활성화된 X염색체의 복제가 늦다는 점(late replication timing), 히스톤 변형인 macroH2A (H2AFY)가 있다는 것, 프로모터 CpG island에 DNA메틸화가 동원된다는 점 등에서 불활성화된 X상태를 충분히 유지할 수 있다.

DNA 메틸화를 불러일으키는 요소들이 X염색체 불활성화의 개시와 파급에 관련되어 있는지에 대해서 많은 연구가 이루어지고 있다. Dnmt1 녹아웃 생쥐에 대한 연구결과 Dnmt1이 배아조직과 배아외 조직에서 X염색체 불활성화를 수립하는데 필수적인 것은 아님을 알게 되었다(Sado T 등, 2000). 모성형(maternal) Dnmt1이 남아 있고, Dnmt3a와 Dnmt3b가 있기 때문에 X염색체 불활성화의 개시와 파급이 이루어지는 데는 별 문제가 없다. 불활성 X염색체에 있는 CpG islands 및 반복 시퀀스가 Dnmt3a와 Dnmt3b에 의해 신생 메틸화되기 때문에 불활성 시그널의 파급이 용이할 것이고, 또는 최소한 이미 불활성화된 부분의 안정화에 기여할 것이다. 과메틸화는 MeCP2나 MBD2와 같은 메틸 CpG 결합 단백질을 동원하고, 이들이 염색질 개형(chromatin remodeling)-히스톤 탈아세틸 효소 복합체를 동원할 것이다.

X염색체 불활성을 유지하고 X염색체 유전자들의 전사를 차단하는 데는 여러 인자가 관여한다. 배양한 인체 세포나 생쥐세포에서 Xist RNA만으로는 X염색체 불활성 상태를 유지할 수 없다(Brown CJ 등, 1994; Csankovszki G 등, 1999). DNA 메틸화와 히스톤 탈아세틸화는 체세포에서 불활성 X염색체를 안정되게 유지하는데 중요하다. 왜냐하면, Dnmt1 녹아웃 생쥐 배자에서 DNA 메틸화 수준이 어떤 역치 이하로 떨어지면, X염색체에 삽입된 transgene은 재활성화 된다(Sado T 등, 2000). DNMT3B에 배태성 변이를 가지고 있는 ICF 환자에서 불활성 X염색체에 있는 어떤 유전자들은 과소메틸화 되어 있고, 재활성화 된다(Hansen RS 등, 2000). 불활성 X염색체는 과소아세틸화 되어 있는 것은 잘 알려져 있다(Jeppesen P 등, 1993). 생쥐 배아 섬유모세포를 사용한 연구결과 들에서 안정된 X염색체 불활성화를 위해 Xist RNA, DNA 메틸화, 그리고 히스톤 탈아세틸화 간의 상승작용이 필요함을 보여주고 있

다(Csankovszki G 등, 2001). 히스톤 H3-K9메틸화는 헤테로 크로마틴(뭉친 염색질)의 전파와 유전자 전사의 안정된 억제를 위해서 필요하다. 최근의 한 연구는 영양막세포에서 X염색체에 삽입시킨 GFP (green fluorescent protein)의 지속적인 전사억제를 위해 polycomb계 단백질인 Eed가 필수적임을 보여주었다(Wang J 등, 2001). 이러한 사실들을 종합해 볼 때, 염색체 전반에 걸친 유전자 전사차단은 여러 가지 후성유전적 기전들의 상승작용이 필요함을 알 수 있다(Li E, 2002).

Chapter 10

암에서 일어나는 DNA 메틸화변화와 동물모델

DNA methylation changes in human cancers and genetically engineered mouse model

1996년도에 메틸화 특이 PCR방법이 소개된 이후로, 이 방법을 이용하거나, 이와 유사한 다른 방법들을 이용하여, 종양에서 특정 유전자들의 CpG island 과메틸화를 연구한 논문들이 쏟아지고 있다. CpG island 과메틸화에 의한 유전자 불활성화는 소화기계 암종 뿐만 아니라, 폐암, 후두암, 유방암, 전립선암, 난소암, 자궁내막암, 자궁경부암, 혈액암, 신장암, 피부암, 신경교세포종, 연부조직 육종, 골육종, 등 인체에서 발생하는 거의 모든 종류의 암종에서 보고되고 있다. 지금까지 CpG islands 과메틸화에 의해 발현이 억제된다는 유전자의 종류는 200 여종이 넘으며, 지금도 계속 새로운 유전자가 발굴되어지고 있다.

종양유형에 따라 메틸화되는 유전자의 종류가 다르다는 것이 밝혀지고 있다. 유전체 전체를 검사하는 RLGS (restriction landmark genomic scanning)방법을 이용하거나, 또는 특정 유전자들을 선택하여 검사한 연구등에서 인체 각 장기에서 발생하는 종양마다 메틸화되는 유전자들의 종류가 차별화되어 있음을 볼 수 있다. 예를 든다면, 전립선암에서는 GSTP1과 RASSF1A등이 고빈도로 메틸화되는 반면, 이들 유전자는 소화기계 암종에서 낮은 메틸화빈도를 보인다. 그 반면, 위암에서 흔히 메틸화되는 p16, THBS1, TIMP3, E-cadherin, COX2 등은 전립선암종에서는 매우 낮은 빈도로 메틸화된다.

또한, RLGS 방법을 이용하거나, 또는 특정 유전자 세트를 이용한 검사에서 암종의 전반적인 CpG island 메틸화 경향이 장기마다 다르다. 예를 든다면, 소화기계 암종(위암, 식도암, 대장암)에서는 많은 유전자들이 높은 빈도로 메틸화되어 있지만, 난소암이나 신장암등에서는 상대적으로 적은 유전자들의 메틸화를 본다. 왜 소화기계 암종에서 높은 빈도의 메틸화경향을 보이는 걸까? 이에 대한 해답을 지금으로서는 줄 수 없지만, 소화기는 외부로부터 들어오는 음식물에 직접적으로 노출되는 장기이기 때문에, 음식물에 포함된 epimutagen에 노출됨으로써, CpG islands 과메틸화가 초래될 가능성이 있다.

실험적으로, N-methyl-N′-nitro-N-nitrosoguanidine을 경구투여한 백서에서 위암종 및 전암단계 병변이 발생하였고, p16유전자의 과메틸화를 볼 수 있었으며, p16과메틸화는 만성

위축성 위염에서 17%, 이형성 병변에서 38%, 위선종에서 67%, 위암에서 85%의 빈도로 관찰되었다(Bai H 등, 2003). 음식물에 포함된 셀레니움은 과메틸화로부터 보호하는 작용이 있음이 알려져 있으며, 엽산의 섭취정도와 DNA 메틸화정도와의 연관성에 대한 연구결과도 있다(Ferguson LR 등, 2004; Shelnutt KP 등, 2004; Kim YI, 2003).

같은 장기에서 발생한 같은 조직유형의 암종이라고 하더라도, 메틸화 빈도 및 프로필을 비교해 보면, 다양한 스펙트럼을 이루는 것을 볼 수 있다. 즉, 같은 위암종이라고 하더라도, 검사한 유전자의 90%가량이 메틸화되는 위암종이 있는가 하면, 10%미만이 메틸화된 위암종도 있다. 스펙트럼이 정규분포를 보이느냐 이정점분포를 보이느냐는 어떤 CpG island loci를 선택하여 검사하느냐에 의존한다. 이정점 분포를 보인다면, 메틸화가 덜한 종양군과 심한 종양군으로 나눌 수 있을 것이고, 심한 종양군을 CpG islands methylator phenotye (CIMP)라고 명명할 수 있을 것이다. 어떤 CpG island loci를 검사항목으로 선택하느냐에 대한 기준이 아직 마련되어 있지 않다. CIMP에 대한 논의는 이 책의 다른 장에서 다루었다.

정상세포에서 유지되고 있던 후성유전적 평형상태는 암세포에서는 극적인 변화를 겪는다. 암세포에서 관찰되는 후성유전적 일탈(aberration)은 다음과 같이 요약할 수 있다: (1) CpG island 과메틸화와 이와 병행된 히스톤구조의 폐쇄성으로 인한 종양억제 유전자의 발현 억제, (2) 유전체 전반에 걸친 저메틸화(global genomic hypomethylation), (3) 각인의 소실(loss

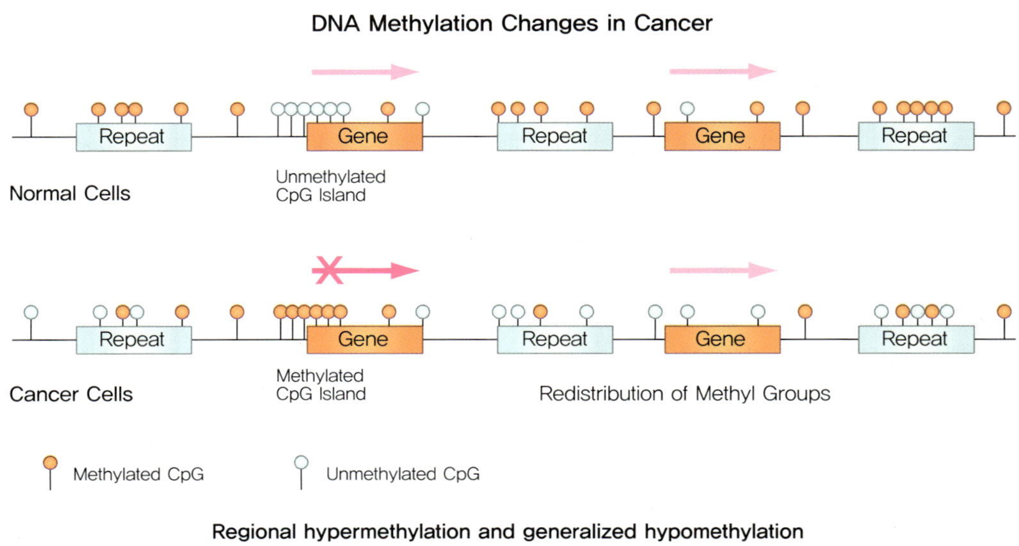

그림 10-1. 암세포에서 일어나는 DNA 메틸화의 변화. 정상세포의 경우, 유전자프로모터에 위치한 CpG island는 메틸화되지 않도록 보호받지만, 그외 다른 곳에 위치한 CpG islands나 CpG islands가 아닌 CpG sites들은 대부분 메틸화되어 있다. 암세포의 경우, 프로모터 CpG island는 메틸화를 겪는 방향으로, 다른 부위의 CpG sites는 탈메틸화되는 방향으로 메틸화의 변동이 일어난다.

of imprinting), (4) 유전체내 기생 시퀀스의 억압 상실, (5) 염색질(크로마틴) 관련 유전자의 유전적 결함.

1 종양억제 유전자 또는 종양관련유전자의 프로모터 CpG island과메틸화에 의한 억압

silencing tumor suppressor or tumcr-related genes by promoter CpG island hypermethylation

모든 유전자가 모든 유형의 종양에서 메틸화되는 것은 아니며, 유전자의 메틸화는 조직 특이성이 있다. Esteller 등은 원발 종양에서 일어나는 과메틸화 프로필을 제시한 바 있다(Esteller M 등, 2001). 왜 어떤 유전자들은 특정 조직 유형의 암종에서만 메틸화되고 다른 조직 유형의 암종에서는 메틸화가 안 일어나는지에 대해 명쾌한 이유를 제시할 수 없다. 단지 어떤 유전자의 메틸화가 특정 조직 유형의 암종에서 성장 잇점을 제공하기 때문에 특정 조직 유형의 암종에서 선택되었을 것이라고 가설화할 수 있을 것이다. 인체 암종에서 메틸화가 일어나는 종양억제 유전자나 그 유사 유전자들은 주요 세포 경로에 관련된 것들이고, 이들의 메틸화는 심각한 결과를 초래한다.

1) p16^{INK4a}/Rb/cdk4 경로

세포주기 저해자인 p16^{INK4a}는 매우 다양한 조직기원의 암종에서 메틸화되어 있으며, 이로 인해 세포 노화를 벗어날 수 있고 증식을 시작할 수 있다. Rb자체도 프로모터 과메틸화에 의해 발현이 억제될 수 있다. p16유전자는 유전자적 변이와 프로모터 메틸화에 의한 불활성화를 겪는 대표적인 유전자이다.

폐암에서는 이 두가지 기전이 대등한 빈도로 관찰되지만, 위암종에서는 유전자변이에 의한 불활성화는 보기 힘들고, 대신에 위암종에서 관찰되는 p16유전자 발현소실의 거의 대부분이 CpG island 과메틸화에 의한 유전자 불활성화이다. HCT116은 대장암 세포주인데, p16 유전자의 한 대립유전자는 하나의 핵산이 소실되어 있어, 프레임 이동에 의한 p16단백질의 절단이 일어나 있으며, 다른 하나의 대립유전자는 유전자적 변이는 없지만, CpG islands가 과메틸화되어 있고, 이로 인해 유전자의 발현이 없다. 흥미로운 것은 유전자의 변이가 있는 대립유전자 프로모터에는 CpG island 과메틸화가 없다는 사실이다.

2) p53/p14^{ARF}/MDM2 경로

p53은 인체 암종에서 가장 흔히 변이가 일어나는 유전자이지만, 그럼에도 불구하고 인체 암종의 약 50%는 p53유전자의 변이가 없는, 야생형 p53을 가지고 있다. p53을 억제하는 다른 방법은 p14^{ARF}를 메틸화에 의해 억제하는 것이다. 왜냐하면 MDM2 단백질은 p14 단백질에 의해 방해받지 않는다면, p53을 변성시키기 때문이다.

3) APC/β-catenin/E-cadherin 네트워크

APC는 돌발성 대장선종 및 암종에서 80%가량 변이가 일어나는 유전자이지만, 대장 종양이 아닌 다른 조직기원의 암종에서 이 유전자 및 이 유전자가 속한 경로가 어떤 의미를 지니는 지에 대해서는 알려진 것이 별로 없다. 그러나 호흡기계 및 식도-위장에서는 APC유전자의 메틸화가 흔히 일어남이 알려져 있다. 또한 E-cadherin도 변이에 의한 유전자 불활성화가 상피세포 암종에서 흔히 일어나지만, 이 유전자의 프로모터 CpG island 과메틸화에 의한 불활성화도 병행하여 일어난다. APC와의 차이점은 APC의 경우, 변이가 흔히 일어나는 대장에서는 상대적으로 메틸화 빈도가 낮고, 변이가 좀처럼 일어나지 않는 다른 호흡기계 및 상부 위장관계에서는 메틸화빈도가 매우 높게 나타난다. E-cadherin의 경우, 이 유전자의 변이가 흔히 일어나는 위암에서 프로모터 메틸화 또한 높은 빈도로 보인다는 것이다. 반면에, E-cadherin 유전자 변이가 적은 대장암에서는 E-cadherin 프로모터 CpG islands 과메틸화 빈도 또한 낮다는 것이다.

4) DNA repair

현미부수체 불안정성 표현형(microsatellite instability phenotype)은 대장암, 위암, 자궁내막암(endometrial cancer)에서 관찰되며, 대략 각 암종의 13%에서 볼 수 있다. 유전에 의한 것이 아닌, 돌발성의 현미부수체 불안정성 표현형 암종(sporadic microsatellite instability-positive cancer)의 거의 대부분은 hMLH1유전자의 프로모터 CpG islands 과메틸화에 의한 것이다. MGMT유전자가 프로모터 CpG islands 과메틸화로 인해 불활성화되면, 이 단백질이 수행하는 고유한 기능인, 구아닌의 O^6 위치의 메틸기를 제거하는 기능이 상실된다. 이로 인해, 종양억제 유전자나 암유전자의 변이가 촉진되며, 그 예를 든다면, MGMT 메틸화가 있는 암종과 없는 암종을 비교해 보면 메틸화가 있는 암종에서 K-ras 및 p53 변이가 증가된다. 또한 BRCA1 유전자가 프로모터 CpG islands 과메틸화에 의해 불활성화되면, 이 유전자 단백질이 수행하는 고유기능인 이중 가닥 DNA 파손(break)을 치유하는 기능이 소실된다.

워너 증후군(Werner syndrome)세포에는 염색체재배열(chromosomal rearrangements) 및 체세포돌연변이(somatic mutations)가 연령과 비례하여 축적되고, WRN단백질은 복구(repair) 단백질인 DNA Pol Beta, Ku, DNA-PKcs, PARP, APE1과 상호작용함이 알려져 있으므로, WRN유전자의 CpG island과메틸화에 의한 억압은 새로운 mutator pathway를 일으킬 가능성이 있다(Ozgenc A and Loeb LA, 2005). WRN이 프로모터 과메틸화에 의해 억압된 암세포는 DNA 손상 제제에 대해 과민하다는 실험결과가 이러한 가설을 어느 정도 뒷받침하지만, 더 많은 연구결과가 뒷받침되어야 할 것이다.

5) 호르몬 반응(hormonal response)

에스트로겐 및 프로게스테론 수용체의 이상 메틸화는 유방암이나 자궁내막암에서 일어나며, 이러한 이상 메틸화가 암세포로 하여금 스테로이드 호르몬에 반응을 하지 못하도록 한다. 레티노이드 수용체(β2)가 메틸화되어 있는 암종은 레티노이드의 고유기능인 분화 유발작용에 반응하지 않는다.

6) 기타 유전자들

아포프토시스(apoptosis, 세포자멸)에 관련된 유전자들(DAPK, TMS1/ASC, APAF-1, CASP8AP2, BCL2, ARTS-1, HRK, TNFRSF6), RAS-관련 유전자들(RASSF1, NORE1) 등

2 유전체 전반에 걸친 저메틸화

global genomic hypomethylation

CpG islands가 과메틸화될 때, 암세포의 유전체는 전반적으로 저메틸화를 겪는다. 암세포는 정상세포에 비해 5mC 함량이 20~60%정도 감소되어 있다(Esteller M 등, 2001). 암세포 유전체의 저메틸화는 유전자의 코딩구역과 인트론의 저메틸화, 그리고 반복 DNA시퀀스(유전체의 20~30%를 차지함)의 탈메틸화로 특징지어진다. 유전체의 저메틸화는 세가지의 기전을 통해 발암과정에 기여한다: (1) 염색체 불안정성, (2) 트랜스포저블 엘리먼트의 재활성화, (3) 각인의 소실. DNA의 저메틸화는 유사분열 재조합(mitotic recombination)을 유발하여 대립유전자 소실(loss of heterozygosity), 염색체 조각의 전위 등을 초래한다. 부가적으로, 중심절 시퀀스의 과도한 탈메틸화는 암세포에서 흔히 일어나는데, 이는 암세포에서 흔히 관

찰되는 염색체의 비배수체(aneuploidy)와 관련이 있다. DNMT3b의 배태성 돌연변이가 있는 ICF 증후군 환자의 세포에는 다양한 염색체의 숫적 이상이 있다. 암세포에서 유전체 전반의 저메틸화는 유전체내 기생 DNA시퀀스를 재활성화 시킬 수 있다. 메틸화의 소실이 L1(long interspersed nuclear elements, LINES)과 Alu (recombinogenic sequences)에서 관찰되는데, 이것들이 전사되면 다른 유전체 구역으로 옮겨 다닐 수 있기에 옮겨간 곳에서 유전자의 정상적인 구조를 붕괴시켜 유전자를 불활성화시킬 수 있다. 끝으로 메틸싸이토신의 상실에 의해 각인의 소실이 초래될 수 있다. 이 기전을 나타내는 대표적인 예가 염색체 11p15에 위치한 H19/IGF2이다. 소아종양에서 메틸화의 교란으로 IGF2가 과도발현되고, 또한 H19의 발현이 소실되어 있는 것을 볼 수 있다.

3 후성유전적 변화에 의한 암발생
epigenetic causality in cancer

후성유전적 변화를 연구하는 학자들은 후성유전적 변화에 의해 암종이 발생하고, 후성유전적 변화가 암종발생에 따른 이차적인 현상이 아님을 신봉하고 있고, 또한 많은 증거들을 제시하고 있다. 그러나 이런 주장을 타방면의 학자들이 받아들이지 못하는 결정적인 이유는 후성유전적 변화에 핵심적인 역할을 하는 유전자들의 변이가 전암성 병변에서 발견되지 않았기 때문이고, 보다 구체적으로 말하자면, 이런 유전자들의 변이에 의해 전암성병변이 발생하는 것을 아직 보지 못했기 때문이다. 세포의 메틸화에 관련된 메틸화 전달효소 및 관련효소를 코드하고 있는 유전자들의 변이를 가진 질환이 알려졌지만, 이들 질환들이 암종을 유발시키는 것은 아니다(예를 들자면, ICF 증후군에서의 DNMT3B 변이, 그리고 Rett 증후군에서의 MECP2 변이). 이와 반대로, 많은 종양억제 유전자들은 배태성 돌연변이가 있을 경우, 암종이 호발하는 증후군을 초래한다(Li-Fraumeni syndrome에서의 TP53 변이).

그러나, Beckwith-Wiederman 증후군의 기전이 밝혀짐으로써 후성유전적 기전중의 하나인 유전자 각인 소실이 암종발생의 원인인자로서 역할을 한다는 구체적인 증거를 확보하게 되었다. 이 증후군의 특징적인 소견은 콩팥의 크기가 커지는 것으로서, 비대한 콩팥내에 콩팥발생모체(nephrogenic blastema)가 있는 경우가 많다. 이것은 윌름즈 종양의 전구병변이다. 그러나, 이 증후군을 가진 환자 모두가 윌름즈 종양에 걸리는 것은 아니지만, 상대위험도는 816배이다(DeBaun MR and Tucker MA, 1998).

이 증후군이 임상적으로 다양한 질환을 보이기 때문에, 원인 유전자의 후보로 다양한 것들이 소개되었고, 대표적인 것이 IGF2의 각인 소실, CDKN1C의 점돌연변이, LIT1유전자 주위의 후성유전적 변화 등이다. 그러나, 이 증후군의 암종 유발 원인은 IGF2의 각인 소실 및 H19유전자의 과메틸화가 가장 유력하다.

DeBaun과 Feinberg가 이 증후군 등록사업에 등재되어 있는 환자들을 전향적으로 연구한 결과, H19유전자의 과메틸화와 이에 의해 IGF2가 양대립유전자로부터 발현되는 것이 암종 위험과 통계적으로 유의하게 연관되어 있었고, 특이도가 높았으며, 대신, LIT1유전자의 메틸화소실은 이 증후군에서 보이는 출생 기형(birth defects) [예를 들자면, 큰몸증(macrosomia), midline abdominal-wall defects]과 연관이 있었다.

암종발생과의 연관성과 특이성은 각인 소실이 이 증후군에서 통제자(gatekeeper)로서의 역할을 함을 지적하는 것이다. H19유전자의 과메틸화가 초래되고, LIT1유전자의 메틸화가 소실되는 기전은 아직 모르지만, 최근의 연구에 따르면, 시험관내 수정(in vitro fertilization)이 이 증후군과 관련이 있음을 주장하고 있다(DeBaun MR 등, 2002; Maher ER 등, 2003). 이 증후군에서 후성유전적 이상이 다양한 체세포조직에서 발견된다는 것을 함께 고려한다면, 후성유전적 이상은 발생기 초기에 일어나며, 암종발생의 원인이 된다고 말할 수 있다.

각인 소실은 윌름즈 종양뿐만 아니라 다른 흔한 암종에서도 원인 역할을 한다. IGF2에 영향을 주는 후성유전적 변경은 일반인에게서 흔한 일이며, 이러한 변경이 대장암종과 관련이 있음이 지적되고 있다. IGF2 각인 소실은 정상인 10%에서 정상 림프구 및 장점막에서 발견되는데, 각인 소실 교차비(Odds ratio)는 가족력이 있는 경우에는 5.15, 이전에 대장암의 병력이 있을 경우에는 21.7이었다(Cui H 등, 2003).

이 연구결과에서도 후성유전적 이상이 정상세포에서 발견된다는 것을 볼 수 있고, 따라서 후성유전적 변화가 종양에 의한 이차적인 변화가 아님을 알 수 있다. 흥미로운 것은 IGF2의 각인 소실 기전이 배아성 종양에서 보는 바와 같이 H19유전자의 과메틸화에 의한 것이 아니라, 대장암종에선 IGF2의 과소메틸화에 의한 것이다. 암종에서 후성유전적 변화가 어느 시점에 일어나는 변화인가에 대한 논쟁은 중요한 것이다. 프로모터 과메틸화는 조기의 변화이다. 흡연을 하는 사람의 기관지에서 보이는 이형성 병변에서 CDKN2A의 프로모터 과메틸화를 흔히 볼 수 있다(Beliknsky SA 등, 1998).

뇌실막세포종(ependymoma)의 9개 뚜렷한 분자유형중에서, 후두와 A유형(posterior fossa type A) 뇌실막세포종은 영유아의 뒷뇌에서 발견되는 종양이며, 가장 흔한 유형이다. 후두와 A유형 뇌실막세포종은 재발성(recurrent) 체세포(somatic) 단일 뉴클레오티드 변이 또는 카피 수 이상을 거의 갖지 않으며, 오히려 DNA 메틸화 및 히스톤 변형의 이상을 포함한 후성적 조절 장애를 갖는 휴성유전질환이다. 소수의 후두와 A유형 뇌실막세포종은 CXORF67

(EZHIP) 체세포 돌연변이 또는 H3F3A K27M 돌연변이를 가지고 있으며, 이는 이전에 미만성 중간선 신경 교종에서 기술되었으며 H3K27 저메틸화와 연관된다. 이러한 돌연변이는 후두와 A유형 뇌실막세포종에서도 관찰되지만, 소수에서 관찰되며 다수는 이러한 유전자적 변화가 없다. 그럼에도 EZHIP를 과발현하는데, 이는 카피 수 증가(copy number gain)나 유전자변이에 의한 것이 아니며, 저산소증에 의해 유도된다. 저산소증은 EZHIP 과발현뿐만 아니라 대사중간산물(metabolic intermediates)의 조절, SAM(S-adenosyl methionine)의 격리, glutaminolysis를 통한 알파 케토글루타레이트의 증가와 이로 인한 KDM6A와 KDM6B의 활성을 통해 H3K27이 저메틸화된 게놈을 유지한다(Michealraj KA 등, 2020).

생쥐모델을 통해 다른 유전자적 논쟁이 가능하겠지만, 약점은 생쥐와 인간의 발암과정이 다를 가능성이 있다는 점이다. 세가지의 생쥐 모델이 DNA 메틸화와 암종 발생간의 밀접한 관계를 제시하고 있다. 그 중의 하나는 Jaenisch 그룹에 의해 제시된 것인데, Dnmt1 hypomorphic 변이가 Apc^{Min} 생쥐와 교배시켰을 때, 선종 발생의 빈도가 감소한다는 것이다(Laird PW 등, 1995). 그러나 이 경우는 육안적으로 관찰가능한 macroadenoma의 발생이 감소한다는 것이고, microadenoma의 경우는 2005년도에 발표된 결과를 보면 오히려 증가하는 것을 볼 수 있다. 대장의 macroadenoma와는 달리, hypomorphic Dnmt1 allele은 다른 장기(간, 흉선(thymus), 림프절, 연부조직)에서는 간암, 흉선종, 림프종, 육종의 형성을 촉진시켰다(Eden A 등, 2003; Gaudet F 등, 2003; Yamada Y 등, 2005). 그러나, 위의 연구결과의 공통점은 메틸화의 균형이 흐트러지는 것이 암종발생 위험과 관련이 있다는 것이다. 또 다른 하나의 모델은 Hic1유전자를 한 대립유전자만 녹아웃시킨 것인데, 이 유전자는 대장암에서 흔히 과메틸화되는 것이다. Hic1유전자의 야생형이 과메틸화되는 것과 생쥐의 노년기에 암발생이 증가하는 것과 관련이 있음이 보고되었다(Chen WY 등, 2003).

4 실험적 생쥐 모델을 통해서 살펴본 DNA메틸화변화와 장 선종 발생과의 관계

experimental mouse model demonstrating the relationship between DNA methylation changes and initiation and progression of colon adenoma

Jaenisch그룹은 Dnmt1, Dnmt3a, Dnmt3b 변형 transgene mouse를 이용하여, DNA methylation의 변화가 종양형성에 어떤 영향을 끼치는 지에 대해 지속적으로 연구결과를 발표하고 있다.

1) Dnmt1 녹아웃 생쥐와 장선종 발생

1995년에 발표한 내용(Laird PW, 1995)을 보면, $APC^{Min/+}$생쥐와 Dnmt1 hypomorphic 생쥐($Dnmt1^{S/+}$)를 교배하여, $APC^{Min/+}$;$Dnmt1^{S/+}$ 유전자 재조합 생쥐를 만들었고, 이 생쥐의 genomic DNA의 메틸화 레벨을 확인한 결과, Dnmt1 야생형에 비해 유전체 DNA 메틸화 레벨이 감소되어 있는 것을 확인하였다. 생후 180일째, 개복하여 생쥐의 소장 및 대장을 박리용 현미경(dissecting microscope)으로 관찰한 결과, APC야생형에서는 전혀 장종양(intestinal or colonic epithelial tumor)이 발생하지 않았고, $APC^{Min/+}$ mouse의 경우, $Dnmt1^{S/+}$ 생쥐에서 장 전체에 걸쳐 발생한 종양의 수는 46개인 반면, $Dnmt1^{+/+}$ 생쥐의 경우, 113개로 현저히 많았다. 또한 DNA저메틸화 제제인 5-aza-deoxycytidine을 처리한 $APC^{Min/+}$ 생쥐와 그렇지 않은 $APC^{Min/+}$ 생쥐를 비교하였을 때, 처리한 생쥐에서 처리하지 않은 군에 비해 장폴립의 수가 현저히 적었다. 이 연구결과는 DNA hypomethylation이 $APC^{Min/+}$ 생쥐에서 장종양의 발생을 억제한다는 것을 시사하는 것이다.

2) Dnmt1 녹아웃 생쥐와 미세선종 발생

그러나, 이 연구는 미세 선종(microscopic adenoma)을 조사하지 않았다. 여기서, 미세선종이란 육안적으로는 식별할 수 없는 아주 작은 선종으로서 광학현미경검색을 통해서만 인식할 수 있는 선종을 일컫는 용어이다. 육안적으로 식별가능한 선종은 미세선종과 구별하여 선종 또는 macroadenoma라고 명칭하고 있다.

최근의 연구(Yamada Y 등, 2005)에서는 $APC^{Min/+}$ 생쥐에서 유전체 전체의 DNA hypomethylation이 미세선종의 형성을 촉진하지만, 육안적으로 관찰 가능한 macroadenoma로의 성장을 억압한다는 연구결과를 내놓고 있다. DNA hypomethylation이 미세선종의 생성을 촉진하는 기전은 genomic instability에 의한 APC LOH의 촉진에 의한 것이라고 저자들은 주장하고 있다.

3) Dnmt3b 녹아웃 생쥐와 대장 선종

이어서, Jaenisch실험실은 Dnmt3b의 녹아웃이 대장의 선종 발생과 관련하여 어떤 영향을 주는 지 조사하였다. $APC^{Min/+}$ 생쥐를 Cre-lox를 이용하여 Dnmt3b를 녹아웃시켰는데, Fabp 프로모터에 Cre를 붙인 transgene을 가진 생쥐를 교접하는 방법을 이용하였다. $APC^{Min/+}$ $Dnmt3b^{2lox/2lox}$ Fabp-Cre^{+} 생쥐의 소장에서는 Cre가 발현되지 않으나, 대장에서는 발현되고, Cre-lox재조합은 약 50%의 빈도로 일어났다. $APC^{Min/+}$ 생쥐에서 Dnmt3b를 녹아웃시켰을 때, 대장의 microadenoma생성에는 녹아웃시키지 않은 대조군과 차이가 없었고, 즉, 단위면적당 미세선종의 수에는 유의한 차이가 없었고, 또한 녹아웃 생쥐에서 생성된 미세선종을 Dnmt3b로 염색해 보면, 약 50%의 미세선종에서 Dnmt3b가 없는 것으로 보아 Cre-lox 재조합율과 같고, Dnmt3b결핍이 미세선종 생성에는 영향을 미치지 않는 것으로 해석된다. 그러나, 육안적으로 식별 가능한 선종(macroadenoma)의 수에는 현저한 차이가 있었다. 녹아웃된 생쥐의 대장에서 발생한 선종(macroadenoma)의 수는 대조군의 생쥐에 비해 현저히 적었다. 이 결과는 Dnmt3b의 결핍이 미세선종(microadenoma)에서 선종(macroadenoma)으로 성장하는 것을 저해한다고 해석할 수 있을 것이다.

선종(macroadenoma)을 Dnmt3b 단백질에 대한 항체로 면역염색을 하거나, 중합효소연쇄반응(PCR)으로 균일성(homogeneity)을 조사해 본 결과, 선종(macroadenoma)은 Dnmt3b를 발현하는 클론과 발현하지 않는 클론이 혼재되어 있는 혼합형이 약 58%이었고, 양성 클론만으로 구성된 선종(macroadenoma)은 31%이고, 음성형으로만 구성된 것은 약 11%이었다. PCR결과에서도 혼합형이 주요형임을 뒷받침해 주었다. 면역염색에서 음성형으로 판정된 선종(macroadenoma)은 종양전체의 DNA를 대상으로 PCR조사한 결과 혼합형인 것으로 판명되어서, 음성형이 macroadenoma로 된 것은 없는 것으로 해석하였다. 혼합형의 발생기전은 두가지로 설명할 수 있을 것이다. 선종에서 Cre가 계속발현되는 것으로 보아, Cre-lox 재조합에 의한 Dnmt3b의 결핍이 Dnmt3b양성 종양에서 지속적으로 일어날 수 있을 것이기 때문에, Dnmt3b양성 미세선종이 성장하면서 혼합형이 되었을 가능성, 두번째는 Dnmt3b양성 미세선종과 음성 미세선종이 융합되어 혼합형을 만들었을 가능성이 있다. 그러나, 혼합형의 면역염색결과를 살펴보면, Dnmt3b양성 클론의 양이 많은 것을 볼 때, 첫번 째의 기전으로 혼합형이 발생했을 가능성이 높겠다. 또한, 선종(macroadenoma)의 부피를 측정한 결과 Dnmt3b결핍 생쥐와 야생형 생쥐간에 차이가 없었다. 즉, 개수는 적지만, 개별 종양의 부피는 차이가 없다는 것이다. Dnmt3b가 균일적으로 양성인 선종과 Dnmt3b가 불균일하게 양성인 선종의 부피가 차이가 없다는 것은 무엇을 의미하는 걸까? 이 둘 다 처음에는 Dnmt3b양성 미세선종의 형태로 시작하여, 하나는 지속적으로 양성인 반면, 또 다른 하나는 Cre-lox재조합 활동에 의해 Dnmt3b가 부분적으로 결핍되어 혼합형이 된 것이다. 부피차이가 없다는 것은, Dnmt3b가 microadenoma에서 macroadenoma로 성장하는 초창기에는 중요한 역할을 하지만, 중반기 이후에는 결정적인 역할을 하지 않을 가능성을 시사한다. 아마도, 다른 종양억제 유전자나 암유전자의 변이가 축적되어 이들에 의해 성장이 촉진될 가능성이 있기 때문이다.

4) Dnmt3b과발현 생쥐와 장선종

Jaenisch그룹은 유도가능한(inducible) Dnmt3b transgene을 가진 $APC^{Min/+}$ 생쥐를 대상으로 Dnmt3b를 과발현시켰을 때는 장종양의 발생이 어떤 영향을 받는지에 대해 조사하였다(Linhart HG 등, 2007). Doxycycline을 주입하여 Dnmt3b를 과발현시켰을 때, 대장에서 선종(macroadenoma)의 수가 대조군에 비해 2배 이상 증가하였다. Dnmt3a를 과발현시켰을 때는 이런 효과가 없었다. 소장에서도 선종(macroadenoma)의 수가 증가하였지만, 대장만큼 현저하지는 않았는데, 이는 Dnmt3b transgene이 대장에 비해 소장에서 잘 유도되지 않는 것과 관련이 있다. 미세선종(microadenoma)을 조사하였을 때, Dnmt3b과발현군의 평균 종양크기가 대조군에 비해 2배 정도 큰 것을 볼 수 있었고, 미세선종의 개수를 직접 비교하지는 않았다. 그러나, macroadenoma와 microadenoma의 비율을 실험군과 대조군에서 비교해 본 결과, 별 차이가 없는 것으로 보아, 미세선종(microadenoma)의 수도 증가했을 거로 추정되며, 선종 발생의 초기단계에 Dnmt3b과발현이 영향을 미쳤을 거로 판단된다. Dnmt3b1의 과발현은 각인소실을 야기하여 Igf2의 발현이 증가하였고, 동시에 Sfrp2, Sfrp4, Sfrp5 등이 유전자의 과메틸화에 의한 발현소실을 초래하였다. 이러한 과메틸화는 종양세포뿐만 아니라 정상 장점막세포에도 일어난 것을 확인하였다. 그러나, Dnmt3a를 과발현시켰을 때는 이런 효과를 볼 수 없었다. 이와 같은 DNA과메틸화가 장 미세선종의 성장에 영향을 주었을 것이다. 이상의 결과는 다음과 같은 사실을 시사한다. 첫째, Dnmt3b가 미세선종의 발생, 선종(macroadenoma)으로의 성장에 영향을 준다. 둘째, 성장에 영향을 주는 기전은 종양억제 유전자의 CpG island 과메틸화와 관련되어 있을 것이다. 세째, Dnmt3b1은 선택적인 이상 과메틸화를 일으킨다.

Chapter 11

CpG island 메틸화에 의해 전사가 차단될 수 있는 유전자들

Genes silenced by aberrant methylation

CpG islands 메틸화에 의한 유전자 발현 억제는 여러 가지 측면에서 유전자 변이와 유사하다. 이들은 자손세포에게 전달되며, 유전자를 불활성화시킨다. CpG islands는 정의상 500bp 이상의 크기로 대개 1000bp 크기 이상인데, 이 중의 어떤 부위 CpG들이 메틸화되었을 때, 유전자 발현억제에 결정적인 역할을 할 것인가는 각 유전자마다 다르고, 현재까지 이와 같은 정보가 알려진 유전자는 몇 개 안된다.

1992년에 Frommer 등에 의해 개발된 bisulfite 염기서열 결정법 덕분에 원하는 시퀀스 내의 모든 싸이토신의 메틸화에 관한 정보를 알 수 있게 되었고, 덕분에 보다 구체적이고 정확한 분석이 가능하게 되었다. 이중 가닥의 DNA를 열변성시켜 단일가닥으로 변성시킨 후, bisulfite로 처리하면, 메틸화가 없는 싸이토신은 우라실로 변하는 반면, 메틸 싸이토신은 여전히 메틸 싸이토신의 상태로 있게 된다. 즉, CCGT^{m}CGATC는 bisulfite로 처리하면 TTGT^{m}CGATT로 변하게 된다. 변경된 시퀀스에 발견되는 싸이토신은 메틸싸이토신이며, 이 변경시킨 DNA를 이용하여 PCR을 하거나 시퀀싱을 하든, 아니면 real time PCR을 하든, 싸이토신은 메틸싸이토신이고, 싸이민은 메틸기가 없는 싸이토신이거나 싸이민이다. Bisulfite 처리방법이 개발되기 전에는 메틸기가 있고 없음에 따라 제한효소작용이 영향을 받는 isoschizomer를 이용하여, 제한효소 인지 부위에서의 메틸기 유무를 조사하는 방법을 이용하였다. 그러나, 이 방법은 수많은 CpG들 중에 극히 일부만 조사하는 것이었고, 또한 제한 효소가 인지부위를 가진 DNA molecule들을 완전히 자르는 것이 아니어서, 실험결과의 신뢰성에도 다소의 문제가 있었다. 그러나, bisulfite 처리 방법이 개발되면서(Frommer M 등, 1992), DNA 메틸화에 대한 연구는 큰 탄력을 받게 되었고, bisulifite로 처리된 DNA sequence를 대상으로 한 methylation-specific PCR (Herman JG 등, 1996)과 COBRA (combined bisulfite restriction analysis)방법이 개발되면서, 메틸화된 유전자들을 찾는 연구는 최근 수 년사이에 큰 진전이 있었다. 인체 암종은 국소적으로 종양억제 유전자 프로모터 CpG islands에 메틸화가 되어 있는 반면, 게놈 전반에 걸쳐 5mC의 전반적인 감소가 있으며, 이러한 전반적인 감소는 암발생초기 단계에서 관찰된다(Cheng P 등, 1997; Goelz SE 등, 1985). 따라서, 암세포의 게놈은 프로모터 CpG islands의 국소적인 메틸화와 게놈 전반에 걸친 저메틸화(hypomethylation)로 특징지워진다.

인간 유전자의 약 60%가량이 프로모터에 CpG island가 있다는 것이 알려져 있는데, 인간 유전자가 약 2만개라고 가정한다면, 만 4천개 가량이 프로모터에 CpG island를 갖고 있음을 추정할 수 있다. 만 4천개의 CpG island가 모두 메틸화의 타겟이 되는 것은 아니다. 인간섬유모세포(human fibroblast)의 DNA를 MeDIP on chip방법으로 분석한 결과 high CpG promoter를 가진 유전자는 약 3%가량이 과메틸화되어 있었고, intermediate CpG promoter는 약 21%가 과메틸화되어 있었다(Weber M 등, 2007). Low CpG promoter를 가진 유전자는 전반적으로 메틸화되어 있었다. 그러나, 여기서 주의할 점은 low CpG promoter의 경우, CpG 메틸화가 유전자의 활성에 영향을 주지 않는다는 것이다. 즉, 유전자의 활성과 CpG메틸화와는 상관이 없었다. 그러나, intermediate나 high CpG promoter는 과메틸화된 경우, 유전자의 대부분은 비활성이었다. 비활성 high CpG promoter는 대부분 메틸화되지 않지만, 비활성 intermediate CpG promoter는 흔히 메틸화되는 것을 볼 수 있고, 비활성 intermediate CpG promoter는 de novo methylation의 공격으로부터 보호를 덜 받고 있음을 보여주는 것이다. 여기서 용어의 정의에 대해 말하자면, high CpG promoter는 Takai와 Jones의 CpG island criteria를 만족시키는 CpG island를 가진 프로모터를 일컫는 것인 반면, intermediate CpG promoter란 Takai와 Jones의 CpG island criteria를 만족시키지 못하지만, Issa의 CpG island criteria를 충족시키는 정도의 프로모터로서 중등도의 CpG 농도를 가진 프로모터를 일컫는 것이다. High CpG promoter의 대부분이 비활성이어도 DNA메틸화가 일어나지 않도록 보호를 받지만, 일부에서는 DNA메틸화가 일어나는 데, 여기에는 유전자의 비활성, H3K27 삼중메틸화등이 관여한다.

왜, 어떤 유전자 프로모터 CpG island들은 암세포에서 메틸화가 일어나고 다른 유전자 CpG island들은 메틸화가 일어나지 않는 지에 대해 아직도 명확하게 설명할 수 없다. 특정 유전자가 특정한 조직 유형의 인체 암에서 다른 유전자들에 비해 선택적으로 보다 더 잘 메틸화되는 것은 다음과 같은 사항과 관련이 있다고 가정할 수 있을 뿐이다.

① 특정 유전자의 DNA과메틸화에 의한 불활성화가 그 종양에서 배타적인 또는 선택적인(selective) 생존이점(advantage)을 주기 때문이다.

② Polycomb proteins과 같은 크로마틴 단백질들이 결합한 CpG island loci가 더 잘 메틸화되는 경향이 있어, 이와 같은 크로마틴 단백질의 결합여부가 DNA메틸화가 일어날 잠재적 위험도를 표지한다.

③ 특정한 뉴클레오타이드 시퀀스의 존재 유무와 관련이 있다. 즉, DNA 과메틸화가 일어나는 CpG island들은 공통된 시퀀스 모티프를 보이는 경향이 있다(Keshet I 등, 2006; Feltus FA 등, 2006).

④ DNA과메틸화가 잘 일어나는 유전자들 중에는 두개의 다른 프로모터를 갖는 것들이 꽤 있으며, 이 두 개의 프로모터 모두 CpG islands를 가지지만, CpG density에는 차이가 있다. 예를 든다면, BRCA1, APC, RASSF1A, ER, ENDBR, RARB2등이다.

⑤ 암세포에서 과메틸화되는 CpG island들 중에는 bidirectional promoter를 가진 것을 볼 수 있으며, 각인 유전자에서 흔히 본다. 예를 든다면, WNT9A/BC040563, MAPK10/PTPN13, SURF-1/SURF-2, WRN/PURG 등이다.

⑥ 특정 크로마틴 구역이 타 구역에 비해 DNA과메틸화가 잘 일어나는 것이 관찰되는데, 예를 든다면, 염색체 3p이다. 그러나, 종양억제 유전자 기능을 가진 유전자들이 많이 밀집해 있어서 그럴 가능성을 배제하긴 어렵다.

⑦ 염색체내에 약 1Mb크기의 일정 구역안에 위치한 유전자들은 일정구역내의 타 유전자 CpG island과메틸화에 의한 폐쇄적인 크로마틴 구조가 파급되어, DNA과메틸화가 없어도, 유전자발현이 차단되거나, 과메틸화가 집단적으로 일어나는 경향이 있다(Frigola J 등, 2006).

1 암세포에는 얼마나 많은 CpG islands가 메틸화 되어 있을까?

how many genes are affected by CpG island methylation?

암세포에서 얼마나 많은 유전자가 메틸화로 불활성화 되어 있는지 아직 알려져 있지 않다. 이것을 조사하는데 어려움이 많은데, 그 이유 중의 일부를 든다면, 1) 메틸화 측면에서 본다면, 세포주는 원발성 종양과 다르기 때문에 세포주만을 이용하여 조사할 수 없으며, 2) 각 장기별 암종간, 심지어 같은 장기내 다른 조직유형의 암종간에 메틸화 정도가 다르기 때문이다. 세포주는 같은 조직의 원발성 종양에 비해 메틸화가 더 많은 유전자에 일어나 있고, 같은 CpG islands 내에 더 많은 CpG가 메틸화되어 있거나, 같은 CpG 부위라면, 메틸화 백분율이 더 높은 경향이 있다. 그렇지만, 같은 조직의 원발성 종양에서는 메틸화되지 않은 유전자가 세포주에서는 메틸화되는, 그런 경우는 거의 없다.

원발 종양의 CpG islands 메틸화를 유전체 전반에 걸쳐 조사한 최초의 시도는 Costello와 Plass 등이 RLGS (Restriction Landmark Genomic Sequencing)를 이용하여 7가지의 인체 원

발 암(유방암, 대장암, 신경교세포종, 두경부암, 급성백혈병, 정소 종양, 소아의 원시 신경외배엽종양)을 대상으로 CpG island의 메틸화 변화를 조사한 것이다. RLGS를 이용하여 조사하였을 때, CpG islands의 1~2%정도가 메틸화되어 있었다. 저자들은 인체 유전체내에 45,000개의 CpG islands가 있다고 가정했을 때, 인체 암세포에서는 평균 600개 정도가 과메틸화되어 있을 것이라고 추정했다. 그렇지만, RLGS는 메틸화의 차이(종양 표본과 대조 정상 표본간)가 어느 정도 심해야만 검출되는, 다소 예민도가 낮다는 문제와, 암종 검체내에 비종양성 정상 조직이 포함되어 있기 때문에 메틸화가 낮게 검출된다는 문제 때문에, 위의 1~2%보다는 높을 것이다. RLGS는 유전체 DNA를 메틸화에 민감한 제한 효소(예를 들자면, Not 1)로 자르는데, 이 제한 효소는 주로 CpG가 많은 CpG islands를 자른다. 제한 효소로 처리한 DNA를 이차원적으로 전기영동하면, 일정한 패턴을 보이게 되는데, 이때, 특정한 Not I 인지부위가 메틸화되어 있어, 잘라지지 않는다면, 한 스팟(spot)이 이차원 전기영동상 보이지 않을 것이다. 비록 이 기법이 연구자로 하여금 많은 수의 CpG islands를 살펴볼 수 있게 하지만, 이 CpG islands들의 꽤 많은 부분은 유전자 프로모터에 위치한 것이 아니고, 때문에 유전자의 전사조절과 관련이 없는 것일 가능성이 높다.

유전체 전반에 걸친 CpG island 과메틸화를 조사한 논문 중에 신뢰할 만한 데이터는 2006년도 Keshet등이 보고한 것이다. Keshet 등은 methyl-DNA immunoprecipitation (meDIP) 방법을 이용하여 메틸화된 DNA를 선택적으로 선별해내었고, 이를 증폭시킨 후 1.3K promoter microarray에다 부합화(hybridization)시켰다. Caco-2 대장암 세포주에서 정상 lymphoblast세포에 비해 과메틸화되어 있는 promoter CpG island는 127개이었다. 이들 중 106개 유전자에 대해 대장 조직에서의 발현 상태를 조사한 결과, 91개는 정상 조직에서 거의 발현되지 않는 반면, 15개만 활발하게 발현되는 것이었다. 이 연구결과는 대장암에서 암특이적으로 과메틸화된 유전자들의 대부분은 정상 대장조직에서 발현되지 않는다는 것을 의미한다. Sidransky 실험실에서 인체 암종 세포주를 대상으로 5-aza-deoxycytidine처리 후, mRNA 발현이 증가되는 유전자 중, 프로모터에 CpG island를 갖고 있는 유전자를 조사한 결과, 유방암세포주에서는 7개, 대장암세포주에서는 27개, 전립선암 세포주에는 25개의 유전자가 CpG island과메틸화에 의해 불활성화됨을 보았다(Hoque MO 등, 2008). 여기서, 주의해야 할 것은 Sidransky 랩에서 조사한 것은 CpG island가 과메틸화된 유전자의 개수를 조사한 것이 아니라, 정상적으로 발현되던 유전자가 CpG island과메틸화에 의해 발현이 억압된 유전자를 조사한 것이다. 또 하나 더 주의할 점은, CpG island 과메틸화를 5-aza-deoxycytidine으로 풀어 준다고 하더라도, 히스톤의 화학적 변경에 의한 발현 억압이 지속한다면, 유전자 발현이 유도되지 않을 수 있으므로, 5-aza-deoxycytidine처리 전후, mRNA발현 변동을 보는 이런 종류의 연구는 히스톤 변경의 변수를 감안해야 한다.

위의 Keshet 등이나 Sidransky lab에서 발표한 것과는 달리, 인체 대장암에서 암특이적인과메틸화를 보이고, 또한 프로모터 CpG island 과메틸화에 의해 발현이 억압되는 유전자의 수는 평균 400개라고 주장하는 그룹이 있다. Schuebel과 Baylin 등(2007)은 5-aza-deoxycytidine과 trichostatin A를 사용하여, pharmacological unmasking을 한 후 44K array에다 부합화시키는 방법을 골간으로 한 연구방법을 통해, 암특이적인 과메틸화이면서, 과메틸화에 의해 유전자 발현이 억압되는 유전자는 대장암의 경우, 대략 400여개임을 발표하였다. 이는 대장암에서 평균 변이되는 유전자의 수에 비해 4배 가량 많은 것이다.

2 인체암에서 CpG island과 메틸화에 의해 불활성화되는 유전자들의 리스트

a catalogue of genes silenced by CpG island hypermethylation in human cancer

다음은 인체암종이나 암세포주에서 CpG islands 메틸화가 보고된 유전자들중 일부를 유전자의 기능적 측면에서 정리한 것이다(현재 문헌상에는 약 300여개의 유전자가 소개되어 있음).

(1) Apoptosis

APAF1, ARTS-1, BCL2, CASP8AP2, DAPK, HRK, IGFBP3, TMS1/ASC, TNFRSF6, BNIP3, IRF8

(2) Angiogenesis

THBS1

(3) Cell cycle

COX2, p14, p16, p15, p27, p73, RB, SFN(14-3-3 sigma), KLF4

(4) Development

HOXA9

(5) Differentiation

MYOD1, PAX6, RARB, WT1

(6) DNA repair

BRCA1, SRBC, hMLH1, MGMT, WRN, CHFR

(7) Drug resistance/ detoxification

GSTP1, MDR1

(8) Histone methyltransferase

Riz1

(9) Hormone response

ER, PR, AR, PRLR, TSHR

(10) Ion transport

CACNA1G, SLC5A8

(11) Metastasis/invasion

CDH1, CDH13, CXCL12, EXT1, FAT, RECK, SERPINB5(Maspin), SYK, TFPI2, TIMP3

(12) Mitosis

BUB1, BUB1B, CHFR, MAD1L1, MAD2L1

(13) Signal transduction

APC, DKK1, NORE1A, PTEN, RASSF1A, STK11/LKB1, SFRP1, SOCS1, SOCS3, WIF-1

(14) Transcription/ transcription factors

BRCA1, GATA 4, GATA5, HIC-1, ID4, VHL, RUNX3, CDX1, HLTF, FOXL2, ALX4

(15) Transmembrane protein

MUC1, NMDAR2A, HPP1, SPARC, DCC, CD133

(16) Vitamine response

CRBP1, RARB2

(17) WNT

APC, SFRP1, SFRP2, SFRP4, SFRP5, SOX17, WNT5a, DKK1, DKK3, WIF1, AXIN2

(18) Other

CD44, CALCA (calcitonin), FHIT, LAMIN A/C, TERT, TPEF, CSPG2, p73, TPEF/HPP1

3 식도 및 위의 정상세포 또는 암세포에서 DNA메틸화 타겟이 되는 유전자들

ge nes which are methylated in normal or neoplastic epithelial cells of the esophagus or the stomach

Kang 등은 170개 유전자 CpG island loci에 대하여, 위선암종과 그 주변 정상 점막, 식도선암종과 그 주변 정상 식도점막을 대상으로 하여, real time PCR기기를 이용하여, 계량적인 방법으로 메틸화여부 및 메틸화레벨을 결정하였다(Kang GH 등, 2008). 위 및 식도의 정상 점막 및 암종을 대상으로 계량적 메틸화 특이 PCR을 시행하였을 때, 메틸화 레벨이 4%미만이었던 유전자들을 다음의 표 11-1에 정리하였다.

표 11-1. 정상 위점막, 식도점막, 위선암종, 식도선암종에서 메틸화되지 않거나 되더라도 메틸화레벨이 4%내인 CpG islands loci (CpG islands loci which are not methylated or of which methylaion level is less than 4% in normal gastric mucosae, esophageal mucosae, esophageal adenocarcinomas and gastric carcinomas).

HUGO name	Full name	Chromosome locus
ADPRTL2	poly (ADP-ribose) polymerase family, member 2	14q11.2-q12
ADPRT	poly (ADP-ribose) polymerase family, member 1	1q41-q42
APEX1	APEX nuclease (multifunctional DNA repair enzyme) 1	14q11.2-q12
AXIN1	axin 1	16p13.3
BRCA2	breast cancer 2, early onset	13q12.3
CDK2AP1	CDK2-associated protein 1	12q24.31
CKN1		
DCLRE1C	DNA cross-link repair 1C (PSO2 homolog, S. cerevisiae)	10p13
DDB1	damage-specific DNA binding protein 1, 127kDa	11q12-q13
ERCC1	excision repair cross-complementing rodent repair deficiency, complementation group 1	19q13.2-q13.3
ERCC2	excision repair cross-complementing rodent repair deficiency, complementation group 2	19q13.3
ERCC4	excision repair cross-complementing rodent repair deficiency, complementation group 4	16p13.3-p13.11
ERCC5	excision repair cross-complementing rodent repair deficiency, complementation group 5	13q33
ERCC6	excision repair cross-complementing rodent repair deficiency, complementation group 6	10q11
FAF1	Fas (TNFRSF6) associated factor 1	1p33
HCNP (XAB2)	XPA binding protein 2	19p13.2

HUGO name	Full name	Chromosome locus
LIG3	ligase III, DNA, ATP-dependent	17q11.2-q12
MADH2(SMAD2)	SMAD, mothers against DPP homolog 2(Drosophila)	18q21.1
MADH4(SMAD4)	SMAD, mothers against DPP homolog 4(Drosophila)	18q21.1
MLH3	mutL homolog 3(E. coli)	14q24.3
MMS19L	MMS19-like (MET18 homolog, S. cerevisiae)	10q24-q25
MSH2	mutS homolog 2, colon cancer, nonpolyposis type 1(E. coli)	2p22-p21
MSH6	mutS homolog 6	2p16
MUTYH	mutY homolog (E. coli)	1p34.3-p32.1
NTHL1	nth endonuclease III-like 1(E. coli)	16p13.3
OGG1	8-oxoguanine DNA glycosylase	3p26.2
PMS2	PMS2 postmeiotic segregation increased 2(S. cerevisiae)	7p22.2
PSEN2	presenilin 2(Alzheimer disease 4)	1q31-q42
RAD23A	RAD23 homolog A (S. cerevisiae)	19p13.2
RPA2	replication protein A2	1p35
RPA3	replication protein A3, 14kDa	7p22
TNFRSF10B	tumor necrosis factor receptor superfamily, member 10b	8p22-p21
TNFRSF10D	tumor necrosis factor receptor superfamily, member 10d	8p21
TP53	tumor protein p53(Li-Fraumeni syndrome)	17p13.1
UQCRH	ubiquinol-cytochrome c reductase hinge protein	1p34.1
XPA	xeroderma pigmentosum, complementation group A	9q22.3
XPC	xeroderma pigmentosum, complementation group C	3p25
XRCC1	X-ray repair complementing defective repair in Chinese hamster cells 1	19q13.2

170개 CpG island loci중 위선암종 및 식도선암종 뿐만 아니라 그 주변 정상 위점막이나 식도 점막에서도 각각에 대하여 85%이상의 표본에서 메틸화 레벨 4% 이상의 메틸화를 보인 유전자 CpG island loci를 표 11-2에 정리하였다. 이들 유전자의 CpG island 메틸화는 암종뿐만 아니라 정상 점막에서도 고빈도로 메틸화되기 때문에 암특이 메틸화가 아니며, 노화 또는 Helicobacter pylori 감염과 관련된 메틸화로 보아야 한다. 위점막 상피세포는 원주세포이고 점액을 분비하는 특성을 가진 반면, 식도점막을 이루고 있는 상피세포는 편평상피세포이다. 형태학적으로나 기능적으로 큰 차이가 있는 이 두세포군에서 공히 메틸화를 보이는 표 11-2 유전자 CpG island loci는 다른 장기의 정상 상피세포에서도 메틸화되어 있을 가능성이 높다.

위의 표들에 나와 있는 유전자들을 Ontology측면에서 유전자 산물의 세포내 기능, 참여하는 세포내 경로, 대사과정, 또는 역할, 그리고 세포내 위치의 측면에서 다시 조사한 것을 표 11-3, 11-4에 정리하였다. 이와 같은 측면에서 살펴 보면, DNA메틸화의 변화를 거의 겪지 않는 유전자들의 상당부분이 기능적으로 DNA repair, nucleotide excision repair, base-excision repair, mismatch repair등에 관련되어 있는 것을 볼 수 있고, 주로 핵내에 위치해 있는 것을 볼 수 있다. 그에 반해, 정상 위점막 또는 식도점막에서 메틸화 변화를 겪는 유전자들은 주로 발생이나, 특정장기의 발생, 세포분화 등에 관련되어 있고, 상대적으로 세포질이나 세포막에 위치해 있는 경우가 많다.

표 11-2. 정상 위점막, 식도점막, 위선암종, 식도선암종의 85% 이상에서 메틸화 레벨 4%이상의 메틸화를 보이는 CpG islands loci (CpG islands loci which are methylated at PMR level >4 in more than 85% of gastric carcinoma, its associated gastric normal mucsoa, esophageal adenocarcinoma, or its associated normal squamous mucosa).

HUGO name	Full name	Chromosome locus
BDNF	brain-derived neurotrophic factor	11p13
CASP8	caspase 8, apoptosis-related cysteine protease	2q33-q34
CGA	glycoprotein hormones, alpha polypeptide	6q12-q21
CYP1B1	cytochrome P450, family 1, subfamily B, polypeptide 1	2p21
GATA4	GATA binding protein 4	8p23.1-p22
GDNF	glial cell derived neurotrophic factor	5p13.1-p12
HOXA10	homeo box A10	7p15-p14
HRAS1	Ras association (RalGDS/AF-6) domain family 7	11p15.5
LZTS1	leucine zipper, putative tumor suppressor 1	8p22
MSH4	mutS homolog 4(E. coli)	1p31
NTF3	neurotrophin 3	12p13
PAX8	paired box gene 8	2q12-q14
PLAGL1	pleiomorphic adenoma gene-like 1	6q24-q25
PSEN1	presenilin 1(Alzheimer disease 3)	14q24.3
RNR1	RNA, ribosomal 1	13p12
SERPINB5	serine (or cysteine) proteinase inhibitor, clade B (ovalbumin), member 5	18q21.3
SFN	stratifin	1p36.11
TFF1	trefoil factor 1	21q22.3

표 11-3. 위종양, 주변 위점막, 식도선암종, 주변 정상 식도점막에서 PMR>4를 보이지 않는 유전자(CpG island loci which do not show PMR>4 in normal esophagus, normal stomach, esophageal adenocarcinoma and gastric carcinoma)

	Gene	Function	Process	Component
1	*ADPRTL2*	DNA binding	DNA repair	Nuc.
2	*ADPRT*	NAD+ ADP-ribosyltransferase activity	DNA repair	Nuc.
3	*APEX1*	3'-5' exonuclease activity	Base-excision repair	Nuc, ER
4	*AXIN1*	Signal transducer activity	Development	Cyt.
5	*BRCA2*	Nucleic acid binding	DNA repair	Nuc
6	*CDK2AP1*	Signal transducer activity	DNA-dependent DNA replication	Nuc, Cyt
7	*CKN1*	RNA polymerase II transcription factor activity	DNA repair	Nuc.
8	*DCLRE1C*			
9	*DDB1*	Damaged DNA binding	nucleotide-excision repair	Nuc
10	*ERCC1*	endodeoxyribonuclease activity	nucleotide-excision repair	Nuc
11	*ERCC2*	5′ to 3′ DNA helicase activity	transcription-coupled nucleotide-excision repair	Nuc
12	*ERCC4*	endodeoxyribonuclease activity	nucleotide-excision repair	Nuc
13	*ERCC5*	endodeoxyribonuclease activity	transcription-coupled nucleotide-excision repair	Nuc
14	*ERCC6*	DNA helicase activity	DNA repair	Nuc
15	*FAF1*	Hsp70/Hsc70 protein inhibitor activity	apoptosis	Cyt, Nuc
16	*HCNP*	Protein binding activity	DNA repair	Nuc
17	*LIG3*	DNA ligase activity	DNA repair, DNA replication	Nuc
18	*MADH2*	Protein binding activity	transcription	Nuc
19	*MADH4*	Transcription cofactor activity	transcription	Cyt
20	*MLH3*	Satellite DNA binding	Mismatch repair	Nuc
21	*MMS19L*			
22	*MSH2*	Damaged DNA binding	Mismatch repair	Nuc
23	*MSH6*	Damaged DNA binding	Mismatch repair	Nuc
24	*MUTYH*	Endonuclease activity	Base-excision repair	Nuc
25	*NTHL1*	Endonuclease activity	Base-excision repair	Nuc
26	*OGG1*	Endonuclease activity	Base-excision repair	Nuc, mito

27	*PMS2*	DNA binding	Mismatch repair	Nuc
28	*PSEN2*	Protein binding	Amyloid precursor protein catabolism	ER, Nuc-mem, Cyt-mem
29	*RAD23A*	Single-stranded DNA	Nucleotide excision repair	Nuc
30	*RPA2*	Single-stranded DNA	DNA-dependent DNA replication	Nuc
31	*RPA3*	Single-stranded DNA	Nucleotide excision repair	Nuc
32	*TNFRSF10B*	Caspase activator activity	Regulation of apoptosis	Cyt-mem
33	*TNFRSF10D*	Transmembrane receptor activity	Anti-apoptosis	Cyt-mem
34	*TP53*	Nuclease activity	Base-excision repair	Nuc
35	*UQCRH*	ubiquinol-cytochrome-c reductase activity	Oxidative phosphorylation	Mito
36	*XPA*	Damaged DNA binding	Nucleotide excision repair	Nuc
37	*XPC*	Damaged DNA binding	Nucleotide excision repair	Nuc
38	*XRCC1*	Damaged DNA binding	Single strand break repair	Nuc

약어: Cyt, cytoplasm; Cyt-mem, cytoplasmic membrane; ER, endoplasmic reticulum; mito, mitochondria; Nuc, nucleus; Nuc-mem, nuclear membrane

표 11-4. 위종양, 주변 위점막, 식도선암종, 주변 정상 식도점막의 85% 이상에서 PMR>4를 보이는 유전자(CpG island loci which show PMR>4 in 85% of normal esophagus, normal stomach, esophageal adenocarcinoma and gastric carcinoma)

	Gene	Function	Process	Component
1	*BDNF*	Growth factor activity	Neurogenesis	
2	*CASP8*	caspase activity	Regulation of apoptosis	Mito, cyt
3	*CGA*	Hormone activity	Signal transduction	Extracell
4	*CYP1B1*	Electron transporter activity	Eye development	ER, Cyt-mem
5	*ERBB2*	Epidermal growth factor receptor activity	Neurogenesis, Heart development	Cyt-mem
6	*GATA4*	RNA polymerase II transcription factor activity	Heart development	Nuc
7	*GDNF*	Growth factor activity	Neurogenesis	
8	*HOXA10*	Transcription factor activity	Development	Nuc
9	*HOXA11*	Transcription factor activity	Development, morphogenesis	Nuc
10	*HRAS1* (*RASSF7*)	DNA binding	Signal transduction	Nuc
11	*IFNG*	Cytokine activity	Immune response	Extracell

	Gene	Function	Process	Component
12	*LZTS1*	Transcription factor activity	Transcription	Cyt, cyt-mem, nuc
13	*MSH4*	Damaged DNA binding	Mismatch repair	Nuc
14	*NTF3*	Growth factor activity	Neurgenesis	
15	*PAX8*	Transcription factor activity	Morphogenesis	Nuc
16	*PLAGL1*	DNA binding	Induction of apoptosis	Nuc
17	*PSEN1*	Protein binding	amyloid precursor protein catabolism	ER, golgi, cyt-mem, mito
18	*RNR1*	RNA, ribosomal 1		
19	*SERPINB5* (*MASPIN*)	serine-type endopeptidase inhibitor activity	cell motility	
20	*SFN* (*14-3-3 sigma*)	protein kinase C inhibitor activity	regulation of progression through cell cycle	Cyt, extracell
21	*SFRP2*	Wnt receptor signaling pathway	cell differentiation	
22	*TFF1*	growth factor activity	defense response	

4 대장암에서 메틸화가 일어나는 유전자들

Keshet등(2006)이 meDIP (methylated DNA immunoprecipitation)방법과 microarray방법을 이용하여, 대장암에서 127개의 메틸화된 유전자들을 발굴하였고, 이 유전자들의 세포내 기능에 따라 분류하였더니, 네가지 기능적 범주에 해당하는 것들이 많을 것을 발견하였다: 1) 세포 유착(cell adhesion), 2) 신호 전달(signal transduction), 3) 이온 운반(ion transport), 4) 세포간 신호(cell-cell signaling). 그러나, 세포주기 조절, 세포자멸 등의 기능과 관련된 유전자들의 메틸화가 돋보인 것은 아니었다.

Schuebel과 Baylin등은 대장암에서 약 400여개의 유전자가 암특이적인 DNA과메틸화에 의해 발현이 억압된다고 주장하였고, 다음 표는 이들이 발표한 논문의 그림에 나와 있는 유전자들을 정리한 것으로서, RT-PCR 및 MSP를 통해, 유전자 과메틸화와 유전자 발현억압이 증명된 것이다(Schuebel 등, 2007).

표 11-5. 대장암세포주에서 프로모터 CpG island과메틸화에 의해 발현이 억압된 유전자들
(genes hypermethylated and inactivated in HCT116 or SW480)

Official symbol	Gene name	Locus
ARMCX2	Armadillorepeat containing, X-linked 2	Xq21.33-q22.2
ASCL2	achaete-scute complex homolog 2	11p15.5
ATP8A2	ATPase, aminophospholipid transporter-like, class I, type 8A, member 2	13q12
BEX1	brain expressed, X-linked 1	Xq22
BNIP3	BCL2/adenovirus E1B 19kDa interacting protein 3	10q26.3
BOLL	bol, boule-like	2q33
CABYR	calcium binding tyrosine-(Y)-phosphorylation regulated	18q11.2
CBR1	carbonyl reductase 1	21q22.13
CCK	cholecystokinin	3p22-p21.3
CDX1	caudal type homeobox 1	5q31-q33
CNN3	calponin 3, acidic	1p22-p21
CTAG2	cancer/testis antigen 2	Xq28
CXX1/FAM127A	family with sequence similarity 127, member A	Xq26
DDX43	DEAD (Asp-Glu-Ala-Asp) box polypeptide 43	6q12-q13
DMRTB1	DMRT-like family B with proline-rich C-terminal, 1	1p32.3
EFEMP1	EGF-containing fibulin-like extracellular matrix protein 1	2p16
EPHA4	EPH receptor A4	2q36.1
FANCF	Fanconi anemia, complementation group F	11p15
FBLN2	fibulin 2	3p25.1
FOXE1	forkhead box E1(thyroid transcription factor 2)	9q22
FOXL2	forkhead box L2	3q23
FOXQ1	forkhead box Q1	6p25
GNB4	guanine nucleotide binding protein (G protein), beta polypeptide 4	3q26.33
GSTM3	glutathione S-transferase mu 3(brain)	1p13.3
HOXD1	homeobox D1	2q31.1
ICAM1	intercellular adhesion molecule 1	19p13.3-p13.2
INHBB	inhibin, beta B	2cen-q13
IRX4	iroquois homeobox 4	5p15.3
LEF1	lymphoid enhancer-binding factor 1	4q23-q25
JAM3	junctional adhesion molecule 3	11q25

Official symbol	Gene name	Locus
JPH3	junctophilin 3	16q24.3
LY6K	lymphocyte antigen 6 complex, locus K	8q24.3
MAGEC2	melanoma antigen family C, 2	Xq27
MC5R	melanocortin 5 receptor	18p11.2
MOV10L1	Mov10l1, Moloney leukemia virus 10-like 1, homolog (mouse)	22q13.33
NEF3	neurofilament, medium polypeptide	8p21
NEURL	neuralized homolog (Drosophila)	10q25.1
NPPB	natriuretic peptide precursor B	1p36.2
POMC	proopiomelanocortin	2p23.3
PPP1R14A	protein phosphatase 1, regulatory (inhibitor) subunit 14A	19q13.1
PWWP1/HDGFL1	hepatoma derived growth factor-like 1	6p22.3
RAB32	RAB32, member RAS oncogene family	6q24.3
RASSF5	Ras association (RalGDS/AF-6) domain family member 5	1q32.1
REC6L1		
RSNL2/CLIP4	CAP-GLY domain containing linker protein family, member 4	2p23.2
SALL4	sal-like 4(Drosophila)	20q13.13-q13.2
SMARCA3/HLTF	helicase-like transcription factor	3q25.1-q26.1
SOX17	SRY (sex determining region Y)-box 17	8q11.23
SPON1	spondin 1, extracellular matrix protein	11p15.2
STK31	serine/threonine kinase 31	7p15.3
SYCP3	synaptonemal complex protein 3	12q
TLC1A		
TFPI-2	tissue factor pathway inhibitor 2	7q22
TLR2	toll-like receptor 2	4q32
TP53AP1	TP53 target 1(non-protein coding)	7q21.1
TRPC3	transient receptor potential cation channel, subfamily C, member 3	4q27
TSPYL6	TSPY-like 6	2p16.2
UCHL1	ubiquitin carboxyl-terminal esterase L1(ubiquitin thiolesterase)	4p14
ZFP42	zinc finger protein 42 homolog (mouse)	4q35.2
ZNF345	zinc finger protein 345	19q13.12
ZNF655	zinc finger protein 655	7q22.1

많은 연구자들이 CpG islands를 가진 유전자에 대해 종양세포주 및 원발조직 종양에 대해 CpG islands 메틸화를 조사하고 있지만, 메틸화가 일어나지 않는 음성적인 결과를 보인 유전자들은 문헌상 보고되지 않고 있다.

음성적인 결과를 보고하는 논문이 양성적인 결과를 보고하는 논문에 비해 학술지에 게재되기가 매우 어렵다는 현실로 인해, 음성적인 결과가 나왔을 때는 추가적인 연구를 포기하고, 또한 보고를 하지 않는 실정이다. 이로 인해, 많은 연구자들이 같은 유전자를 대상으로 똑 같은 실험을 반복하고 있어, 시간과 자원의 낭비가 심하므로 이를 방지하기 위해서라도, negative observation을 보고하는 문헌이나 싸이버 공간을 마련하여야 한다.

5 간암에서 메틸화가 일어나는 유전자들

정 등(2012)은 5-Aza-deoxycytidine과 trichostatin A를 각각 5개의 간암세포주에 처리하여, 처리전과 후의 유전자발현을 cDNA array로 측정하였고, 처리전후의 발현변화 정도를 ratio로 표현한 후 이들 값을 각각 y축과 x축에 나타내었다. TSA처리전후 발현비율이 0.7에서 1.4정도이면서 AZA처리전후 발현비율이 2이상인 유전자들을 스크린 한 결과 세포주마다 다르지만, 적어도 세포주 하나 이상에서 위의 조건을 만족시키면서 동시에 프로모터에 CpG island를 가진 유전자들은 477개이었고, 이 중 33개는 기존의 문헌에서 메틸화가 알려져 있었다.

세포주를 대상으로 methylation-specific PCR로 DNA메틸화를 확인한 결과 239개의 유전

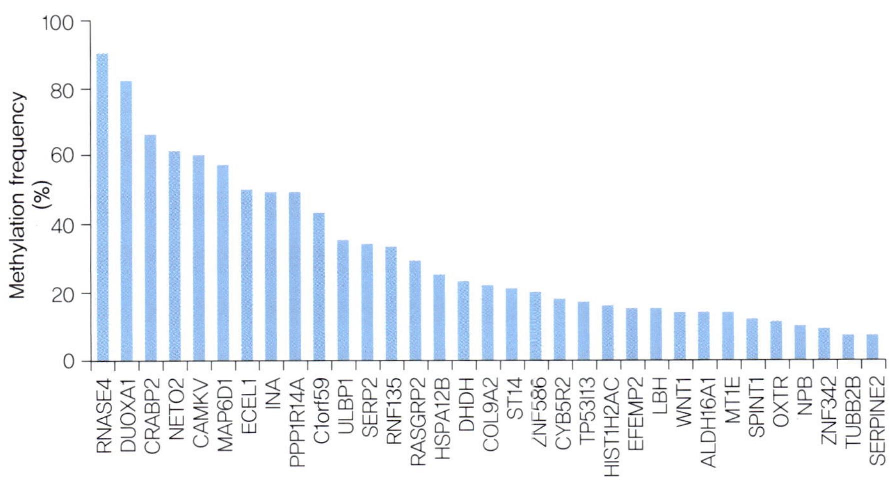

자가 세포주에서 메틸화가 일어남을 확인하였다. 이후, 실제 간암조직과 주변 정상간조직을 대상으로 DNA메틸화를 조사한 결과 221개의 유전자가 간조직이나 간암조직에서 메틸화가 일어나는 것을 확인하였다. 18개는 간조직에서 메틸화가 확인되지 않아, 간세포암주에만 관찰되는 DNA메틸화인 것으로 간주되었다. 221개중 96개는 간암조직뿐만 아니라 주변간염 또는 간경변조직에서도 100%메틸화되어 있었다. 이 들 96개는 아마도 다른 암조직뿐만 아니라 정상조직에서도 메틸화되어 있을 가능성이 높다. 즉, somatic tissue-specific 메틸화일 가능성이 높다. 221개 중 56개는 간암조직에서 주변 간조직에 비해 DNA메틸화빈도가 높게 나타났다.

간암조직이나 주변 간조직에서 100%메틸화되는 유전자들의 ontology를 살펴 보면, reproductive process, developmental process, positive regulation of translation, DNA methylation등에 관련된 경향이 높은 반면, 간암조직에서 더 많이 메틸화되는 유전자들의 경우, neuropeptide signaling pathway, positive regulation of amine transport, acid secretion과 관련이 있다. 간암에서 더 많이 메틸화를 보이는 유전자들 56개를 대상으로 10쌍의 간암조직과 주변 간조직을 대상으로 methylation-specific PCR을 시행하였고, 간암에서 주변 간조직에 비해 메틸화빈도가 19%이상 높은 33개 유전자들의 간암(n=95)에서의 메틸화빈도를 나타낸 것이다.

표 11-6. 다음 표는 위의 33개 유전자에 대한 정보를 정리한 것이다.

Gene	Chromosome	Function
ALDH16A1	19q13.3	oxidoreductase activity
C1orf59	1p13.3	
CAMKV	3p21.3	protein serine/threonine kinase activity; ATP binding; protein-tyrosine kinase activity
COL9A2	1p34.2	structural molecule activity
CRABP2	1q23.1	retinal binding; lipid binding
CYB5R2	11p15.4	FAD binding; oxidoreductase activity; cytochrome-b5 reductase activity; NAD binding
DHDH	19q13.3	electron transporter activity; NAD (P) transhydrogenase activity evidence; trans-1,2-dihydrobenzene-1,2-diol dehydrogenase activity ; oxidoreductase activity
DUOXA1	15q21.1	
ECEL1	2q37.1	metallopeptidase activity; neprilysin activity
EFEMP2	11q13.1	calcium ion binding; transmembrane receptor activity; protein binding ; extracellular matrix structural constituent

HIST1H2AC	6p22.1	DNA binding
HSPA12B	20p13	nucleotide binding; ATP binding
INA	10q24.3	structural constituent of cytoskeleton
LBH	2p23.1	
MAP6D1	3q27.1	
MT1E	16q13	zinc ion; metal ion; copper ion binding; cadmium ion binding
NETO2	16q12.1	receptor activity
NPB	17q25.3	protein binding
OXTR	3p25.3	receptor activity; oxytocin receptor activity; vasopressin receptor activity; rhodopsin-like receptor activity
PPP1R14A	19q13.2	protein phosphatase inhibitor activity
RASGRP2	11q13.1	calcium ion binding; kinase activity
RNASE4	14q11.2	pancreatic ribonuclease; hydrolase; nucleic acid binding ; endonuclease
RNF135	17q11.2	zinc ion; metal ion; protein; zinc ion; metal ion; protein binding
SERPINE2	2q36.1	serine-type endopeptidase inhibitor activity; heparin binding
SPINT1	15q15.1	serine-type endopeptidase inhibitor activity
ST14	11q24.3	serine-type endopeptidase activity
TP53I13	17q11.2	
TUBB2B	6p25.2	GTP binding; structural molecule activity; GTPase activity; nucleotide binding
ULBP1	6q25.1	MHC class I receptor activity
WNT1	12q13.1	receptor binding; signal transducer activity
ZNF342	19q13.3	DNA binding; zinc ion; metal ion; nucleic acid
ZNF586	19q13.4	zinc ion binding; metal ion binding; DNA binding; zinc ion binding; metal ion binding; DNA binding; nucleic acid binding; zinc ion binding

6 "운전사" 메틸화와 "승객" 메틸화
driver methylation and passenger methylation

학자들은 운전사와 승객이란 비유를 들어 암종에서 일어나는 수많은 후성유전적 변화중에서 필수적이고 중요한 것과, 거의 영향을 미치지 않는 덜 중요한 것을 구별하고 있다. 암종에서 수없이 많은 유전자 프로모터 CpG island loci들이 과메틸화되어 있지만 이들 유전자 대부분은 정상 세포에서 거의 발현되지 않는 유전자들이다. 정상세포에서 발현되지 않는 유전자들이 암세포에서 과메틸화된다 한들 암세포에 어떤 영향을 미칠 수 있을 것인가? 이와 같이 정상세포에서 발현되지 않는 유전자들이 암세포에서 과메틸화를 겪을 때, 이를 승객메틸화(passenger methylation)라고 부른다. 그렇다면, 운전사메틸화가 될 가능성이 높은 유전자들은 어떤 성질의 것인가? 이에 대해 Ushijima 박사는 outlier 메틸화라는 개념을 도입하는데, 일반적으로 정상세포에서 활발하게 발현되는 유전자들은 그 정상세포에서 발생한 암세포에서 메틸화를 겪지 않는 반면, 정상세포에서 발현되지 않는 세포들은 해당 암세포에서 과메틸화를 겪는 경우가 대부분이다. 이를 달리 표현하자면, 정상세포에서 H3K27삼중메틸화가 일어나 있는 CpG island loci는 암세포에서 과메틸화가 일어나는 경향이 높은 반면, 정상세포에서 H3K4삼중메틸화가 되어 있는 CpG island loci는 해당 암세포에서 과메틸화가 일어나는 경우가 드물다. 또한, 활발하게 발현되지 않는다 하더라도, RNA polymerase가 결합되어 있는 프로모터 CpG island loci도 상응 암세포에서 DNA메틸화가 일어나는 경우가 드물다. 그러나, 이러한 일반적인 경향을 거슬러, 정상세포에서 활발하게 발현되던 유전자가 암세포에서 CpG island과메틸화를 겪고 발현차단을 당한 경우가 있는데 이를 outlier메틸화라고 빗대어 표현하였다. 비록 이런 경우가 드물다고 하더라도 이런 과메틸화야말로 우리가 주목할 필요가 있는 과메틸화로서 CpG island과메틸화로 인한 유전자발현차단은 암발생이나 진행과정에 어떤 역할을 할 가능성이 높고, 이들 중에서 승객이 아닌 운전사메틸화를 찾을 가능성이 높다. 2012년에 Peter Jones랩에서 흥미로운 연구결과를 발표하였는데, “DNA메틸화 스크리닝을 통해 암세포 생존과 결부된 운전사메틸화를 찾을 수 있다”는 것이었다(De Cavalho DD 등, 2012). 이들은 DNMT3B와 DNMT1이 녹아웃된 DKO 세포주를 이용하여, DNMT1의 녹아웃 정도가 다른 subclone 두 종류(45%와 5%)와 모세포인 HCT116세포주를 Illumina회사의 Infinium 27K 비드칩을 이용하여 유전체 전반적인 DNA메틸화의 변화를 조사하였다.

손상된 DNA메틸화능에도 불구하고 조사한 유전자중 490개 유전자가 여전히 모세포주와 대등한 DNA메틸화를 유지하고 있었다. 즉, DNA메틸화를 보인 유전자 6438개들 대부분의 메틸화는 지워지고 490개 유전자만 DNA메틸화를 유지했다. 이중 77개 유전자만 암특이적인 DNA메틸화를 보였고, 다른 83개 유전자는 somatic tissue특이적인 DNA메틸화를 보였으며, 또다른 25개 유전자는 세포배양특이적인 DNA메틸화로 판단되었다. 이들 유전자 185개들 중에서 추가적인 실험을 통해 14개를 제외하여 171개 유전자들이 암세포주 세포생존과 관련된 운전사메틸화를 겪은 것으로 판단하였다. 여기서, 25개 유전자는 원발암조직의 암세포에서는 관찰되지 않는, 즉 암세포주에서만 관찰되는 DNA메틸화이기에 원발암조직의 운

전사메틸화가 아니다. 그렇다면, somatic tissue에서도 메틸화되고 암세포주, 암조직세포에서도 메틸화되는 somatic tissue특이적인 DNA메틸화를 보이는 유전자들이 왜 운전사메틸화인가? 라는 의문을 제기할 수 있다.

정상체세포에도 메틸화되어 있고 발현이 안되는 유전자가 암세포에서 신규로 메틸화된 것이 아니라 체세포 상태 그대로 유지하고 있는데 왜 운전사메틸화로 간주하는 걸까? 라는 의문이 들 수 있다. 연구자들은 somatic tissue메틸화에 해당되는 유전자들 중 대표적인 *SYCP3*와 *ADAM2*를 전달감염시킨 결과 HCT116이나 RKO와 같은 대장암세포주의 자멸사를 초래하여 생존한 세포수의 전체적 감소를 볼 수 있었다. 또한 DKO세포주에서 viable cell과 early apoptosis에 빠진 세포들을 분리하여 이들 somatic tissue메틸화에 해당하는 유전자들의 DNA메틸화상태에 대해 조사한 결과 early apoptosis에 빠진 세포들은 암특이적인 DNA메틸화를 보인 유전자들과 더불어 이들 유전자들의 메틸화레벨은 생존하고 있는 세포들에 비해 현저히 낮았다. 이와 같은 현상은 이들 유전자들의 메틸화레벨의 감소는 세포의 사멸위험과 관련이 있음을 보여주는 것이다. 즉, 이들 유전자들의 DNA메틸화는 암세포의 생존에 필수적임을 의미한다.

7 원발 종양과 세포주간의 메틸화 변화

methylation changes in primary tumor and cell culture

정상세포는 세포배양 되는 과정동안에 많은 메틸화변화를 겪는 것으로 알려져 있다(Antequera F 등, 1990). 이러한 사실이 과연 종양세포주가 암종에서 일어나는 메틸화 패턴의 변화를 연구하는 모델로서 적합한가에 대한 의문이 일게 한다. 여기에 대해서 상반된 견해를 보이고 있기에 두 연구자의 견해를 옮겨 봤다. 하나는 Peter A. Jones의 견해인데, 그는 원발종양이나 이로부터 확립한 종양세포주간에는 메틸화패턴의 심한 차이는 없기 때문에, 세포주로 DNA메틸화에 대한 연구를 해도 괜찮다는 견해이다.

Peter A. Jones 실험실은 주로 방광암 세포주를 대상으로 DNA메틸화에 대한 연구를 하고 있는데, 인체 방광암세포를 배양하여 처음으로 메틸화 레벨의 정량적인 자료를 제시하였다. 이 결과에 따르면, 세포주는 암의 후성유전적 변화를 연구하는 모델로서 적절하지만, 그러나, 원발종양에 비해 약간의 증가가 있으므로 이를 염두에 두어야 한다고 주장한다(Markle ID 등, 2001). 그러나, 메틸화가 증가하는 부위는 엑손내부에 해당하는 시퀀스이고 유전자의 프로모터 CpG islands는 아니었다. 따라서, 세포주에서 관찰되는 메틸화 패턴은 원발종양에서 존재하는 메틸화패턴이 보다 증강된 것이지만, 메틸화가 없던 CpG islands에 새로이 메틸화되어 나타나는 것은 아니다라고 주장한다(Markl ID 등, 2001).

이에 반해 Timothy Bestor는 과장되었다 싶을 정도로 강하게 세포주로 한 DNA메틸화연구는 적절치 않기 때문에, 원발종양에서 메틸화가 일어나는 CpG island loci에 대해 세포주를 대상으로 연구해야 하지, 원발종양에서는 메틸화가 일어나지 않는 CpG island loci를 세포주에 대해 메틸화연구를 하는 것은 부적절하다고 주장한다. 그의 견해를 살펴보자.

종양세포주는 비교적 균질한 세포 집단이기 때문에 메틸화 연구에 흔히 사용된다. 종양세포든 정상세포든 간에 세포배양에 의해 확립된 세포주의 경우 조직특이적인 유전자들 CpG islands의 대부분은 메틸화될 수 있으며, 이에 반해 이 조직특이적인 유전자 CpG islands는 세포내에서의 발현과 무관하게 모든 정상 체세포에서 메틸화되지 않는다(Jones PA 등, 1990). 계대 배양을 하게 되면, 급속한 세포분열을 하도록 지속적이고 강한 압박을 받게 되고, 이것이 세포분열을 제한하는 유전자들의 발현상실을 초래하게 한다. CpG islands메틸화에 의해 불활성화된 유전자의 수는 원발종양에 비해 배양된 세포주에서 확실히 더 많다. Smiraglia 등은(2001) 두경부 편평상피세포암종 세포주는 원발종양에 비해 90배나 높은 빈도의 메틸화를 보인다고 보고한 바 있다.

대장암 세포주(원발 종양과 세포주간 메틸화 차이가 가장 적다고 알려진 조직임)마저도 원발종양에 비해 5배 정도 더 높은 메틸화빈도를 보였다. 배양된 종양세포에서 과메틸화된 것으로 알려진 시퀀스의 57%이상은 114개의 원발 종양 어디에서도 메틸화를 볼 수 없었다.

배양된 종양세포주의 메틸화패턴은 원발 암세포의 메틸화패턴과는 급속도로 달라지기 때문에 배양된 종양세포주에 의존하여 연구한 암종의 DNA메틸화는 제약점을 가진다. 원발 종양에서 연구한 메틸화변화가 더 가치를 지니고, 적절성이 있다. 종양세포주에서만 보이고, 원발 종양에서는 보이지 않는 이상 메틸화는 별 의미가 없을 것이다.

Chapter 12

후성유전학적 변화와 유전적 변화간의 상호작용

Interaction between epigenetics and genetics

1 후성유전적 변화는 유전자적 변화에 어떻게 영향을 끼치는가?

How does epigenetics affect genetics?

후성유전적 교란이 주요 유전자의 변이를 촉진시키는 예들을 든다면 다음과 같다.

첫째, 후성유전적 기전에 의해 RB, BRCA1/2, PTEN, MGMT, MLH1과 같은 세포주기나 DNA수복에 관련된 유전자들의 발현억압은 유전자변이를 촉진시킨다. MGMT가 프로모터 CpG island과메틸화에 의해 억압된 종양에서 p53이나 KRAS유전자의 변이율이 높은 것을 흔히 볼 수 있다(Baylin and Jones, 2011; Esteller M, 2007). MLH1같은 mismatch repair유전자는 유전체 안정성을 유지하는데 중요한 역할을 스행하는데, 이 유전자가 프로모터 CpG island 과메틸화에 의해 발현이 차단되면, 현미부수체불안정성(microsatellite instability)을 초래하며, 위장, 대장, 자궁내막에 관찰되는 현미부수체불안정성 선암종은 이 기전에 의해 초래된다.

둘째, WNT 분자 경로에서 길항적 역할을 수행하는 유전자들(예, SFRPs)가 후성유전적 기전에 의해 불활성화되면, 그 분자 경로는 활성화되어, 세포증식을 담당하는 유전자들의 발현이 증진되고, 그 결과 WNT경로의 다른 유전자들이 유전자적 변이가 발생하게 되어, 그 경로가 더 활성화되게 된다.

셋째, 메틸싸이토신의 자발적 탈아민화에 의한 유전자변이가 주요 암관련 유전자에서 흔히 관찰된다.

넷째, microRNA의 과도발현이나 발현상실은 암유전자의 활성화 또는 종양억제유전자의 억압을 초래하게 된다. 특히, miR-101이나 miR-29와 같은 경우, 각각 EZH2 및 DNMT3A/B를 타겟으로 하기에 더 심한 후성유전적 교란을 초래할 수 있다.

② 메틸싸이토신에 의한 유전자변이

involvement of DNA methylation in human carcinogenesis: the mutational burden of methylated cytosines in DNA

척추동물 게놈에서 싸이토신의 4%는, 또는 전체 DNA염기의 1% 가량이 메틸싸이토신(5-methylcytosine, 5mC)이다. 거의 대부분의 5mC는 팔린드롬 시퀀스인 CpG에서 발견된다(Bird A 등, 1985). 그러나 이 메틸 싸이토신은 안정성이 부족하여 자발적으로 탈아민화되어 싸이민으로 전환된다(Lindahl T, 1993). DNA 시퀀스내에서 5mC가 싸이민으로 전환하는 속도는 섭씨 37도에서 5.8x10^{-13}/초이며(Shen JC 등, 1994), 이는 같은 조건에서 싸이토신이 우라실로 전환되는 속도의 10배 이상이다 [Meehan 등은 10~50배를 주장(Meehan RR, 2003)]. 인간게놈의 CpG가 약 3.8x10^{7}이라고 가정한다면, 세포 하나당 매일 두개의 T:G 부정결합이 DNA 복제와 무관하게 생겨난다. 이 수치는 세포내에 정상적으로 가동되고 있는 DNA 부정결합 교정 시스템이 있는 상황에서는 문제가 아니다. 활발하게 전사되고 있는 유전자에서 5mC → T 탈아민화가 일어난다면, 이곳은 교정 장치가 쉽게 접근할 수 있는 곳이어서 교정할 수 있다. 그러나, 비활동적인 크로마틴은 전사인자나 교정 효소들이 쉽게 접근할 수 없는 곳인데, 이곳에 위와 같은 탈아민화가 일어난다면 변이로 고착될 위험성이 높아진다. 교정되지 않은 세포가 세포분열을 한다면, 반보존적인 DNA 복제를 통해 하나의 자손 세포는 5mC → T 염기변이를 갖게 될 것이다. 실제로 이와 같은 기전에 의해 진화하는 동안 게놈내의 많은 CpG들이 사라지게 된 것이다. 5mC가 없는 Saccharomyces cerevisiae에서는 CpG 억압(CpG suppression)이 없지만, 포유류의 게놈은 CpG 억압이 일어나, 다른 생물종에 비해 5배 정도나 적게 CpG를 가지고 있다(Cardon LR 등, 1994).

소장이나 대장의 장점막에 위치한 장상피의 줄기세포는 세포분열이 왕성하게 일어나는 곳이며, 끊임없이 새로운 장상피세포를 만들어 내어, 떨어져 나가는 또는 죽어 가는 장상피세포를 보충한다. 문제는 부정결합을 교정하는데 시간이 걸린다면, 활발하게 세포분열이 일어나는 곳에서 이와 같은 5mC → T 탈아민화가 일어난다면 T:G 부정결합을 교정할 만한 충분한 시간을 갖지 못한 상태에서 세포분열이 일어나 결과적으로 부정결합이 고착되어 변이가 되고, 이 돌연변이가 장상피 줄기세포에 저장되어 이 줄기세포로부터 분화해 나오는 모든 세포들은 이 돌연변이를 갖게 될 것이다.

게놈내에 정상적으로 있는 5mC가 인간의 암발생과 밀접한 관련이 있다. CpG-TpG(또는 CpG-CpA) 전이형 변이는 p53 종양억제 유전자에서 가장 흔한 DNA 변화이며, p53에서 흔히 변이 되는 핫스팟 들은 대부분 CpG의 싸이토신이고, 정상적으로 메틸화되어 있다

(Tornaletti S and Pfeifer GP, 1995). 더욱이, Cooper와 Krawczak(1990)은 문헌조사를 통해 44개 유전자들의 변이를 모아 분석하였는데, 그 결과, CpG 부위의 전이형 변이는 예측한 것에 비해 12배나 높게 관찰되었다.

① 인체 암종에서, 5mC의 자동적인 탈아민화가 CpG 부위 전이형 변이의 거의 대부분을 초래한다. 이러한 핫스팟을 설명할 수 있는 가장 유력한 기전은 자동적인 탈아민화이다.

② 싸이토신 메틸화 반응에서 메틸기를 전달하는 보조 요소인 AdoMet (S-adenosylmethionine)이 부족하게 존재하는 상황에서는, 싸이토신은 탈아민화되어 우라실로 된다(Shen JC 등, 1992). AdoMet이 없는 상황에서는 DNA 메틸기전달효소와 표적 부위와의 결합은 더 강해져, 우라실의 교정을 위한 효소의 접근이 어려워진다(Yang AS 등, 1995).

③ 세포교정 장치가 차단되거나 너무 많은 상황이 변이 표현형을 초래할 수 있다(mutator phenotype).

④ 메틸화부위가 전이형 변이를 만들게 하는 유력한 기전은 햇빛이나 정상적인 대사과정, 또는 외부에서 유입된 복합물 등에 의해 만들어지는 산소 라디칼기의 공격을 들 수 있다(Zuo S 등, 1995).

Denissenko 등(1997)은 흥미로운 관찰을 하였는데, 폐암에서 환경 발암원에 의한 DNA 알킬화 손상으로 CpG sites가 변이 핫스팟이 되게 한다는 것이었다. 그들은 Benzo[a]pyrenes이

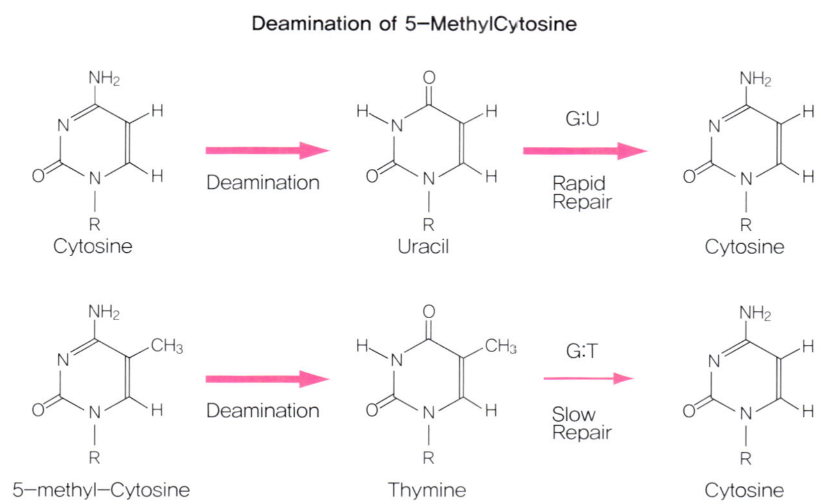

그림 12-1. m5C의 탈아민화는 싸이민을 만들지만, 싸이토신의 탈아민화는 우라실을 만든다. 그러나, m5C의 탈아민화가 싸이토신의 탈아민화보다 10배 빠르게 일어나고, 또한 G:T 부정결합 교정속도가 G:U 부정결합 교정속도보다 느려, 결과적으로 m5C의 탈아민화에 의한 G:T부정결합이 변이로 고착될 가능성이 높다.

p53유전자의 메틸화된 CpG 부위에 선택적으로 부가물(adduct)을 형성한다고 주장하였다. 6개의 변이 핫스팟 중에 5개가 CpG 부위이다. 메틸화된 부위와 그렇지 않은 부위를 비교한 결과 Benzo[a]pyrenes은 메틸화된 CpG에 부가물을 훨씬 잘 형성하였다(Denissenko MF 등, 1997). p53 유전자의 G-T전위(transversion) 변이는 흡연과 관련이 있는 폐암에서 흔히 발견되는 변이이며(Greenblatt MS 등, 1994), 이러한 기전으로 설명할 수 있다. 그러나 여기서 유의해야 할 것은 싸이토신이나 메틸 싸이토신이 Benzo[a]pyrenes과 반응하는 것이 아니라 메틸 싸이토신 바로 뒤에 있는 구아닌이 반응하는 것이고, 구아닌이 싸이민으로 전위한다는 것이다. 5mC 뒤에 있는 구아닌은 벤조파이렌 뿐만 아니라 다른 부피가 큰 화학 발암원과도 반응을 잘 한다(Pfeifer GP 등, 2000).

피부암에서 관찰되는 대다수의 변이는 C-T 전이(transition) 변이 또는 dipyrimidine 시퀀스에의 CC-TT 변이로서 자외선에 의한 cyclobutane pyrimidine 이합체(dimer)형성을 통해 일어난다. 메틸 싸이토신은 싸이토신에 비해 5~15배 정도 에너지 흡수를 잘 하기 때문에 자외선에 의한 pyrimidine 이합체 형성을 더 촉진시킨다. 위에서 언급한 다양한 기전에 의해 메틸 싸이토신은 포유류 게놈에 변이 부담을 증가시킨다.

③ 유전자적 변이가 후성유전자적 변화에 어떻게 영향을 끼치는가

How does genetics affect epigenetics

후성유전적 변화와 유전자변이가 협업하여 종양세포를 발생시키고 형태학적 및 분자적 다단계 암화과정을 진행하게 한다. 이러한 두 분자적 변화간의 협업에 대한 확실한 예는, 많은 인체 암종중에서 후성유전적 변경자(epigenetic modifier)의 유전자적 변이를 볼 수 있다는 것이다.

후성유전적 변경자의 유전자적 변이는 DNA메틸화, 히스톤변경, 뉴클레솜위치변화 등의 막대한 후성유전적 변화를 초래할 가능성이 높다. 아래의 표는 인체암종에서 유전자적 변이가 관찰된 후성유전적 변경자를 정리한 것이다(표 12-1). DNA 메틸화 관련 효소(DNA methylation machinery), 히스톤변경 관련 효소(histone modification marchinery), 그리고 뉴클레솜 리모델링 및 포지션닝 관련 효소들의 유전자적 변이가 인체암종에서 발견되며, 암종발생의 운전사(driver)변이인 경우가 적지 않다.

표 12-1. 인체암의 후성유전적 변경자들(epigenetic modifiers in human cancers)

	Gene		Tumor type	Alteration
DNA 메틸화	DNMT1	DNA methyltransferase	대장암, 폐암, 췌암, 위암, 유방암	Mutation Overexpression
	DNMT3A	DNA methyltransferase	MDS, AML	Mutation
	DNMT3B	DNA methyltransferase	ICF syndrome	Mutation
	MBD1/2	Methyl binding protein	폐암, 유방암	Mutation
	TET1	5′methylcytosine hydroxylase	AML	Chromosome translocation
	TET2	5′methylcytosine hydroxylase	MDS, AML, glioma	Mutation/ silencing
	IDH1/2	Isocitrate dehydrogenase	Glioma, AML	Mutation
	AID	5′cytidine deaminase	CML	Aberrant expression
히스톤변경 (modification)	MLL1/2/3	Histone methyltransferase H3K4	방광암, ALL, AML, NHL	Translocation, mutation, aberrant expression
	BRD4	Bromodomain containing 4	Midline carcinoma, 유방암, 대장암	Translocation, aberrant expression
	EZH2	Histone methyltransferase H3K27	유방암, 전립선암, 방광암, 대장암, 췌암, 간암,	Mutation, aberrant expression
	ASXL	Additional set combs like1	MDS, AML	Mutation
	BMI-1	PRC1 subunit	Mantle cell lymphoma, merkel cell carcinoma	Overexpression
	G9a	Histone methyltransferase H3K9	간암, 자궁암, 난소암, 유방암	Aberrant expression
	PRMT1/5	Protein arginine methyltrasnferase	유방암, 위암	Aberrant expression
	LSD1	Histone demethylase H3K4/ H3K9	전립선암	Mutation
	UTX (KDM6A)	Histone demethylase H3K27	방광암, 유방암, 콩팥암, 폐, 췌, 식도, 대장암, 간암	Mutation
	JARID1B/C	Histone demethylase H3K4/ H3K9	정소암, 유방암, RCCC	Overexpression
	EP300	Histone deacethyltransferase	유방암, 대장암, 췌장암	Mutation

	Gene		Tumor type	Alteration
히스톤변경 (modification)	CREBBP	Histone acetyltransferase	위암, 대장암, 폐암, 식도암	Mutation, overexpression
	PCAF	Histone acetyltransferase	상피세포암	Mutation
	HDAC2	Histone deacethyltransferase	대장암, 위암, 자궁내막암	Mutation
	SIRT1, HDAC5/7A	Histone deacethyltransferase	유방암, 대장암, 전립선암	Mutation, aberrant expression
크로마틴 리모델링	SNF5 (SMARCB1, INI1)	BAF subunit	Rhabdoid tumor, atypical rhabdoid/ teratoid tumor, epithelioid sarcoma	Mutation, silencing, loss of expression
	BRG1 (SMARCA4)	ATPase of BAF	폐암, rhabdoid, medulloblastoma	Mutation, low expression
	BRM (SMARCA2)	ATPase of BAF	전립선, 기저세포암	Mutation, low expression
	ARID1A (BAF250A)	BAF subunit	Ovarian clear cell ca, endometrioid ca, endometrial ca	Mutation, genomic rearrangement, low expression
	ARID2 (BAF250A)	PBAF subunit	췌장암	Mutation
	BRD7	PBAF subunit	Bladder TCC	Mutation
	PBRM1 (BAF180)	PBAF subunit	유방암	Mutation
	SRCAP	ATPase of SWR1	전립선암	Aberrant expression
	P400/Tip60	ATPase of SWR1, acetylase of SWR1	대장암, 림프종, 두경부암, 유방암	Mutation, aberrant expression
	CHD4/5	ATPase of NURD	대장암, 위암, 난소암, 전립선암, 신경모세포종	Mutation
	CHD7	ATP-dependent helicase	위암, 대장암	Mutation

약어: MDS, myelodysplastic syndromes(골수이형성증후군); AML, acute myeloid leukemia(급성골수성백혈병); CML, chromic myelogenous leukemia(만성골수성백혈병); TCC, transitional cell carcinoma(이행세포암); RCCC, renal clear cell carcinoma(신세포암)

TP53유전자의 변이는 기능소실(loss of fuction)뿐만 아니라 기능획득(gain of function)측면이 있는데, TP53유전자의 R248Q와 R249S, R273H 등으로의 변이는, 정상적으로는 TP53단백질이 결합하지 않는 ETS2라는 전사인자(transcription factor)와의 결합을 가능하게 하고, 이런 점에서 기능획득변이이다. 이러한 결합은 ETS2에 의한 MLL1과 MLL2, 그리고 MOZ의 전사효율을 배가시키게 된다. MLL1과 2는 H3K4의 메틸기 전달효소이며, MOZ는 H3K9 아세틸기 전달효소이다.

BRCA1은 상동재조합(homologous recombination)에 의한 DNA 손상복구외에 반복 DNA 시퀀스의 발현억압과 유전체의 안정에 중요한 역할을 수행한다. 이와 같은 기능에는 BRCA1의 E3 ubiquitin ligase 활성도가 중요하며, 히스톤 H2A를 유비퀴틴화시키며, 이와 같이 ubiquitin화된 H2A는 LINE-1이나 alpha satellite의 메틸화를 유지할 수 있도록 BRCA-HP-DNMT3B 복합체의 조성을 돕는다. BRCA1의 E3 ligase활성도가 감소된 변이형의 경우, LINE-1이나 satellite 시퀀스의 발현도가 현저히 증가되어 있음을 볼 수 있으며 이들 반복 DNA시퀀스의 메틸화가 현저히 감소되어 있음을 볼 수 있다(Zhu Q 등, 2011; Filipponi D 등, 2013). 그러나, 알파새털라이트 RNA의 발현이 BRCA변이가 있는 유방암뿐만 아니라 BRCA변이가 없는 유방암에서도 관찰되고, 유방암이 아닌 다른 조직유형의 인체암에서도 관찰되므로 새털라이트발현조절의 이상이 BRCA상태와 연관이 있는 것이 아니라는 주장이 2017년에 Hall등에 의해 제기되었다(Hall LL 등, 2017).

Chapter 13

저메틸화의 위상학적 분석: 저메틸화는 유전체의 어디에서 일어나는가?

Topography of hypomethylation: where is it in the genome?

인간의 체세포에서는 m^5C가 전체 DNA 염기중의 1%를 차지하며, 인간 DNA의 CpG중 70~80%가 메틸화되어 있다(Cooper DN and Krawczak M, 1989; Tucker MS and Bestor TH, 1997). 인트론, 엑손, 부수 DNA (satellite DNAs), 트랜스포존(transposon), 비유전자 DNA에 위치한 CpG 들은 거의 모두 메틸화 되어 있다. 유전체의 저메틸화는 정상세포의 노화과정, 암종의 발생과정에서 관찰할 수 있다.

유전체의 저메틸화를 논하기 전에, 정상 세포의 메틸화 수준이나 정도가 조직 또는 세포의 종류에 관련없이 일정한지 아니면, 다른지에 대해 의문을 제기해 볼 필요가 있다. 이 질문에 대한 해답은 1982년에 Ehrlich 등이 발표한 논문에서 찾아 볼 수 있다. High performance liquid chromatography (HPLC)를 이용하여 5mC 레벨을 조직별로 측정하였다. 그 결과는 표 13-1에 제시되어 있다.

표 13-1. 인체 각 조직 DNA의 평균 5mC 레벨(average 5mC level of DNAs from various human tissues)

Source of DNA	Mean molecular % of m^5C	Standard deviation	Number of individuals	Number of determinations
Placenta(태반)	0.76	0.03	6	22
Sperm(정자)	0.84	0.01	6	17
Heart(심장)	0.87	0.03	3	7
Liver(간)	0.88	0.02	9	18
Lung(폐)	0.91	0.04	5	13
Spleen(비)	0.93	0.03	7	16
Lymphocytes(림프구)	0.96	0.01	2	3
Brain(대뇌)	0.98	0.03	5	13
Thymus(흉선)	1.00	0.02	3	9

[주)] 표 13-1의 평균치는 각 개체의 같은 조직으로부터 여러 곳으로부터 DNA를 추출하여, 이를 중복 측정하여, 각 개체의 평균치를 구하고, 그 다음 개체별 평균치를 구한 것이다. HPLC에 의한 측정은 디옥시뉴클레오타이드 레벨에서 구한 것이다.

표 13-1에서 본 바와 같이, 인체 조직 중에서 메틸화 레벨이 가장 높은 곳은 대뇌와 흉선이다. 이에 반해 가장 낮게 메틸화되어 있는 곳은 태반과 정자이다. 조직의 메틸화 수준과 세포의 복제수준과는 상관이 없어 보인다. 왜냐하면, 활발히 분열하는 간에 비해 오히려 분열이 거의 없는 대뇌에서 더 메틸화 레벨이 높고, 또는 분열이 거의 없는 심장에서의 메틸화 레벨이 간과 비슷하기 때문이다. Ehrlich 등은 1983년에 인체의 각 장기 종양에서 5-mthylcytosine 함량을 HPLC로 측정하였고, 이를 발표하였다(표 13-3, Gama-Sosa MA 등, 1983). 또한 이 암종들의 전이(metastasis)부위에서 5-mthylcytosine 함량을 측정하여, 원발부위 종양에 비해 5-mthylcytosine 함량이 감소하였음을 제시하였고, 암종의 진행과 DNA저메틸화가 밀접한 관련이 있다고 주장하였다. 여기서 주의해야 할 것은 Ehrlich등이 DNA를 추출할 때, 종양세포만 추려내는 미세박리기법을 사용하지 않았다는 것이다. 즉, 인체 각 장기의 암종마다 종양조직내의 종양세포와 비종양간질세포의 비율은 다양하다. 따라서, 정상간질세포가 얼마나 포함되었는가에 따라, 5-mthylcytosine 함량은 변할 것이다. 예를 든다면, 림프종의 경우, 비종양세포의 포함분율은 약 5%미만일 것이다. 그러나, 대장암의 경우, 적어도 40%정도는 된다. 미세박리를 이용하여, 종양세포분율이 90%이상이 되도록 하여, 5-mthylcytosine 함량을 조사한다면, 인체 각 장기 종양의 저메틸화 상태에 대해 더 정확하게 알 수 있을 것이다.

표 13-2. 다양한 인체 세포주 DNA의 5mC 함량(5mC content of DNAs from various human cell lines)

Cell type	Skin fibroblast	HeLa	Molt 4F	RPMI 1788	Raji	IM-1
Mean molecular %	0.72±0.01	0.70±0.10	0.84±0.02	0.57±0.006	0.85±0.005	0.68±0.009

표 13-3. 인체 주요 암종의 5mC 함량(5mC content of DNAs from various primary malignant neoplasm)

악성 종양 종류	Mean molecular % of m^5C^a	악성 종양 종류	Mean molecular % of m^5C^a
Rectal carcinoma (직장암)	0.79^b, 0.87	Pheochromocytoma (크롬친화세포종)	0.74^b
Lymphocytic lymphoma (악성 림프종)	0.80^c	Renal cell carcinoma(신세포암)	0.91^b, 0.95^b
Histiocytic lymphoma (악성 림프종)	0.78^d, 0.88^b, 0.95^c	Lung adenosquamous carcinoma	0.79, 0.84

Leiomyosarcoma (연활근 육종)	0.97[c,d]	Lung squamous carcinoma (폐 편평상피세포암)	0.79
Ovarian carcinoma (난소암)	0.69, 0.71[b], 0.76[c], 0.80, 0.81, 0.85, 0.87[c], 0.95	Lung small cell carcinoma (폐소세포암)	0.76[d]
Mixed mullerian carcinoma	0.60	Parotid epidermoid carcinoma (침샘 편평상피세포암)	0.81[c]
Breast cancer (유방암)	0.76, 0.81[c], 0.83, 0.83[b], 0.83, 0.86[b], 0.87, 0.89[b], 0.90[b], 0.90[b], 0.96[b], 0.97, 0.99[b]	Parapharyngeal epidermoid carcinoma(인두 편평상피세포암)	0.89[b]
Colon carcinoma (대장암)	0.78, 0.80, 0.80, 0.81, 0.81, 0.81, 0.84[b], 0.86, 0.88, 0.90[b], 0.91[b]	Testicular seminoma (고환 정상피종)	0.35[b], 0.95
Gastric carcinoma (위암)	0.74[b], 0.91[b]	Brain glioblastoma(아교모세포종)	0.66[b], 0.76[b], 0.92[b], 0.97[b]
Pancreatic carcinoma (췌장암)	0.72[b]	Brain astrocytoma(별아교세포종)	0.84[b]
Prostate carcinoma (전립선암)	0.87[b]	Oligodendroglioma (희소돌기아교세포종)	0.96[b]
Granular cell tumor	0.92[b]		

[a]각 값은 다른 개체의 종양으로부터 얻은 것이고 각 종양으로부터 최소 두번 최대 네번까지 반복하여 얻은 평균값이다.
[b]환자는 종양적출전에 항암화학치료나 방사선 치료를 받지 않았다.
[c]환자는 종양적출전에 항암화학치료를 받았다.
[d]종양은 적출전에 방사선치료를 받았다.

1 유전체 전반에 걸친 저메틸화: 암종과의 관련성

global hypomethylation: relation to malignancy

인체 암종을 이루는 종양세포의 유전체 DNA는 유전체 전반에 걸친 저메틸화(genome-wide hypomethylation)와 CpG islands에 국한된 이상 과메틸화(localized aberrant hypermethylation of CpG islands)라는, 싸이토신 메틸화의 불균형을 보인다(Tycko B. 2000).

서로 반대되는 메틸화 현상(국소적 과메틸화와 전반적인 저메틸화)이 종양세포에서 일어나며, 메틸화 불균형의 추는 유전체 전체 메틸 싸이토신의 양이 감소하는 쪽으로 기운다. 이러한 메틸화 불균형은 암종의 전단계병변에서도 발견되기 때문에, 암종이 만들어 낸 이차적인 현상은 아님을 알 수 있다. 같은 조직 유형의 인체 암종에서도 유전자 프로모터 CpG island loci의 과메틸화 정도에 다양한 스펙트럼이 있듯이, 유전체 저메틸화 또한 다양하여, 심지어 주변 정상조직 세포에 비해 유전체 메틸화 함량의 감소가 없는 암종이 있다. 암세포에서 유전체 저메틸화와 CpG island 과메틸화가 같은 기전에 의해 연결되어 있는 것인지, 아니면 별개의 기전에 의해 초래되는 것인지에 대해서는 모른다.

저메틸화와 과메틸화가 유전체에서 일어나는 부위가 다르기 때문에 별개의 원인인자를 가질 것으로 추측된다. 과메틸화가 일어난 유전자와 저메틸화와의 관계가 유전자마다 다르기 때문에, 과메틸화와 유전체 저메틸화 사이에 기계적 연결이 있는 것은 아니다. 즉, 특정 종양 유형에서 어떤 유전자의 과메틸화는 유전체의 저메틸화와 밀접한 연관관계를 보이는 반면, 어떤 유전자의 과메틸화는 유전체의 저메틸화와 역의 상관관계를 보이기도 한다.

발암성 화학물질에 의해 초래된 백서(rat) 간세포암종에서 추출한 DNA는 정상 조직 DNA에 비해 30~40%정도 저메틸화되어 있으며, 이에 반해 전암성 결절에서는 5mC 함량이 20% 정도 감소되어 있다(Lapeyre JN, 1979; Lu LJ 등, 1983). 인체의 정상세포 DNA에서는 싸이토신의 4% 정도가 메틸화되어 있는 반면, 종양세포의 경우 싸이토신의 1.2% 가량이 메틸화되어 있다(Diala ES, 1983). Syrian 햄스터에서 에스트로겐으로 유발한 신장암종은 정상 콩팥세포에 비해 11~24% 정도의 메틸화 감소가 있었다(Lu LJ 등, 1988). 5mC 함량은 전이된 암조직에서 가장 낮았고, 그 다음이 원발성 암조직이었으며, 가장 높은 것은 정상조직이었다(Ehrlich M 등, 1981; Gama-Sosa MA 등, 1983). 유전체 전반에 걸친 저메틸화는 소화기계 선암종에서도 관찰되었다(Fang JY 등, 2001). 유전체의 5mC 함량은 대장선종 및 선암에서 8~10% 정도 감소되어 있었다. High performance capillary electrophoresis를 이용하여 계측한 결과, 유방 및 대장의 돌발성 및 유전성 종양에서도 m5C 함량이 30~56% 정도 감소되어 있었는데, 연구자에 따라서, 또한 어떤 방법을 사용하는가와, 어떤 조직을 대상으로 하였느냐에 따라서 수치는 다르지만, 종양전반에 걸쳐 종양세포 DNA내의 m5C의 함량이 감소한다는 것은 일치한다(Esteller M 등, 2001).

CpG islands 과메틸화와 유전체 저메틸화라는 싸이토신 메틸화의 불균형에 대해서 최근에 대장 종양에서 시행한 연구에 따르면, 정상 장점막은 과증식성 용종, 선종, 암종에 비해 높은 5mC 함량을 보였다. 과증식용종이나 선종의 탈메틸화 정도는 병변의 증식 속도(proliferative rate)와 관련이 있었다. 그러나, 유전체 전반의 저메틸화와 특정 유전자의 과메틸화간에는 관계가 없었다(Bariol C 등, 2003)

HPLC를 이용하여 유전체 DNA의 5′-methylcytosine 함량을 분석하거나(Gama-Sosa MA

등, 1983), 유전체 DNA가 메틸기 공여자인 s-adenosylmethionine으로부터 tritiated 메틸기를 받아들이는 정도를 측정하는 등, 다른 연구자들이 다른 조직의 종양을 다양한 방법으로 5mC를 분석하여도, 비슷한 경향의 저메틸화가 종양에서 관찰된다.

유전체 전반의 저메틸화 정도는 종양에 따라서 다르지만, 악성도가 높을수록 저메틸화의 정도가 심하다. 유방암, 난소암, 뇌종양에서는 종양의 악성도가 높을수록 저메틸화의 정도가 심하였다(Kim YI 등, 1994; Gama-Sosa MA 등, 1983; Narayan A 등, 1998). 136 예의 유방암에서 시행한 연구에서는 저메틸화의 정도와 병기, 종양의 크기, 조직학적 악성도간에 상관관계가 있었다(Soares J 등, 1999). 따라서, 상기의 종양들에서는 저메틸화의 정도가 예후지표로서 활용될 여지가 있다. 그렇지만, 대장의 경우, 증식성 용종(hyperplastic polyp), 대장선종(colon adenoma), 암종(colon carcinoma)간에 저메틸화의 정도에서는 차이가 없었기에(Feinberg AP 등, 1988), 저메틸화가 반드시 악성도와 비례한다고 일반화시킬 수는 없다. 그러나, 이에 대한 분석결과도 종양세포와 주변 정상 기질세포나 염증세포를 미세박리하지 않은 상태에서 정량분석한 것이어서 신뢰도에 문제가 있다.

최근 Hoon 등이 레이저를 이용한 미세박리후 시행한 LINE-1메틸화레벨 정량분석에서 대장선종에 비해 대장선암종에서 LINE-1 메틸화레벨이 낮고, 림프절 전이가 있는 대장암이 그렇지 않은 대장암에 비해, T stage가 높은 대장암이 낮은 대장암에 비해 LINE-1메틸화레벨이 낮았다(Sunami E 등, 2011). 정상 위점막과 만성 위염, 위축성 위염을 대비하여 5′-methylcytosine 함량을 분석한 결과를 보면, 점진적으로 유전체 메틸화 레벨이 감소하고, 즉 저메틸화가 진행하는 것을 볼 수 있는데, 그러나, 위암과 위암 주변 정상 점막의 5′-methylcytosine 함량간에 차이가 없는 것을 보아, 저메틸화는 위의 다단계 암화과정에서 조기의 변화이지만, 종양의 발생과 더불어 진행하지는 않는다(Cravo M 등, 1996; Gloria L 등, 1996). 그러나, 이 연구는 병변을 현미경적으로 관찰하여 분석한 연구가 아니어서, 결과를 액면 그대로 수용하기에는 제한점이 크다.

위의 다단계병변을 현미경적으로 관찰하고 LINE-1과 Alu의 메틸화레벨변화를 파이로시퀀싱기법으로 분석한 연구결과에 따르면, LINE-1의 메틸화레벨저하는 장형화생에서 위선종으로 진행하는 단계에서 볼 수 있으며, 위선종과 위암종간에는 LINE-1메틸화레벨의 차이는 볼 수 없는 반면 Alu메틸화레벨의 저하는 장형화생으로 진행하는 과정에서 일어나며, 추가적으로 위선종에서 위암종으로 진행할 때 일어난다고 보고하였다(Bae JM 등, 2013).

저메틸화가 암종세포나 전암성 병변의 세포들에서 분열하는 정도를 반영한다고 볼 수 없다. 왜냐하면, 정상조직이나 배양한 세포에서 세포의 분열속도와 5mC의 전체적인 수준간에 아무런 관계가 없었기 때문이다(Gama-Sosa MA 등, 1983).

② 특정 유전자 또는 유전체 시퀀스의 저메틸화: 암종과의 관련성

hypomethylation of specific genes and genomic sequences: relation to malignancy

1) 반복 시퀀스의 저메틸화(hypomethylation of repetitive sequences)

인체 암종에서 일어난 DNA메틸화의 변화는 국소 CpG island 과메틸화와 전반적인 유전체 저메틸화로 특징지워진다. 인체암종에서 관찰되는 유전체 저메틸화는 반복시퀀스의 저메틸화와 관련이 있다(Ehrlich M 등, 2002). 반복시퀀스는 인체 유전체의 45%를 차지하며, 전위인자(transposable elements)의 interspersed repeats와 단순 또는 복잡한 시퀀스의 tandem repeats로 구성되어 있다. Short interspersed nucleotide elements (SINE)중에 가장 풍부한 것이 Alu이며 282bp 크기의 non-long terminal repeat (LTR) DNA 시퀀스로서, 인간유전체의 10%를 차지하고, 유전체에 100만 카피 이상 존재한다(Weiner AM, 2002).

다른 non-LTR시퀀스로 long interspersed nucleotide elements (LINE)가 있는데, LINE은 LINE-1, LINE-2, LINE-3가 있는데, LINE-2와-3가 유전체의 5~6%를 차지하며, LINE-1은 6kbp의 크기에 이르는 것으로 인체 유전체의 17%정도를 차지한다(Lander ES 등, 2001). LINE-1은 인체 게놈에 약 50만 또는 60만 카피 정도 있다(Deninger PL 등, 2002; Lander ES 등, 2001). 거의 대부분(약 85%정도)은 5′부위가 절단, 역위, 또는 변이되어 비활성화되어 있다(Ovchinnikov I 등, 2002). 그러나, 대략 1000카피는 온전한 길이의 6.5kb길이를 가지고 있으며, 이 중 80~100카피는 리트로트랜스포존기능을 여전히 수행할 수 있다(Brouha B 등, 2003; Sassaman DM 등, 1997). 30명 중의 한 명 정도는 새로운 LINE-1 insertion을 게놈내에 가지고 있다 . 온전한 길이의 LINE-1은 900bp의 5′UTR(5′비전사구역)을 가지며, 이 UTR내에는 internal promoter가 내재되어 있다. 5′ UTR다음으로 ORF1, ORF2, 3′ UTR, 마지막으로 poly (A) tail로 구성되어 있는데(그림 13-1), ORF1은 시퀀스 비특이적인 RNA 결합단백질을 코드하고 있다. ORF2는 L1의 리트로트랜스포존 활성에 관련된 세가지 도메인을 코드하고 있는데, 각 도메인은 endonuclease, reverse transcriptase, 3′ terminal zinc finger-like 도메인이다. LINE-1 transcript는 복수의 아데닌이 끝에 달리게 되고, 세포질내로 이동한다. 여기서 ORF1단백질과 ORF2단백질이 번역(translation)되고, ORF1단백질은 LINE-1 transcript에 결합하면서 LINE-1 transcript를 핵내로 이동시킨다. ORF2단백질에 의해 LINE-1 transcript는 호스트 게놈내로 reintegration된다.

Alu는 크기가 매우 작기 때문에 자체로서는 리트로트랜스포존의 역할을 할 수가 없다. 그러나, Alu는 LINE-1의 ORF1단백질과 ORF2단백질을 이용하여 retrotransposition될 수 있

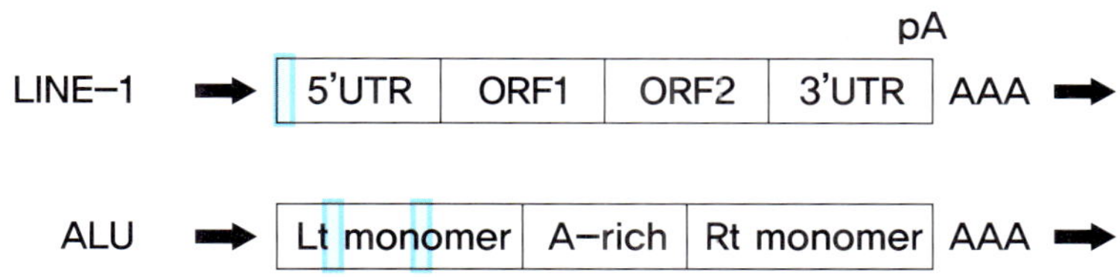

그림 13-1. LINE-1과 ALU. LINE-1은 두개의 ORF (open reading frame)와 앞뒤의 UTR (untranslated region)으로 구성되어 있다. 5′ UTR내에 RNA polymerase II의 프로모터(blue box)가 있으며, 3′ UTR끝에 polyadenylation signal (pA)와 oligo-dA꼬리로 구성되어 있다. 최근에 5′ UTR내에 ORF0가 있음이 밝혀졌음. 이에 반해, ALU는 두개의 관련된 monomer가 중심의 A-rich linker region에 의해 나뉘어져 있는 모양이다. Left monomer는 두개의 프로모터를 가지는 데(blue boxes), 이는 RNA polymerase III의 프로모터이다. ALU는 oligo-dA-rich tail(약 100bp)를 갖고 있다.

다. LINE-1 프로모터는 매우 심하게 메틸화되어 있는 CpG island를 가지고 있다. LINE-1은 5′ UTR내에 그 자신을 위한 sense promoter외에 antisense promoter를 가지고 있어, 인접한 유전자의 대안적인 전사시작부위가 되기도 한다. 대표적인 것이 c-MET유전자로서 2번엑손과 3번엑손 사이의 인트론에 온전한 길이의 LINE-1이 존재하는데, LINE-1 CpG island의 저메틸화가 유도되면, antisense promoter가 활성화되고, 이로부터 LINE1-cMet fusion transcript가 전사된다(Weber B 등, 2010). LINE-1은 포유류에서 유일하게 자율적인 리트로트랜스포존으로 포유류 게놈의 18%정도를 차지한다. LINE-1의 활성은 여러가지 사건들을 초래할 수 있다:

① 유전자 파손(gene disruption)(Kazazian HH Jr 등, 1988),
② 전사조절(transcriptional regulation)(Han JS 등, 2004),
③ 대체 스플라이싱(alternative splicing)(Kondo-Iida E 등, 1999),
④ 새로운 엑손 생성(creation of exons and gene coding regions)(Nekrutenko A and Li WH, 2001),
⑤ 위유전자 증폭(amplication of the processed pseudogenes and the Alu SINE family)(Kazazian HH Jr, 2000; Dewannieux M 등, 2003; Esnault C 등, 2000).

LINE-1이나 Alu는 정상 체세포 조직에서 대개 메틸화되어 있으며, 이들은 암종조직에서 저메틸화된다. LINE과 SINE이 유전체 전체에 산재되어 있는 반면, satellite DNA는 중심절이나 중심절 인접부위에 국한되어 있거나, Y염색체의 장완의 헤테로크로마틴에 분포하고 있다. Satellite α (Sat α)는 170bp DNA 시퀀스가 반복되어 있는데, 모든 중심절의 주요 구성원이다. Satellite 2 (Sat2)는 ~26bp의 탄뎀반복으로 11개 염색체 pericentromere(염색체 2, 5, 7, 10, 13, 14, 15, 17, 21, 22, Y)에 위치해 있으며, 염색체 1번은 1q12에 위치하고, 6번은 6q11에 위치하는데, 염색체 1번의 중심절 인접구역에서 가장 많이 발견된다. Satα와 Sat2는 정상체세포에서 과메틸화되어 있지만, 암세포에서는 저메틸화되어 있다.

정상 체세포에서 Alu 계통에 속하는 반복 시퀀스는 유전체 전반에 비해 5mC 함량이 증가되어 있다(Ehlrich M 등, 1981; Gama-Sosa MA 등, 1983). 고도로 메틸화된 반복 시퀀스는 주로 위성(satellite) DNA에서 볼 수 있으며, 위성(satellite) DNA는 metaphase 염색체의 중심절주변의 헤테로크로마틴(뭉친염색질) 구역과 대개 연관되어 있다. 그러나 생식세포의 위성 DNA 메틸화 양상은 체세포의 그것과는 다르며, 낮은 수준의 메틸화를 보인다(Chapman V 등, 1984; Sanford JL 등, 1984; Feinstein SI 등, 1985). 생식세포를 제외한 경우, 반복시퀀스에서 저메틸화가 있다면, 일반적으로 암종일 가능성이 높다. 예를 든다면, 위성 DNA 저메틸화는 난소종양에서 관찰되는데, 저메틸화의 정도는 조직학적 소견상 난소종양의 악성도와 상관관계를 보였다(Qu GZ 등, 1999). 비슷하게, 유방선암종 25예 중, 거의 반 수에서 Sat 2 DNA에서 저메틸화를 보였는데, Sat 2 DNA는 1번 염색체의 중심절에 인접한 헤테로크로마틴에 위치해 있으며, 정상적으로는 고도로 메틸화되어 있다(Narayan A 등, 1998). 윌름즈 종양(Wilms' tumor)에서도 저메틸화가 염색체 1번의 중심절 및 인접 구역의 Sat α시퀀스에서 관찰되었다(Qu GZ 등, 1999).

LINE-1 메틸화레벨은 암세포에서 정상세포에 비해 현저히 떨어져 있지만, 정상세포 또한 조직 또는 기관에 따라 메틸화레벨이 다르기 때문에 조직특이적인 메틸화레벨을 보인다(Chalitchagorn K 등, 2004). 또한 조직에 따라 정상조직의 LINE-1 메틸화레벨의 변동폭의 넓이가 다르다. 같은 암세포내에서도 LINE-1메틸화레벨은 유전체내 위치에 따라 다를 수 있으며 모든 LINE-1이 저메틸화를 보이는 것은 아니며, 드물게는 소수의 LINE-1은 과메틸화를 보이기도 한다(Phokaew C 등, 2008).

2) 특정유전자의 저메틸화(hypomethylation of specific genes)

종양에서는 유전체 전반의 저메틸화와는 대조적으로, 특정 유전자들은 이질적인 양상의 메틸화를 보인다. 즉 유전자의 종류, 또는 유전자내의 위치에 따라서 과메틸화 또는 저메틸화를 보인다.

표 13-4는 암에서 탈메틸화되어 있는 single copy genes을 정리한 것이다. 저메틸화가 일어나는 유전자들의 범위는 성장조절 유전자, 효소, 발생학적으로 중요한 유전자, germ cell specific tumor antigen (MAGE, BAGE, LAGE, GAGE)과 같은 조직특이 유전자등이다. 종양조직에서 흔히 저메틸화되는 중요한 카테고리의 유전자는 원발암유전자(proto-oncogene)이다. 제한 효소처리(*Msp*I, *Hpa*II, *Hha*I)를 한 결과 c-Ha-ras는 대장암과 폐암에서 주변 정상조직에 비해 저메틸화 되어 있었다(Feinberg AP, 1983: Vachtenheim J 등, 1994).

표 13-4. 저메틸화가 일어나는 유전자들과 관련된 질환(examples of hypomethylated genes and their associated diseases

Gene	Disease	Assay method
Cytochrom P450 1b1	전립샘암(prostate cancer)	MSP, bisulfite DNA sequencing and immunostaining
Maspin	대장암(colorectal carcinoma)	MSP, microsatellite PCR, methylation-specific digest, RT-PCR, Western blot, immunostaining
Maspin	췌장암 및 위암 조직 및 세포주, 미분화 갑상샘암, 폐암, 난소암, 갑상샘암	Expression microarrays, methylation-specific PCR Correlation with expression; in thyroid cancers overexpression associated with morphological dedifferentiation; in other cancer types hypermethylation reported
S100P	췌장암 세포주 및 원발조직	Associated with expression; other S100 proteins also overexpressed
Urokinase-type plasminogen activator	유방암(breast cancer)	Methylation-sensitive digest, MS-PCR/ Predominantly in highly aggressive cases correlated with expression
P-cadherin	침윤성 유방암(invasive breast cancer)	MSP, RT-PCR, Western blot
Synuclein γ (SNCG)	세포주(유방암 및 난소암), 암조직(간암, 전립샘암, 식도암, 위암, 대장암, 자궁경부암, 폐암, 유방암)	Bisulfite sequencing, nested MSP/ Complete hypomethylation resulting in SNCG overexpression in advanced staged breast and ovarian carcinoma
TRAG-3	세포주(대장암, 간암, 폐암, 난소암, 췌장암)	Bisulphite sequencing, RT-PCR
BRCA2	돌발성 난소암(sporadic ovarian cancer)	Bisulphite PCR, RE-digest, bisulphate sequencing
MEL1S	T세포 급성 림프아구성 백혈병(T-cell acute lymphoblastic leukemia)	MS-PCR, RDA and bisulphite sequencing
HOX 11	백혈병표본 및 세포주	MS-PCR, RDA and bisulphite sequencing/ Correlation with expression in T-ALL
P53	폐암	Modified methyl acceptance assay, COBRA assay
MAGE1, MAGE-A1, MAGE A3	정소암 세포주(testicular cancer (cell lines))	MSP, bisulphate sequencing, RT-PCR, southern blot
MAGE1, MAGE-A1, MAGE A3	간암(hepatocellular carcinoma)	MSP, bisulphate sequencing, RT-PCR, southern blot

Gene	Disease	Assay method
BAGE	(유방암, 난소암, 골수암) 세포주	
Perforin	Active SLE(급성 전신성 홍반성 낭창)	Methylation-inhibitors
CA9	신세포암(renal cell carcinoma)	
EPO	신세포암, 간세포암, 유방암, 전립샘암, 신경아세포종, 뇌수막종	
CDKN1C/ KCNQ1, ICR2	요로세포암, 간세포암, 소아암 (urothelial cancer, hepatocellular carcinoma, pediatric cancers)	
PSCA, mesothelin Claudin 4, Lipocalin 2	췌장암 조직 및 세포주	For all but mesothelin correlation with expression
IGF2/H19, ICR1	방광암, 골육종(bladder cancer and osteosarcoma); 폐암, 대장암	Hypomethylation also in normal mucosae from the same colorectal cancer patients
pS2	유방암	5′-end studied; only expressing samples showed hypomethylation
MUC2	점액성 위암	Associated with de novo expression
CAGE	유방암, 위암, 폐암, 간세포암; 전립샘암, 자궁경부암, 후두암	Cancer/testis antigen; also expression and hypomethylation in premalignant stages of gastric carcinomas

Vachtenheim 등(1984)은 저메틸화가 있는 곳이 c-Ha-ras oncogene의 3′ 구역임을 확인하였다. 암종에서 종양유전자의 부위 특이적인 저메틸화가 일어난다는 사실의 첫 번째 예는 c-myc 종양유전자로서 세번째 엑손의 CCGG 부위에서 일어난다(Cheah MS 등, 1984). 설치류의 종양에서도 주변 정상조직에 비해 c-myc, c-fos, c-Ha-ras 원발암유전자의 저메틸화가 관찰되었다.

원발암유전자가 활성화되어, 세포증식이 촉진되는 것처럼, 아포프토시스를 막음으로써 발암과정을 향진시킬 수 있다. 항아포프토시스 유전자인 bcl-2는 저등급 비호즈킨 림프종에서 t(14:18) 전위(translocation)에 의해 전사가 항진, 활성화되어 있다. 흥미롭게 bcl-2의 전사 활성화는 이 유전자 프로모터의 저메틸화에 수반되어 나타날 수 있음이 제시된 바 있다(Hanada M 등, 1993). 많은 유전자들에서, 유형(type) 또는 단계(stage) 특이적인 저메틸화와 발현이 암종에서 제시된 바 있다: 예를 든다면, CDH13 프로모터 탈메틸화와 P-Cadherin

발현간의 강한 연관관계는 유방암의 조직학적 등급과 침윤도에서 볼 수 있었고(Paredes J 등, 2005), cyclin D2활성화는 stage III와 IV의 위암과 관련이 있으며, synuclein γ의 활성화는 일군의 고형암에서 종양의 진행과 전이능(metastasis)과 관련을 보였다(Liu H 등, 2005). 또한 maspin의 발현은 현미부수체 불안정성을 보이는 대장암(microsatellite unstable colorectal cancer)와 관련이 있다(Bettstetter M 등, 2005).

메틸화 패턴의 변화에 의해 교란될 수 있는 또다른 그룹의 유전자는 각인 유전자군이다. 각인소실(loss of imprinting)은 암종의 발생과 연관이 있으며, 각인 유전자의 저메틸화가 양대립유전자의 발현을 초래하게 되어 종양의 성장을 유도하고 지지한다. 좋은 예가 대장암에서 일어나는 IGF2의 각인 소실로서, 정상적으로 과메틸화에 의해 억압되어 있던 대립유전자에서 저메틸화로 IGF2가 과발현하게 되어 대장암의 발암을 유도하게 된다.

3) 반복 시퀀스 저메틸화와 단일 유전자의 메틸화변화와의 관계(Relationship of repeat sequence hypomethylation and the methylation changes of single copy genes)

국소적인 탈메틸화와 유전체 전반적인 저메틸화와의 관계에 대해 조사한 연구결과가 거의 없고, 또한 단일 유전자의 저메틸화와 반복시퀀스의 저메틸화간의 관계에 대해 조사한 연구논문도 매우 드물다.

MAGE-A1과 maspin의 탈메틸화와 발현은 많은 세포주와 원발 종양에서 유전체 전반적인 저메틸화와 일반적으로 밀접한 상관관계를 보인다(De Smet C 등, 1996; Kaneda A 등, 2004; Xiao J 등, 2005; Fujisawa K 등, 2005). 또한 BAGE (B melanoma antigen) 시퀀스 계열은 15개의 거의 동일한 시퀀스로서 염색체 9, 13, 18, 21번의 juxtacentromeric regions에 위치하하고 있는데, 이 loci 들 중, 최소한 하나는 그 탈메틸화 및 발현이 염색체 9, 13, 18, 21번의 juxtacentromeric satellite DNA hypomethylation과 밀접한 상관관계를 보인다(Grunau C 등, 2005). BAGE2의 경우, 염색체 21번의 juxtacentromeric repeats와 물리적인 근접성 때문에, BAGE 탈메틸화는 반복시퀀스의 탈메틸화와 물리적(mechanistically)으로 연결되어 있다고 주장된 바 있다. 흥미롭게, MAGE유전자들이 위치한 X염색체에는 LINE-1이 고밀도로 분포하고 있다. 따라서, 정소에만 발현되는 유전자군의 탈메틸화와 반복시퀀스의 탈메틸화간에는 물리적 연결이 있다고 볼 수 있겠다.

3 저메틸화를 초래하는 과정들
processes leading to DNA hypomethylation

정상 조직에서 어떻게 하여 DNA 메틸화 패턴이 수립되는 지에 대해 우리가 알지 못하기 때문에, 인체 암종에서 어떻게 DNA 저메틸화를 초래하는 지에 대해 아는 바가 미약하다. DNA 메틸화의 전반적인 큰 변화는 생식세포의 발달과정이나 배아의 발달단계에서 일어난다.

발달단계 중의 DNA메틸화 패턴의 수립은 다음 여러 복합요소들간의 상호작용에 의해 일어나는 것으로 이해하고 있다: 여러 DNA메틸기전달효소(DNA methyltransferases), 히스톤, 히스톤변경 단백질(histone-modifying proteins), 크로마틴조절자 단백질(chromatin regulator proteins), 각 유전자에서의 전사인자(transcription factors at individual genes), non-coding RNAs. 추가적으로 필요한 구성원이라면 메틸기 공여자인 S-adenosylmethionine (SAM)일 것이다. 암세포의 DNA메틸화 변화는 발달단계에서 보이는 메틸화 변화와 여러모로 유사하기 때문에, 이러한 상기 요소들 중 어느 하나라도 이상이 있으면 암세포의 DNA메틸화 변화의 원인이 될 수 있다.

암세포에서 일어나는 탈메틸화(demethylation)는 다음 두가지로 요약될 수 있다.

첫째는 유전체 전반적인 메틸싸이토신의 감소로서 주로 반복 시퀀스에서 일어나는 스토캐스틱(stochastic)한 감소이다. 둘째는 특정 개별 유전자에서 일어나는 저메틸화로서 유전자의 활성과 연관되어 있다. 암세포의 유전체 전반적인 저메틸화는 아마도 SAM의 불충분한 공급, DNA메틸기전달화 효소의 조절 결함, 크로마틴 조절자 단백질의 변경, 암세포유사분열 속도의 증가와 유사분열중 late replicating region에 위치한 repetitive DNA element의 보존성 메틸화(maintenance methylation)의 불충분함 등과 관련이 있을 것이다.

1) 메틸기 대사(methyl group metabolism)

SAM이 발생단계에서는 중요한 요소로서 작용하지는 않지만, 암세포에서는 DNA메틸화의 중요한 인자로서 역할을 하고 있다. 오래 전부터 메틸기의 가용성이 제한 되어 있는 식이를 하게 되면 실험동물에서 암을 일으킬 수 있다는 것은 알려져 있는 사실이다. 역학적 연구에서 메틸기 제한 식이는 인간에서도 암을 일으키는 데 기여할 수 있음이 알려졌다(Giovannucci E 등, 2004). 세포내의 SAM 레벨은 식이 메티오닌의 충분한 공급에 의해서, 또다른 한편으로는 호모씨스테인으로부터의 재생에 의해서 유지된다. 이러한 재생 순환(recycle)에는 많은 비타민들이 필요하다(folic acid, Vit B6, B12). 그러나, 메티오닌 재생에 간여하는 많은 유전자들이 인간에 있어서 다형성을 보인다. 예를 든다면, MTHFR, MTR,

MTRR, 그리고 CBS 등이다. 이러한 유전자들의 다형성이 특정암종의 발생위험도와 관련이 있음이 밝혀졌다(Kim YS 등, 2000).

그러나, 그 관계는 다소 복잡하다. 첫째, 식이상의 메틸기는 생물학적인 메틸화 반응뿐만 아니라 싸이미딘과 퓨린의 생합성을 위해서도 필요하다. MTHFR반응은 메틸기가 호모씨스테인 재생과정으로 가는 길과 뉴클레오타이드 생합성과정으로 가는 길의 분깃점에 위치하고 있다(그림 13-2). 때문에, 경우에 따라서는 MTHFR의 높은 활성(메틸화를 촉진하는 경로)이 필요하기도 하고, 또는 MTHFR의 저활성(뉴클레오타이드 생합성 촉진)이 암을 예방하는 데 필요할 수 있다. DNA메틸화의 심한 교란이 있는 암종에서는 저활성형의 MTHFR SNP를 흔히 볼 수 있다(Fang and Xiao, 2003; Kawakami K 등, 2003*a*; Gemmati D 등, 2004). 둘째, 이러한 다형성은 영양이 적절한 상태(즉, 메티오닌, 엽산, 다른 비타민의 적절한 공급과 알코올 섭취가 적은 상태)에서는 암종 발생의 위험도와 무관하다. 달리 표현하자면, SAM 레벨은 유전자와 환경적 요인의 상호작용에 의해 결정된다. Yi 등(2000)이 시행한 실험결과에 따르면, MTHFR의 저활성형이 동종접합인(homozygous) 사람도 혈청 엽산 농도가 정상일 때는 DNA메틸화 총량(content)의 차이가 없지만, 엽산의 함량이 낮은 식이를 하는 경우, 유전체전반적인 저메틸화(global hypomethylation)를 볼 수 있다.

유전체의 저메틸화는 낮은 SAM레벨과 높은 S-adenosyl homocysteine함량과 연관이 있다. 게다가, 빨리 증식하는 암세포의 경우, 메티오닌이 더 많이 필요한 데(Hoffman RM, 1984), 암세포들은 만성적으로 메티오닌이 부족하고 결과적으로 SAM이 지속적으로 부족한 상태가 된다. 이런 상태가 유전체 전반적인 저메틸화를 초래할 가능성이 높다. 이런 맥락에서, 빨리

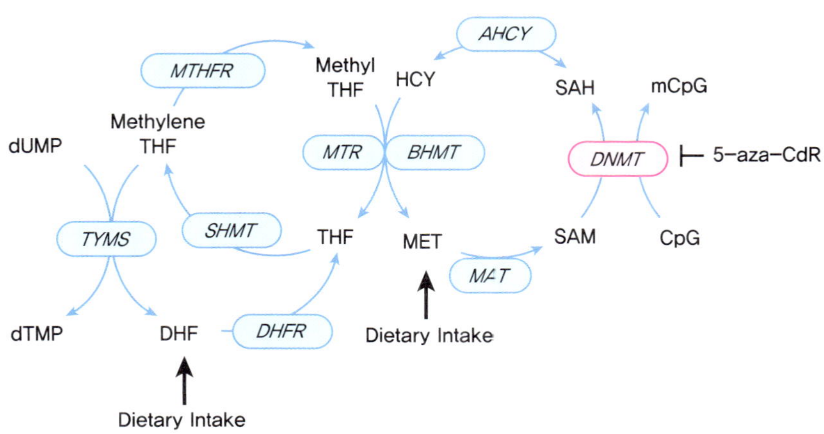

그림 13-2. Folate pathway: 5-aza-CdR, 5-aza-deoxycytidine; HCY, homocysteine; DHF, dihydrofolate; THF, tetrahydrofolate; SAH, S-adenosylhomocysteine; SAM, S-Adenosyl methionine; TS, thymidylate synthase; 5-methyl-THF, 5-methyltetrahydrofolate; 5,10-methylene-THF, 5,10-methylenetetrahydrofolate.

분열하는 암세포인 대장암이나 방광암세포에서는 DNA hypomethylation을 조기에 볼 수 있는 반면(Goelz SE 등, 1985; Florl AR, 1999), 천천히 성장하는 신세포암이나 전립선암의 경우 후기에 볼 수 있다는 연구결과(Florl AR 등, 1999, 2004)와 일맥상통한다.

2) DNA변경효소(DNA-modifying enzymes)

인체 암종을 대상으로 DNA메틸기전달효소의 변경된 발현정도와 DNA메틸화와의 관계에 대해서 많은 연구들이 이루어졌다. 특히, DNMT1의 과발현이 CpG island 과메틸화와 관련이 있는 지에 대한 연구결과가 많이 발표되었다. 그러나, DNMT1이 유전체 전반적인 DNA 메틸화 레벨에 끼치는 효과에 대한 연구는 근자에 들어 발표되었다(Saito Y 등, 2001; Kimura F 등, 2003a). 암세포는 일반적으로 활발히 증식하고, DNMT1은 증식하는 세포에서 많이 발현되기 때문에, 암세포에서 증가된 증식을 보정하게 되면, DNMT1의 증가는 훨씬 낮은 정도의 증가이거나 또는 심지어 상대적으로 감소된 정도임이 드러났다(Eads C. 1999; Kimura F 등, 2003a). 이러한 사실은 많은 인체 암종에서 DNMT1의 효소작용에 결함이 있음을 시사하는 것이다. DNMT1이 in vivo에서 de novo 메틸화 활성이 있는가 하는 것이 또 다른 논란의 초점이었다. 이 효소가 in vivo에서 de novo 메틸화 활성이 있다는 것이 새로운 연구결과에서 드러나고 있으나, DNMT1 조절의 변경이 어떻게 해서 특정 CpG island의 과메틸화를 일으키는 가는 설명하기 어렵다. 불충분한 DNMT1 활성이 유전체 전반적인 저메틸화와 관련이 있을 것이다. 생쥐에서 DNMT1 효소의 활성을 다양하게 조절한 결과 감소된 효소 활성이 DNA 저메틸화를 유발하였다(Eden A 등, 2003).

DNMT3A와 DNMT3B의 변경된 발현이 인체암종의 변경된 DNA메틸화의 원인일 가능성에 대해 연구된 바 있다. DNMT1과는 달리 이 효소들은 de novo methylase 활성이 있다. 이들은 정상 체세포에서는 매우 낮은 레벨로 발현되지만, 암세포에서는 증가된다. 이들이 de novo methylase의 기능을 가지기 때문에, DNA저메틸화보다는 과메틸화에 관여할 것으로 생각된다. DNMT3의 발현 변경이 인체 암종의 유전체 전반적인 저메틸화의 원인일 가능성은 매우 적어 보인다. DNA 메틸화전달효소 발현 레벨의 변경이 암세포의 유전체 전반적인 DNA메틸화 감소와 직접적인 연관이 있을 것 같지 않다. 그러나, 문제는 DNMT1의 활성도가 단지 세포내에서의 발현수준에 의해 결정되는 것은 아니다라는 것이다.

3) 크로마틴 구성원(chromatin components)

DNA메틸화 패턴을 수립하는 제3요소는 크로마틴이다. DNA 메틸기전달효소는 in vitro에서 뉴클레솜이 없는 free DNA와 뉴클레오좀 DNA에 대한 작용이 다르다(Robertson K 등,

2004). 이것은 복잡성의 문제와 관련이 있음을 의미한다. 히스톤 아세틸화는 불활성 크로마틴과 활성 크로마틴을 구별짓는 요소로서 확실한 자리매김을 하고 있다. 히스톤 탈아세틸화는 간접적으로 DNA 메틸화를 증진하고, 히스톤 탈아세틸화는 메틸화된 싸이토신을 인지하여 결합하는 단백질과 DNA메틸화 전달효소에 의해 촉진된다. 크로마틴 리모델링 복합체는 유전자 발현억압에 필요하고, 이 복합체에 methyl CpG 결합도메인(binding domains)이 포함되어 있다. 따라서 DNA메틸화는 크로마틴 리모델링을 용이하게 한다. 역으로, 크로마틴 리모델링 복합체는 DNA 메틸화에 영향을 줄 수 있다. 특정 억제자(repressor)단백질은 DNA 메틸화 전달효소를 유전자 조절구역에 tether하는 역할을 하기도 한다.

많은 크로마틴 조절자 단백질들이 인체 암종에서 이상 발현양상을 보인다. 이들 중 상당 부분은 DNA메틸화에 영향을 줄 수 있음이 입증되었다. 그러나, DNMT3B결핍이 ICF증후군에서 DNA저메틸화를 일으키는 정도만큼이나 확실하게, 인체암종의 저메틸화와 분명한 연관관계를 보이는 크로마틴 조절자 단백질은 아직 밝혀진 것이 없다. ATRX단백질은 SNF 계열의 ATP의존 helicase로서 특정 DNA 메틸화 결함과의 관련이 제시된 바 있다. 증후군 환자들은 심한 지능저하와 알파 탈라세미아(thalassemia), 특징적인 얼굴모습, 생식기의 이상을 보인다. 이 증후군에서는 rDNA repeats를 포함한 특정 시퀀스상의 저메틸화가 특징적이다. 크로마틴 리모델링과 관련된 또다른 helicase는 Lsh이다.

4) 세포주기 중 후기복제기간과 DNA메틸화 소실경향과의 관계

세포주기중 S기 즉, 복제기는 전반기와 후반기로 나눌 수 있는데, 전기에 복제되는 DNA 구역이나 후기복제구역 모두 active gene과 inactive gene들을 담고 있으며, 전기복제구역과 후기복제구역은 DNA시퀀스구성의 차이 및 유전자 밀도(density of the genes)에 차이가 있는 것으로 알려져 있다. 즉, 전기복제구역은 유전자밀도가 높고, 유전자발현도가 높으며, Alu 밀도가 높고, GC 컨텐트(content)가 높으며, CpG 밀도(density)가 높다. 또한 LINE-1이나 satellite 시퀀스가 결핍되어 있다. 반면 후기복제구역은 이러한 LINE-1 및 satellite 반복 시퀀스가 상대적으로 풍부하다. Aran등이 시행한 연구결과에 따르면, 전기복제와 고레벨의 DNA메틸화간에는 밀접한 관계가 있으며, 특히, 활발하게 전사하는 유전자인 경우에는 전기복제구역에 있든 후기복제구역에 있든 상관없이, 유전자특이적인 기전에 의해 유전자 몸통(gene body, so-called transcribed region)부위에 고레벨의 DNA메틸화를 유지하는 것으로 드러났다. 후기복제구역에 있는 비활성 유전자들의 경우, 유전자 몸통내의 메틸화된 CpG site들은 세포분열이 일어날수록 점차 DNA메틸화를 상실하게 되어 탈메틸화되는 경향이 두드러진다. Aran등의 연구결과에 따르면, 유전체 전반적으로 DNA메틸화와 관련된 두가지 중요한 인자는 S기중 복제시기, 그리고 유전자발현정도이다. 복제시기의 경우, intergenic regions의 DNA메틸화레벨과 더 밀접한 연관성을 보이고, 유전자발현정도는 유전자 몸통 DNA메틸화와 보다 더 밀접한 연관성을 보인다. 활발한 발현을 보이는 유전자들은 세포의 종류와 상관없이 유전자 몸통의 DNA메틸화레벨은 높게 유지된다. 그러나, 비활성유전자의 경우, 폐, 콩팥, 뇌의 경우 DNA메틸화레벨이 높은 반면, 태반, 섬유모세포, 림프구등의 경우, DNA메틸화레벨이 낮다(Aran D 등, 2011). 따라서, 암세포의 경우 활발하게 분열하므로, 후기복제기에 속해 있는 intergenic DNA나 불활성 유전자들의 경우, 분열을 거듭할수록 보존성메틸화의 불완전성에 의한 수동성 탈메틸화에 의해 점차 DNA메틸화레벨이 감소하게 된다.

5) BRCA1-HP1-DNMT3B의 교란에 의한 반복 DNA시퀀스의 저메틸화

BRCA1은 상동재조합(homologous recombination)에 의한 DNA 손상복구외에 반복 DNA 시퀀스의 발현억압과 유전체의 안정에 중요한 역할을 수행한다. 이와 같은 기능에는 BRCA1의 E3 ubiquitin ligase 활성도가 중요하며, 히스톤 H2A를 유비퀴틴화시키며, 이와 같이 ubiquitin화된 H2A는 LINE-1이나 alpha satellite의 메틸화를 유지할 수 있도록 BRCA1-HP1-DNMT3B 복합체의 조성을 돕는다. BRCA1의 E3 ligase활성도가 감소된 변이형의 경우, LINE-1이나 satellite 시퀀스의 발현도가 현저히 증가되어 있음을 볼 수 있으며 이들 반복 DNA시퀀스의 메틸화가 현저히 감소되어 있음을 볼 수 있다. 또는 PPM1D(또는 Wip1)의 과발현이 있을 경우, 과발현된 Wip은 ATM의 활성을 억압하고, ATM의 억압은 BRCA1이 HP1-DNMT3B와 함께 반복 DNA시퀀스에 복합체를 형성하는 것을 억압하게 되어, 결과적으로 반복 DNA시퀀스의 DNA메틸화레벨을 감소시킨다(Zhu Q 등, 2011; Filipponi D 등, 2013).

6) TP53단백질에 의한 반복 DNA엘리먼트들(repetitive DNA elements) 발현 억제

초파리 및 제브라피쉬에서 야생형 p53단백질은 암컷 생식세포에서 piwiRNA단백질과 상호작용하여, 반복 DNA엘리먼트의 이동을 억제한다. 변이형 p53유전자를 가진 암컷의 경우, 증가된 레벨의 반복 DNA엘리먼트 RNA를 가지게 되고, 이로 인한 무작위적 유전체 DNA로의 통합(random integration events of DNA)으로 인해 결손을 가진 난자형성(defective egg formation)과 난자의 수정능(fertility) 감소를 초래하게 된다. 실험적으로 LINE-1을 발현하는 플라즈미드벡터(LRE3 reporter)를 제브라피쉬 embryo에 전달감염시켰을 때, p53유전자가 야생형일 경우에는 거의 발현되지 않지만, p53이 발현되지 않은 변이형을 가진 제브라피쉬

배자(embryo)의 경우, LINE-1 ORF1단백질이 발현된다. 초파리 p53과 마찬가지로 제브라피쉬에서도 p53단백질은 리트로엘리먼트의 발현을 제지하는 역할을 한다. p53단백질은 LRE3 reporter가 유전체내에 삽입되었을 때, 인핸서부위의 뉴클레솜 H3K9에 삼중메틸화를 일으킴으로써, LINE-1의 전사를 억제한다. 인체종양의 50%가량이 TP53유전자 변이를 보이는데, 대부분의 과오돌연변이(missense mutation)는 DNA 결합도메인(binding domain)에서 일어나며, 이 도메인은 DNA를 직접 접촉하거나 아니면 DNA-결합표면(binding surface)의 구조를 유지하는 역할을 한다. R248, R273, R175, G245의 변이형 TP53단백질은 파리(fly)에서 리트로트랜스포존의 전사를 저지하지 못하지만, 야생형은 저지하는 것으로 보아, 인체종양의 TP53 변이형은 이런 기능이 무력화되어 있음을 시사한다. 인체종양중의 하나인 윌름씨종양에서 TP53변이형인 경우, LINE-1 ORF1단백질발현이 지속적으로 검출되는 반면, TP53 야생형인 경우, LINE-1 ORF1단백질이 거의 검출되지 않거나 적게 검출된다.

7) RB에 의한 LINE-1전사억압

RB단백질이 세포주기 E2F전사인자의 억제자로서 알려져 있지만, RB단백질은 H3K27me3를 동원하여 분화 및 스트레스중 전사를 억압할 수 있음이 알려져 있다. Ishak등의 연구(2016)를 통해, RB단백질은 EZH2단백질과 복합체를 형성하여 대부분의 반복 DNA엘리먼트에 H3K27me3를 일으켜 전사를 억압하는데 기여하고, 유전체의 안정성을 유지하는데 중요한 역할을 한다.

반복 DNA엘리먼트의 H3K27me3 증강은 RB단백질 의존적이며, EZH2가 반복 DNA엘리먼트에 동원되기 위해서는 RB단백질과 크로마틴과의 결합이 우선적으로 필요하다. EZH2를 동원하는데에는 RB가 필요하지만, EZH2와 H3K27me3가 퍼져나가는데는 RB단백질이 없어도 일어나는 것으로 알려져 있다.

8) PRMT6에 의한 UHRF1-DNMT1의 보존성 메틸화 억압

PRMT6는 H3R2를 메틸화시키는 효소인데, H3R2메틸화는 UHRF1이 hemimethylated CpG site에 부착되는 것을 저해하여 보존성 메틸화가 일어나는 것을 손상시킬 수 있다. 실제적으로 PRMT6의 과발현을 유도한 세포주들은 유전체 전반적인 DNA메틸화 컨텐트의 감소를 볼 수 있는 반면, PRMT6를 녹다운시킬 경우 유전체 전반적인 DNA메틸화컨텐트의 증가를 볼 수 있다(Veland N 등, 2017).

4 저메틸화가 야기하는 세포수준에서의 기능적 결과
functional Sequelae of hypomethylation at the cellular level

1) 메틸화 상태와 유전자 활성간의 관계(relationship of methylation state to gene activity)

유전자 발현이 DNA메틸화와 역의 관계가 있다는 주장에서 저메틸화가 갖는 의의를 찾을 수 있다. 유전자의 5′ 조절 구역에서 저메틸화가 일어났을 때, 유전자발현이 증가된다는 것은 상세히 보고되어 있다(Chandler LA 등, 1988; Muiznieks I 등, 1994; Vardimon L 등, 1983; Muiznieks I 등, 1994). 그러나, 유전자 5′ 조절구역 저메틸화가 유전자발현 증가를 초래하는지, 유전자발현증가가 저메틸화를 초래한 것인지는 불분명하다. 메틸화가 유전자 활성도에 끼치는 영향은 많은 유전자 프로모터에서 제시된 바 있으며, 이러한 영향은 CpG 디뉴클레오타이드를 가진 프로모터에 한정되어 있다(Muizniekes I 등, 1994).

어떤 세포에서 특정 유전자가 발생(development) 기간동안에도 발현되는 경우, 그 유전자는 생후의 동일 세포에서 상대적으로 메틸화가 덜 되어 있다. 그러나 이러한 일반화가 모든 경우에 다 적용되는 것은 아니다. 왜냐하면, 발생기 동안에 유전자 전사가 억제되었음에도 유전자 프로모터 과메틸화가 없는 경우가 있기 때문이다(Santini V 등, 2001; Chandler LA 등, 1986; Jones PA, 1986).

2) 메틸화 상태와 유사분열 재조합 및 변이와의 관계(relationship of methylation state to mitotic recombination and mutation)

DNA 저메틸화는 염색체 불안정성과 밀접한 연관성이 있다(Chen RZ 등, 1998). 이러한 관계는 ICF (immunodeficiency, centromeric region instability, facial anomalies) 증후군에서 극명하게 드러나고 있다. 이 증후군은 열성(recessive)으로 유전되며, DNA 메틸기전달효소 유전자의 변이에 의해 DNA 메틸화 결핍이 초래된 것이다. 유전체 전반에 걸친 저메틸화는 종양세포에서 흔히 관찰되는 염색체 불안정성에도 기여한다. X염색체상에 내재하고 있는 Hprt 유전자와 외부로부터 주입시킨 상염색체상의 바이러스 trk transgene에서의 변이율을 DNA 메틸화 활성이 없는 배아 줄기세포와 정상 배아줄기 세포에서 비교한 결과, 메틸화 활성이 없는 배아 줄기세포에서 높은 변이율을 보였다(Chen RZ 등, 1998). 악성 종양세포에서 관찰되는 저메틸화는, 염색체의 중심절 주변(juxtacentromeric and centromeric heterochromatin) satellite DNA 뿐만 아니라 유전체 전반에 걸쳐 일어난다. ICF 증후군에서 관찰되는 염색체 손상(chromosome breakage)은 염색체의 중심절 주위에서 가장 현저한데, 여기에서 유추한다면, 암종에서 수반되는 중심절 주위 저메틸화는 중심절 주위 DNA에서 염색체의 재조합이 일어나도록 할 것 같다. 실제로, 염색체 1번과 16번의 중심절 주위 헤테로크로마틴의 재조합은 유방암, 다발성 골수암(multiple myeloma), 윌름즈 종양 등을 위시한 많은 유형의 암종에서 볼 수 있다(Qu GZ 등, 1999). 윌름즈 종양은 염색체 이상과 염색체 1번의 juxtacentromeric (satellite 2) 시퀀스의 저메틸화를 보인다. 유사한 소견은 DNA 메틸화 억제제인 5-aza-deoxycytidine과 5-aza-cytidine을 처리한 pro-B cell line에서도 볼 수 있는데, 염색체 1번의 중심절 주위에서 염색체 이상을 보인다(Ji W 등, 1997).

3) 인트론에 위치한 반복시퀀스 저메틸화로 인한 유전자 발현저하(down-regulation of gene expression caused by hypomethylation of intronic repetitive DNA elements)

Mutirangura팀은 L1 base (http://l1base.molgen.mpg.de)로부터 9,355개의 intergenic LINE-1(유전자와 유전자사이에 위치한 LINE-1(L1))과 1,454개의 intragenic LINE-1(유전자 내에 위치한 LINE-1)을 찾았다. Intragenic LINE-1은 intergenic LINE-1에 비해 오랜 진화기간동안 CpG sites나 전사활성도 측면에서 잘 보존되었다는 것을 비교분석을 통해 확인하였다. 이와 같은 보존은 intragenic LINE-1이 정상세포에서 어떤 기능을 할 개연성이 있음을 시사하는 것이다. LINE-1저메틸화가 유전자발현에 어떤 영향을 끼치는 지 살펴보기 위해 인트론내에 LINE-1을 가진 유전자들과 그렇지 않은 유전자들을 GEO자료를 활용하여 위암에서 그 발현 정도를 비교한 결과 인트론에 LINE-1을 가진 유전자들은 그렇지 않은 유전자들에 비해 훨씬 덜 발현이 증가하였고, 발현이 감소한 경우가 더 많았다. 이를 두경부 편평상피세포암종, 자궁경부암종, 폐 선암종, 간암, 유방암, 방광암, 전립선암에서 확인한 결과, 해당되는 정상조직에 비해 발현이 감소한 유전자들은 intragenic LINE-1을 갖고 있는 경우가 더 많았고, 발현이 증가하는 유전자들은 intragenic LINE-1을 갖고 있는 경우가 더 적었다. 인트론에 LINE-1을 갖고 있는 경우, 유전자가 발현을 안 하는 것이 아니라 발현이 감소하는 것이 대부분이었다.

Mutirangura팀은 EPHA3유전자내에 위치한 LINE-1인 L1-EPHA3-IVS5와 L1-EPHA3-IVS5의 메틸화레벨과 EPHA3의 mRNA레벨을 비교한 결과, L1-EPHA3-IVS5와 L1-EPHA3-IVS5의 메틸화레벨이 낮을수록 EPHA3의 mRNA레벨이 낮다는 것을 확인하였다. LINE-1 메틸화레벨과 LINE-1 RNA레벨과의 관계를 살핀 결과, L1메틸화레벨이 낮을수록 LINE-1 RNA레벨이 높았고, 이는 유전자내에 위치한 LINE-1의 전사체 또한 높을 것으로 추정케 한다. 실제로 L1-EPHA3 RNA레벨이 높음을 확인했다.

LINE-1에는 세개의 프로모터가 있어 순방향과 역방향의 전사가 일어나는데, EPHA3 pre-mRNA와 complimentary LINE-1 strand가 만들어지므로 dsRNA를 형성하게 되고, LINE-1의 세가지 프로모터에서 전사된 전사체가 프로세스되어 siRNA가 형성되고 이것이 dsRNA에 부착하고 RISC가 형성되면 mRNA의 손상과 파괴가 일어나게 된다. RISC의 일원인 AGO2에 대한 shRNA를 HEK293T세포에 가한 결과, intragenic LINE-1을 가진 유전자들이 과발현되는 경향을 보였다(Aporntewan C 등 2011).

5 저메틸화가 갖는 임상적 의미
clinical implications of hypomethylation

1) 저메틸화 상태와 발암과정간의 관계(relationship of hypomethylation status to carcinogenesis)

유전체의 특정부위(반복 시퀀스와 종양유전자)에서 일어나는 CpG 저메틸화가 종양과 관련이 있음을 위에서 보았다. 발암과정은 다단계 과정으로서 유전자적 변화가 시간을 두고서 점진적으로 축적되어 가는 과정이며, 이와 같은 변화가 누적된 결과가 이형성 변화(dysplastic change), 그리고, 궁극적으로 악성 세포 표현형으로 나타난다(Holliday R, 1987; Holliday R, 2000). 메틸화 상태의 변화와 같은 외변이(epimutation)는 유전물질의 불안정성을 초래하거나 유전자 발현의 변화를 초래함으로써 종양의 진행에 기여한다(Jones PA, 1986). 저메틸화는 여러 가지 기전을 통해 암발생을 향진시킨다: 원발암유전자의 활성화, 염색체 불안정성, 리트로바이러스를 포함한 전위인자(transposable element)의 재활성화, 각인(imprinting)의 소실. 이러한 기전들은 이상 염색체 재조합, 교란된 유전자 발현등을 포함한 다소 중복된 속성을 통해 발암과정에 기여한다(Fruhwald MC 등, 2002).

(1) 염색체 불안정성(chromosomal instability)

특정 염색체 도메인의 저메틸화는 염색체 불안정성의 원인이 된다. 유전체 전반에 걸친 저메틸화는 염색체 도메인의 손상과 유전자 용량 변화(염색체 조각의 상실 또는 획득으로 인한) 등을 통해 암종발생에 기여한다. 정상적인 체세포에서 염색체 1번과 16번의 중심절 주위 헤테로크로마틴 구역은 고도로 메틸화되어 있다. 유방선암종(breast cancer), 난소 상피암(ovarian cancer), 돌발성 윌름즈 종양(sporadic Wilms' tumor)등에서 이 구역들은 심하게 저메틸화되어 있으며, 자주 불안정성을 보인다. 이 구역의 저메틸화와 관련된 염색체 이상으로는 isochromosomes, unbalanced juxtacentromeric translocations, whole arm deletions 등이 포함되어 있다. DNA 메틸기전달효소인 DNMT3B의 배태성 돌연변이에 의한 ICF증후군은 유전체 전반의 저메틸화와 염색체 불안정성을 특징으로 하는데, 이 증후군에서 저메틸화와 염색체 불안정성간의 연관을 확인할 수 있다. ICF증후군 환자들의 모든 체세포에서 염색체 1번과 16번의 중심절주위 헤테로크로마틴이 심하게 저메틸화되어 있다. ICF환자의 림프구를 미토젠으로 자극하면, 염색체 1번과 16번이 주로 구조의 이상을 보이며, 9번 염색체도 정도는 덜하지만 이상을 보인다. 이러한 변화는 돌발성 암종에서 보는 염색체이상과 흡사하며, 또한 탈메틸화 약제로 처리한 정상세포에서 일어나는 염색체 변화와 유사하다(Jeanpierre M 등, 1993; Kokaljvokac N 등, 1993). 그러나, ICF 환자들의 암발생율이 일반인에 비해 높은 것은 아니다.

저메틸화와 염색체 불안정성간의 인과관계는 또한 메틸기전달효소인 Dnmt1 두 대립유전자를 제거한 생쥐 배아줄기세포의 연구에서도 참조할 수 있다. 변이 배아줄기세포는 대개 이배수체이지만, 심하게 증가된 변이발생율을 보이는데. 주로 유전체 결손(genomic deletion)이다(Chen RZ 등, 1998). 따라서, 돌발성 암종(sporadic cancer), ICF 환자, Dnmt1 결손 생쥐 배아줄기세포 등의 자료들을 종합해 볼 때, 저메틸화는 염색체 불안정성을 유발하며, 이로 인해 부적절한 세포성장을 용이하게 해 준다.

DNA 저메틸화가 염색체 불안정성을 초래한다는 것이 인간 종양세포주를 대상으로 하는 실험에서 증명되었다. 대장암 세포주인 HCT116에서 DNMT1과 DNMT3b를 하나 또는 둘 다 녹아웃시킨 후, array-based comparative genomic hybridization과 spectral karyotype analysis를 시행하여 유전자 수의 변화와 염색체 수 및 구조 변화를 조사하였더니, 유전자의 증폭이나 결손등의 변화는 거의 없지만, 염색체 수의 변화 및 염색체 구조의 변화(주로 전위, translocation)를 보였다. 이는 두 효소유전자 중 하나만 녹아웃 시켰을 때보다 둘 다 녹아웃시켰을 때, 염색체 수나 구조 변화가 더 심했고, 계대배양을 할수록 변화는 더 심해졌다(Karpf A 및 Matsu S, 2005).

싸이토신의 메틸화뿐만 아니라 히스톤의 특정 라이신 잔기의 메틸화 또한 염색체의 헤테로크로마틴 구역의 안정성에 기여한다. Jenuwein 그룹은 중심절 주위 헤테로크로마틴의 H3-K9 메틸화를 매개하는 효소인 Su (var)3-9 histone methyltransferase가 소실되면, 염색체의 불안정성이 초래되고, B 세포 림프종의 발생율이 증가한다는 것을 실험적으로 제시하였다(Peters AH 등, 2001). 생쥐 Dnmt3a를 주입하여 이상 메틸화를 유발한 초파리에서 부적절한 염색체 응축을 볼 수 있는데, Su (Var)3-9을 녹아웃시킴으로써 염색체이상 및 발생이상으로부터 구할 수 있었다(Weissmann F 등, 2003).

(2) 전위인자의 재활성화(reactivation of transposable elements)

트랜스포존들은 식물이나 동물들의 DNA 내에 띄엄 띄엄 분포하는 시퀀스로서 유전체내에서 상동성이 없는 DNA부위로 옮겨갈 수 있는 특성을 가지고 있다. 이러한 이동성(mobility)이 유전체에 끼치는 여러 가지 효과들(반복된 DNA시퀀스로 인한 유전체의 팽창, 또는 hybrid dysgenesis의 유도 등)에는 유전자 변이가 포함되는데, 이는 트랜스포존이 기능성 유전자에 안착하게 되는 경우 초래된다(insertional mutagenesis). 어떤 경우에는 트랜스포존이 리트로바이러스처럼 역전사효소(reverse transcriptase)와 같은 활성을 가지고 있다. 이런 경우, 리트로트랜스포존이라고 불리운다. 정상세포에서는 이와 같은 기생 DNA 시퀀스들이 고도로 메틸화되어 있다. 고도의 메틸화는 삽입된 유전자의 발현이나 이동성을 억제하며, 트랜스포존이 게놈의 구조나 유전자발현을 전복시키지 못하도록 한다. 더욱이 이러한 DNA 엘리먼트들의 저메틸화는 악성 종양세포에서 관찰되며, 다단계 발암과정에 기여한다고 믿고 있다(Alves G 등, 1996; Yoder JA 등, 1997). 위와 같은 사실들은, 숙주세포는 외부로부터 들어온 DNA 엘리먼트를 메틸화시킴으로써 기생 DNA가 가지는 전복 활동(subversive acitivity)을 억제할 수 있고, 전복활동으로 인한 암종의 유발을 예방한다는 모델을 뒷받침한다.

진핵생물 DNA에 삽입된 바이러스 시퀀스의 메틸화는 바이러스 유전자의 발현을 억제하며 동시에 감염성을 억제한다(Gunthert U 등, 1976; Jaenisch R 등, 1982; Simon D 등, 1983). 만약에 삽입된 바이러스 시퀀스가 저메틸화된다면(클로닝시 흔히 일어나는 상황), 리트로 바이러스 시퀀스는 활성화될 수 있을 것이고, 결과적으로 감염력을 지니게 될 것이다(Vardimon L 등, 1980; Stuhlmann H 등, 1981). 따라서, 내재적이든 외부적이든 간에, 삽입된 기생 DNA 시퀀스는 일단 저메틸화되면 다양한 방법으로 숙주의 유전체를 해칠 수 있으며, 어떤 경우에서는 다단계 발암과정에 기여한다(Yoder JA 등, 1997). 삽입 시퀀스가 숙주유전체를 전복시킬 수 있는 능력은 메틸화에 의해 저지되고 있지만, 저메틸화에 의해 활성화될 수 있다고 대부분의 연구자들이 주장하고 있다. 주의해야 할 것은 트랜스포존을 선택적으로 메틸화시킬 수 있는 기전이 모든 생물체에서 관찰되는 것은 아니다는 것이다(Simmen MW 등, 1999).

(3) 각인의 소실(loss of imprinting)

소아에서 발생하는 고형성 종양들(solid tumors)의 다수가 정상조직에서는 각인되어 있는 것으로 알려진 유전자들에서 대립유전자 소실(loss of heterozygosity of genes)을 보인다(Feinberg AP 등, 1994; Tycko B, 2000).

염색체 11p15에서의 대립유전자소실은 윌름즈 종양, 배아성 횡문근육종(embryonal rhabomyosarcomas), 간모세포종(hepatoblastomas), 부신피질 암종(adrenal cortical carcinoma)에서 관찰되며, 소실되는 대립유전자는 모성기원 대립유전자이다. 염색체 11p15에 위치해 있는 H19과 IGF2유전자에서 복잡한 각인 조절 기전들이 최근들어 밝혀지고 있다.

(4) 종양유전자 활성(oncogene activation)

원발성 암종에서 MYC이나 H-RAS 등을 포함한 많은 유전자 엑손들의 저메틸화가 관찰된다(Feinberg AP and Vogelstein B 1983). 유전자의 증폭이 없는데도 종양유전자의 과발현이 종종 관찰되지만, 국소적인 저메틸화가 종양유전자의 과발현을 초래한다는 분명한 증거는 아직까지 없다. CAGE, MAGE, GAGE, CTAG/LAGE, SAGE 계열의 유전자들에서 저메틸화가 이들의 발현과 관련이 있다는 증거는 여러 연구자에 의해 제시되었다(Cho B 등, 2003; Deplaen E 등, 1994; Martelange V 등, 2000; Lethe B 등, 1998).

이 유전자들은 X 염색체에 위치해 있지만 상호간에는 별 관련이 없어 보이며, 아직 이 유전자들의 정확한 기능에 대해서는 모른다. 이 그룹의 효시는 MAGE 유전자들인데, 처음 발견될 때에는 종양특이적인 항원을 코드하고 있는 것으로 이해하였었다. 종양에서 발현되는 이 단백질들은 세포용해 T 림프구가 인지하기 때문에, 종양백신으로 개발될 여지가 있다. MAGE를 위시한 이 계열의 유전자들은 정소(testis)에서 발현되지만, 체세포에서는 발현되지 않다가 흑색종(melanoma)을 비롯한 악성 종양세포에서 발현된다. 이들은 모든 어른 정상 체세포에서는 활성 및 비활성 X염색체의 두 대립유전자 모두 메틸화되어 있지만, 정자발생세포들 및 암종세포에서는 메틸화되어 있지 않다(De Smet C 등, 1999). MAGE 유전자가 어른 체세포에서 발현되지 않는 주 원인은 프로모터 메틸화 때문이다(De Smet C 등, 1995).

MAGE유형 유전자들의 프로모터들은 중등도의 CpG 밀도를 보이는데, 이들은 기본적으로 메틸화되지 않는 CpG island 프로모터와 조건적으로 메틸화되는 CpG 결핍 프로모터의 중간에 해당하는 성격을 지닌다(De Smet C 등, 1999). 일부의 학자들은 MAGE 프로모터의 탈메틸화가 유전체 전반에 걸친 저메틸화의 결과로서 나타난다고 주장한다. 프로모터의 탈메틸화는 암세포에서 MAGE 유전자가 발현되게 한다(De Smet C 등, 1996).

(5) 실험동물 모델: 유전체 저메틸화에 의한 종양의 유발(induction of tumors in mice by genomic hypomethylation)

유전체 전반에 걸친 DNA 저메틸화는 많은 인체 암종에서 일어나지만, 이러한 후성유전적 변화가 종양발생의 원인인자인지, 결과적 산물인지에 대해서 충분한 연구가 이루어져 있지 않다. Gaudet등(2003)은 hypomorphic DNA methyltransferase 1(Dnmt1) 대립유전자를 가진 생쥐를 만들었고, 이 변이형은 Dnmt1 발현정도가 정상형의 10%정도이었고, 그 결과 모든 조직에서 유전체 전반에 걸친 상당한 저메틸화를 초래하였다. 변이형 생쥐는 생후 4~8 개월 즈음에 T세포 림프종에 이환되었고, 이 림프종들은 고빈도의 염색체 15번 세염색체증(trisomy)을 보였다. 이 결과는 DNA저메틸화가 종양 형성에 원인적 역할을 한다는 것을 의미하는 것이며, 아마도 저메틸화가 염색체 불안정성을 촉진시킴으로써 종양발생에 기여했을 것이다.

Yamata 등(2005)은 hypomorphic DNA methyltransferase 1(Dnmt1) 대립유전자를 가진 생쥐를 $APC^{Min/+}$생쥐와 교배하여, $APC^{Min/+}$, $Dnmt1^{chip/c}$ 생쥐를 만들었는데, 이 생쥐는 control 생쥐에 비해 소, 대장에서 microadenoma가 유의하게 많이 발생하였고, 발생기전은 DNA hypomethylation에 의한 genomic instability로 APC LOH가 대조군 생쥐에 비해 왕성한 결과 APC가 완전 불활성화됨으로 인해 microadenoma가 발생한다.

6 메틸화 상태에 영향을 미치는 외부적 요소들
exogenous influences on methylation status

1) 저메틸화 제제(hypomethylating agents)

2) 식이와 메틸화, 그리고 발암과정(dietary intake, methylation, and carcinogenesis)

음식의 메틸기 부족이 저메틸화 상태를 초래할 수 있다. 엽산 의존적인 생화학 반응을 경유하여, S-adnosylmethionine (SAM)으로부터 메틸기가 공여된다. 식이내 엽산부족(과일이나 채소의 저섭취, 많은 양의 상습적 음주 등에 의해)은 정상적으로 메틸화되어 있는 유전자의 저메틸화를 초래할 수 있으며, 이에 의해 암을 유발할 잠재적 위험이 있다. 이러한 모델을 뒷받침하는 실험결과는 엽산의 섭취를 줄인 상황에서 림프구 DNA의 메틸화수준이 낮다는 것이다(Jacob RA 등, 1998; Rampersaud GC 등, 2000). 더욱이 역학적 조사결과에 따르면, 식이적 엽산 섭취량과 대장선종이나 선암 발생 빈도간에는 역의 관계가 있다(Giovannucci E 등, 1993; Giovannucci E 등, 1998). 이와 같은 역의 관계는 대장 종양의 가족력이 있는 여성들에서 훨씬 더 두드러졌다(Fuchs CS 등, 2002).

엽산 대사 과정을 매개하는 중요한 효소는 5,10-methylenetetrahydrofolate reductase (MTHFR)인데, 뉴클레오타이드 677번에 다형성(싸이토신과 싸이민)이 있어, 싸이토신이 많고 싸이민이 상대적으로 적은데, 이 다형성으로 알라닌이 발린으로 치환된다. 대장암 발암과정에서 엽산대사의 중요성은 다음과 같은 실험결과에서 더 보강된다: 적절한 혈청내 엽산수준을 보이는 남자들 중에서 677번 뉴클레오타이드의 싸이민-싸이민(TT) 동종접합성(homozygosity)은 대장암 발생위험도가 50%정도 낮은 반면, 혈청내 엽산이 낮은 경우, 이러한 대장암 위험도의 감소는 볼 수 없다(Ma J 등, 1997). 유방암을 대상으로 한 연구에서는 엽산 섭취량은 전체적인 유방암 발생 위험도와 연관이 없었지만, 15그램 이상의 알콜을 섭취하는 여성에서는 고농도의 엽산을 섭취하는 경우 유방암의 위험도가 낮았다(Zhang S 등, 1999). 분명히, 유전자 구성, 식이, 메틸화, 암 상호간에는 복합적인 관계가 있음을 시사하고 있다.

엽산의 부족과 유전체 전반의 저메틸화간에 관련이 있다는 자료들과는 상반되게, 개별 유전자에 초점을 둔 연구결과들은 다양한 패턴의 메틸화를 보여주고 있다. 엽산이 부족한 상황에서 개별유전자를 조사해 보면, c-myc, c-fos, H-ras 종양유전자의 특정한 부위에서 메틸화 감소를 보이며, 이와 동반하여 각 유전자의 RNA발현의 상승을 볼 수 있다(Christman JK 등, 1993). 특정 유전자의 과메틸화와 이에 동반한 RNA전사의 감소가 엽산부족시 관찰되었으며, 예를 든다면, 인후두 암종세포에서 H-cadherin 유전자의 메틸화 및 발현변화이다(Jhaveri MS 등, 2001). 엽산 섭취가 특정유전자에 대해 끼치는 영향은 이러한 시스템이 얼마나 복잡한가를 잘 대변해 주고 있다. 엽산외에, 메티오닌/콜린, 아연, 셀레니움 등과 같은 식이 성분의 결핍 또한 유전체 전반의 저메틸화를 초래할 수 있다(Davis CD 등, 2000;

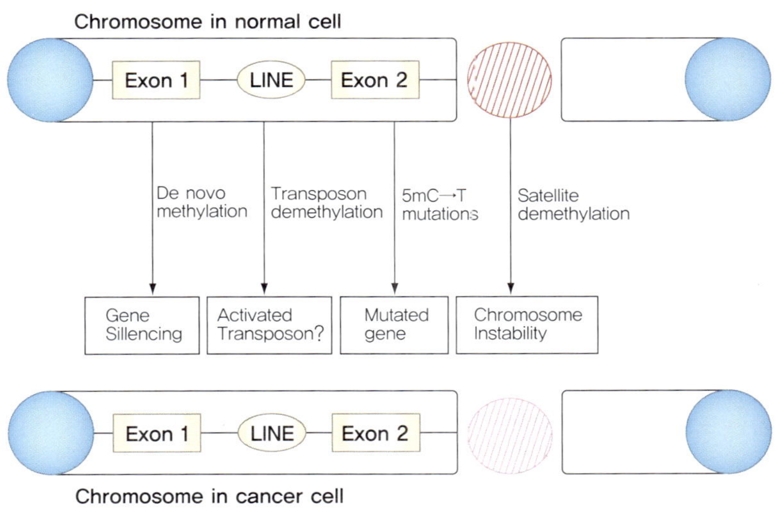

그림 13-3. 암종세포에서 일어나는 DNA메틸화의 변화와 이로 인한 유전자 발현 변화 및 유전체의 변화. 프로모터 CpG island 메틸화에 의해 유전자의 발현이 억제되며, 트랜스포존의 탈메틸화에 의해 트랜스포존이 활성화되고, 5mC의 탈아민화에 의해 싸이토신이 싸이민으로 변환되면서 유전자의 변이가 초래된다. 또한 새털라이트 시퀀스의 탈메틸화에 의해 염색체의 불안정성이 초래된다.

Wallwork JC and Duerre JA, 1985). 식이내 비소는 실험적으로 백서의 간에서 저메틸화를 초래했다(Davis CD 등, 2000).

식이가 DNA 메틸화에 영향을 끼치는 기전은 메틸기나 엽산의 부족에만 한정된 것이 아니다. DNA메틸기전달효소의 활성에 영향을 주는 식이요소 들은 DNA메틸화의 변화를 가져올 수 있다. 특히 셀레니움의 보충은 in vitro상 Dnmt활성을 억제하는 것으로 알려져 있는 반면(Fiala ES 등, 1998), 셀레니움의 부족은 대장선종 세포주에서 Dnmt 단백질의 발현을 증가시켰다(Davis CD and Ulthus EO. 2002). 실험적으로, 백서 대장 모델에서 셀레니움 부족과 이상 움 형성(aberrant crypt formation)이 관련이 있다는 것은 식이내 구성요소가 이상 과메틸화를 줄여 줌으로써 발암을 예방할 수 있다는 것을 시사하고 있다.

7 노화관련 메틸화 변화와 암종관련 메틸화 변화의 유사성

methylation changes in aging parallel those seen in cancer

노화된 세포의 전반적 DNA 메틸화 수준은 현저히 감소되어 있다(Wilson VL and Jones PA, 1983; Catania J and Fairweather DS, 1991). 노화와 관련된 유전체 전반적인 저메틸화는 생쥐나 인간에서 in vivo로 관찰되었다(Wilson VL 등, 1987). 평균 75세인 노인들로부터 채취한 말초혈액 림프구는 평균 25세인 젊은이들로부터 얻은 림프구에 비해 DNA내 5mC의 함량이 현저히 감소되어 있었다(Drinkwater RD 등, 1989). MYC과 같은 특정 유전자에 초점을 둔 연구결과에서도, 노화와 관련하여 특정 지역의 탈메틸화가 있음을 밝혀졌다(Ono T 등, 1989; Halle JP 등, 1995).

정상적인 노화를 하는 동안 유전제 전반의 메틸화 수준은 감소하지만, 개별 유전자들은 점진적으로 메틸화수준이 증가한다. 이러한 메틸화 증가는 처음에는 유전자의 엑손이나 인트론에서 일어나지만, 나중에는 유전자 프로모터의 CpG islands에도 메틸화가 일어난다. 중요한 예를 든다면, 에스트로겐 수용체 유전자의 프로모터는 대장암이나 대장선종에서 과메틸화되어 있을 뿐만 아니라, 나이 든 정상인 장점막에서도 정도는 덜하지만, 과메틸화되어 있다(Issa JP, 1999). 노화관련 메틸화를 보이는 다른 유전자로는 IGF2, N33, MYOD1 등이 있다(Ahuja N and Issa JP, 2000). 노화관련 메틸화는 또한 18S rRNA와 28S rRNA 유전자에서도 볼 수 있다. 정상 노화과정에서 관찰되는 유전체 전반 저메틸화와 유전자 특이적인 과메틸화는 암종 세포에서 관찰되는 소견들과 흡사하다. 노화과정 동안 일어나는 이러한 점진적인 메틸화 변화 때문에 노령인구에서 암종이 많이 발생하게 된다. 두가지 유형의 메틸화, 즉 노화관련 메틸화와 암종 특이적인 메틸화 둘다 암종발생에 기여한다. 즉, 노화관련 메틸화는 종양발생 이전 단계에서 작용하며, 암종 특이적인 메틸화는 암발생 과정 자체의 중요한 부분을 차지한다.

8 국소과메틸화와 유전체 저메틸화의 상호 관계

the relationship between CpG island hypermethylation and genomic hypomethylation

암종에서 관찰되는 이상 메틸화는 CpG island 과메틸화와 유전체 저메틸화로 특징지워지는 데, 이 두 현상이 독립적인 것인지 또는 상호간에 어떤 관련을 갖고 있는 것인지에 대한 의문을 갖게 된다. CpG island 과메틸화는 DNA 저메틸화의 결과로 나타날 수 있다는 증거가 제시되었는데, 엽산 및 메틸기가 결핍된 식이를 유지시킨 백서에서 p53유전자는 처음에는 탈메틸화되었다가 나중에는 과메틸화되었다(Pogribny IP 등, 1997). 5-AzaC을 처리한 포유류 세포나 DNMT antisense를 발현시킨 Arabidopsis transgenic line에서 유전체 전반에 걸친 저메틸화에도 불구하고 유전자 과메틸화가 초래되는 것을 본다(Jacobsen and Meyerowitz, 1997; Broday L 등, 1999). DNA반복 시퀀스는 암화와 관련된 탈메틸화나 de novo 메틸화를 다 겪을 수 있음이 제시된 바 있는데, 같은 DNA 분자의 같은 구역내에서 인접한 CpG site에 상반된 현상이 일어날 수 있다(Nishiyama R et al, 2005).

유전체의 탈메틸화와 de novo 메틸화간에 상호작용이 있을 가능성은 있지만, 종양억제 유전자의 CpG island과메틸화, LINE1, satellite DNA, cancer-testis antigen genes 등의 저메틸화간에는 통계적 연관성이 없는 독립적인 현상인 것으로 보고되고 있다. CpG island 과메틸화와 유전체 저메틸화가 종양에서 함께 관찰되면서도 이 두 현상간에 상관관계가 없다는 것은 다음과 같은 결론을 도출하게 한다. DNA 과메틸화와 탈메틸화는 다른 기전에 의해 이루어지며, 이 두 현상간에는 직접적인 관계가 없지만, 종양의 생존에 잇점을 제공하기에 선택되었을 것이다.

Chapter 14

DNA 메틸화와 유전체 각인

DNA methylation and genomic imprinting

1 각인이란 imprinting?

각인(imprinting)이란 생식자 발생과정(gametogenesis)중에 모성 및 부성 유전체에 조건을 새기는 것을 일컫는 것인데, 모성과 부성 대립유전자 중 한 쪽 대립유전자가 배타적으로 또는 훨씬 많이 발현되게 하는 것으로서 1980년대 중반에 발생학 연구를 하는 과정에서 발견되었다(Surani MA 등, 1984; McGarth J and Solter D, 1984). 그러나, 이보다 이전에, 포상기태(hydatidiform mole)나 난소 기형종(ovarian teratoma)을 연구하던 세포핵형(cytogenetics) 연구자들은 각인이라는 기전에 해당하는 소견들을 발표하였다. 포상기태의 종양세포들은 모성기원 염색체 세트는 없이 부성기원 염색체 두 세트만을 가지며(Kaji T and Ohama K, 1977), 난소 기형종은 모성 기원 염색체만 두 세트 가지지만, 부성 기원 염색체 세트는 가지지 않는다(Linder D 등, 1975).

유전체 각인은 비멘델성유전으로서 태반을 갖는 포유류와 유대류(캥거루), 그리고 고등식물에서만 볼 수 있다. 발생기간 중 모성과 부성 기원 대립유전자 중, 어느 한 쪽만 배타적으로 발현되도록 후성유전적 기전에 의해 결정되는 것이다. 각인 유전자는 난자와 정자에서 DNA메틸화와 히스톤꼬리의 변경을 기반으로 한 기전에 의해 각인되며, 이는 수정 후에도 지워지지 않아, 염색체가 모성기원인지 부성기원인지를 가릴 수 있게 한다. DNA메틸화는 각인 상태를 수립하고 유지하는 근본적인 역할을 한다. 포유류에서 모성 기원 게놈과 부성 기원 게놈간에 존재하는 기능적인 차이를 설명하는 기전으로서 유전체 각인이라는 개념이 1984년에 도입되었다(Surani MA 등, 1984; McGrath J 등, 1984). 두 그룹의 연구자들은 두개의 모성 풋핵(maternal pronuclei)을 가진 모성기원 배자(gynogenetic embryo)나 두 개의 부성 풋핵(paternal pronuclei)을 가진 부성기원 배자(androgenetic embryo)는 배아 발달 초기에 사망하며, 만기까지 배아가 자라지 않는다는 것을 문헌에 보고하였다. 몇 년 뒤에 각인이 Prader-Willi 증후군 및 Angelman증후군의 발병에 중요한 역할을 한다는 것이 발표되었다. 1990년대 초반에 처음으로 각인에 의해 조절 받는 유전자가 밝혀졌는데, IGF2이다(DeChiara TM 등, 1991). 그 후, 체계적인 스크리닝을 통해 많은 각인 유전자를 발굴했고, 이들의 염색체내 위치를 찾아 내었다. 2019년에 생쥐에서 260개 각인 유전자와 인간에서 228개 각인 유전자가 보고되었다. 비록 어떤 유전자들은 생쥐에선 각인되고, 인간에서는 각인되지 않지만, 대부분의 각인 상태는 이종(different species)간에도 보존되어 있다. 인간의 경우, X염색체, 15, 11, 7번 염색체에 각인된 구역이 알려져 있고, 이 구역내에 위치한 유전자들은 배타적으로 한 대립유전자만 발현된다. 포유류에서 각인된 유전자의 대부분은 태반의 발달을 포함하여 배아의 성장과 발달을 조절하는 역할을 하는 것으로 밝혀졌다. 다른 각인된 유전자들은 산후 발달에 관여하며, 이 유전자들의 역할은 수유 및 신진 대사와 관련이 있다.

2 각인이 왜 필요한가
why is imprinting necessary?

왜 각인 기전이 발달했을까에 대한 여러가지 가설이 제시되었지만, 그 중 가장 가능성이 있는 것은 모성과 부성간의 갈등 이론(parental conflict hypothesis)이다. 이 이론은 모성 유전체와 부성 유전체가 제한된 자원(어미, 어머니)에 대한 투쟁의 일환으로, 성장조절에 관련되어 있는 유전자들을 각인시켜 발현하도록 진화되어 왔다고 주장한다(Walter J 등, 2003). 예를 들어, 고양이의 경우, 발정기동안 여러 수컷과 짝을 맺을 수 있으며, 각기 다른 부성기원의 수정체들이 착상을 하게 된다. 부성기원이 다른 수정체들은 제한된 자원에 대해 서로 경쟁을 하여 더 큰 개체가 될려고 한다. 반면, 모성의 입장에서는 각 수정체들에게 제한된 자원이 골고루 배분될 수 있도록 하여, 수정체들이 안정적으로 성장할 수 있도록 한다. 이런 상반된 경향이 모성유전체와 부성유전체의 제한된 자원에 대한 투쟁으로 비치게 된다.

다음은 각인의 역학적 측면과 분자적 기초를 다룬 가설들이다.

① 반복시퀀스나 리트로트랜스포존은 대립유전자 특이적인 후성유전적 변경에 의해 표시되고 억압될 것이다. 따라서 호스트의 방어기제가 유전체 각인의 분자적 기초를 제공했을 것이다.

② 각인은 진화하는 동안 불완전한 유전자 억압으로부터 발전했을 것이다. 따라서 처음에는 무작위적으로 단일 대립유전자만 억압을 했지만, 나중에는 특이적으로 특정 유전자

의 대립유전자만 억압했을 것이다.

③ 염색체 분절이 이중 복제되고 전좌(translocation) 하면서 이로 인한 유전자 용량 초과를 보상하기 위해 각인기전이 발달했을 것이다.

④ 각인과 X염색체 불활성화는 같은 기원으로부터 유래되었을 것이다.

3 각인구역의 특성

features of imprinting region

각인 유전자와 이들이 위치한 염색체 구역은 공통된 물리적, 유전적, 그리고 후성유전적 특징을 가지고 있는데, 다음과 같이 정리할 수 있다.

① 각인 유전자들의 80%가량은 다른 각인 유전자들과 함께 클러스터를 이루고 있어, 물리적으로 연결되어 있다. 각인 유전자들이 클러스터를 이루고 있다는 것은 일정 구역 내에 위치한 각인 유전자들을 일괄적으로 조절하기 위한 것으로 생각된다. 각인 센터(imprinting center) 또는 각인 조절 구역(imprinting control region)이 몇 클러스터에서 발견되었다. 각인 센터는 일정 구역내의 각인 유전자들의 각인 자체와 각인된 발현을 조절하는데 필요한 것 같다. 각인 센터를 제거하거나 메틸화를 교란시키면 각인을 잃고, 질환이 발생한다.

② 각인 유전자들이 코드하고 있는 단백질들을 비교해 보면, 어떤 공통된 특징을 찾기 어렵다. 단지 몇몇 단백질 들간에는 태아의 성장이나 발달에 어떤 역할을 한다는 점이 가능한 공통점일 것이다. 그러나, 뉴클레오타이드 시퀀스를 비교해 보면, 기능적 의미가 있는 두 요소를 찾을 수 있다. 첫째, 각인 유전자들에서 CpG islands를 흔히 본다는 것이다. 생쥐에서 각인 유전자의 88%정도가 CpG islands를 보이는 반면, 비각인 유전자의 경우 약 47%에서 볼 수 있다. 둘째, CpG islands는 종종 반복시퀀스 들에 의해 둘러싸여 있다는 것이다. 이런 반복 시퀀스는 인접한 CpG islands와 함께, 각인 대립유전자의 차별적 메틸화를 만들거나 유지하는 데 관련되어 있다(Reik W and Walter J, 2001).

③ 각인 유전자의 모성 및 부성 대립유전자는 메틸화 패턴에서 차이를 보인다. 차별적으로 메틸화된 구역(differentially methylated regions, DMRs)은 생식세포와 체세포에서 다른 메틸화 패턴을 보인다. DMR을 제거하면, 각인이 소실된다. DMR은 CpG가 많고, 종종 CpG islands의 조건을 만족시킨다. 어떤 DMR은 반복시퀀스를 가지는 경우도 있다(H19, IGF2R).

④ 각인 유전자들은 비각인 유전자들과 크로마틴 구조적 측면에서도 차이가 있다. 즉, DNA메틸화에 의한 각인은 크로마틴 각인을 동반하고 있다

⑤ 각인 유전자들은 비동기적인(이시적인, nonsynchronous) 복제를 하는 염색체구역에 위치하는 경우가 많다(Kitsberg D 등, 1993).

⑥ 각인 유전자 클러스터에서 단백질로 번역되지 않는(untranslatable) RNA, antisense RNA를 코드하고 있는 유전자가 발견되었다. 이 유전자들은 아마도 각인 발현 조절에 관여할 가능성이 추정된다(Jaenisch R and Bird A, 2003).

4 각인과 관련된 질환
disorders associated with imprinting

유전자 각인이 인간의 발생과정에서 하는 역할에 대한 증거는 신경발달 장애 질환인 Prader-Willi 증후군과 Angelman 증후군에서 살펴볼 수 있다. 두 질환은 공통적으로 15번 염색체 장완이 대립쌍이 아닌, 한쪽 부모의 것으로 이체화(disomy) 되어 있다. 이체화 되는 기전은 15q11-q13내의 3-4 Mb가 결손되거나, 염색체가 한쪽 부모의 것으로 이체화되는 것이다. Prader-Willi 증후군은 모성기원으로, Angelman 증후군 때는 부성기원 분절로 이체화 되어 있다. 이와 같은 사실은 15q11-q13 구역내에 있는 유전자들 중 일부는 위치한 염색체가 부성인지 모성인지에 따라 달리 발현된다는 것을 의미하며, 또한 정상적인 발달이 있을려면, 양쪽 부모로부터 받은 한쌍의 15번 염색체가 있어야 한다는 것을 의미한다.

소아의 신장에서 발생하는 악성 종양인 윌름즈 종양이나 또는 소아에서 호발하는 악성 연부조직 종양인 태아성 횡문근육종(embryonal rhabdomyosarcoma)은 염색체 11번 단완의 11p15 구역 분절이 부성 대립유전자로 이중화(duplication)되어 있는 반면 모성 대립유전자는 소실되어 있다(Pal N 등, 1990; Schroeder WT 등, 1987; Scrable H 등, 1989; Williams JC 등, 1989). 이 소견은 이 종양들의 발생에 각인 유전자가 관여함을 시사하는 것이다. 각인 유전자가 관련되어 있음을 증명하는 중요한 단서는 Beckwith-Wiederman 증후군을 연구함으로써 얻을 수 있다. 이 증후군은 산전 태아의 과도성장, 출생기형(large tongue, ear creases, abdominal wall closure defects), 소아기에 윌름즈 종양을 포함한 다양한 태아성 암종이 호발한다. 드물게 가족성 Beckwith-Wiederman 증후군을 볼 수 있고, 산전 태아 과도성장은 모성 유전되었을 시에만 나타난다(Brown KW 등, 1990). 보다 직접적인 증거가 제시된 것은 이 증후군의 원인 유전자가 11p15에 위치함을 밝힌 것이고(Koufos A 등, 1989; Ping

AJ 등, 1989). 이어서, 이 증후군 환자의 11p15의 염색체 재조합은 모두 부성기원임을 밝힌 것이다(Mannens M 등, 1994). DIRAS3는 인간의 1번 염색체에 위치한 부계 발현 및 모계 각인 유전자이다. DIRAS3 발현 감소는 난소암 및 유방암 위험증가와 관련이 있다. 유방암 및 난소암의 41%에서 DIRAS3에 의해 암호화된 단백질이 발현되지 않아 종양 억제 유전자로 기능함을 시사한다. 따라서 만약 단친 이염색체(uniparental disomy)가 모체로부터 받은 1번 염색체에서 일어났다면, 이 유전자는 발현되지 않고 그 사람은 유방암과 난소암에 걸릴 위험이 더 커진다.

5 암종의 각인 상실

loss of imprinting in cancer

윌름즈 종양에서 IGF2 유전자 각인 소실을 볼 수 있는데, 각인이 소실되면, IGF2가 양 대립유전자로부터 발현된다(Ohlsson R 등, 1993; Rainier S 등, 1993). Feinberg와 Tycko 그룹에 의해, IGF2 유전자의 각인은 H19 유전자의 각인과 맞물려 있으며, H19 유전자는 부성 대립유전자가 각인되어 있는데, 태아성 종양에서 H19의 프로모터와 엑손이 메틸화되어 있음을 밝혔다(Moulton T 등, 1994; Steenman MJ 등, 1994). 정상적으로는 H19의 프로모터 앞에 DMR (differentially methylated region)이 있으며, 이곳이 각인 조절 중심소(imprinting control center)인데, 부성 염색체에서는 여기가 메틸화되어 있고, H19유전자 하방에 위치한 enhancer가 DMR보다 5′ 상방에 위치한 IGF2 프로모터에 영향을 줘서 IGF2가 발현되게 한다(그림 14-1). 모성 염색체에서는 H19 DMR이 메틸화되어 있지 않으며, 메틸화되어 있지 않은 DMR에는 CTCF인자가 와서 붙을 수 있고, 이로 인해 H19유전자 하단에 위치한 enhancer가 격리되게 되어 IGF2 프로모터에 영향을 줄 수 없게 되고, 결과적으로 IGF2는 발현이 안된다. 윌름즈 종양에서는 H19 DMR이 모성 및 부성 모두 다 메틸화되어 있고, 따라서 CTCF 인자에 의한 enhancer의 격리가 이루어지지 않으므로 IGF2가 모성 및 부성 대립유전자로부터 발현된다. 이러한 각인 소실은 윌름즈 종양의 종양세포뿐만 아니라, 종양주변의 비종양성 신장 실질에서도 발견된다(Moulton T 등, 1994). 각인 소실이 비종양성 신장실질에서도 관찰된다는 것은 각인 소실이라는 후성유전적 변화가 gatekeeper로서의 역할을 한다는 것을 시사하고 있다. 왜냐하면 각인소실이라는 변화가 가장 초기에 일어나는 유전자/후성유전이자 변화이기 때문이다. IGF2가 종양성장을 촉진시키는 기전은 세포자멸(아포프토시스)을 억제하기 때문일 것이다. Hanahan 등이 Igf2 대립유전자 하나를 녹아웃시켰을 때, 종양의 성장을 멈추게 할 수 있었고, 성장정지의 주된 기전은 증가된 아포프토시스였다(Christofori G 등, 1995; Christofori G 등, 1994).

Knudson의 가설은 two-hit hypothesis인데, 종양억제 유전자가 억제되기 위해서는 두 대립유전자 모두 억제되어야 하며, 그 억제기전은 유전자가 위치한 염색체 분절의 결손이나 전위, 또는 유전자의 변이 등이다. 이로 인해, 유전자의 정상적인 단백산물을 만들어 낼 수 없게 되고, 결과적으로 종양억제 기능이 상실된다. 윌름즈 종양은 이정점 나이 분포(bimodal age distribution)를 보이고, 유아에서 발생하는 종양은 WT1의 변이와 대립유전자소실이라는 기전에 의해 주로 발생하고, 소아기나 그 이후에 발생하는 종양은 주로 후성유전적 변화에 의해 발생하는데, Knudson의 가설로는 윌름즈 종양을 설명하기가 어렵다.

각인 소실 기전이 윌름즈 종양에만 국한된 것이 아니라, 보다 보편성을 가진 기전임이 알려진 것은 핍지교종(oligodendroglioma)에서 염색체 19번 장완의 부성 대립유전자가 선택적으로 소실된다는 것이 알려지면서이다(Sanson M 등, 2002). 가장 가능성이 있는 유전자는 PEG3인데, 19q13.4에 위치하며, 부성 발현되는 것으로 알려져 있다. 그러나, 이 유전자외에 다른 각인 유전자가 이 위치에 더 있을 가능성이 있다. Peg3가 성장을 촉진시키는 기능을 가졌다는 것은 이 유전자를 녹아웃시킨 생쥐가 작다는 점에서 엿볼 수 있다(Li L 등, 1999). 하지만 인간의 PEG3는 전달감염시킨 세포에서 종양억제 활성을 보였고, 교세포종에서 DNA 메틸화에 의해 불활성화됨이 보고되어 있다(Kohda T 등, 2001; Maegawa S 등, 2001).

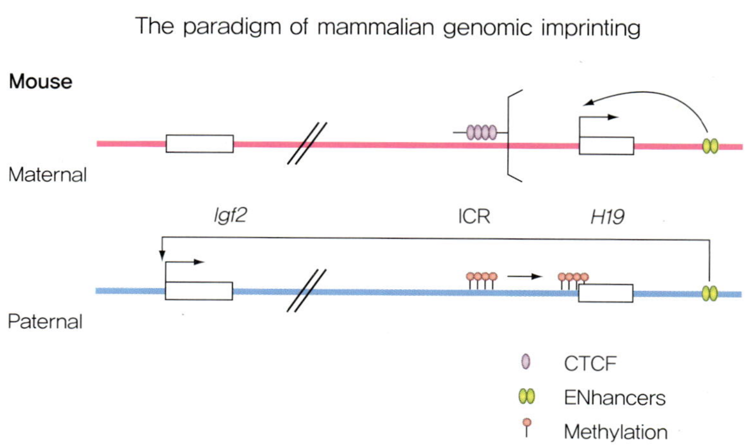

그림 14-1. 정상적으로는 H19의 프로모터 앞에 DMR (differentially methylated region)이 있으며, 이곳이 각인 조절 중심소(imprinting control region, ICR)인데, 부성 염색체에서는 여기가 메틸화되어 있고, 모성 염색체에서는 여기에 CTCF가 와서 붙고, 이로 인해 H19유전자 하단에 위치한 enhancers가 IGF2 프로모터에 영향을 줄 수 없게 된다. 이에 반해, 부성 염색체에서는 ICR이 메틸화되어 있어 CTCF가 ICR에 붙을 수 없다. H19유전자 하방에 위치한 enhancer가 DMR보다 5′ 상방에 위치한 IGF2 프로모터에 영향을 줘서 IGF2가 발현되게 한다.

Chapter 15

메틸화의 관점에서 본 노화와 종양간의 관계

The relationship between aging and neoplasia on the aspect of DNA methylation

유전자 프로모터 CpG islands의 과메틸화는 인체의 다양한 암종에서 볼 수 있는 변화로서 인체 암종의 특징중의 하나이다(Baylin SB 등, 1998; Jones PA and Laird PW, 1999). 왜 과메틸화가 프로모터 CpG islands에 일어나는 지, 무엇이 원인인지를 찾는 과정에서, 많은 유전자 프로모터의 이상 메틸화는 암종 단계 이전에 일어나는 변화라는 것과 심지어 형태학적으로 정상처럼 보이는 조직에서도 일어난다는 것이 밝혀졌다. 이러한 사실은 애초에 프로모터 CpG island 과메틸화는 정상조직에는 없다라고 하였던 주장과는 상치되어 보인다.

다음과 같은 사실을 이해함으로써 이러한 모순은 해결될 수 있다: 정상조직에서의 CpG islands 메틸화는 그 자체가 병적인 사건으로서 노화관련 메틸화와 관련되어 있다(Issa JP 등, 1994).

1 노화 조직에서의 유전체 저메틸화

genomic hypomethylation in aging tissues

이러한 현상에 대한 초기의 연구들은 in vitro상에서 노화시킨 세포나 in vivo상 노화된 조직에서 DNA내 5mC 함량을 측정하는데 초점을 두었었다. Wilson 등은 섬유모세포를 in vitro상 계대 배양하면, 5mC 함량이 점진적으로 감소함을 밝혔다(Wilson VL and Jones PA, 1983). 이 연구결과는 다른 연구자들에 의해서도 확인되었다(Holliday R, 1985). Holliday와 그 동료들은 메틸화 억제제인 5-azacytidine을 처리하면 배양한 섬유아세포의 수명을 단축시킨다는 것을 발견했으며, 유전체의 저메틸화와 노화간에 관련이 있음을 시사하는 것이었다. 그러나, 5-azacytidine은 상당히 독한 약제로서 5mC의 소실과는 무관한 독립적인 효과를 유발할 것으로 생각되어, 수명단축이 저메틸화때문이라고 단정지을 수는 없었다. 그러나, 유전체의 저메틸화는 in vivo에서 노화된 조직에서 볼 수 있다(Mays-Hoopes L 등, 1986; Wilson

VL 등, 1987; Drinkwater RD 등, 1989).

메틸싸이토신의 대부분은 반복 시퀀스내에 위치해 있는데, 이런 반복 시퀀스로는 satellite DNA와 Alu repeats 등이 있다(Bestor TH and Tycko B, 1996). 때문에, 노화관련 저메틸화의 상당부분이 반복 시퀀스에서 일어난다는 것은 놀라운 것은 아니다(Romanov GA and Vanyushin BF, 1981; Mays-Hoopes L 등, 1986). 유전자 특이적인 저메틸화는 또한 c-MYC과 같은 종양유전자 등에서 관찰된다(Ono T 등, 1986). 이러한 유전자 특이 저메틸화는 코딩 시퀀스나 인트론에서 일어나며 프로모터나 5' 말단 조절 시퀀스와는 떨어진 곳에서 일어난다. 노화관련 저메틸화의 기능적인 의미에 대해서는 추가적으로 더 조사되어져야 할 것이다.

암세포에서 저메틸화는 염색체 불안정성과 관련이 있다고 하지만(Chen T 등, 1998), 노화관련 저메틸화가 유사한 효과를 낼 지에 대해서는 아직 알려져 있지 않다. DNA메틸화가 갖는 중요한 기능은 유전체내 리트로 바이러스 관련 시퀀스의 전사억제이다(Bestor TH and Tycko B, 1996). 노화관련 메틸화 변화가 이와 같은 반복 시퀀스에 영향을 미치기 때문에 LINE-1(L1)과 다른 기생 DNA의 발현증가가 관찰될 가능성이 높으며, 최근의 연구는 이를 뒷받침한다(de Cecco M 등, 2019).

2 유전자 특이적인 과메틸화

gene-specific hypermethylation

대부분의 초기 연구들은 노화관련 저메틸화에 초점을 맞추었지만, 소수의 연구자들은 선택적인 유전자 자리에서 과메틸화가 일어남을 보고하였다. 특히, Ono 등과 Choi 등에 의한 일련의 연구보고들은 인체의 간이나 설치류의 간을 비롯한 다른 조직들에서 c-Myc과 c-Fos의 점진적인 노화관련 과메틸화를 기술하였다(Choi EK 등, 1996; Ono T 등, 1993). 두유전자에서 전사시작 부위를 포함한 꽤 넓은 구역이 메틸화되어 있지 않지만, 이 구역의 양 경계는 점진적으로 엑손 1번과 인트론 1번을 향해 메틸화가 되어 가는 경향을 보인다. 두 유전자들의 CpG islands는 노화관련 메틸화에 의한 영향을 안 받지만, 메틸화로부터 절대적인 보호를 받는 구역이 나이가 듦에 따라 점차 좁아진다. 흥미로운 것은 생쥐에서 이와 같은 유전자 특이적인 과메틸화가 유전체 전반에 걸친 저메틸화와 동시에 일어난다는 것이다. 더욱이, 이 모델에서 칼로리 섭취를 줄일 경우 c-Myc 과메틸화를 줄일 수 있다는 것이다(Miyamura Y 등, 1993).

③ CpG island 메틸화와 노화

CpG island methylation and aging

지난 20년 사이, 프로모터 CpG island 과메틸화는 불활성화된 X염색체 상에 놓인 유전자들의 주요한 불활성화 기전이고(Goto T and Monk M, 1998) 각인 유전자들의 각인을 유지하는 중요한 기전으로 밝혀졌다(Barlow DP, 1995). 유전자 코딩 구역의 메틸화와는 달리 프로모터 CpG island 메틸화는 메틸 DNA 결합 단백질을 동원하고, 폐쇄된 크로마틴 구조를 만드는 단백질 복합체를 동원하기 때문에 유전자 불활성화와 직접적인 관련이 있다(Kass SU 등, 1997). 실제로, 노화관련 메틸화는 많은 유전자들에서 일어나는 흔한 프로세스로서(Ahuja N 등, 1998) 노화와 종양간의 관계를 설명하는 중요한 기전일 수 있다.

④ 노화로 인한 종양의 과메틸화

the contribution of aging to hypermethylation in neoplasia

암종에서만 메틸화 된다고 생각하였던 많은 유전자들이 최근에 와서 노화관련 메틸화를 겪는 것으로 밝혀지고 있다. 이것 때문에 노화관련 메틸화라는 프로세스가 암종에서 일어나는 과메틸화 일부를 설명할 수 있는 중요한 단서가 될지 모른다. 일련의 연구들은 이러한 논점을 보다 직접적으로 기술하고 있다.

다형성 아교모세포종(glioblastoma multiforme)에서 여섯 개의 CpG islands의 메틸화 상태를 분석하였던 연구에서, 여섯 개중 세 개는 노화관련 메틸화에 의해 메틸화가 일어난다는 증거가 제시되었는데, HIC1은 정상 대뇌 조직세포에서 메틸화되어 있고, ER이나 N33의 경우, 나이가 많은 환자의 종양에서 더 많이 메틸화되어 있었다(Li Q 등, 1998). 다른 세 유전자들은 정상 대뇌조직에서 메틸화되어 있지 않았다. 더욱이, 그 중의 하나인 thrombospodin 1의 메틸화는 환자의 나이나 ER이나 N33의 메틸화와 관련이 없었다(Li Q 등, 1998). 이 연구결과에서 암종에서 과메틸화되는 여섯 개의 유전자 중 세 개가 노화관련 메틸화에 의한 영향을 받는 것 같으며, 이 종양에서 가장 흔한 메틸화를 보이는 유전자들은 노화관련 메틸화 영향을 받는 유전자들이다. 대장암종에서 과메틸화되는 여덟 개의 유전자에 대한 연구결과에서도 거의 동일한 결과를 제시하고 있다. 여덟 개 중 네 개의 유전자가 정상 대장점막에서 노화관련 메틸화의 영향을 받으며, 이들 네 개 유전자가 대장암종에서 가장 흔히 메틸화되는 유전자들이다(Ahuja N 등, 1998).

이상에서 기술한 연구결과들은 암종에서 일어나는 메틸화 이벤트의 반수 가량이 노화관련 메틸화와 관련이 있음을 시사하고 있지만, 유전자 선택이라는 바이어스가 있을 수 있다. 종양조직에서 메틸화되어 있는 CpG island를 구별하여 클론할 수 있는 여러 가지 연구기법이 개발되었고, 따라서 비교적 바이어스가 적은 결과를 제시할 수 있게 되었다. Liang 등은 메틸화를 구별하는, 인위적인 시동체를 이용한 PCR법을 시행하여, 차별화된 메틸 시퀀스를 유전체에서 스크린하는 연구를 하였다(Liang G 등, 1998). 암종에서 과메틸화되는 시퀀스들의 대부분은 정상 조직에서 다양한 수준으로 메틸화되어 있었다. 예를 들자면, 그들은 평가가능한 밴드 45개 중 25개가 대장암에서 메틸화되어 있었는데, 이 중 20개가 정상 조직에서도 메틸화되어 있었다. 따라서, 암종에서 메틸화되어 있는 시퀀스 중 80%가 정상조직에서도 메틸화되어 있다는 것이다.

Huang 등은 유방암종에서 differential methylation hybridization을 사용하여 메틸화되어 있는 CpG islands를 찾아 내었다(Huang TH 등, 1999). 놀랍게도, 조사한 CpG island 237개 중 23개(9.7%)가 정상조직에서도 메틸화되어 있었다. 더욱이, 그들은 유방암 세포주에서 메틸화된 30개의 CpG islands를 자세히 분석하였고, 이 중 13개(43%)가 정상 유방에서 부분적으로 메틸화되어 있었다. 이 13개의 클론은 다른 클론에 비해 더 높은 빈도로 유방암종에서 메틸화되어 있었다. 비록 이 연구에서 환자의 나이가 명시되어 있지는 않지만, 대장암종 연구결과로 미루어 볼 때, 유방암종의 과메틸화 중 상당부분이 노화관련 메틸화로 판명날 것이다. 더욱이, 노화란 관점에서 이 연구를 수행하지 않았기 때문에, 정상조직에서 보이는 부분적인 메틸화가 암화과정에 어떻게 기여하는 지에 대해 간과하였다.

Chapter 16

대장암의 CpG 섬메틸화 표현형

CpG island methylator phenotype in colorectal cancer

대장암의 분자발암기전은 염색체불안정성경로(chromosomal instability pathway), 현미부수체불안정성 경로(microsatellite instability pathway), 후성유전 불안정성경로(epigenetic instability pathway)를 들 수 있으며, 대장암의 약 80%가 염색체불안정성 경로에 의해 발암하며, 후성유전 불안정성경로에 의해 10~15%정도, 현미부수체 불안정성경로에 의해 8~15% 정도 발암한다.

CpG island methylator phenotype (CIMP) 양성 대장암은 후성유전불안정성 경로에 의해 발암한 대장암으로서 유전체 전반적인 유전자프로모터 이상과메틸화가 동반된 암종을 일컫는 것이다. 후성유전불안정성 경로를 독립적인 발암경로로 인정할 수 있느냐에 대해, CIMP라는 것이 실존하는 암표현형이냐에 대해 논란이 있어왔지만, 이런 논란이 해소되고 CIMP를 인정하게 된 결정적 계기는 CIMP양성 대장암의 전암성 병변이 염색체불안정성 경로에 의해 발암한 대장암의 전암성병변과 다르며, 고유한 형태학적 다단계 암화과정 경로인 거치상 종양경로(serrated neoplasia pathway)를 거친다는 것이 알려지면서이다.

CIMP 표현형은 대장암뿐만 아니라, 위암(Kang GH 등, 2003), 췌장암, 간세포암(Lee S 등, 2003), 십이지장암, 간외담도암, 담관상피세포암(Lee S 등, 2002), 난소암, 신경교세포종, 신경모세포종, 폐선암종 등에서 보고된 바 있다. 그러나, CIMP양성 대장암은 분자적 다단계 암화과정에 덧붙여 형태학적 다단계암화과정까지 밝혀짐으로써, 분자발암경로로서의 위상이 확실히 매겨지는 추세인 반면, 다른 장기의 CIMP암종은 전암성병변이 밝혀지지 않아 분자유형으로서의 위상이 분명하지 않다. 다만, 신경교세포종의 경우, CIMP양성 종양의 분자발암기전과 임상적 특징이 잘 규명되어 있다.

1 CIMP양성 대장암의 임상병리학적 특성
clinicopathologic characteristics of CIMP-positive colorectal cancer

처음으로 CIMP라는 개념을 도입한 Issa그룹은 CIMP 양성형 대장암은 독특한 임상적, 병리적, 분자 유전학적 특성들을 가지고 있으며, 우측대장에 흔하고, 고빈도의 *KRAS*변이와 저빈도의 TP53변이, 그리고 고빈도의 MSI-H (high level of microsatellite instability, 고레벨 현미부수체 불안정성)를 보인다고 보고하였다(Toyota M 등, 1999).

후속적인 다른 연구자들의 연구결과들을 정리해 보면, CIMP양성형 대장암은 우측대장, 여성, 고령의 환자에서 더 많이 발생하는 경향이 있고(Toyota M 등, 2000; Hawkins N 등, 2002; Whitehall VL 등, 2002), 독특한 조직학적 특성(점액성, 저분화성)과 유전자적 변화(고빈도의 *BRAF* 변이, 저빈도의 TP53변이)를 보인다(Hinoue T 등, 2012). 그러나, *KRAS*변이는 CIMP양성(CIMP-high, CIMP-H) 대장암의 특징이 아니라, CIMP-low (CIMP-L, 또는 CIMP-intermedite)대장암의 특징이다는 연구결과도 있어 여전히 논란이 있다.

CIMP진단마커패널의 종류나 검사방법과 무관하게 CIMP-H 대장암은 우측대장위치, 고빈도의 MSI-H, 고빈도의 *BRAF*변이와 밀접한 연관관계를 보인다(Toyota M 등, 1999; Samowitz WA 등, 2005; Ward RL 등, 2003; Weisenberger D 등, 2006; Barault L, 2008). 그러나, 대장암진단 당시 환자연령의 고령(old age), 남녀비율에서 여성의 우세, 점액성 조직형등과의 연관성은 연구결과마다 다양하다(Lee S 등, 2008; Lee S 등, 2008; Dahlin AM 등, 2010; Zlobec I 등, 2011). CIMP-H 대장암은 조직학적으로 톱니모양(serrated appearance), 호산성 세포질(eosinophilic cytoplasm), 세포밖 기질내 점액질, 점액질내 떠 다니는 cell ball 또는 papillary rods등의 형태학적 특성을 CIMP음성 종양에 비해 자주 보인다. 대장암의 형태조직학적 아형 중에 톱니모양선암종(serrated adenocarcinomas)과 체모양 코메도형 선암종(cribriform comedo-type adenocarcinomas)이 CIMP-H와 밀접한 연관성이 있다고 알려져 있다.

상기에서 언급한 CIMP 양성 대장암의 임상 병리학적 특성은 현미부수체불안정성(MSI-H) 양성 대장암종의 그것과 매우 흡사하다. MSI 양성(MSI-H) 종양의 대략 15~50%가량은 가족력을 가진 린치증후군(또는 유전성 비용종성 대장암 증후군(hereditory non-polyposis colorectal cancer syndrome)) 환자이며, 이 경우에는 보다 젊은 나이에서 발생하고, 대장내에 다발성 종양을 가지는 경우가 흔하고, 대장외에도 위나 자궁내막암을 동시에 가지는 경우도 드물지 않다. 이에 반해, MSI-H 종양의 대다수를 이루는 돌발성 MSI-H 종양은 MSI음성

(MSI-L (Low)이거나, MSS (microsatellite stable)) 종양과는 달리, 우측 대장에 많이 발생하고, 고령의 환자에서, 여자에게서 더 많이 볼 수 있다.

CIMP양성 대장암의 약 반수가 MSI-H이지만, 나머지 반수는 MSI음성이므로, CIMP양성 대장암의 고유한 임상병리학적 특성을 살펴보기 위해서는 MSI음성인 대장암종을 대상으로 CIMP-H의 특성을 분석해야 한다. MSI 음성만을 대상으로 비교하였을 때, CIMP-H만의 고유한 특성은 우측 대장, *BRAF*변이, 불량한 예후 등이다(Samowitz WA 등, 2005; Ward RL 등, 2003). 그러나, MSI음성이면서 CIMP양성인 종양(MSI-/CIMP+ 종양)이 예후가 불량한지에 대해 조사해 본 결과, *BRAF* 변이를 가졌을 때, 예후가 불량했고, 그렇지 않은 경우에는 CIMP음성이면서 MSI음성인 대장암과 예후에서 차이를 보이지 않았다(Lee S 등, 2008; Kim JH 등, 2009). 그러나, CIMP-H의 예후적 특성에 대한 논란은 끊이지 않으며 상반된 결과가 보고되고 있다(표 16-1).

② CIMP 표현형의 존재 유무에 대한 논란

controversy over the presence of CIMP

CIMP 표현형이라는 것이 실존하는 것인가 아니면, 인위적으로 만들어 낸 허구의 개념인가에 대해 뜨거운 논쟁이 2000년대 초반에 있었다. 그러나, 지금은 대장암의 분명한 분자유형임을 받아들이는 대세이다. CIMP표현형을 주장하는 근거는 다음과 같다.

일련의 대장암종을 대상으로, 한 세트의 유전자에 대한 CpG island 메틸화를 조사하면, ① 현미부수체 불안정성과 복수 유전자들의 과메틸화간에 연관이 있다는 것, ② 유전자의 기능이나 염색체 상의 위치 등에서 아무런 관련이 없는 유전자들의 메틸화 상태에서 일치를 보인다는 것, ③ 선택한 일련의 유전자들의 메틸화를 조사하였을 때, 메틸화빈도가 쌍봉분포(bimodal distribution)를 보인다는 점, ④ CIMP양성형 대장암의 전구병변은 염색체불안정성이나 유전성 현미부수체불안정성 양성 대장암의 전구병변과 다르다는 것이다. 그러나, 다른 연구자들이 대장암종을 대상으로 다른 기법을 이용하여 유전자의 메틸화를 조사하였을 때, 이와 같은 이분적 분포를 볼 수가 없었기에, CIMP 표현형이란 개념에 대해 의문을 제기하게 되었다(Yamashita K 등, 2003; Kang GH 등, 2004; Suzuki K 등, 2006). 그러나, 이 연구들은 매우 예민한 방법을 이용하여 DNA 메틸화를 검출하였다. 매우 예민한 검사를 이용한다면, C유형으로 분류된 유전자들의 메틸화를 정상조직에서도 볼 수 있을지 모르기 때문에, Issa는 CIMP표현형을 결정짓는 검사로는 부적합하다고 주장한다. 더욱이, CIMP 개념을 부인하는 논문에서조차도, 제시한 그림에서 보면, hMLH1, p14, p16, ACG유전자의 메틸화간에는 일치성이 있음을 보여주고 있으며, 이러한 특성이야말로 CIMP표현형이 있음을 시사하는 것으로 Issa는 주장하고 있다.

표 16-1. 대장암에서 CIMP의 예후적 특성을 조사한 연구들의 정리(summary of studies exploring the prognostic value of CIMP in colorectal cancers)

Study	Patients	Gene panel (methodology)	Note
Zlobec *et al*., 2012	302 stage I-IV CRCs	*CACNA1G*, *IGF2*, *NEUROG1*, *RUNX3*, and *SOCS1* (pyrosequencing)	Worse prognosis in CIMP-positive CRCs (CSS, univariate analysis)
Ogino *et al*., 2009	649 stage I- IV colon cancers	*CACNA1G*, *CDKN2A*, *CRABP1*, *IGF2*, *MLH1*, *NEUROG1*, *RUNX3*, and *SOCS1* (MethyLight)	Better prognosis in CIMP-positive CRCs (CSS, Multivariate analysis)
Ahn *et al*., 2011	161 stage III CRCs	*MINT1*, *MINT2*, *MINT31*, *MLH1*, *p16*, *p14*, *SFRP1*, *SFRP2*, and *WNT5A* (pyrosequencing)	Worse prognosis of CIMP-positive CRCs in proximal colon group (DFS, Multivariate analysis)
Dahlin *et al*., 2010	574 stage I- IV CRCs	*CACNA1G*, *CDKN2A*, *CRABP1*, *IGF2*, *MLH1*, *NEUROG1*, *RUNX3*, and *SOCS1* (MethyLight)	Worse prognosis of CIMP-positive CRCs in MSI-negative group (CSS, Univariate analysis). No significance on multivariate analysis
Sanchez *et al*., 2009	391 stage I-IV CRCs	*CACNA1G*, *IGF2*, *NEUROG1*, *RUNX3*, and *SOCS1* (MethyLight)	Worst prognosis of $CIMP^{+}MSI^{-}$ CRCs (DFS, Univariate analysis). No significant association between CIMP and DFS on Multivariate analysis
Ward *et al*., 2003	532 stage I-IV CRCs	*p16* (MSP) and *MINT1*, *MINT2*, *MINT12* and *MINT31* (COBRA)	Significant association between CIMP and poor prognosis in MSI-negative CRC patients (CSS, Multivariate analysis).
Shen, Kondo, *et al*., 2007	185 stage III-IV CRCs	*MINT1*, *MINT31*, *p14*, and *p16* (COBRA)	CIMP cases had a significantly shorter survival (OS, multivariate analysis).
Kim *et al*., 2009	318 stage I-IV CRCs	*CACNA1G*, *CDKN2A*, *CRABP1*, *IGF2*, *MLH1*, *NEUROG1*, *RUNX3*, and *SOCS1* (MethyLight)	No significant association between CIMP and poor prognosis (OS, multivariate analysis)

Abbreviations: CRC, colorectal cancer; COBRA, combined bisulfite restriction analysis; MSP, methylation-specific PCR; CIMP, CpG island methylator phenotype; MSI, microsatellite instability; CSS, cancer-specific survival; DFS, disease-free survival; OS, overall survival

3 고전적인 CIMP진단 마커
classic CIMP marker panel

처음에 CIMP 표현형의 진단은 C유형 유전자들을 대상으로 COBRA (combined bisulfite restriction analysis)기법으로 검사하는 것을 기준으로 하였다. 여기서 C유형 유전자들이란 암종에만 특이적으로 메틸화를 보이면서 노화관련 메틸화를 보이지 않는 유전자 그룹을 일컫는다. COBRA기법은 메틸화 레벨이 5% 미만인 것은 검출하지 못하는 다소 덜 예민한 계량적인 기법이며, 따라서, 이 COBRA기법으로 분류된 C유형 유전자들은, 보다 예민한 검사방법인 MethyLight 방법이나 메틸화 특이 PCR (methylation specific PCR, MSP)을 이용하여 메틸화를 검사하면 암종이 아닌 정상조직에서 메틸화를 보일 가능성이 있다. 따라서, COBRA방법으로 C형으로 분류된 유전자라도 다른 방법으로 검사하면, 노화관련 메틸화를 보이는 A유형 유전자로 분류될 수 있을 것이다(Kang GH 등, 2003). Issa는 CIMP 진단기준으로 COBRA방법을 표준으로 하고, 또한 검사 유전자를 MINT1, MINT31, p14, p16을 최소한의 세트로 할 것을 권한 적이 있다(Rashid A 등, 2004). 하지만, Issa의 다른 논문들에서는 MINT1, MINT2, MINT31, p16, MLH1을 표준 loci로 정하고, 메틸화 특이 PCR을 이용하여, CIMP 표현형을 정의하고 있다. 현재 CIMP를 진단하는 국제적인 표준이 마련되어 있지 않아서, 연구자마다 조금씩 다르게 CIMP를 정의하고 있다. 즉, 연구자마다 검사하는 CpG island loci, 검사 방법, cut-off value등에서 다소 차이를 보인다.

4 대장암에서 CIMP진단을 위한 표준화된 접근법
standardized approach for diagnosis of CIMP-positive colorectal cancer

CIMP를 임상(또는 환자치료)에 적용하기 적용하기 위해서는 다른 연구자들도 적용할 수 있는 표준화된 진단기준을 마련하는 것이 중요하다. Issa그룹은 2004년경에 MINT1, MINT31, p14, p16의 네가지 유전자를 최소의 기준 세트로 사용한 적이 있다. 이들은 이 유전자들의 메틸화를 COBRA방법을 이용하여 계량적으르 측정하며, 두 개이상의 유전자가 메틸화되어 있을 때, 이를 CIMP 양성형이라고 정의하였다.

최근에 와서, Issa 그룹은 COBRA에서 pyrosequencing방법으로 대체하고 있는데, 그 이유는 이 방법은 젤을 사용하지 않으며, 많은 수의 샘플을 동시에 검사할 수 있기 때문에, 그리고 재현성이 높기 때문이다. 다른 계량적 메틸화기법도 이용할 수 있지만, 메틸화를 정의할 수 있는 기준을 설정하는 것이 중요하다고 Issa등은 주장하며, 15% 수준이상의 메틸화를 양성의 기준으로 삼는다고 하였다. Laird그룹은 MethyLight기법을 이용하여 분석한 결과, MINT1, MINT2, MINT31, p16, MLH1보다는 CACNA1G, IGF2, NEUROG1, RUNX3, SOCS1이 더 좋은 표준 CpG island loci이며, 이 새로운 CIMP 표지자로 정의한 CIMP양성형 대장암은 고령, 여자, 우측대장, MSI, BRAF변이와 밀접한 연관을 보인다고 보고하고 있다. 특히, 구 CIMP표지자들은 이중 분포가 아닌 연속분포를 보이는 반면, 새 표지자들은 이중 분포를 보이고, BRAF변이나 MSI와의 관계가 더 확실한 반면, KRAS변이율은 유의하게 낮게 나타나므로, 구표지자에 비해 더 특이도가 높다고 주장하였다(Weisenberger D 등, 2006). Ogino 등(2006)은 MethyLight용 CIMP 표지자로 p16, MLH1, CRABP1, CACNA1G, NEUROG1을 새로운 표준으로 제시하였고, 최근에는(2007), 여기에 IGF2, RUNX3, SOCS1을 첨가하여, 8개를 표준으로 제시하며, 이들 중 6개이상에서 PMR4이상을 보일 때, CIMP-high로 정의하고 있다(2008). 그러나 김 등이 시행한 바로는 8개 중 5개이상에서 PMR4이상을 보일 때, CIMP-high로 정의하는 것이 더 바람직하다는 결과를 얻었다(Kim JH 등, 2008). Ogino 등은 CIMP-high가 아닌 종양을 CIMP-low와 CIMP-0로 나뉘는 작업을 처음으로 시도하였는데, 8개 마커중 1개에서 5개까지 메틸화된 대장암을 CIMP-low로 분류하였고, 전혀 메틸화가 없는 종양을 CIMP-0 종양으로 분류하였다. 그 결과, CIMP-low대장암은 KRAS변이와 남자환자와 밀접한 연관관계를 보인 반면 MSI-H와는 관련이 없었다(Ogino S 등, 2006; Ogino S & Goel A., 2008). Issa그룹은 27개 CpG island loci의 후성유전적 변화와 *BRAF*, *KRAS*, *TP53* 유전자적 변화를 통합한 클러스터 분석을 통해, CIMP를 CIMP-1(CIMP-high), CIMP-2(CIMP-low), CIMP-negative (CIMP-0) 세 군으로 나누었고, 이들에 대해 다음 표 16-2와 같이 정리하였다. 2010년도에 Yagi와 Kaneda는 MALDI-TOF mass spectrometry를 사용하여 CIMP를 진단하는 두 세트의 패널을 개발하였다.

패널-1은 CACNA1G, LOX, SLC30A10으로 구성되어 있고, panel-2는 ELMO1, FBN2, HAND1, THBD, SLC30A10으로 구성되어 있다. 패널1과 패널2는 각각 CIMP-H와 CIMP-L을 진단하기 위한 목적으로 개발된 패널이다. 2012년에 Laird팀은 Illumina Co의 Infinium HM27 methylation assay를 이용하여 125개의 대장암 표본 및 주변 정상표본을 대상으로 유전체 전반적인 DNA메틸화분석을 시행하였고, 이를 통해 각 표본간에 가장 변별력이 높은 1,401 프로브를 선택하였다. Laird팀은 RPMM기반 클러스터링을 시행하여 125개의 대장암을 1,401 프로브의 메틸화패턴에 따라 CIMP-high(클러스터 1), CIMP-low(클러스터 2), non-CIMP(클러스터 3 & 4)로 구별한 후, CIMP-H와 CIMP-L 대장암을 진단할 수 있는 Infinium기반 CIMP진단 마커패널을 개발하였다.

표 16-2. Issa박사 연구팀이 발표한 자료에 따른 CIMP-H, CIMP-L, CIMP-N그룹에서의 임상병리학적 및 유전적 특성의 비교(comparison of clinical and genetic features among the three CIMP groups by Dr. Issa team)

	CIMP-H (n=22)	CIMP-L (n=37)	CIMP-N (n=38)	P-value
Age (average, yr)	68	69	67	0.90
Gender (M:F)	6:15	14:22	9:29	0.40
Location (prox:dist)	12:7	18:12	8:25	0.004
Stage (low:high)	8:6	18:14	17:17	0.84
MSI	80%	0	12%	< 0.0001
BRAF mutation	53%	4%	2%	< 0.0001
KRAS mutation	16%	92%	33%	< 0.0001
P53 mutation	11%	31%	71%	< 0.0001

CIMP-H패널은 FAM78A, FSTL1, KCNC1, MYOCD, SLC6A4이고, CIMP-L패널은 B3GAT2, FOXL2, KCNK13, RAB31, SLIT1이다(Hinoue T 등, 2012)(표 16-3). 그러나, MALDI-TOF mass spectrometry 기반 진단법이나 Infinium기반 진단법은 고가의 장비나 고가의 칩을 이용해야 한다는 점 때문에, 널리 보편적으로 적용될 CIMP검상방법으로 채택될 것 같지 않다. 배 등은 이전에 8개 마커중에서 5개이상에서 메틸화를 보일 때 CIMP-high로 분류하던 것을 개선하여, CIMP-P1과 CIMP-P2로 나뉘었는데, 8개 마커중 5~6개에서 메틸화양성일 때는 CIMP-P1으로, 7~8개에서 양성일 때, CIMP-P2로 분류하였다(Bae JM 등, 2017).

5 CIMP양성암의 전구병변

premalignant lesions of CIMP-positive colorectal cancers

대장암은 전통적으로 선종(샘종, adenoma)으로부터 발생한다고 믿어 왔으며, 이를 선종-선암종 시퀀스(샘종-샘암종 시퀀스, adenoma-carcinoma sequence)라고 일컫는다. 그러나, 이것은 염색체 불안정성 경로를 거쳐서 발암하는 대장암에 적용되는 개념이다. CIMP양성 대장암의 전구병변은 관상샘종(tubular adenoma)이나 융모성샘종(villous adenoma)이 아니다. 왜냐하면, 관상샘종이나 융모성샘종은 CpG island 메틸화가 일어나는 유전자의 수가 다른 종류의 상피세포폴립과 비교했을 때, 매우 적기 때문이며, 또한 CIMP양성 대장암의 가장자리에서 발견되는 전암성병변은 관상샘종이나 융모성샘종이 아니기 때문이다. 또한, 관상샘종이나 융모성샘종에서 진행된 선암종에서 CpG island과메틸화를 조사해 보면, 매우 낮은 것을 볼 수 있기 때문이다.

CIMP양성대장암의 가장자리에서 발견되는 전암성 병변은 전형적 톱니모양선종(traditional serrated adenoma)이거나, 혼합형 톱니모양 폴립(mixed serrated polyp), 또는 무경성 톱니모양 병변(sessile serrated lesion)이다. 과증식성 폴립(hyperplastic polyp), 무경성 톱니모양 병변, 전형적 톱니모양선종, 등을 대상으로 CIMP패널마커에 대한 조사를 해보면, 무경성 톱니모양병변과 전형적 톱니모양선종은 과반수이상이 CIMP양성을 보이며, 과증식성폴립의 경우, 우측 대장에서 발생했을 때, 상당수가 CIMP양성임을 볼 수 있다. 이들이야말로 후성유전 불안정성경로에 의해 발생한 병변들이며, 이들로부터 CIMP양성 대장암이 발생한다.

6 후성유전 불안정성 경로
epigenetic instability pathway

후성유전 불안정성 또는 CpG섬 메틸화표현형 경로란, 수많은 유전자 프로모터 CpG island loci가 과메틸화되어 있는 것이 특징이며, 이로 인해 해당유전자들이 불활성화되어 있으며 그 결과로 종양이 발생하고 진행한다는 것을 골자로 하는 개념이다. 이러한 후성유전 불안정성 경로에 상응하는 형태학적 경로가 serrated neoplasia pathway(톱니 종양 경로)이며, 이는 과증식성 용종, 무경성 톱니모양(거치상) 병변(sessile serrated lesion)이나 전형적 톱니모양선종이 전암성병변이며 이들이 진행하여 톱니모양 선암종이 된다는 것을 내용으로 하는 형태학적 다단계과정을 기술하는 경로이다.

무경성 톱니모양병변은 종종 이형성(dysplasia)을 보이는데, 톱니모양 이형성(serrated dysplasia)이거나 전형적 선종성 이형성(conventional adenomatous dysplasia)의 소견을 보인다. 후성유전불안정성은 톱니모양경로의 근간을 이루는 분자기전이지만, 후성유전불안정성만으로는 이형성을 초래하기에는 부족하여 염색체불안정성이나 현미부수체 불안정성 경로와의 협동작업이 필요하다. 즉, 후성유전불안정성 경로에 의해 종양이 발생하고 진행하는 도중에 염색체불안정성경로가 병발하면 전형적 선종성 이형성이 톱니모양선종에 발생하여 이형성을 가진 톱니모양선종 형태가 된다. 또는 후성유전불안정성 경로에 의해 종양이 발생하여 진행하다가 MLH1유전자가 메틸화에 의해 불활성화되면서 현미부수체불안정성경로가 작동하게 되면 톱니모양이형성이 발생하게 된다. 즉, 톱니모양 이형성을 가진 톱니모양선종의

표 16-3. 대장암 CIMP진단 유전자패널 및 검사방법 정리(summary of gene panels and methodologies to define CpG island methylation phenotype in colorectal cancer)

Study	Gene panel	Methodology	Features of CIMP-positive tumors
Toyota *et al.*, 1999	*MINT1*, *MINT2*, *MINT12*, *MINT17*, *MINT25*, *MINT27*, and *MINT31*	COBRA	Proximal colon location and MSI
Issa, 2004	*p16*, *MINT1*, *MINT12*, *MINT31*, and *MLH1*	COBRA	Poorly differentiated mucinous carcinoma, *KRAS* or *BRAF* mutations, and *MLH1*-associated MSI
Ogino, Cantor, *et al.*, 2006	*CACNA1G*, *CDKN2A*, *CRABP1*, *MLH1*, and *NEUROG1*	MethyLight	Female gender, MSI, *BRAF* mutations and wild-type *KRAS*
Weisenberger *et al.*, 2006	*CACNA1G*, *IGF2*, *NEUROG1*, *RUNX3*, and *SOCS1*	MethyLight	Female gender, proximal colon location, MSI, *BRAF* mutation and wild-type *KRAS*
Ogino, Kawasaki, *et al.*, 2007	*CACNA1G*, *CDKN2A*, *CRABP1*, *IGF2*, *MLH1*, *NEUROG1*, *RUNX3*, and *SOCS1*	MethyLight	Female gender, older age at onset, proximal colon location, MSI, *BRAF* mutation, and wild-type *KRAS*
Shen, Toyota, *et al.*, 2007	*MINT1*, *MINT2*, *MINT12*, *MINT17*, *MINT27*, *MINT31*, *MLH1*, *p14*, *THBS1*, *THBS2*, *MGMT*, *MEGALIN*, *COX2*, *RIZ1*, *p16*, *RUNX3*, *RASSF1A*, *DAPK*, *TIMP3*, *TERT*, *NEUROG1*, *SOCS1*, *ER*, *MYOD*, *N33*, *SFRP1*, and *HPP1*	COBRA or pyrosequencing	MSI, BRAF mutation, wild-type *KRAS*, and wild-type *TP53*
Yagi *et al.*, 2010	*CACNA1G*, *LOX*, and *SLC30A10*	MassArray (Sequenom)	Female gender, older age at onset, proximal colon location, mucinous histology, poor differentiation, MSI, BRAF mutation, wild-type *KRAS*, and negative staining in p53 immunohistochemistry
Ahn *et al.*, 2011	*MINT1*, *MINT2*, *MINT31*, *p16*, *MLH1*, *p14*, *SFRP1*, *SFRP2*, and *WNT5A*	Pyrosequencing	Proximal colon location and MSI
Hinoue *et al.*, 2012	*FAM78A*, *MYOCD*, *KCNC1*, *FSTL1*, *SLC6A4*	Infinium Human Methylation 27 Beadchip	Proximal colon location, female gender, wild-type *TP53*, *BRAF* mutation, *MLH1* methylation-associated MSI

Abbreviations: COBRA, combined bisulfite restriction analysis; CIMP, CpG island methylator phenotype; MSI, microsatellite instability

모습을 취하게 된다. 이형성이 발생한 톱니모양선종은 암종으로 전환할 위험도가 상승하게 되며, 특히 현미부수체불안정성 경로가 병발하였을 때, 암종으로 전환속도가 더 빠를 것으로 예상되지만 아직 이를 뒷받침할 만한 구체적인 연구결과는 참조할 수 없다.

7 대장암의 CIMP유발인자
CIMP-inducing agent

DNA 메틸화는 DNA메틸기전달효소에 의해 매개되며, DNMT1, DNMT3A 및 DNMT3B가 이 기능을 수행한다. DNMT3A 및 DNMT3B는 de novo 메틸화효소인 반면, DNMT1은 보존성메틸화효소인데, DNMT유전자의 돌연변이는 8%이하의 빈도로 대장암에서 관찰되며, 주로 MSI-H 대장암(http://www.cbioportal.org)에서 발견되고, CIMP-H/non MSI-H 대장암에서는 이 유전자들의 돌연변이가 거의 발견되지 않는다. 또한 DNMT유전자 돌연변이는 CIMP-H/MSI-H 대장암의 전암성 병변인 무경성 거치상 병변에서 발견되지 않는다. 이와 같은 사실은 DNMT 유전자 돌연변이가 CIMP-H의 원인이라기 보다는 불일치수복장애(mismatch repair defect)에 따른 이차적 결과임을 의미한다.

TET효소인 TET1, TET2 및 TET3는 DNA탈메틸화효소이며, 5-mC의 메틸기를 산화시켜서 5-mC를 5-hmC으로 전환시킨다. 대장암의 TET 돌연변이 빈도는 8% 미만이며, 이 또한 주로 MSI-H 대장암에서 발견되며 CIMP-H /non-MSI-H 대장암에서 거의 발견되지 않는다.

아이소시트르산탈수소효소(isocitrate dehydrogenase, IDH)인 IDH1 및 IDH2는 아이소시트르산의 산화성 탈카복실화를 매개하여, α-케토글루타레이트를 생성시킨다. IDH1 또는 IDH2의 기능획득성(gain of function) 돌연변이결과, α-케토글루타레이트가 아닌 2-하이드록시글루타레이트가 생산되며, 이는 KDM4A, KDM4C, TET2와 같은 α-케토글루타레이트 의존성 디옥시게나제(dioxygenase)의 효소기능을 불활성화시킨다. 그러나, IDH1과 IDH2의 돌연변이는 대장암의 2% 이하에서 발견되며, 이 또한 MSI-H 대장암에서 발견된다.

바이러스 감염이 DNA과메틸화를 일으킬 수 있지만, Epstein-Barr 바이러스(EBV) 양성 위암종은 CIMP양성이며, EBV에 의해 CIMP가 초래된다. 하지만, 대장암의 경우, EBV가 대장암조직에서 검출되기는 하지만, 종양세포가 아닌 종양세포주변의 림프구에서 검출된다. 반면, EBV양성 위암종의 경우, 위암종을 구성하는 암세포 거의 대부분에서 EBV감염이 있음을 EBV 제자리교잡반응(in-situ hybridization)을 통해 볼 수 있다. JCV (John Cunningham virus) 감염이 대장암의 CIMP와 관련이 있다고 Goel 등(2006)이 주장한 적이 있는데, 대장암에서 JCV감염자체 여부에 대해 논란이 많으며, JCV감염과 CIMP와의 관계를 재현하는 연구결과가 다른 연구자들에 의해 발표된 바가 없다.

BRAF 돌연변이와 CIMP-H 사이의 강한 관련성은 많은 연구자들로 하여금 BRAF 돌연변이가 CIMP의 개시에 관여할 거라고 추측케 하였고, Rad 등(2013)은 $BRAF^{V600E}$의 역할을 연구하기 위해 BRAF knockin 마우스를 개발하였는데, $BRAF^{V637E}$ 녹인생쥐에서 증식폴립(hyperplastic polyp)과 전형적 톱니모양 샘종(traditional serrated adenoma), 그리고 선암종에 이르까지의 톱니모양 종양경로(serrated neoplasia pathway)의 종양을 관찰할 수 있었고, 이를 통해 $BRAF^{V600E}$ 가 톱니모양 종양경로를 개시함을 제시하였다.

BRAF 돌연변이가 CIMP타겟 유전자들에서 프로모터 CpG섬과메틸화를 일으키는 경로가 불분명하였으나, Fang 등(2014)이 BRAF 돌연변이단백질이 타겟유전자 프로모터에 MAFG corepressor복합체의 조립을 유도함으로써 이상과메틸화를 유도한다는 것을 제시하였으며, Fang등은 BRAF돌연변이가 많이 일어나는 흑색종에서도 BRAF변이에 의한 MAFG corepressor 복합체 조립이 타겟 유전자 과메틸화를 일으킴을 보고하였고, MAFG가 주요한 매개작용을 함을 거듭 주장하였다. 그러나, 이는 흑색종에서 보여준 것이고, 대장에서는 BRAF변이와 MAFG, CIMP와의 관계는 연구된 바 없다.

최근의 생쥐의 장상피세포 오거노이드를 이용한 실험에서, 통상적인 오거노이드에 변이된 BRAF유전자 발현 유도는 암유전자 유도 노화(oncogene-induced senescence)를 유발하여 세포의 퇴행과 세포사를 촉진하였으나, 노화된 오거노이드에 변이된 BRAF유전자의 발현을 유도하면 종양이 형성되었다(Tao Y et al. 2019). 젊은 오거노이드의 장시간 세포배양을 통해 노화시킨 오거노이드에서는 많은 유전자들의 동시다발적인 프로모터 CpG섬과메틸화가 일어나 있는데, 그 중에서 특히 Wnt시그널의 음성 조절 유전자들(예를 들어, Sfrp1, $p16^{Ink4a}$)에서 프로모터 CpG섬 과메틸화가 많이 일어났다. 장시간 세포배양을 통해 노화시킨 오거노이드에서의 변이된 BRAF유전자 발현은 암유전자유도 노화를 불러일으키는 것이 아니라 종양세포로의 전환을 불러 일으킨다.

Chapter 17

위암종과 이상 메틸화

DNA hypermethylation in gastric cancer

위암종은 우리나라에서 남녀 통틀어 가장 흔한 암종이다. 지난 30여년간 의료기술이 눈부시게 발전하였고, 서구화된 의식주 생활과 냉장고의 보급, 식품위생이 무척 개선되었음에도 불구하고, 위암종의 발생율은 줄어들지 않고 있다. 내시경검사의 보편적 이용으로 위암종의 조기진단이 가능해져, 조기위암과 진행성위암의 비율이 많이 호전되어, 위암환자의 평균 생존율이 좋아졌다. 그렇지만, 최근에 들어 더 이상은 조기위암종의 비율이 올라가지 않는 것 같다. 서구의 경우, 1940년 이후로 냉장고가 보급된 이후로 위암종의 발생은 계속 떨어져서 이제는 식도 선암종과 비슷한 정도의 발생율을 보일 정도로 흔치 않은 종양이 되었다. 왜 우리나라는 여전히 높은 위암 발생율을 보이는 것일까? 세계적으로 위암종 발생율이 높은 지역을 살펴보면, 해안국가인 경우가 많다는 점에서 우리나라의 높은 위암종 발생율에는 해산물과 관련된 식이습관이 연관되어 있을 가능성이 있겠다.

위암종이 흔히 CpG island 과메틸화를 보이는 암종이라는 점에서, 우리가 섭취하는 음식물 중 어떤 성분들이 epimutagen으로 작용할 가능성이 있다. 위암종 발암원인 N-methyl-N'-nitro-N-nitrosoguanidine으로 유발한 실험쥐 위암종에서 인체 위암에서 흔히 변이를 보이는 유전자들에 대해 유전자 변이를 살펴보면 변이가 거의 없지만, 대신에 p16 유전자 프로모터의 메틸화는 위암종뿐만 아니라 위암 주변 위점막에도, 전암성 병변에서도 일어난 것을 볼 수 있다(Bai 등, 2003). N-methyl-N'-nitro-N-nitrosoguanidine이 위암종을 일으키는 기전에는 후성유전적 변화가 관련되어 있을 가능성이 높다. 위암종의 class I 발암원으로 간주된 *Helicobacter pylori*는 우리나라 성인의 약 50%가 위점막에 갖고 있다. *H. pylori*감염은 DNMT1의 과발현을 유도하고, 과발현된 DNMT1에 의해 많은 유전자들에서 프로모터 CpG island 과메틸화가 일어난다. 또한, 만성적인 위염은 장형화생(intestinal metaplasia)을 초래하는데, 장형화생이 발생하는 주된 분자기전은 프로모터 CpG island 과메틸화에 의한 것이다. 우리나라 성인의 위생검에서 *H. pylori*감염과 장형화생을 많이 볼 수 있는데, 이러한 요인들이 한국인의 높은 위암발병율과 관련이 있으리라 추정할 수 있다.

1 위암종에서 DNA 메틸화가 알려진 유전자들

Genes of which CpG island locus has been known to be hypermethylated in gastric carcinomas

위암종의 발암에 관련된 많은 종양억제 유전자 및 암유전자에 대한 연구가 진행되었지만, 이에 대한 후성유전적 연구가 시작된 것은 1996년 이후부터이다. 위암에서 관찰되는 유전체의 메틸화함량 감소는 위암의 전단계 병변에서 일어나는 조기변화라는 것이 1996년에 Cravo 등에 의해 발표되었고, 특정 유전자의 CpG island 과메틸화에 관한 연구결과는 1997년에 Lee 등에 의해 발표되었는데, *p16* 유전자의 과메틸화가 위암종에서 일어남을 처음으로 보고하였다(Lee YY 등, 1997). 이어서 *hMLH1*의 과메틸화에 의해 부정결합 수복기능의 이상이 생겨 현미부수체 불안정성(microsatellite instability)-양성 위암종이 생김을 보고하는 논문 세편이 이어서 발표되었고, 위암종에도 CIMP 양성형이 있음이 보고되었다(Fleisher AS 등, 1999; Leung SY 등, 1999; Kang GH 등, 1999; Toyota M 등, 2000). 이 이후에 약 100여종의 종양억제 유전자가 위암종에서 CpG island 과메틸화에 의해 불활성화됨이 밝혀졌으며, TCGA프로젝트에 의해 위암종의 450K DNA메틸롬이 구축되어 위암종에서 메틸화되는 CpG island들이 밝혀졌다 (표 17-1).

표 17-2는 한국인의 위암종 10예를 대상으로 170개의 유전자 CpG islands loci에 대해 계량적인 메틸화 특이 PCR을 시행하여, 1예라도 PMR (per methylation reference ratio) 4 이상의 메틸화 레벨을 보였던 유전자들을 정리해 놓은 것이다. 미국에서는 위암종이 상대적으로 드문 암종이어서, 위암종이 인체의 그 어떤 조직 유형의 암종에 비해 메틸화 빈도가 높다는 점을 인식하지 못하고 있다.

유전자 CpG islands 메틸화에 대한 대부분의 연구들은 대장암을 기점으로 하여 이루어지고 있다. 많은 연구자들이 갖고 있는 잘못된 선입견은 대장암종이나 그 전구병변인 대장선종, 또는 정상점막이 위암종, 위선종, 또는 위점막에 비해 메틸화빈도가 더 높거나 또는 최소한 비등할 거라는 것이다. 그러나, 결코 그렇지 않다.

표 17-1. 문헌상 위암종에서 프로모터 CpG islands 과메틸화에 의해 불활성화 되는 것으로 알려진 유전자들의 일부(Genes which have been known to be inactivated by CpG islands hypermethylation in gastric cancer).

HUGO name	Gene	Location	Frequency in primargy gastric cancer tissue
AKAP/Gravin	anchor protein	6q24-q25	56%(n=18)
ADAM23	ADAM metallopeptidase domain 23	2q33.3	44%(n=16)
APC	adenomatosis polyposis coli	5q21-q22	82.5%(n=40) gastric ca; 97.5%(n=40), noncancerous gastric mucosae
CACNA1G	calcium channel, voltage-dependent, alpha 1G subunit	17q22	65%(n=77)
CCND2	Cyclin D2	12p13	48.9%(n=47)
CDX2	caudal type homeo box transcription factor 2	13q12.3	34.5% in male gastric cancer patients; 6.7% in female
CDKN2A (p14)	cyclin-dependent kinase inhibitor 2A dependent kinase inhibitor 2A	9p21	63%(n=80)
CDKN2A (p16)	cyclin-dependent kinase inhibitor 2A dependent kinase inhibitor 2A	9p21	48%(n=88)
CHFR	checkpoint with forkhead and ring finger domains	12q24.33	35%(n=71)
DAPK1	death-associated protein kinase 1	9q34.1	15%(n=27)
DLC-1	deleted in liver cancer 1	8p22	30%(n=97)
DUSP5	Dual specificity phosphatase 5	10q25	30%(n=179)
CDH1	cadherin 1, E-cadherin	16q22.1	51%(n=53)
HRK	ara-kiri, BCL2 interacting protein (contains only BH3 domain)	12q24.22	32%(cell lines)
HSXIAPAF1(XAF1)	XIAP associated factor-1	17p13.1	23%(n=87)
IGSF4(TSLC1)	immunoglobulin superfamily, member 4	11q23.2	16%(n=97)
ITGA4	integrin, alpha 4(antigen CD49D, alpha 4 subunit of VLA-4 receptor)	2q31-q32	84.7%(n=46)
LOX	lysyl oxidase	5q23.2	27%(n=96)
MGMT	O-6-methylguanine-DNA methyltransferase	10q26	14.1%(n=149)
MLH1	mutL homolog 1	3p21.3	20%(n=80)

HUGO name	Gene	Location	Frequency in primargy gastric cancer tissue
MT3	metallothionein 3	16q13	
PTGS2(COX-2)	prostaglandin-endoperoxide synthase 2	1q25.2-q25.3	12%(n=93)
PYCARD(TMS1)	PYD and CARD domain containing	16p12-p11.2	11%(n=9)
RARB (RAR-beta)	retinoic acid receptor, beta	3p24	53%(n=45)
RASSF1A	Ras association (RalGDS/AF-6) domain family 1	3p21.3	7.5%(n=80)
RIZ1(PRDM2)	PR domain containing 2, with ZNF domain	1p36	69%(n=45)
RUNX3	runt-related transcription factor 3	1p36	64%(n=75)
SLC5A8	solute carrier family 5(iodide transporter), member 8	12q23.3	30%(n=71)
SMARCA3(HLTF)	SWI/SNF related, matrix associated, actin dependent regulator of chromatin, subfamily a, member 3	3q25.1-q26.1	50%(n=50)
SOCS-1	suppressor of cytokine signaling 1	16p13.13	
SYK	spleen tyrosine kinase	9q22	
TFF1	trefoil factor 1	21q22.3	
THBS1(TSP1)	thrombospondin 1	15q15	33%(n=30)
TIMP3	tissue inhibitor of metalloproteinase 3	22q12.1-q13.2; 22q12.3	65%(n=80)
TMEFF2	transmembrane protein with EGF-like and two follistatin-like domains 2	2q32.3	54%(50)

표 17-2. 예비실험을 통해 위암종 및 위암종 주변 정상 위점막에서 CpG islands 메틸화를 확인한 유전자들(CpG island loci hypermethylated in gastric carcinoma or the associated non-neoplastic gastric mucosa).

HUGO name	Gene name	Location
ABCB1	ATP-binding cassette, sub-family B (MDR/TAP), member 1	7q21.1
ADPRTL2	poly (ADP-ribose) polymerase family, member 3	3p21.31-p21.1
ASC (PYCARD)	PYD and CARD domain containing	16p12-p11.2
BCL2	B-cell CLL/lymphoma 2	18q21.3

HUGO name	Gene name	Location
BDNF	brain-derived neurotrophic facto	11p13
CALCA	calcitonin/calcitonin-related polypeptide, alpha	11p15.2-p15.1
CASP8	caspase 8, apoptosis-related cysteine protease	2q33-q34
CCND2	cyclin D2	12p13
CDH13	cadherin 13, H-cadherin (heart)	16q24.2-q24.3
CDKN1C	cyclin-dependent kinase inhibitor 1C (p57, Kip2)	11p15.5
CGA	glycoprotein hormones, alpha polypeptide	6q12-q21
COL1A2	collagen, type I, alpha 2	7q22.1
CRABP1	cellular retinoic acid binding protein 1	15q24
CYP1B1	cytochrome P450, family 1, subfamily B, polypeptide 1	2p21
CYP27B1	cytochrome P450, family 27, subfamily B, polypeptide 1	12q13.1-q13.3
DCC	deleted in colorectal carcinoma	18q21.3
DKFZp667B0210	early B-cell factor 3	10q26.3
DLEC1	deleted in lung and esophageal cancer 1	3p22-p21.3
DRD1	dopamine receptor D1	5q35.1
DRD2	dopamine receptor D2	11q23
ERBB2	v-erb-b2 erythroblastic leukemia viral oncogene homolog 2,	17q21.1
ESR1	estrogen receptor 1	6q25.1
EYA4	eyes absent homolog 4(Drosophila)	6q23
FAF1	Fas (TNFRSF6) associated factor 1	1p33
GABRA2	gamma-aminobutyric acid (GABA) A receptor, alpha 2	4p12
GAD1	glutamate decarboxylase 1 (brain, 67kDa)	2q31
GATA3	GATA binding protein 3	10p15
GATA4	GATA binding protein 4	8p23.1-p22
GATA5	GATA binding protein 5	20q13.33
GDNF	glial cell derived neurotrophic factor	5p13.1-p12
GRIN2B	glutamate receptor, ionotropic, N-methyl D-aspartate 2B	12p12
HOXA1	homeo box A1	7p15.3
HOXA10	homeo box A10	7p15-p14
HOXA11	homeo box A11	7p15-p14

HUGO name	Gene name	Location
HRAS1	v-Ha-ras Harvey rat sarcoma viral oncogene homolog	11p15.5
IFNG	interferon, gamma	12q14
IGF2	insulin-like growth factor 2(somatomedin A)	11p15.5
IGSF4	immunoglobulin superfamily, member 4	11q23.2
ITGA4	integrin, alpha 4	2q31.3
JUP	junction plakoglobin	17q21
KL	klotho	13q12
LDLR	low density lipoprotein receptor (familial hypercholesterolemia)	19p13.3
LPHN2	latrophilin 2	1p31.1
LTB4R	leukotriene B4 receptor	14q11.2-q12
LZTS1	leucine zipper, putative tumor suppressor 1	8p22
MADH2 (*SMAD2*)	SMAD, mothers against DPP homolog 2 (Drosophila)	18q21.1
MADH6	SMAD, mothers against DPP homolog 6 (Drosophila)	15q21-q22
MADH9 (*SMAD9*)	SMAD, mothers against DPP homolog 9 (Drosophila)	13q12-q14
MSH4	mutS homolog 4(E. coli)	1p31
MT1A	metallothionein 1A (functional)	16q13
MT1G	metallothionein 1G	16q13
MT2A	metallothionein 2A	16q13
MT3	metallothionein 3	16q13
MYOD1	myogenic factor 3	11p15.4
NEUROD1	neurogenic differentiation 1	2q32
NEUROD2	neurogenic differentiation 2	17p13.1
NEUROG1	neurogenin 1	5q23-q31
NR3C1	nuclear receptor subfamily 3, group C, member 1(glucocorticoid receptor)	5q31
NTF3	neurotrophin 3	12p13
ONECUT2	one cut domain, family member 2	18q21.1-q21.2
OPCML	opioid binding protein/cell adhesion molecule-like	11q25
PAX8	paired box gene 8	2q12-q14
PENK	Proenkephalin	8q23-q24

HUGO name	Gene name	Location
PGR	progesterone receptor	11q22-q23
PITX2	paired-like homeodomain transcription factor 2	4q25-q27
PLAGL1	pleiomorphic adenoma gene-like 1	6q24-q25
PRKAR1A	protein kinase, cAMP-dependent, regulatory, type I, alpha (tissue specific extinguisher 1)	17q23-q24
PSEN1	presenilin 1(Alzheimer disease 3)	14q24.3
RARRES1	retinoic acid receptor responder (tazarotene induced) 1	3q25.32
RBP1	retinol binding protein 1, cellular	3q23
RNR1	RNA, ribosomal 1	13p12
SASH1	SAM and SH3 domain containing 1	6q24.3
SCGB3A1	secretoglobin, family 3A, member 1	5q35-qter
SERPINB5 (*MASPIN*)	serine (or cysteine) proteinase inhibitor, clade B (ovalbumin), member 5	18q21.3
SEZ6L	seizure related 6 homolog (mouse)-like	22q12.1
SFRP1	secreted frizzled-related protein 1	8p12-p11.1
SFRP2	secreted frizzled-related protein 2	4q31.3
SFRP4	secreted frizzled-related protein 4	7p14.1
SFRP5 (*SARP3*)	secreted frizzled-related protein 5	10q24.1
SLC6A20	olute carrier family 6(neurotransmitter transporter), member 20	3p21.3
SYK	spleen tyrosine kinase	9q22
TERT	telomerase reverse transcriptase	5p15.33
TFAP2A	transcription factor AP-2 alpha	6p24
TITF1	thyroid transcription factor 1	14q13
TMEFF2	transmembrane protein with EGF-like and two follistatin-like domains 2	2q32.3
TNFRSF10A	tumor necrosis factor receptor superfamily, member 10a	8p21
TNFRSF10C	tumor necrosis factor receptor superfamily, member 10c, decoy without an intracellular domain	8p22-p21
TP73	tumor protein p73	1p36.3
TSHR	thyroid stimulating hormone receptor	14q31
TWIST	twist homolog 1(acrocephalosyndactyly 3; Saethre-Chotzen syndrome)	7p21.2

2 다른 장기 암종과 메틸화빈도 비교

comparison of methylation tendency among human cancers of various tissue types

한국인에게 흔히 발생하는 8가지 주요암종(위암, 대장암, 폐암, 후두암, 유방암, 간세포암종, 자궁경부암, 전립선암)을 대상으로 methylation-specific PCR법을 이용하여 암발생에 관여하는 중요한 12개 종양억제 유전자들의 CpG islands 메틸화에 대해 조사하여 보았다.

위암은 12개의 유전자중 평균 5.9개가 메틸화되는 반면, 대장암은 평균 3.0개가 메틸화되었다. 대장암에 비해 간세포암이나 자궁경부암이 더 많은 메틸화빈도를 보였다. 각 유전자의 암 종류별 메틸화빈도를 비교 분석해 보면, 대장암에서 흔히 메틸화되는 유전자는 위암에서도 흔히 메틸화된다. 그러나, 전립선암에서 75%이상 메틸화되는 *GSTP1*, *RASSF1A*가 위암에서는 25%이하로 메틸화되며, 위암에서 흔히 메틸화되는 유전자들은 전립선암에서는 매우 낮은 메틸화빈도를 보였다. 이것은 조직특이적인 메틸화경향이 있음을 의미하는 것이다. 위암이 다른 암들에 비해 많은 유전자들이 메틸화되어 있고, 또한 그 빈도가 높지만, 특정 유전자들은 오히려 다른 조직의 암에서 더 많이 메틸화되어 있다. 그림 17-1에서 볼 수 있는 바와 같이, 위암은 인체 암 중 가장 메틸화가 많이 일어나는 암 중의 하나이다(Park SY 등, 2007). Illumina Infinium methylation assay를 이용하여 구축한 TCGA데이터에서도 위암은 low grade glioma다음으로 메틸화가 가장 많이 일어나는 암종이다(Saghafinia S 등, 2018)

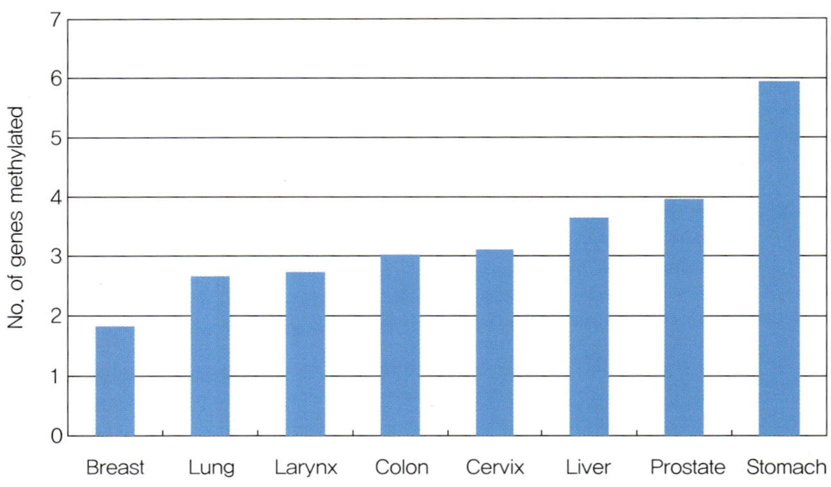

그림 17-1. 인체 8가지 대표적인 암종(유방 선암종, 폐 선암종, 후두 편평상피세포암종, 대장 선암종, 간세포암종, 전립선 선암종, 위선암종)에 대해 12개의 CpG island loci (APC, COX-2, DAP-kinase, E-cadherin, GSTP1, hMLH1, MGMT, p14, p16, RASSF1A, THBS1, TIMP-3)의 메틸화 여부를 메틸화 특이 PCR방법으로을이용하여 조사하여, 각 암종의 평균 메틸화된 유전자수를 나타낸 도표임.

25예의 식도선암종과 그 주변 점막, 10예의 위선암종과 그 주변 점막을 대상으로, 170개 CpG island loci에 대해 계량적 MSP를 시행하였을 때, PMR 4이상을 보인 CpG island loci수는 식도점막은 107개, 위점막은 113개, 식도선암종은 122개, 위선암종은 124개였고, 네가지 종류의 표본 어디에도 PMR4이상의 메틸화를 보이지 않은 CpG island loci수는 40이었다.

메틸화가 일어나는 유전자수의 비교에서는 위점막과 식도점막간, 위선암종과 식도선암종간에 별 차이가 없어 보인다. 그러나, PMR 4이상을 메틸화 양성으로 간주하여 메틸화 빈도를 비교해 보면, 식도점막에 비해 위점막에서 메틸화빈도가 높은 CpG island loci수는 92개인 반면, 식도점막에서 메틸화빈도가 높은 것은 18개이었다. 식도선암종에 비해 위선암종에서 메틸화빈도가 높았던 CpG island loci수는 81개이었고, 식도선암종이 더 높았던 것은 23개이었다.

메틸화 레벨을 비교해 보면, 위점막이 식도점막에 비해 메틸화레벨이 높은 CpG island loci수는 91개, 식도점막이 위점막에 비해 높은 것은 51개이었다. 암종간 비교에서는, 위암종이 식도선암종에 비해 높은 것은 52개인 반면, 식도선암종이 위암종에 비해 높은 것은 100개이었다. 이와 같은 정보는 위식도경계부에 발생한 선암종이 식도선암종인지 위선암종인지 감별하는데 요긴하게 활용될 수 있다. 즉, 위선암종과 식도선암종에 각각 특이적으로 메틸화되는 마커들은 위식도경계부에 발생한 선암종이 식도선암종인지 위선암종인지 감별하는데 이용할 수 있을 것이다.

표 17-3. 메틸화 특이 중합효소연쇄반응으로 결정한 인체 각 암종에서의 12개 유전자 CpG island loci의 메틸화빈도(methylation frequencies of 12 genes in various tissue types of human cancer determined by methylation-specific PCR)

	APC	*COX2*	*DAPK*	*ECAD*	*GSTP*	*hMLH1*	*MGMT*	*p14*	*p16*	*RASSF1A*	*THBS1*	*TIMP3*
Lung	58.3	4.2	29.2	41.7	20.8	0	0	25	12.5	50	8.3	16.7
Breast	33.3	0	25	16.7	20.8	0	0	20.8	16.7	50	0	0
Prostate	64.9	10.8	8.1	18.9	86.5	0	0	5.4	13.5	83.8	27	0
Larynx	35.1	0	86.5	8.1	0	0	51.4	45.9	8.1	27	10.8	0
Liver	86.8	4.5	8.7	27.1	77.1	0	4.2	14.6	45.8	60.4	4.2	16.7
Colon	24.5	18.9	52.8	50.9	3.8	18.9	20.8	41.5	32.1	13.2	11.3	13.2
Stomach	83.6	59.3	70.5	67.2	16.4	13.1	23	72.9	44.3	18.3	60.7	67.2
Uterine cervix	17.4	13	69.6	89.1	0	0	26.1	8.7	23.9	13	45.7	4.3

Lung (n=24), Breast (n=24), Prostate (n=37), Larynx (n=37), Liver (n=48), Colon (n=53), Stomach (n=55), Uterine cervix (n=46). 위의 데이터는 백분율 값임.

3 위암종의 전단계 병변에서의 이상 메틸화

aberrant CpG island hyper-methylation in premalignant stages of gastric cancer

위암종은 만성위염–장형화생(intestinal metaplasia)–위선종(gastric adenoma)등의 다단계 암화과정을 거쳐 발생한다. 만약 CpG islands 과메틸화에 의한 유전자의 불활성화가 위암종의 발생에 중요한 역할을 한다면, CpG island 과메틸화는 위암종의 전단계 병변에서 발견되어야 한다.

위의 다단계 병변을 대상으로 12개의 유전자에 대해 MSP방법을 이용하여 메틸화 여부를 조사한 결과, 예측한 대로, 위암종의 전단계 병변에서도 CpG islands의 과메틸화가 발견되며, 만성 위염에서는 2.7개, 장형화생에서는 3.6개, 위선종에서는 3.4개, 위암종에서는 5.2개가 메틸화되어 있었다(표 17-4). *H. pylori* 감염여부를 조사하여, *H. pylori*감염이 없는 위의 다단계 병변을 대상으로 25개 유전자 CpG island loci에 대해 MethyLight assay로 메틸화상태에 대해 조사한 결과 그림 17-2에 제시되어 있다.

장형화생에서 메틸화된 유전자의 수가 만성 위염에 비해 현저하게 높다는 것은 장형화생으로의 화생과정에 DNA메틸화가 관련되어 있을 가능성을 가리키는 것으로, 종양억제 유전자가 이상 메틸화에 의해 발현이 억제되었을 가능성이 높다. 장형화생에서 만성위염에 비해 프로모터 CpG island 과메틸화가 현저하게 많이 나타나는 현상은 헬리코박터균 감염과 무관하며, 헬리코박터 감염과 무관하게 장형화생은 만성위염에 비해 이상 과메틸화가 유의하게 높게 나타난다. 종양억제 유전자의 변이에 대해 검사한 결과를 보면, 장형화생의 단계에서도 일어남을 보고하는 논문들이 있는 것으로 봐서, 장형화생은 단지 화생이라기 보다는 종양단계를 향해 한 발 더 나아간 전암성 조건으로 봐야 한다.

다단계 과정의 각 병변에서 12개 유전자들의 메틸화빈도 변화 추이를 분석해 보면, 1) 위암종에서만 메틸화되는 유전자(*GSTP1*과 *RASSF1A*), 2) 만성 위염, 장형화생, 위선종에서는 낮은 빈도(<12%)로 메틸화되지만 위암종에서는 높은 빈도로 메틸화되는 유전자(*COX-2*, *hMLH1*, *p16*), 3) 각 단계 병변에서의 메틸화빈도가 비슷하게 낮은 유전자(*MGMT*), 4) 각 병변에서의 메틸화빈도가 비슷하지만 높은 유전자(*APC*, *E-cadherin*), 5) 병변이 진행함에 따라 메틸화빈도가 증가하는 유전자(*DAPK1*, *p14*, *THBS1*, *TIMP-3*), 등으로 구별할 수가 있다.

이와 같은 분석에서 알 수 있는 바는, 유전자마다 위암의 발암과정에서 메틸화되는 고유한 시점이 있다는 것이다. 즉, *APC*, *E-cadherin*, *MGMT*의 메틸화는 발암과정 중 조기에 일

표 17-4. 만성 위염, 장형화생, 위선종, 위암에서의 각 유전자의 메틸화 빈도 [the methylation frequency of each gene in chronic gastritis (CG), intestinal metaplasia (IM), gastric adenoma (GA), and gastric carcinoma (GC)].

	CG (n=74)(%)	IM (n=57)(%)	GA (n=79)(%)	GC (n=80)(%)	P value
APC	48(64.9%)	46(80.7%)	57(72.2%)	62(77.5%)	NS[a]
COX2	1(2.2%)	5(8.8%)	3(3.8%)	37(46.3%)	<0.001
DAP-K	26(35.1%)	28(49.1%)	27(34.2%)	45(56.3%)	0.012
E-cadherin	63(85.1%)	41(71.9%)	46(58.2%)	53(67.5%)	0.003
GSTP1	0	0	0	13(16.3%)	<0.001
hMLH1	0	4(7%)	7(8.9%)	16(20%)	<0.001
MGMT	11(14.9%)	5(8.8%)	8(10.1%)	17(21.3%)	NS
p14	22(29.7%)	18(31.6%)	60(75.9%)	50(62.5%)	<0.001
p16	2(2.7%)	4(7%)	9(11.4%)	35(43.8%)	<0.001
RASSF1A	0	0	0	6(7.5%)	0.001
THBS1	13(17.6%)	28(49.1%)	27(34.2%)	45(56.3%)	<0.001
TIMP3	17(23%)	25(43.9%)	22(27.8%)	52(65%)	<0.001
Average number of methylated genes	2.7[b]	3.6[c,d]	3.4[b,c]	5.2[d]	

[a] Not signficant ($P > 0.05$)
[b] Chronic gastritis versus gastric adenoma; $P = 0.034$; Student *t* test
[c] Intestinal metaplasia versus gastric adenoma; $P = 0.527$; Student *t* test
[d] Intestinal metaplasia versus gastric carcinoma; $P < 0.001$; Student *t* test

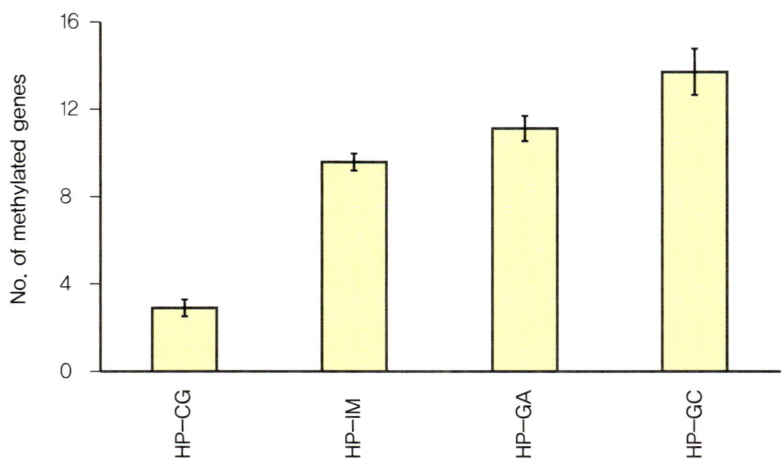

그림 17-2. *H. pylori* 감염이 없는 다단계 위병변에서 25개 유전자 프로모터 CpG island loci의 메틸화 상태를 MethyLight assay로 분석하였고, PMR4이상을 메틸화양성으로 간주하여, 각 병변에서의 메틸화된 유전자 개수를 도표로 나타낸 것임(CG, chronic gastritis; IM, intestinal metaplasia; GA, gastric adenoma; GC, gastric cancer)

어나는 사건이고, *DAP-kinase*, *p14*, *THBS1*, *TIMP3*의 메틸화는 중간단계 즈음에 일어나며, *COX-2*, *hMLH1*, *p16*의 메틸화는 중간단계에서 후기에 일어나는 사건이며, *RASSF1A*나 *GSTP1*의 메틸화는 가장 나중에 일어난다. *COX-2*, *hMLH1*, *p16*의 메틸화는 위선종과 위암종간 빈도 차가 현저하므로, 이들의 메틸화는 전암성 병변의 악성전환과 관련이 있는 것처럼 생각된다.

4 노화관련 메틸화

aging-related methylation in the stomach

두가지 유형의 CpG island 과메틸화가 알려져 있는데, 하나는 노화관련 메틸화(aging-related methylation, 유형 A 메틸화)이며, 다른 하나는 암특이 메틸화(cancer-specific methylation, 유형 C 메틸화)이다. 유형 A 메틸화란 노화된 정상 세포에서 CpG island 메틸화가 일어나는 것을 말하며, 유형 C 메틸화는 특정 CpG island의 과메틸화가 정상세포에서는 관찰되지 않지만, 암세포에서만 관찰되는 경우를 일컫는다.

표 17-4에서 *APC*, *E-cadherin*, *MGMT*는 각 단계 병변에서의 메틸화빈도가 별 차이를 보이지 않으므로, 이 유전자들의 메틸화가 위암종의 발생에 기여할 것 같진 않다. 이 유전자들은 암특이 메틸화에 의해서라기보다는 노화관련 메틸화 기전으로 메틸화될 가능성이 높다. 이를 확인해 보기 위하여, 268예의 만성 위염을 대상으로 *APC*를 제외한 11개의 유전자를 대상으로 메틸화를 조사하고 이들을 환자의 나이에 따른 메틸화 빈도 그래프로 나타내 보았다(그림 17-3). *DAPK*, *E-cadherin*, *p14*, *THBS1*, *TIMP-3*는 나이가 듦에 따라 점진적으로 메틸화빈도가 증가하는 것을 볼 수 있지만, 나머지 유전자들(*COX-2*, *GSTP1*, *MGMT*, *hMLH1*, *p16*, *RASSF1A*)은 메틸화 빈도가 낮고, 연령증가에 따라 증가하는 경향이 미미하거나 없다. 따라서, *E-cadherin*의 메틸화는 종양발생과 무관한 노화관련 메틸화임을 알 수 있다. 그 외, *DAPK*, *p14*, *THBS1*, *TIMP-3*도 노화관련 메틸화(type A methylation)를 보이는 것을 볼 수 있지만, 만성위염에서 장형화생, 위선종, 위암종으로 갈수록 메틸화 빈도가 증가하는 것으로 보아, 암발생과도 관련이 있다(type C methylation). 이런 경우, 노화 및 암관련 메틸화(type AC methylation)로 분류되어야 할 것이다. 그러나, 여기서 주의해야 할 사항은 나이가 증가할수록 헬리코박터 균 감염율이 상승할 가능성이 높고, 따라서, 노화에 의해 메틸화빈도가 올라가는 이유가 헬리코박터균 감염율의 상승과 관련이 있을 가능성을 배제할 수 없다.

40세 이상 만성 위염 환자만을 대상으로 11개 유전자의 메틸화 빈도를 성별과 조직학적 특

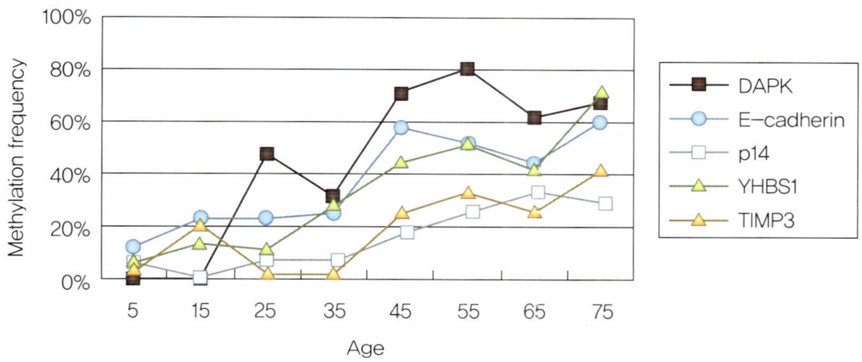

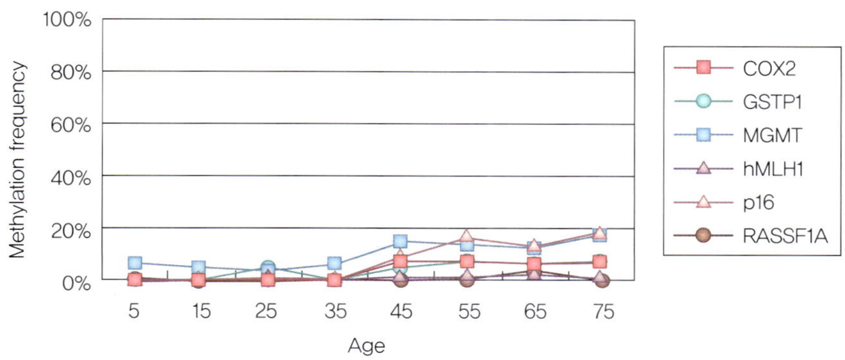

그림 17-3. *DAPK*, *E-cadherin*, *p14*, *THBS1*, *TIMP-3*의 메틸화 빈드는 노화에 따라 증가하지만(위 그림), *COX2*, *GSTP1*, *MGMT*, *hMLH1*, *p16*, *RASSF1A*의 메틸화 빈도는 노화와 곤련없고 또한 메틸화빈도도 매우 낮다(아래 그림).

성 등으로 분석해 본 결과, 남성이 여성에 비해 훨씬 높은 메틸화 빈도를 보였다(3.2 vs. 2.1, p = 0.002). 심한 장형화생을 보인 예 들이 중등도 이하의 장형화생이나 또는 장형화생이 없는 만성위염에 비해 메틸화된 유전자의 수가 더 많았다(3.7 vs. 2.6, p= 0.021)(표 17-5). 만성위염 표본의 위내 위치에 따른 분석에서는 분문부, 체부, 유문부에 따른 차이는 없었다.

표 17-5. 만성 위염에서 염증의 정도, 장형화생과 메틸화와의 비교 분석(the number of gene methylated in chronic gastritis according to grades of histologic parameters)

	Absent	Mild	Moderate	Marked
Intestinal metaplasia	2.5[a] (n=91)	2.9[b] (n=31)	2.8[c] (n=24)	3.7[a,b,c] (n=23)
Acute inflammation	2.4 (n=41)	3.3 (n=37)	2.7 (n=71)	2.9 (n=20)
Chronic inflammation		2.5 (n=35)	2.5[d] (n=78)	3.4[d] (n=57)

[a], absent vs. marked, P=0.015 by student t test
[b], mild vs. marked, P=0.161 by student t test
[c], modetate vs. marked, P=0.165 by student t test
[d], moderate vs. marked, P=0.01 by student t test

5 메틸화 장암화설
methylation field cancerization theory

만성 위염의 12%, 장형화생의 21%가량이 검사한 12개의 유전자중 7개 이상에서 이상 메틸화를 보이는데, 이와 같이 많은 유전자가 메틸화되어 있는 위점막 상피세포는, 메틸화로 인한 종양억제 유전자의 발현억제로 말미암아 분열속도가 증가할 가능성이 높고 증가된 성장속도가 추가적인 유전자 변이나 후성유전적 변화를 초래할 가능성이 높다.

유전자 메틸화의 증가가 종양발생과 관련이 있다면, 위암종 주변의 정상점막에서 이상 메틸화의 정도가 높아야 할 것이다. 이를 증명하기 위해, 위암종 주변의 정상 위점막과 위암종이 없는 정상인의 위점막을 대비하여, 12개 유전자의 메틸화여부를 조사해 보았다. 그 결과, 위암종 환자의 비종양성 점막은 정상인의 위점막에 비해 현저히 높은 메틸화빈도를 보였다. 이와 같은 연구결과는 위암종이 이상 메틸화를 겪은 위를 배경으로 발생한다고 가정할 수 있고, 즉 이상메틸화의 장암화설(field cancerization)이라는 가설을 내세울 수 있다. 이러한 결과는 다른 연구자들의 보고에서도 볼 수 있다(Waki T 등, 2002).

그러나, Ushijima그룹이나 Waki등의 논문에서 보면, 다음과 같은 사실을 간과하고 있다. 즉, 위암주변의 위점막은 일반인의 위점막에 비해 헬리코박터균 감염율이 현저히 높고, 또한 장형화생이 광범위하게 일어나 있는 경향이 높다는 것이다. 이 두 요소는 프로모터 CpG island 과메틸화와 밀접한 연관관계를 보이기 때문에, 일반인의 위점막과 위암주변 위점막에서의 프로모터 CpG island 과메틸화를 비교하기 위해서는 위의 두 교란변수를 보정해 준 상태에서 비교하여야 한다. Park 등(2009)이 이 두 변수를 보정한 상태에서 비교한 결과, 일반인에서 *H. pylori*가 있거나, 장형화생이 동반된 경우, 위암환자의 정상점막과 비교하였을 때, CpG island과메틸화에 별차이가 없음을 확인하였다. 다만, *H. pylori*감염이 없고, 장형화생이 없는 일반인과 위암환자의 비교에서, 위암주변 정상위에서 이상 과메틸화를 많이 보이는 경향이 있었다.

6 *H. pylori*감염과 위점막의 이상 과메틸화

최근의 많은 연구결과들은 *H. pylori*감염과 DNA 메틸화 변화간에 밀접한 연관관계가 있음을 보여주고 있다(Chan AO 등, 2003; Leung WK 등, 2006; Ushijima T 등, 2006; Yu EJ 등, 2008). Ushijima 팀은 *H. pylori*감염이 있는 일반인과 감염이 없는 일반인, 감염이 있는 위암주변의 정상점막, 감염이 없는 위암주변 정상점막에 대해 7개의 CpG island loci의 메틸화 레벨을 분석하였다. 그 결과, *H. pylori*감염이 있는 일반인의 위점막에서 감염이 없는 위점막에 비해 7개 CpG island loci의 메틸화레벨이 유의하게 높았다. 감염이 있는 일반인 위점막과 감염이 없는 위암종주변 위점막에 대해서 분석한 결과 한 CpG island locus만 제외하고 두 그룹간에 유의한 차이가 없었다(Maekita T 등, 2006).

Chan 등(2006)은 *H. pylori*제균 전후로 위점막의 메틸화 변화를 측정하였다. 그 결과, 제균후에 E-cadherin 프로모터 CpG island메틸화가 유의하게 줄어 든 것을 관찰하였다. 이와 같은 결과는 정상 위에서 인체의 다른 장기에 비해 노화 관련 이상 메틸화가 많이 나타나는 이유가 *H. pylori* 감염과 관련이 있음을 잘 설명해 주고 있다. In vitro상에서 *H. pylori*를 세포주에 직접적으로 감염시켰을 때에도, CDH1의 DNA메틸화를 볼 수 있었다(Chan AO 등, 2006). Chan 등은 만성위염과 위암환자를 대상으로 인터루이킨 유전자 중 IL1-beta의 프로모터 SNP와 네개의 유전자에서의 DNA메틸화 빈도와의 관계를 조사한 결과, IL1B의 SNP와 위암의 이상과메틸화간에 밀접한 관계가 있음을 제시하였다(2007).

Ushijima팀은 Mongolian gerbil을 대상으로 *H. pylori*를 감염시켜 위상피세포의 특정 유전자프로모터 CpG islands의 메틸화변화를 관찰하였는데, *H. pylori*감염시 과메틸화가 일어나고, 제균시 메틸화가 감소하지만, 또한 헬리코박터균이 있어도 T세포억제제인 cyclosporine A를 투여해도 메틸화가 감소됨을 보였다. 이를 통해 헬리코박터균이 일으킨 조직의 염증이 DNA메틸화에 중요한 역할을 한다는 것을 보였다(Niwa T 등, 2010). Ushijima팀은 이어서 CagA가 있는 헬리코박터균과 CagA가 없는 헬리코박터균을 Mongolian gerbil에 투여하여 특정 유전자의 프로모터 CpG island과메틸화를 조사한 결과, CagA유무에 따른 DNA메틸화에 차이가 있었다. 또한, 헬리코박터균 감염이 아닌 알코올이나 소금으로 Mongolian gerbil에 급성염증을 일으켰지만, 유전자 프로모터에 과메틸화를 일으키는 효과는 없었다. 특히, 고농도의 염분 섭취로 인한 위염에서 Dnmt1의 상승이 CagA양성 *Helicobacter*균 감염시와 거의 동일한 상태이었지만, 이상 과메틸화는 고장액 염분섭취로는 초래되지 않았다(Hur K 등, 2011). 이와 같은 연구결과는 급성염증보다는 만성염증이 이상과메틸화에 중요하며, 같은 헬리코박터 파일로리균 감염이라고 하더라도 CagA가 있는 헬리코박터균의 감염이 이상과메틸화에 효과적이어서 cagA만의 고유한 효과를 시사하였다.

일본의 연구팀이 CagA를 인체세포에 전달감염시켜 발현시킨 결과, c-MYC 및 EZH2의 발현이 상승하고, let7 microRNA가 히스톤 H3K27이 삼중메틸화되면서 DNA메틸화가 일어나며, 이로 인해 let7의 발현이 저하되고 let7에 의해 조절되던 KRAS의 발현이 증가함을 제시하였다(Hayashi Y 등, 2012).

위점막 상피세포의 유전체 DNA가 만성염증으로 인해 DNA메틸화를 겪는데, Ushijima팀의 연구결과는 만성염증이 DNA메틸화를 어떻게 유도하는지 그 기전에 대해 해답을 주고 있다(Takeshima H 등, 2020). Ushijima팀은 메틸화 지우개인 TET 유전자의 발현이 염증이 생긴 마우스와 인간 조직에서 하향 조절되었으며, 이는 IL-1β 및 TNF-α의 하류에 있는 NF-κB의 활성화로 인해 MIR20A, MIR26B 및 MIR29C와 같은 TET-표적화 miRNA의 발현이 상향 조절됨으로 인해, TET유전자 발현이 저하된다는 것을 발견했다. 그러나 TET 녹다운은 293FT세포에서 경미한 비정상적인 메틸화만을 유도했다. NOS2에 의해 생성되는 산화질소(NO)는 메틸화작성자인 DNA 메틸기전달효소(DNMT)의 효소활성을 향진시켰고, NO 노출은 약간의 비정상적인 메틸화를 유도했다. 대조적으로, TET 녹다운 및 NO 노출의 조합은 TET녹다운이나 NO노출 단독으로 메틸화를 유발시킬 수 없는 게놈 영역도 상승적으로 메틸화를 유도하였다. 이와 같은 결과는 헬리코박터감염으로 인해 초래된 만성염증은 NF-κB 활성화로 인한 TET 억제와 NO 생성으로 인한 DNMT 활성화라는 두가지 기작의 상승작용으로 위상피세포에서 비정상적인 메틸화를 유발함을 시사한다.

7 SNU 위암 세포주에서의 메틸화 경향 분석
methylation analysis of SNU gastric cancer cell lines

특정 유전자의 CpG islands 과메틸화와 유전자 발현억제간의 관계를 직접적으로 보여주기 위해서는 RT-PCR이나 면역조직화학염색(immunohistochemistry)을 해야 하고, 5-aza-deoxycytidine처리를 통해 탈메틸화를 시켜 억제된 유전자의 발현이 회복되는 것을 보여주어야 한다. 위조직(stomach tissue)으로는 이러한 실험을 시행할 수가 없기 때문에, 위암 세포주를 사용해야 한다. 서울대에서 구축한 위암 및 대장암 세포주를 포함하여 104개 유전자에 대해 메틸화여부를 MethyLight assay를 이용하여 조사하였고 그 결과를 그림 17-4에서 요약하였다.

위암세포주에서 RNA를 추출하여 RT-PCR을 시행하여, 메틸화로 인한 RNA발현의 억제나 감소가 있는지를 확인한 결과, *APC*를 제외하고, CpG island 과메틸화와 RNA 발현억제간에는 밀접한 관련이 있음을 확인하였다. 표에서 보는 바와 같이 9개의 세포주에서 DNA메틸화를 볼 수 없는 세포주는 없음을 알 수 있다. 메틸화된 유전자수의 분포를 보면 다소 쌍봉곡선을 보이는 듯하나, 분명치 않다.

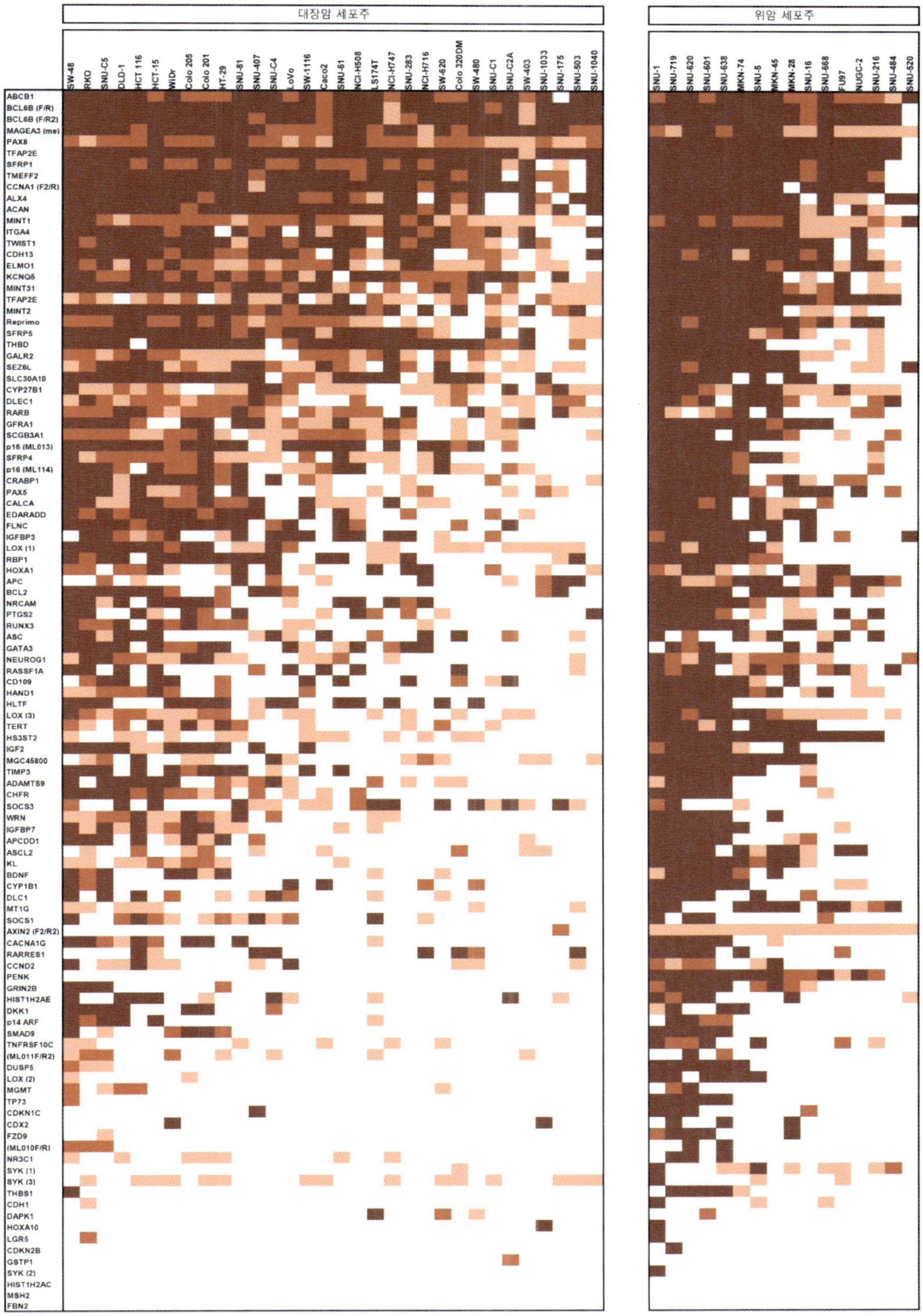

그림 17-4. 위암세포주와 대장암세포주의 104개 유전자에 대한 메틸화분석. 짙은 고동색에서 색이 옅어질수록 메틸화레벨 50%이상, <50에서 20%, <20에서 4%, <4%(무색)을 나타냄.

위암조직에서의 메틸화 빈도와 위암세포주에서의 메틸화빈도를 비교해 보면, 대부분은 비슷하지만, 큰 차이를 보이는 것은 *RASSF1A*와 *E-cadherin* (*CDH1*)이다(그림 17-5). 위암세포주에서는 *RASSF1A*가 높은 메틸화 빈도를 보이는 반면, 원발 조직에서는 *E-cadherin*이 높은 메틸화빈도를 보인다.

조직과 세포주간에 왜 이와 같은 차이가 나는지 분명치 않지만, 세포주는 원발조직과는 후성유전학적으로 많이 변화된 세포라고 말할 수 있다. 이러한 후성유전적 변화가 세포주로 정착되는데 중요한 기전일 수 있고, 히스톤변경의 변화가 DNA메틸화변화를 과장되게 하는 요인이 되는 것 같다. *E-cadherin*은 만성위염, 장형화생, 위선종 등에서도 높은 빈도의 메틸화를 보이고, 암발생과 관련된 메틸화는 아닌 듯싶다. 전술한 바와 같이, *E-cadherin* 메틸화는 노화와 관련이 있으며, 환자의 연령이 증가할수록 메틸화 빈도가 점진적으로 증가한다. *RASSF1A*는 위암 조직에서는 7.5%의 메틸화빈도를 보이지만, 위암세포주에서는 67%가량의 메틸화빈도를 보여, 극명한 대조를 보인다. 이와 같은 차이를 보이는 이유는 분명치 않지만, *RASSF1A*가 메틸화로 인해 불활성화되는 것과 세포주로 정착되는 것과 어떤 관련이 있을 가능성이 있다. *E-cadherin*과 *RASSF1A*의 메틸화 빈도가 세포주와 원발조직간에 큰 차이가 있다는 사실에서 세포주가 원발조직의 메틸화 양상을 정확하게 반영하지 않는다는 것을 알 수 있다.

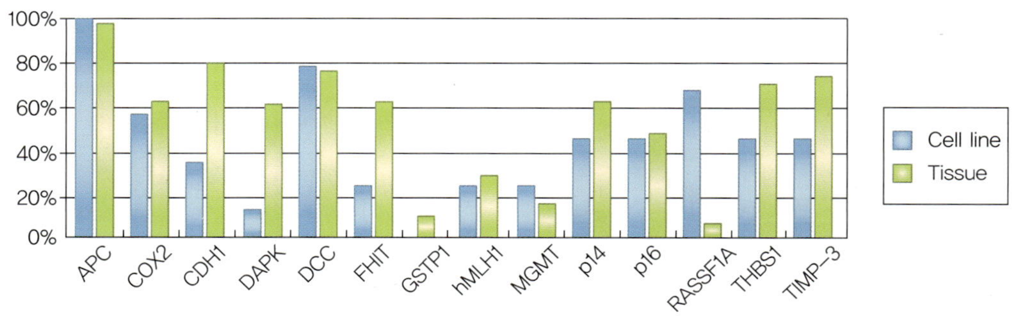

그림 17-5. 위암세포주와 원발성 위암조직을 대비하여, 14개의 유전자 CpG island 메틸화를 조사하여, 메틸화빈도를 비교한 그림임. 세포주에 비해, CDH1, DAP-kinase, FHIT가 원발조직에서 더 메틸화가 현저히 많이 일어나는 반면, RASSF1A의 경우, 세포주에서 원발조직에 비해 메틸화가 현저히 많이 일어나고 있다. 이 네 가지 유전자를 제외한다면, 나머지 12개의 유전자에서는 세포주와 원발조직간에 메틸화빈도가 유사한 것을 볼 수 있다.

8 CIMP양성 위암종
CIMP-positive gastric cancer

CpG island methylator phenotype (CIMP)에 대해서는 이 책의 다른 장에서 대장암종을 대상으로 자세히 다루고 있지만, 이 장에서는 위암종에서도 CIMP 표현형이 있는가에 대해서 논해 보기로 하겠다.

위암종에도 CIMP양성 종양이 있음을 Toyota 등이 1999년에 Cancer Research지에 보고하였다. Toyota등이 CIMP 진단 기준으로 삼은 것은 MINT1, MINT2, MINT12, MINT25, MINT31의 다섯 CpG island loci였고, 이 다섯 개중 세 개 이상에서 메틸화가 있을 때, CIMP 양성형이라고 분류하였다. 위암종에서 5개의 loci 중 2개가 메틸화되었을 때, CIMP-intermediate로 분류하였고, 1개 이하 메틸화 되었을 대는 CIMP 음성형으로 분류하였다. 삼분 대신에 이분한다면, 3개 이상을 CIMP 양성형, 2개 이하를 CIMP 음성형으로 분류한다고 하였다.

CIMP 양성형과 음성형을 대비하여, *p16* 및 *hMLH1* 메틸화빈도를 비교한 결과, CIMP 양성형에서 압도적으로 메틸화빈도가 높았다. 이 결과는 유전체 내에 산재되어 있는 CpG island loci의 메틸화가 개별적으로 서로 관련없이 일어나는 사건이 아님을 의미한다. 즉, 다른 염색체에 위치한 유전자의 CpG islands라고 하더라도, 이 CpG islands의 메틸화는 일치하는 양상을 보인다는 것이다. 즉, 메틸화가 일어나면, 같이 일어나는 경향이 있고, 안 일어나면, 같이 안 일어나는 경향을 보인다는 것이다. 따라서, 가로축을 메틸화가 일어난 CpG islands의 수, 세로축을 종양의 수로 표시하는 그래프로 나타낸다면 분포곡선은 쌍봉곡선(bimodal distribution)을 보인다고 주장한다.

Toyota의 논문에서는 이와 같은 쌍봉곡선의 패턴을 보인다. 하지만, 다른 연구자의 데이터를 보면, 이와 같은 이항분포를 보이지 않으며, 정규분포에 가까운 분포양상을 보인다(Kang GH 등, 2003; Yamashita K 등, 2003; Enomoto S 등, 2007). 왜 이와 같은 차이가 나는 것일까? 첫째는 Toyota 등은 COBRA라는 방법을 이용하여, 메틸화를 조사하였지만, Kang 등(2003)은 MSP를 이용하여 메틸화를 조사하였다. 즉 COBRA와 MSP는 예민도가 다르고, 또한 COBRA는 단일 CpG site의 메틸화 레벨을 조사하는 반면, MSP는 일련의 CpG sites의 메틸화 여부를 조사하는 것이어서, 같은 검사표본이라고 하더라도 다른 결과를 보일 수 있다. COBRA라는 방법을 사용하지 않았기 때문에 이와 같은 연구결과의 차이를 보인다고 한다면, COBRA라는 방법이 과연 표준으로 채택될 만한 연구기법인가에 대해 의문을 제기하지 않을 수 없다. COBRA라는 방법은 메틸화에 민감한 제한효소를 필요로 한다는 점에서 조사하고자 하는 부위에 이런 제한효소가 인지하는 부위가 없다면, CpG islands loci의 메틸화를 검사할 수 없다는 것이 큰 문제점이고, 또 하나는 예민도가 낮다는 것이 문제점이다. 둘째로는 CIMP형을 결정짓는 CpG island loci가 달랐다는 것이다. 현재, CIMP형을 진단하는 기준 CpG islands loci가 마련되어 있지 않는 상황이기 때문에, 최초에 보고한 Toyota의 CpG islands loci가 기준이 되어야 할 것이다. 그러나, MINT1, 2, 12, 25, 31에 대해서 MSP를 해보았지만, 이항적인 분포는 보이지 않는다.

Toyota 등이 CIMP 진단기준으로 선택한 MINT1, 2, 12, 25, 31 중에서, MINT2, 12, 25는 유전자에 위치한 CpG islands가 아니며, 이 부위의 메틸화가 종양에서 어떤 의미를 갖는가라는 의문이 든다. 만약에 종양 특이적으로 메틸화되는 CpG islands들의 메틸화가 상호간에 반드시 일치하는 것이 아니라면, 어떤 CpG islands loci를 기준으로 CIMP형을 진단하느냐에 따라 결과가 달라질 것이다. 또 다른 문제점은 MINT1, 2, 12, 25, 31의 대부분은 Toyota의 자료와는 달리 정상 점막에서도 메틸화 되기 때문에 암특이 메틸화 loci로 보기 어렵다는 것이다. CIMP표현형이 있느냐? 있다면 어떻게 정의될 것인가? 무엇을 기준으로 할 것인가? 등의 문제들이 여전히 해결되지 않고 있다. 현미부수체 불안정성에 대한 컨센서스 미팅이 열려 정의와 검사기준이 도입되었던 것처럼, CIMP에 대한 정의도, 검사기준도 컨센서스 미팅을 통해 해결해야 하겠지만, 각 장기마다 메틸화되는 유전자의 종류가 다르기 때문에, CIMP표현형을 규정하기 위해 검사하는 CpG island loci가 장기마다 다를 가능성이 높고, 따라서 현미부수체 불안정성 검사처럼 동일한 검사항목을 모든 장기의 암종에 적용할 수 없을 것이다. 그러나, 일루미나 회사의 850K MethylationEPIC assay는 모든 장기의 암종에 공통적으로 적용할 수 있고, 클러스터링을 통해 CIMP여부를 판단할 수 있을 것이다.

일본 연구자들 중, 위암을 중심으로 DNA메틸화에 대한 많은 연구결과를 발표하고 있는 Dr. Ushijima는 위암의 CIMP marker로 LOX, HRASLS, FLNc, HAND1, THBD, F2R, NT5E, GREM1, ZNF177, CLDN3, PAX6, CTSL 12개의 유전자를 제시하고 있으며(Enomote S 등, 2007), 이 중, 5개 이상이 양성일 때, CIMP-high, 1~4개일 때, CIMP-low, 전혀 메틸화가 없을 때, CIMP-N이라고 하고 있다. 문제는 Ushijima그룹이 애용하고 있는 DNA메틸화 분석방법이 보편적으로 이용되는 방법이 아니고, 타그룹에 의해 검사방법의 적절성에 대해 검증된 바가 없다는 것이다. 또 하나는 신선표본을 대상으로 MSP primer를 디자인하였기에, 포르말린고정 파라핀포매조직에서 추출한 DNA에 적용가능한 지에 대해 검증된 바가 없다는 것이다. 또 다른 문제점은 CIMP marker 패널에 포함된 메틸화 마커 12개는 숫적으로 너무 많다는 것이다. 표 17-6은 지금까지 많은 연구자들이 위암종의 CIMP에 관하여 발표한 연구결과를 정리한 것이다.

표 17-6. 위암의 CIMP를 조사한 연구논문들의 정리(summary of scientific papers investigating CpG island methylator phenotype of gastric cancer)

	Method	CIMP marker panel	Cut-off value	Features
Toyota M et al. Cancer Res 1999	COBRA	MINT1, MINT2, MINT12, MINT25, MINT31	CIMP-H(3 or more), CIMP-L(2), CIMP-0(1 or negative)	Lower stage in CIMP+; otherwise no specific findings for CIMP+
Oue N et al. Cancer 2006	COBRA	MINT1, MINT2, MINT12, MINT25, MINT31	CIMP+(3 or more), CIMP-(2 or less) Other 12 genes (meth-high, 5 or more)	no specific findings for CIMP+ but methylation-high group showing higher tissue and nodal stages
An C et al. Clin Cancer Res 2005	MSP, microdissect	MINT1, MINT2, MINT25, MINT31, MLH1	CIMP-H(3 or more), CIMP-L(2 or less) CIMP-0(0)	CIMP-high showig association with MSI, better prognosis (not independent factor)
Chang MS et al. Clin Cancer Res 2006	MSP	LOX, HRASLS, FLNc, HAND1, TM	CIMP-H(4-5), CIMP-L(1-3), CIMP-0(0) Other 10 genes	CIMP-high showig better prognosis (not independent factor)
Kusano M et al Cancer 2006	COBRA	MINT1, MINT2, MINT12, MINT25, MINT31	CIMP-H(4-5), CIMP-L(1-3), CIMP-0(0) Other 12 genes	CIMP-high closely associated with proximal location, diffuse type, less advanced tumor stage (multivariable), better px (univariable)
Enomoto S et al Cancer Sci 2007	Q-MSP	LOX, HRASLS, FLNc, HAND1, THBD, F2R, NT5E, GREM1, ZNF177, CLDN3, PAX6, CTSL	CIMP-H(5 or more), CIMP-L(1-4), CIMP-0(0)	CIMP-high closely associated with diffuse type, better px (univariable)

연구자들마다 다양한 CIMP 마커패널과 인위적인 진단기준을 적용하였다는 것과 그렇게 해서 정의된 CIMP양성 위암에서 특징적인 소견이 별로 없다는 것을 볼 수 있다. 단지, Lauren의 조직학적 분류에 따른 미만형이 CIMP양성 위암에서 많이 볼 수 있다는 것과 또한 예후가 좋은 경향이 있으나, 독립적인 인자는 아님을 또한 볼 수 있다. Dr. Kang 연구팀은 정량적 메틸화분석 방법인 MethyLight assay와 microdissection(미세박리) 방법을 이용하여 196예의 위암에 대해 16개의 CpG island loci에 대해 조사하였다. 16개의 CpG island loci에 대한 과메틸화분석과정을 통해 드러난 것은 남성보다 여성위암에서, 융기형(Borrmann I, II

형)보다는 침윤형(Borrmann III, IV형)에서, 고분화보다는 저분화 등급에서, 장형보다는 미만형에서 메틸화된 유전자의 수가 유의하게 많았다(그림 17-6).

CIMP형이 있다고 인정한다면, 이는 CpG island loci의 메틸화가 독립적으로 서로 연관없이 일어나는 돌발적인 사건이 아니다라는 것을 인정하는 것이다. 이를 인정한다면, 다음과 같은 가설을 세우게 된다. 세포내에 어떤 trans 작용인자가 있어서 이들에 의해 유전체에 산재되어 있는 CpG islands가 영향을 받아 메틸화되기 때문에, 상호간에 일치하는 양상을 보인다. Trans 작용인자를 후성유전적 결함(epigenetic defect)이라고 표현한다면, 이것이 실제로 무엇인지는 아직 알 수 없지만, 이 후성유전적 결함에 의해 유전체에 위치한 수많은 CpG islands들은 in cis의 국소적 환경에 따라 메틸화가 될 수도, 안 될 수도 있을 것이다.

2021년에 발표된 연구결과에 따르면, ARID1A의 변이가 CIMP와 밀접한 연관이 있으며, CIMP를 유도하는 인자로서의 역할을 한다. Ushijima연구팀은 CIMP양성 위암종에서 ARID1A의 변이빈도가 압도적으로 높다는 점에 착안하여, 이러한 관계가 자궁내막암종에서도 관찰됨을 확인하였고, ARID1A의 변이가 CIMP의 결과물이거나 아니면 CIMP을 유도하

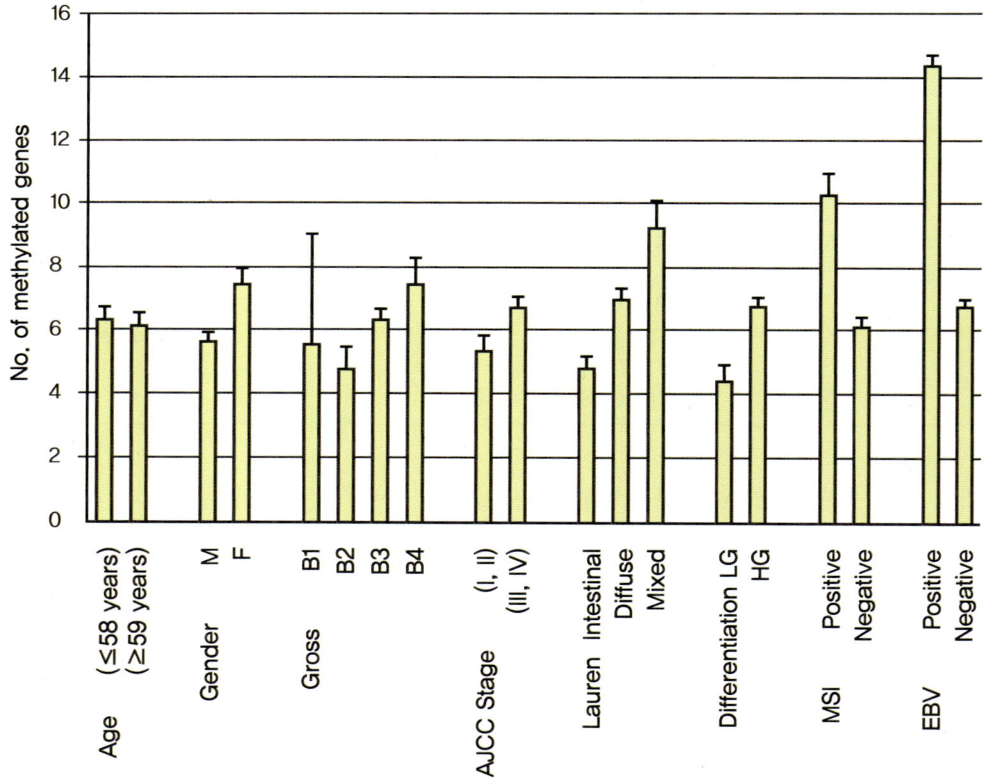

그림 17-6. 프로모터 CpG섬 과메틸화와 임상병리학적 특성과의 관계

는 인자일 수 있다고 가정했다. 실험적으로 정상 위상피세포 세포주인 GES cell에다 ARID1A를 녹아웃시킨 결과, 유전체 전반적인 DNA메틸화의 항진을 관찰할 수 있었고, 역으로 이 세포주에다 ARID1A를 전달감염시킨 결과, 향진된 DNA메틸화의 일부를 되돌릴 수 있었다. 이 실험결과에 입각하여 ARID1A변이가 위의 CIMP를 유발하는 인자라고 주장하였다.

9 EBV 양성 위암종과 CIMP 양성 위암종

EBV-positive gastric cancer and CIMP-positive gastric cancer

위암종의 10%에서 EBV (Epstein-Barr virus) 감염을 확인할 수 있으며, 이러한 EBV양성위암종은 EBV감염에 의해 발암한다. 위암종을 이루고 있는 종양세포의 거의 대부분에서 EBV가 관찰된다는 것과, 종양 내에서 관찰되는 EBV가 단일 클론이다는 점 등으로 EBV가 위암종 발암의 원인 인자이었을 것임을 추정하게 되지만, 아직도 EBV의 어떤 유전적 특성이 위암종 발생과 연관이 있는지에 대해 알려진 게 거의 없다. 즉, EBV에 의한 위암종 발생과정에 대해 아는 것이 거의 없는 편이다.

EBV 양성 위암종은 EBV 음성 위암종에 비해 p53변이율이 낮다. 즉, EBV에 의한 위암 발암경로는 *p53* 유전자의 변이를 거치지 않는다는 것을 의미한다. 또한 EBV양성 위암종은 음성 위암종에 비해 대립유전자 소실율(loss of heterozygosity)이 낮다. 즉, 체염색체 전반에 걸쳐 microsatellite loci를 이용하여, fractional allele loss를 조사해 보았더니, EBV양성 위암종은 EBV음성 위암종에 비해 대립유전자 소실율이 낮았다(van Rees BP 등, 2002). 이것은 염색체 불안정성(chromosomal instability)이 높지 않다는 것을 의미한다. 또한 현미부수체 불안정성(microsatellite instability)도 함께 조사해 본 결과, EBV 양성위암종은 MSI-H인 종양이 없으며 배타적인 관계이었다(Kim Y 등, 2021). 즉 EBV양성 위암종은 현미부수체 불안정성 기전을 이용하여 발생하지 않았음을 의미한다.

그러나, p16 종양억제 유전자에 대한 면역염색반응을 조사한 연구결과를 보면, EBV양성 위암종에서 흔히 p16의 단백발현이 소실되어 있는 것이 알려져 있다(Schneider BG 등, 2000). 그렇지만, 위암종에서 p16단백발현 소실의 즈된 분자적 기전은 대립유전자 소실, 유전자의 소실, 또는 유전자의 변이가 아닌, p16유전자 프로모터 CpG island의 과메틸화임이 또한 알려져 있다. 또 하나 고려해 볼 만한 사항은 *p16* 프로모터 과메틸화는 CIMP (CpG island methylator phenotype) 표현형을 결정짓는 하나의 조건이 된다는 것이다. 즉, p16 프로모터가 과메틸화될 때는 다른 유전자들의 CpG islands도 함께 과메틸화되어 불활성화되었을 가능성이 높다는 것이다. 이런 사실들을 고려한다면, EBV에 의한 위암 발생에는 CpG islands 과메틸화라는 후성유전적 기전이 작용할 가능성이 높다고 생각하게 된다. 바이러스에 의한 발암기전 중의 하나는 호스트 게놈의 CpG island 과메틸화가 작용할 가능성이 SV40와 중피세포종에 대한 연구에서도 제기된 바 있다(Toyooka S 등, 2001).

Kang 등(2002)은 21예의 EBV양성 위암종과 56예의 EBV음성 위암종에 대해 19개의 CpG islands loci에 대하여 메틸화여부를 조사하였다. 그 결과, EBV양성 위암종 전 예(100%)가 검사한 CpG island loci 중 10 loci 이상에서 메틸화되어 있었지만, EBV음성 위암종의 63%가 9개 이하에서 메틸화를 보였다. EBV 양성 위암종은 평균 13.3개의 CpG island loci가 메틸화되어 있는 반면, EBV 음성 위암종은 평균 7.8개가 메틸화되어 있었다.

이 연구결과는 EBV 양성 위암종이 CIMP 양성 위암종임을 가리키고 있다. EBV 양성 위암종 증례의 90% 이상이 *THBS1* 또는 *p16* 메틸화 양성이었지만, EBV 음성 위암종은 THBS1 메틸화에 55%가 양성이고, p16메틸화에 36%가 양성이었다. EBV양성 위암종과 CpG island 과메틸화간의 밀접한 관계는 다른 연구자들에 의해서도 확인되었다(Chong JM 등, 2004). MSP가 아닌 MethyLight으로 분석한 연구결과에서도 EBV양성 위암종은 분석한 CpG isalnd loci의 95%이상에서 메틸화되어 있었다(Kang GH, 등, 2008). EBV양성 위암종 주변의 점막은 EBV음성 위암종의 주변 점막과 비교하였을 때, DNA메틸화 정도에 별 차이가 없고, 이는 EBV가 위암종이 아닌 주변 점막상피세포에서 발견되지 않는 것과 관련이 있고, 또한 *H. pylori*양성율, 장형화생등에서 별 차이가 없는 것과 관련이 있다.

최근에 발표된 TCGA 데이터에서도 EBV양성 위암종이 CpG island methylaor phenotype임을 극명하게 보여주고 있다. 또한, 일본 동경대의 Fukayama 팀은 EBV감염이 없는 위암종세포에 EBV를 감염시켜 감염전후의 DNA메틸롬변화를 조사한 결과, EBV감염에 의해 유전체 전반적인 CpG island과메틸화가 일어남을 제시하였다.

10 위암 환자 예후 예측 DNA메틸화마커

DNA methylation markers heralding prognosis of patients with gastric cancer

위암의 DNA메틸화마커 중 위암환자의 예후를 예측하는 메틸화마커로 확실히 정립된 것은 없다. 현재, 위암의 예후와 관련이 있다고 보고된 DNA메틸화마커로는 MAL, COX2, DAPK, TMS1, IQGAP2, SOX2, CACNA2D3, DKK-3, PAX5, ADAMTS9, BCL6B, TFIP2 등이며, 이 중 MAL과 COX2의 메틸화는 좋은 예후와 관련이 있는 것으로, DAPK, TMS1,

IQGAP2, SOX2, CACNA2D3, DKK-3, TFIP2의 메틸화는 위암환자의 불량한 예후와 관련이 있는 것으로 문헌에 보고된 바 있다. 그러나, 이 들 연구의 대부분은 메틸화특이 중합효소연쇄반응(methylation-specific PCR, MSP)을 이용하였는데, MSP는 낮은 레벨의 메틸화를 검출하는데 재현성 측면에서 취약하며, 매우 민감한 검사방법이어서, 만 개 중 한 개의 DNA 가닥에 메틸화가 있어도 메틸화양성으로 결과가 나타날 수 있어, 만 개중의 5천개의 DNA가닥에 메틸화가 있는 것과 동등하게 메틸화양성으로 판정되는 문제가 있다. 또한 위의 연구들 대부분이 밸리데이션 연구를 시행하지 않았다는 것도 고려하여여 한다. 한 가지 더 고려해야 할 사항은 일반적으로 유전자의 메틸화는 독립적인 사건이라기 보다는 다른 유전자의 메틸화와 공조된 현상인 경우가 많다. 즉, 다수의 다른 유전자들의 메틸화와 함께 하는 경우가 많기 때문에, 특정 유전자의 메틸화가 예후가 불량한 경우, 특정 유전자의 메틸화에 의한 유전자불활성화가 예후를 불량하게 하는 것인지, 동반된 다른 유전자들의 후성유전적 불활성화에 의한 결과인지가 분명치 않을 수 있다는 것이다.

PCDH10 및 ZNF545의 경우, 위암이 아닌 위암주변 정상점막에서의 메틸화양성이 위암의 예후인자로서 의미를 가진다는 점이 독특한 데, 이를 보고한 연구자들이 밸리데이션연구를 시행하거나 다른 연구자들에 의해 후속적인 연구결과를 시행한 바가 없으며, 또한 불량한 예후를 설명할 만한 생물학적 기전을 제시하기 어렵기에 예후인자로서 받아들이기 어려운 실정이다.

일본 국립암센터의 Dr. Ushijima를 중심으로 일본내 다기관이 참여하여, 전향적 코호트 연구를 통해 이시성 암발생(metachronous cancer development) 위험도를 예측하는 조사를 시행하였고 암발생을 예측하는 DNA메틸화마커들을 성공적으로 발굴하였다(2017). 이 연구는 내시경점막하층 절제술을 시행받은 위암환자를 대상으로 위점막에서 3개의 DNA메틸화마커의 메틸화레벨을 측정하고 3년간 추적관찰을 하였는데, miR-124a-3 레벨이 높은 상위 25% 그룹이 그렇지 않은 나머지 그룹 환자들에 비해 이시성 암발생 위험도가 유의하게 높았다.

11 CpG섬메틸화와 현미부수체불안정성

Methylation-associated microsatellite instability

TCGA의 위암 메틸화분석결과에 따르면 두 가지 형태의 CIMP, 즉, EBV-CIMP과 gastric CIMP이 있으며, gastric CIMP의 대부분은 MSI양성암이었다. 현재 gastric CIMP을 진단하는 방법이 Illumina의 850K methylationEPIC assay외에 다른 가능한 방법이 없는 실정이며, gastric CIMP에 대한 분자적 식견을 갖기 위해 MSI양성 위암에 대한 이해가 필요하다.

1) 유전성 및 산발성 현미부수체불안정성(MSI) 위암의 차이점

MSI위암은 산발성과 유전성이 있는데 산발성이 MSI위암의 대다수를 이루고 있다. 산발성 MSI위암은 MSI양성 위선종을 거쳐 발생한다. 장형화생에서 MLH1메틸화에 의한 MLH1발현억압에 의해 MSI가 발생함으로써 MSI양성 위선종이 발생하고 이것이 더 진행하여 위암종이 된다. 반면에, 유전성 MSI위암은 린치증후군으로서 mismatch repair (MMR, 불일치복구)유전자들의 생식세포돌연변이(germline mutation)에 의해 발생한 MSI양성종양이 진행하여 위암이 된 것이다. MLH1, MSH2, MSH6, PMS2와 같은 MMR유전자의 생식세포돌연변이에 의한 유전성 MSI위암과 MLH1프로모터 CpG섬 과메틸화에 의한 산발성 MSI위암은, MSI라는 공통점으로 인해 비MSI 위암과는 차별되는 공통된 특징이 있지만, 한편으론 유전성 MSI위암과 산발성 MSI위암간에 임상병리학적 및 분자생물학 차이점이 있다.

(1) 임상병리학적 차이

일반적으로 알려진 MSI위암종의 특징은, 고령의 발생연령, 유문(pylorus) 호발, 장형(intestinal type)과 혼합형(mixed type) 선호(Lauren분류 조직형), 고밀도의 종양침윤 림프구, 적은 빈도의 TP53유전자 변이 등이지만, 이러한 특성은 유전성 MSI위암과 산발성 MSI위암이 공유하는 특성이라기 보다는, MSI위암의 다수를 구성하는 산발성 MSI위암의 특성을 반영한다(Kim KJ 등, 2013). MSI의 임상병리학적 특성이라고 알려진 것 중, 고령의 발생 연령, 유문부 호발, 혼합형(mixed-intestinal and diffuse type) 선호와 같은 특성은 산발성 MSI위암에서 관찰되는 특성이며, MLH1메틸화음성이거나, CIMP음성인 MSI위암종에서 이와 같은 특성은 관찰되지 않는다.

(2) 전암성병변의 차이

산발성 MSI위암의 전암성 병변은 전형적 선종(conventional adenoma)이지만, 유전성 MSI위암의 전암성 병변은 유문 위선종(pyloric gastric adenoma)일 가능성이 최근에 보고되었다(Lee SE, 등, 2014). 그러나, 유전성 MSI위암이 유문 위선종만을 거쳐서 발생하는지, 아니면, 다른 전형적 위선종을 거쳐서도 발생할 수 있는 지에 대해 판단할 수 있는 학술자료가 부족하다. 하지만, MSI대장암이 유전성인지 산발성인지 여부에 따라 전암성 병변이 다르다는 사실로 미루어 볼 때 MSI위암의 전암성 병변이 유전성과 산발성에 따라 다를 개연성이 충분히 있다: 유전성 MSI대장암의 전암성 병변은 전형적 선종이지만, 산발성 MSI대장암의 전암성 병변은 무경성 거치상 선종(sessile serrated adenoma, 목없는 톱니모양 샘종)이다.

산발성 MSI위암은 전형적 선종에서 발생함은 명백한데, MSI양성율 측면에서 흥미로운 것은 다음과 같다: 단독으로 존재하는 전형적 선종이나 산발성 위암종의 MSI 양성율은 carcinoma ex adenoma(선종내부에 암종이 있는 형태의 종양)의 MSI양성율에 비해 훨씬 낮다. Carcinoma ex adenoma의 MSI양성율은 40% 정도이며, carcinoma ex adenoma의 암종이 MSI양성일 때, 둘레의 선종이 MSI양성일 확률은 80~90%이다. 전형적 선종을 동반하지 않은 단독 위암종보다는 전형적 선종을 암종에서 거리적으로 떨어진 주변 점막에 동반한 위암종에서 MSI가 더 많이 관찰되고, 이보다는 carcinoma ex-adenoma에서 훨씬 더 많이 발견된다(Kim HS, 등, 2000). 왜, 단독선종이나 단독위암보다 carcinoma ex-adenoma에서 MSI 빈도가 더 높은 것인지에 대해 적절한 설명을 제공하는 연구결과가 없다.

(3) 다단계암화과정에서 유전성 MSI와 산발성 MSI의 발생시점.

유전성 MSI위암종의 다단계암화과정은 유문선선종(pyloric gland adenoma)을 거치며, 산발성 MSI위암종의 경우는 전형적 선종을 거쳐 발생한다. 다단계암화과정에서 MSI의 발생시점은 유전성 MSI의 경우, 위샘 줄기세포로부터 미세선종이 형성되는 과정에 MSI가 관련되어 있을 것으로 추정되는 반면, 산발성 MSI위암종의 경우, 장상피화생으로부터 종양이 형성되는 단계에서 MSI가 관여할 것으로 추정된다. 즉, 장상피화생에서 다른 유전자들의 DNA 메틸화가 어느 정도 진행된 상태에서 MLH1메틸화가 일어나면서 MSI가 획득되고 종양이 형성될 것으로 추정된다. 이는 대장암에서 유전성 MSI가 선종형성의 시작부터 참여하는 반면, 산발성 MSI는 무경성 거치상 선종에서 이형성을 획득한 새로운 클론이 나타나는 시점부터 참여하는 것과 유사하다. 소수의 경우, MSI양성 위암종과 MSI음성 위선종으로 구성된 carcinoma-ex- adenoma도 있는데, 장형화생에서 위선종이 발생한 다음 진행하면서 MLH1 메틸화에 의한 MSI획득이 일어나서 위암종으로 전환하였을 것으로 추정된다.

2) MLH1메틸화가 일어나는 위점막의 특성

MLH1메틸화가 일어난 위암종은 수많은 유전자 프로모터 CpG섬메틸화를 동반하고 있는데, MLH1메틸화가 일어난 위선종도 마찬가지로 수많은 유전자 프로모터 CpG섬메틸화를 동반하고 있다. MLH1메틸화에 의한 MSI를 갖고 있는 carcinoma ex-adenoma의 주변 비종양성 위점막 또한 이상과메틸화가 항진되어 있으며, 메틸화된 유전자의 수를 조사해보면 MSI를 동반하지 않은 carcinoma ex-adenoma의 주변 위점막에 비해 훨씬 많다. 추정해보건대 장상피화생단계에서 유전자프로모터 CpG섬 메틸화가 향진된 상태에서 MLH1메틸화가 일어나고, 이로 인한 MLH1발현억제로 인한 MMR 결함, 그리고 MSI의 획득이 새로운 클론의 형성을 초래하고, 결과적으로 육안적으로 식별가능한 종양을 발생시킬 것이다.

3) 산발성 MSI위암의 위상피형질 특성

산발성 MSI위선종은 프로모터 CpG섬 메틸화가 많이 진행된 장상피화생에서 MLH1메틸화가 일어나면서 MSI를 획득한 클론의 성장으로 인해 발생하는데, 역설적으로 MSI위선종은 비MSI위선종에 비해 위형질(gastric phenotype)특성을 더 높은 빈도로 보인다.

장상피화생에서 발생한 MSI위선종이 어떻게 위상피 형질특성을 보이게 되는 것일까? 장상피화생에서 위선종이 발생할 때, 소장 또는 결장상피 형질특성을 보이는 것이 다수이지만, 장상피화생에서 발생한 유전체 전반적인 이상 과메틸화에 힘입어, MLH1메틸화가 유발되어 MSI위선종이 발생하였을 때, 소장 또는 결장상피 형질특성에 덧입혀 위상피형질특성을 보이는 것은 완전히 예상을 벗어난 것은 아니다. 왜냐하면, 대장의 무경성 톱니모양 폴립은 CIMP특성을 가지며, MLH1메틸화가 발생하여 MSI를 획득하기도 하는데, 면역조직화학염색에서 위상피형질특성을 보이기 때문이다. 이 사실은 CIMP가 장상피형질에서 위상피형질로의 화생과 관련이 있음을 시사한다. 산발성 MSI위선종이나 위암종이 위상피형질특성을 보이는 것이 CIMP뿐만 아니라 MSI획득과도 관련되었을 가능성이 있다. 왜냐하면, 유전성 MSI위암도 위상피형질특성을 보이는 것으로 알려져 있기 때문이다(Lee SE, 등. 2014)

Chapter 18

메틸화 표지자의 임상적 활용

Clinical application of DNA methylation markers

DNA 메틸화가 초래하는 기능적인 효과, DNA 메틸화와 크로마틴 구조 또는 전사 장치와의 상호작용에 대한 이해는 지난 수년 사이 현저한 진보가 이루어졌다. CpG islands 메틸화에 의해 전사가 불활성화 되는 유전자가 이미 100여종 이상 문헌에 보고되었고, 지금도 계속 리스트가 쌓여가고 있다. 후성유전적 변화는 유전자적 변화와는 달리 가역적이기 때문에, 임상적인 관점에서 암종세포의 DNA 메틸화 변화는 매력적인 치료 표적이 된다. 그러나, DNA 메틸화의 임상적 활용은 이러한 치료적 측면보다는 분자 진단 및 조기 검출 방면에서 전망이 밝다.

1 DNA 메틸화 검출

detecting DNA methylation

이질적인 조직으로부터 추출한 DNA 표본에서 5-메틸싸이토신의 배열에 대한 조사는 여러 가지 방법으로 시도할 수 있다. 종양세포에서 유전체 전반 DNA 메틸화 함량을 결정하는 것은 민감도나 정보내용 등 측면에서 분자표지자로서의 가치는 없다.

논의를 더 진행하기 전에 단어의 뜻을 정확히 할 필요가 있다. 특정 CpG 디뉴클레오타이드의 메틸화 수준은 중요한 시퀀스에서의 변화를 계량화 하는데 유용하다. 메틸화 수준(methylation level)이란 특정 CpG 디뉴클레오타이드에서 메틸화된 DNA가닥이 전체 DNA 가닥들 중에서 차지하는 백분율을 일컫는다.

메틸화 수준을 검사하는 방법은 COBRA (combined bisulfite restriction analysis)이며, 이것은 프라이머(시발체) 시퀀스내에는 CpG 디뉴클레오타이드가 없어서, 양쪽 프라이머 사이의 시퀀스에 있는 CpG 디뉴클레오타이드들의 메틸화여부와는 상관없이 증폭되고, 이 증폭된 앰플리콘(amplicon)을 특정 CpG를 인지하는 제한 효소로 처리하여, 잘리는 지의 여부를 보고서 특정 부위의 CpG 메틸화여부를 판단하는 것이다. 잘린 밴드와 잘리지 않는 밴드의 비를 통해 전체 DNA가닥들 중 얼마나 많은 DNA가닥이 메틸화 되었는지 정량할 수 있다.

메틸화 패턴(methylation pattern)이란 한 CpG islands에서 한 가닥의 DNA 시퀀스에 위치한 일련의 CpG 디뉴클레오타이드들의 메틸화 상태를 나타낸 것이다. 메틸화 패턴을 검사하는 방법은 PCR 앰플리콘을 bisulfite genomic sequencing을 하여, 단일 DNA가닥 시퀀스 상의 5-메틸싸이토신의 분포 양상에 대해 직접적인 정보를 얻거나(Frommer M 등, 1992), 메틸화 특이 중합효소 연쇄반응(Methylation-specific PCR, MSP)을 하여, 특정 메틸화 패턴의 존재 유무를 매우 높은 민감도와 특이도로 구할 수 있다(Herman JG 등, 1996).

메틸화 프로필(methylation profile)이란 유전체 내의 여러 부위에서의 메틸화 여부에 대한 정보를 구하는 것이다. 메틸화 프로필은 개개의 다른 CpG 디뉴클레오타이드를 측정하여 종합하거나, 또는 여러 MSP결과를 종합하여 구할 수 있다.

1) 제한 효소를 이용한 검사 방법(methods using restriction enzyme)

발암과정에서 후성유전적 변화가 갖는 중요성을 인식하는데 지연된 이유는 DNA 메틸화를 분석하기가 쉽지 않았기 때문이다. 개별 유전자 자리를 분석하는 전통적인 분자생물학적인 기법은 DNA 메틸화 정보를 지우기 때문에, 연구자가 원래의 유전체 DNA가 갖고 있는 후성유전적 정보를 볼 수 없었다.

과학자들은 메틸화에 민감한 제한 효소 처리와 함께, 서던블롯 분석을 시행함으로써 처음으로 특정 유전자 자리의 DNA메틸화를 분석할 수 있었다. 이러한 실험방법은 신뢰할 만한 것이었지만, 성가신 것이었고 상당히 많은 양의 양질 DNA를 필요로 하는 것이었다. 이러한 한계를 극복하기 위해 제한효소 처리후 PCR을 하는 방법이 시도되었는데, 이 것은 불완전한 효소작용으로 인해 위양성 결과를 낳기가 쉬웠다. 보다 최근에, 메틸화에 민감한 효소를 이용하여 유전체 전반에 걸친 메틸화 분석과 표지자 발견 기법이 시도되었다.

2) Bisulphite 변경 방법(bisulfite modification)

유전체 DNA를 sodium bisulphite로 변경하는 방법의 개발은 DNA메틸화 분석에서 과히 혁명적인 사건이었다. 싸이토신과 5-메틸싸이토신이 sodium bisulphite에 의해 각각 우라실(uracil)과 싸이민(thymine)으로 변하는 속도가 다르다는 것은 이전부터 알고 있었지만, 이러한 사실을 활용하여 PCR 및 유전자 염기서열분석으로 DNA메틸화를 분석할 수 있다는 것을 처음으로 Frommer등이 제시하였고, 그 이후로 널리 활용되고 있다. 현재 개발된 수많은 DNA 메틸화 분석 방법들은 기본적으로 sodium bisulfite 변경법(sodium bisulphite가 비메틸

싸이토신은 우라실로 변환시키고, 메틸싸이토신은 메틸싸이토신의 형태로 유지)을 이용하고 있다.

3) Bisulphite로 처리한 DNA를 증폭하기(amplification of bisulphite-modified DNA)

Bisulphite로 처리한 DNA를 증폭하기 위해 PCR 시동체(primer)를 디자인하는 데 있어서 꼭 고려해야 할 세가지 사항이 있다.

첫째, bisulphite로 처리한 DNA의 독특한 특성은 DNA 양가닥이 더 이상 상호 보족적(complementary)이지 않다는 것이다. 따라서 특정 DNA 시퀀스의 위 가닥을 증폭시키기 위해 디자인된 시동체는 아래 가닥을 증폭하기 위해 디자인된 시동체와 다르다는 것이다.

둘째, 시동체는 원래 시퀀스에서 CpG가 아닌 싸이토신이 몇 개 포함되어 있어야 하며, 이 싸이토신은 bisulphite 처리 후 우라실로 변경되는 것으로 앞 시동체에서는 싸이민으로, 뒷 시동체에서는 아데닌이 된다. 시동체에 이와 같은 싸이토신이 포함되어야 하는 이유는 bisulphite로 변환되지 않은 DNA가 증폭되는 것을 막기 위해서이다.

세 번째, 원래의 유전체 DNA의 CpG 디뉴클레오타이드 메틸화여부에 따라 초래되는 시퀀스 변동은 PCR 시동체 디자인에 다음 두가지 방법을 제공한다. 하나는, 시동체 자체가 메틸화의 대상이 되는 염기를 포함하지 않는 것이다. 이것은 양 시동체 사이의 시퀀스에 있는 CpG들의 메틸화여부에 따라 bisulphite 변경에 의해 다양한 시퀀스 변동을 가지는 PCR 산물을 증폭하게 된다. 이 방법이 쓰이는 것이 바로 bisulphite genomic sequencing, COBRA (Xiong Z and Laird PW, 1997), MS-SNuPE (Gonzalgo ML and Jones PA, 1997)이다. 다른 하나는, bisulphite로 변환시킨 시퀀스의 메틸화된 allele과 메틸화가 없는 allele에 대해 각각의 시동체를 개발하여 PCR하는 것으로 이것이 MSP의 기본적인 개념이다(Herman JG 등, 1996). Frommer등이 메틸화연구에 혁신을 가져 왔다면, Herman에 의한 MSP의 개발은 암종에서의 후성유전적 변화에 대한 연구를 널리 보급하는 계기가 되었다. 너무나 다양한 메틸화 분석방법의 개발은 기술표준을 마련하기가 어렵게 되었고, 동시에 보고된 분석결과들에 대한 비교분석이 어렵게 되었다. 동시에, 어떤 한 기법이 다른 기법보다 전반적으로 우월하다고 말할 수 없으며, 한 기법이 다음과 같은 모든 조건을 만족시킬 수가 없다: 계량적 정확성, 민감한 검출, 전반적인 메틸 싸이토신 함량, 국소적인 메틸싸이토신 함량, 포르말린에 고정된 조직의 가용성 여부, 자동화 가능성 등. 따라서, 어느 기법을 사용할 것인가는 목표하는 바가 무엇인가에 달려 있다.

표 18-1. DNA 메틸화 레벨 측정 방법(DNA methylation detection and marker discovery techniques)

기법	메틸화 결정 원리	적용
메틸화 함량(methylation content)		
Anti-mC immunological Techniques	5-Methylcytosine antibody	Global and regional content
Reversed phase HPLC-UV	HPLC separation	Global methylation analysis
Postlabelling/TLC	TLC separation	Global methylation analysis
LC- mass spectrophotometry	LC/MS separation	Global methylation analysis
SssI methyl acceptance assay	DNA methyltransferases substrate	Global methylation analysis
Chloracetylaldehyde reaction	Bisulphite conversion	Global methylation analysis
Nearest neighbor TLC	TLC separation	Global methylation analysis
HPLC-TLC	HPLC-TLC separation	Trace detection of methylcytosine
HPCE	Capillary electrophoretic separation	Global methylation analysis
ERMA	Bisulphite conversion	Regional methylation content
메틸화 수준(methylation levels)		
Southern blot	Restriction digestion	Quantitative analysis
Hydrazine/permanganate LM-PCR	Hydrazine/permanganate reactions	Quantitative analysis
HpaII PCR	Restriction digestion	Quantitative analysis
Restriction LM-PCR	Restriction digestion	Quantitative analysis
Solid phase primer extension	Restriction digestion	Quantitative analysis
Bisulphite sequencing direct	Bisulphite conversion	Quantitative analysis
MS-SNuPE	Bisulphite conversion	Quantitative analysis
COBRA	Bisulphite conversion	Quantitative analysis
Hemi-methylation assay	Bisulphite conversion	Quantitative analysis of hemi-methylation
Bisulphite primer extension IP-RP-HPLC	Bisulphite conversion	Quantitative analysis
McCOBRA	Bisulphite conversion	High-throughput analysis
SNaPmetth	Bisulphite conversion	Quantitative high-throughput analysis
PyroMeth	Bisulphite conversion	Quantitative high-throughput analysis

2 표지자 개발
marker discovery

수천만 개의 CpG 디뉴클레오타이드 중에서, 수만 개의 유전자 관련 CpG islands 중에서 임상적으로 가장 유용한 DNA 메틸화 표지자를 어떻게 찾아 낼 것인가? 어떤 종류의 임상 표본을 대비하여 분석하느냐에 따라 메틸화 표지자의 유형이 결정될 것이다. 연구자들은 흔히 종양과 종양주위의 정상표본을 비교분석하는 시도를 많이 해 왔었다. 조금 더 나아가, 질병이 진행하는 다단계 과정(화생–이형성–암종–전이된 암종)에서 각 단계에 해당하는 표본들을 비교분석하기도 하였다. 이러한 유형의 스크리닝 방법들은 질환을 검출하는데 유용한 표지자나 질환의 진행과 연관된 표지자를 찾아 내었다. 만약, 메틸화 이상이 정상조직 단계에서부터 일어나는 조기의 변화라면, 암환자의 정상조직과 건강한 일반인의 정상조직을 비교 분석해보면, 암발생 위험도를 예측할 수 있는 메틸화 표지자를 찾을 수 있을 것이다. 실지로, 유전체 각인 상실(loss of genomic imprinting, LOI)은 대장암환자의 혈액세포를 포함한 정상 세포에서 관찰되었지만, 정상대조군에서는 관찰되지 않았다(Cui H 등, 1998). 이와 같은 사실은 DNA 메틸화에 대한 검사가 새로운 암 위험도 평가(risk assessment) 방법으로서의 가능성을 제시하는 것이다.

통상적으로 행하는, 정상과 암종 조직간의 비교와는 달리, 같은 조직이나 같은 병기의 암조직 표본을 대상으로 메틸화를 비교해 볼 수 있다. 이와 같은 층화 접근법은 이전에 밝혀지지 않은 소그룹(subgroup)의 존재를 밝혀내는 데 이용될 수 있을 것이다. 층화 접근법은 또한 이전에 알려진 그룹간을 구별하는데 이용될 수 있을 것이다. 이를 통해, 다른 방법으로는 차이를 알 수 없는 표본들이지만, 질환들을 구별해낼 수 있는 새로운 강력한 표지자를 개발해 낼 수 있을 것이다. 또한 이와 같은 층화 접근법은 메틸화 이상을 일으키는 데 관여한 원인인자를 찾아내는 데 활용할 수 있을 것이다. 메틸화 표지자가 임상적 예후를 예측하는 데 유용한 지에 대해 개별 표지자에 대해 평가하여, 유용성 여부를 검증해야 할 것이다.

DNA메틸화 표지자들은 후보유전자 접근법(candidate gene approach)이나, 유전체를 스캔하는 기법을 이용하여 표지자를 체계적으로 스크린하는 방식으로 발굴해낼 수 있을 것이다. 대부분의 유전체 스캔 기법들은 메틸화 표지자를 찾는 데 강력한 수단임이 입증되었지만, 메틸화에 민감한 제한효소의 사용을 기반으로 하고 있기 때문에, 통상적으로 포르말린에 고정한 병리표본들의 분석에는 적용할 수 없다. 따라서, 제한 효소를 이용하는 기법보다는 bisulphite를 이용하는 방법이 임상검사에 활용될 전망이 높다. 이상적으로는 제한효소방법이나 bisulphite 변경법의 약점을 극복한 보다 강력한 방법이 개발되어야 할 것이다.

표 18-2. DNA 메틸화 표지자 검출 방법(DNA methylation detection and marker discovery techniques)

기법	메틸화 결정 원리	적용
메틸화 패턴(methylation patterns)		
Hydrazine/permanganate	Hydrazine/permanganate reactions	Informational content sequencing
Methylation-dependent DGGE	DNA melting characteristics	Complex informational analysis
Bisulphite sequencing clones	Bisulphite conversion	Informational content
MSP	Bisulphite conversion	Sensitive detection
Bisulphite-DGGE	Bisulphite conversion	Complex informational analysis
MSP-ISH	Bisulphite conversion	In situ detection
MethyLight	Bisulphite conversion	Quantitative high-throuput analysis
Bisulphite-SSCP	Bisulphite conversion	Complex informational analysis
MSP/DHPLC (not MSP-based)	Bisulphite conversion	Complex informational analysis
In tube fluorescence melting curve	Bisulphite conversion	Complex informational analysis
McMSP	Bisulphite conversion	High-throughput MSP
ConLight MSP	Bisulphite conversion	Quantitative high
HeavyMethyl	Bisulphite conversion	Quantitative high
메틸화 프로필(methylation profiles)		
RLGS	Restriction digestion	Marker discovery
Methylated DNA-binding column	MeCP2 affinity	Marker discovery
Methylation-sensitive AP-PCR	Restriction digestion	Marker discovery
MCA	Restriction digestion	Marker discovery
DMH	Methyl-CpG binding domain	Marker discovery
ICEAMP	Restriction digestion	Marker discovery
NotI CODE	Restriction digestion	Genome analysis
SMR/DMR cloning	Restriction digestion	Marker discovery
MSO	Bisulphite conversion	Disease stratification
Epigenomic microarray	Bisulphite conversion	Disease stratification
AIMS	Restriction digestion	Marker discovery
MAD	Restriction digestion	Marker discovery
Two-color oligoarray	Bisulphite conversion	Localized information
Demethylation/expression arrays	5-aza-CdR activation	Marker discovery
Size fractionation profiling	Restriction digestion	Marker discovery

3 임상적 적용

DNA메틸화 표지자들은 질병의 진단이나 치료에 활용될 가능성이 높다. DNA메틸화 표지자들은 종양의 진단에 적용되고 있지만, 치료에 대한 반응을 예측하는 지표로 활용함으로써 치료에 기여할 수 있을 것이다.

1) 종양 검출

종양의 조기 검출은 암환자의 예후를 양호하게 할 것이다. 때문에, 종양을 조기에 검출할 수 있는 기법의 개발에 많은 노력이 투입되고 있다. DNA 메틸화 변화는 발암과정의 조기에 일어나는 것이기에 기존 질환의 조기 지시자로서 또는 장차 일어날 질환의 위험도 평가에 활용될 수 있을 것이다. 암종이 발견되는 경우는 자각 증상이 있거나, 만져지거나, 보이거나, 정기적인 조직검사 또는 방사선검사에서 발견되거나, 때로는 혈청검사에서 종양표지자의 상승이 있을 때이다. 고형성 종양의 경우, 전이가 일어날 때까지 증상이 없는 경우가 많다. 촉진(palpation)이나 시진(visual inspection), 그리고 생검은 일반적으로 접근 가능한 부위에 통상적으로 이루어지지만, 난소, 췌, 폐의 경우, 접근이 용이하지 않고 또한 증상이 늦게 나타나는 경우가 많아 조기에 진단하기가 어렵고 따라서 예후가 불량하다. 이와 같이 접근이 용이하지 않은 장기의 경우, 보다 민감한 이미징 검사기법이나 암표지자의 개발이 절실히 요구된다.

많은 메틸화 표지자들의 양성 빈도(prevalence)는 종양억제 유전자나 암유전자의 변이보다 훨씬 높다. 예를 든다면, *GSTP1*의 메틸화는 전립선암의 90%이상에서 볼 수 있으며(Lee WH 등, 1994; Jeronimo C 등, 2001). *APC* 종양억제유전자 CpG islands의 메틸화는 식도 선암종의 90%이상에서 관찰되지만, 정상 위점막에서도 관찰된다(Kawakami K 등, 2000; Eads CA 등, 2000). 그러나 위상피세포의 DNA가 혈류내로 들어가지는 않을 것이므로 이 표지자가 혈장내에 발견된다면, 종양의 존재를 의미한다.

종양 특이적인 메틸화를 민감하게 검출하는 기법들은 기본적으로 MSP (methylation-specific PCR)의 원리를 기반하고 있다. 종양에 특이적인 DNA 메틸화는 체액으로 떨어져 나온 종양세포나 생검조직에서 검출될 수 있지만, 또한 죽은 종양세포로부터 체액이나 혈액내로 유리된 DNA에서 검출될 수 있다(Sidransky D, 2002). 암환자의 혈청내에 유리되어 있는 DNA치가 일반인 혈청 DNA치에 비해 현저하게 높다는 것은 25년전에 알려졌는데, 이는, 아포프토시스나 괴사한 종양세포로부터 유리된 것이다(Vasioukhin V 등, 1994; Jahr S 등,

2001). 이러한 사실 때문에, 혈청이나 혈장내에서 DNA메틸화 표지자를 찾고자 하는 수많은 시도가 최근에 급속도로 이루어지고 있는 것이다. 혈액내에서 종양기원 DNA가 검출되는 경우는 암종의 병기가 진행된 환자에서 더 많다. 혈장이나 혈청내 종양기원 DNA가 검출되는 것은 일반적으로 환자의 불량한 예후와 관련이 있다(Silva JM 등 1999; Dominguez G 등, 2002; Lecomte T 등, 2002). 소화관이나 요관, 또는 질(vagina)내에 떨어져 나오는 세포들이나 또는 체액에서 종양에 특이적인 DNA 메틸화 패턴을 스크린하려는 시도가 이루어지고 있다. 이와 같은 접근이 종양에 따라서는 혈장이나 혈청내에서 검출할려는 검사보다 더 높은 민감도를 보이기도 한다.

메틸화 표지자에 관한, 지금까지 발표된 연구들은 유전자의 종류, DNA가 추출되어진 검체의 종류, 종양의 조직유형 등이 다양하여서 이러한 연구결과들을 가지고 임상적 민감도에 대해 언급하기엔 성급한 느낌이 있다. 그럼에도 이러한 연구결과들에서 다음과 같은 인상을 강하게 받는다. 첫째, 특정장기의 도관내 체액내에서 혈장이나 혈액에 비해 메틸화 변화를 더 많이 발견한다. 둘째, 혈장이나 혈청내에서 검출된 종양 특이 표지자의 특이도는 매우 높다. 각 종양유형에 따라 높은 양성율을 보이는 메틸화 표지자들이 밝혀진다면, 단일 표지자보다는 여러 표지자를 이용한 패널 형식의 검사가 진단적 효용성이 높을 것이다.

만약 메틸화 표지자가 기존의 어떤 검사방법보다도 암종을 매우 민감하게 검출한다면, 메틸화 표지자만 양성이고, 기존의 모든 검사에서 음성인 경우, 메틸화검사는 위양성으로 해석될 것이다. 추적연구를 시행한다면, 표지자 양성 환자에서 과연 암종을 일으키는지 알 수 있을 것이다. 그러나 이런 종류의 연구는 많은 표본 수와 장기간 관찰을 요구한다. 만약에 추적검사를 통해, 암이 검출되었다면, 다음과 같은 의문에 봉착할 수 있다. 즉, 메틸화 표지자에 양성일 당시에 암세포가 있었던 것인지, 아니면, 그 당시에는 전암성 병변 상태였고, 추적 관찰하는 동안 진행되어 암종이 발생한 것인지를 감별하기가 용이치 않다. 특정 메틸화 표지자에 양성일 때 암종으로 진행할 위험도가 매우 높다면, 미세 암종이 있거나 또는 암종으로 진행할 위험도가 높은 전암성 병변인지를 구별하는 것은 임상적으로 별 의미가 없을 수 있다.

또 다른 복잡한 문제는, 종양에서는 특정 메틸화 표지자가 검출되지 않지만, 종양이 아닌 혈액이나, 종양이 위치한 조직이나 장기에 인접한 주변세포 또는 체액에서는 특정 메틸화 표지자가 발견되는 경우이다. Palmisano 등의 연구결과에서 보면, 원발성 편평상피세포 폐암에서는 MGMT의 메틸화가 검출되지 않았지만, 이 환자의 객담에서는 MGMT 메틸화를 검출하였다(Palmisano WA 등, 2000). 유사한 경우는 Jeronimo 등의 연구결과에서도 볼 수 있다. 전립선 암자체에서는 GSTP1 메틸화가 없었지만, 소변에서는 검출되었다(Jeronimo C

표 18-3. 환자 혈청이나 혈장에서 DNA 메틸화 표지자 검출(sensitive detection of cancer in plasma and serum using DNA methylation markers)

Disease	DNA source	Markers	Analytical sensitivity	Clinical sensitivity	Specificity	References
방광암	혈장	CDKN2A (ARF)	13/15(87%)	13/27(48%)	N/A	Dominguez G
	혈장	CDKN2A (INK4A)	2/5(40%)	2/27(7%)	N/A	등
	혈청	CDKN2A (INK4A)	12/14(86%)	19/86(22%)	31/31	Tompa R
유방암	혈장	CDKN2A (INK4A)	5/8(63%)	5/35(14%)	N/A	Silva JM
	혈장	CDKN2A (INK4A)	6/10(60%)	6/43(14%)	N/A	Silva JM
대장암	혈청	MLH1	3/9(33%)	3/18(17%)	N/A	Grady WM
	혈청	CDKN2A (INK4A)	14/20(70%)	14/52(27%)	44/44	Zou HZ
	혈청	CDKN2A (INK4A)	13/44(30%)	13/94(11%)	N/A	Nakayama H
	혈청	CDKN2A (INK4A)	21/31(68%)	21/58(36%)	N/A	Lecomte T 등
식도암	혈장(AC)	APC	13/48(27%)	13/52(25%)	54/54	Kawakami K
	혈장(SCC)	APC	2/16(13%)	2/32(6%)	54/54	Kawakami K
	혈장(SCC)	CDKN2A (INK4A)	7/31(23%)	7/38(18%)	N/A	Hiki B 등
위암	혈청	CDH1	31/41(76%)	31/54(57%)	30/30	Lee TL 등,
	혈청	CDKN2A (INK4A)	28/36(78%)	28/54(52%)	30/30	2002
	혈청	CDKN2B (INK4B)	30/37(81%)	30/54(56%)	30/30	
	혈청	DAPK1	26/38(68%)	26/54(48%)	30/30	
	혈청	GSTP1	8/10(80%)	8/54(15%)	30/30	
	혈청	Panel of five	45/54(83%)	45/54(83%)	30/30	
두경부암종	혈청	CDKN2A (INK4A)	8/26(31%)	8/95(8%)	N/A	Sanchez-
(Head	혈청	DAPK1	3/17(18%)	3/95(3%)	N/A	Cespedes M
and neck	혈청	MGMT	14/31(45%)	14/95(15%)	N/A	등,
cancer)	혈청	Panel of three	21/52(40%)	21/95(22%)	N/A	
	혈장	DAPK1	6/12(50%)	N/A	N/A	Wong TS 등
간암	혈장 / 혈청	CDKN2A (INK4A)	13/16(81%)	13/22(45%0	48/48	Wong IH 등,
	혈장 / 혈청	CDKN2B (INK4B)	4/16(25%0	4/25(16%)	35/35	1999
	혈장 / 혈청	Panel of two	17/23(74%)	17/25(68%)	35/35	Wong IH 등, 2000
폐암(Lung	혈청	CDKN2A (INK4A)	3/9(33%)	3/22(14%)	N/A	Esteller M 등,
cancer,	혈청	DAPK1	4/5(80%)	4/22(18%)	N/A	1999
NSCLC)	혈청	GSTP1	1/2(50%)	1/22(5%)	N/A	
	혈청	MGMT	4/6(67%)	4/22(18%)	N/A	
	혈청	Panel of four	11/15(73%)	11/22(50%)	N/A	
	혈장	CDKN2A (INK4A)	1/10(10%)	N/A	N/A	Kurakawa E
	혈장/혈청	APC	N/A	42/89(47%)	50/50	Usadel H
	혈장	CDKN2A (INK4A)	64/73(88%)	77/105(73%)	N/A	An Q 등
	혈장	CDKN2A (INK4A)	12/22(55%)	12/35(345)	15/15	Bearzatto A
전립선암	혈장/혈청	GSTP1	12/16(75%)	23/33(70%)	22/22	Goessl C 등
	혈장	GSTP1	25/63(40%)	25/69(36%)	31/31	Jeronimo C

Analytical sensitivity란 특정 표지자의 메틸화가 확인된 종양을 가진 증례들 중에서 혈청이나 혈장에서 표지자의 메틸화가 검출되는 분율을 의미한다. Clinical sensitivity란 특정 종양을 가진 증례들중에서 혈청이나 혈장에서 특정 표지자의 메틸화가 검출된 분율을 의미한다. Clinical sensitivity는 특정 표지자의 메틸화가 원발 종양에 있든지 없든지 상관없다. Specificity란 질병이 없는 대조군에서 특정 표지자의 메틸화가 없는 분율을 의미한다.
약어: NSCLC, non-small cell lung cancer; AC, adenocarcinoma; SCC, squamous cell carcinoma

등, 2000). 위의 두 경우에서, 종양 특이 표지자가 원발성 종양에서는 음성이지만, 종양외의 표본에서 양성인 경우, 이를 위양성이라고 해석해야 하겠지만, 위양성이라기 보다는 다음과 같은 경우에 해당할 것이다. 암종 주변의 전암성 병변에서는 양성이지만 암종 자체는 음성인 경우, 또는 종양 자체가 표지자 양성인 세포와 음성인 세포가 혼재되어 있는 tumor heterogeneity가 있는 경우, 다른 가능성은 원발성 종양 외에 주변에 또 다른 종양이 있어서 이로부터 나온 세포에서 표지자 양성인 경우이다. 마지막으로 빼 놓을 수 없는 것은 검사자체의 오류로서 특히 PCR 산물의 오염에 의한 것이다.

DNA 메틸화 표지자는 조직학적으로 정상인 조직에서 발암 위험도를 평가하는데 유용하게 활용될 가망이 높다. 현미부수체 불안정 대장암(microsatellite unstable colorectal cancer)을 가진 환자에서 종양 주변 정상 장조직에서 hMLH1 메틸화가 발견되는 경우가 많다(Nakagawa H 등, 2001). 유전체 각인(genomic imprinting)의 상실은 대장암종 암세포 뿐만 아니라, 환자의 혈액세포내에서도 관찰된다(Cui H 등, 1998).

2) 예측 표지자(predictive markers)

많은 암종들이 비슷한 조직형, 병기인데도 불구하고 상이한 임상경과를 보인다. 최근의 연구결과들은 종양의 분자생물학적 특성을 통해서 임상경과를 보다 정확하게 예측할 수 있음을 보여주고 있다(van de Vijver 등, 2002). 임상적인 예후는 많은 요소들에 의해 영향을 받는데, 이것은 종양의 임상적 병기, 종양의 내재적 요인, 환자의 건강상태, 환자의 유전자적 구성 등이다. 또한 이러한 요소들은 임상적 치료에 대한 종양 및 환자의 반응에도 영향을 준다. 예를 들자면, thymidylate synthase gene의 다형태(polymorphism)가 동종접합(homozygous)이다면, 효소의 활성이 저하될 수 있고, 따라서 종양자체는 5-fluorouracil에 반응을 보이더라도, 환자는 이 약제에 대한 부작용을 겪을 가능성이 높다. 예측 표지자는 두 가지로 분류할 수 있는데, 하나는 특정 치료에 대한 상대적 민감도와 관련된 것과 다른 하나는 예후와 관련된 것으로 후자는 종양의 성장속도와 전이 행태와 같이, 치료와는 상관없는 요소들과 관련이 있다.

환자의 혈청이나 혈장에 종양 특이적인 메틸화 표지자가 검출될 때, 예후와 관련되어 있다는 보고가 많이 이루어져 있다(Kawakami K 등, 2000). 그러나, 혈청이나 혈장에 메틸화 표지자가 있다는 것 자체가 혈류내로 많은 양의 종양 DNA가 유입되었다는 것을 의미하는 것이고 이는 종양의 공격성과 관련이 있다. 이것은 종양내의 특정 메틸화 표지자가 불량한 예후와 관련이 있다는 것과는 다른 의미이다(Wei SH 등, 2002; Tada Y 등, 2002; Powell MA 등, 2002; Maruyama R 등, 2001). 특정 메틸화 표지자가 기존에 알려진 다른 예후인자와 밀접한 연관을 보이기 때문에 독립변수는 아닐 것이라고 생각할 수 있겠지만, 여러 연구결과에서 독립적인 변수임을 밝히고 있다(Brabender J 등, 2001; Usadel H 등, 2002; Ogi K 등, 2002; Tang X 등, 2000).

항암화학치료에 대한 반응을 예측할 수 있는 DNA 메틸화 표지자의 발굴은 아직 걸음마 단계에 있다. 여러 연구결과가 특정 DNA 메틸화 표지자와 화학요법에 대한 반응간의 밀접한 연관에 대해 보고하고 있다(Esteller M 등, 2000; Esteller M 등, 2002). Esteller 등의 결과에 따르면, 신경아교종(glioma) 환자를 carmustine으로 치료할 때 MGMT 메틸화가 있을 경우, 예후가 좋다고 한다(Esteller M 등, 2000). 또한 다른 연구보고에서 미만성 큰 B세포 림프종(diffuse large B-cell lymphoma)을 cyclophosphamide로 치료할 때, MGMT 메틸화 표지자는 양호한 예후와 관련이 있다(Esteller M 등, 2002). 그러나 다른 연구자들은 이와 같은 후향적 다약제 연구에서 얻은 결론에 대해서는 유보적인 태도를 보이고 있다(Buckner JC and Moynihan TJ, 2001; Quinn DI, 2001). 진성 예측 표지자의 발굴은 전향적인 무작위적인 연구(prospective randomized study)를 통해서만 성취될 수 있다.

3) 유전체 전반에 걸친 연구

암종의 분자적 특성에 대한 포괄적인 연구는 한동안 주로 유전자 발현(cDNA) 마이크로 어레이를 이용하여 이루어졌다. 그러나, 이 기법은 병리조직검사를 위해 파라핀에 포매한 종양조직을 사용할 수 없기 때문에, 신선조직을 따로 준비해야 하며, 또 하나의 문제점은 대부분의 암종 조직에 종양세포뿐만 아니라 혈관세포, 염증세포, 섬유아세포 등이 혼재되어 있기에, 이러한 종양세포 외적 요소가 결과에 영향을 줄 수 있다는 것이다.

DNA 메틸화 프로필은 유전자 발현 마이크로 어레이에 비해 다음과 같은 장점이 있다.

첫째, DNA 분자는 매우 안정된 물질이어서 병리검사를 위한 통상적인 처리과정에서도 파괴되지 않는다. 둘째, DNA 메틸화 측정을 계량적인 방법으로 수행할 수 있다.

셋째, 종양세포의 이상 메틸화 패턴은 정상세포의 것과는 질적으로 큰 차이가 있어서, DNA 메틸화 검사는 높은 민감도와 특이도를 갖는다. 따라서, 종양세포와 정상세포가 혼재되어 있는 통상적인 종양조직검사에도 용이하다는 것이다. 이렇게 혼재되어 있을 때, 유전자 발현 마이크로 어레이 검사는 높은 민감도를 유지하기가 어렵다.

넷째로, 각 유전자에 대한 메틸화 표지자 검사는 공통적인 검사로서 한가지만 검사해도 되지만, 유전자 변이 검사인 경우에는 모든 엑손에 대해 다 검사해야 한다. 마지막으로, DNA 메틸화 패턴은 시간이 지나도 상당히 동일한 양상을 보이는 반면 유전자 발현 프로필의 경우에는 단기적인 자극에 따라 다르게 나타날 수 있다.

4 인체 각 장기 종양에서의 메틸화 양상
methylation pattern in human cancers of various tissue types

1) 두경부 암종(head and neck cancer)

두경부 암종은 암이환율이나 암관련 사망률 측면에서 차지하는 비중이 높다. 환자의 예후를 개선할려는 여러가지 방법의 시도에도 불구하고 국소재발은 빈번하여, 환자의 예후가 여전히 불량하다. 따라서, 두경부암종으로 인한 사망률을 줄이기 위해서는 조기검출이 중요하며, 이러한 노력의 일환으로 메틸화 표지자를 이용한 조기검출을 시도하고 있다.

두경부암종에서 여러 유전자 프로모터가 흔히, 그리고, 특이적으로 메틸화됨이 보고되었고, 대표적으로 p16, p15, MGMT, DAPK를 예로 들 수 있다. 환자의 혈청 표본 중 약 55%에서 이 유전자들의 메틸화를 검출할 수 있으며, 타액의 56%에서 검출되었다(Sanchez-Cespedes M 등, 2000; Rosas SL 등, 2001). 아시아인에서 흔한 두경부암종은 코인두암종(nasopharyngeal carcinoma)인데, 코인두암종 환자들의 목구멍 면봉도말 표본, 목구멍을 씻어낸 식염수액, 환자의 혈청이나 말초혈액 등에서 여러 유전자들의 프로모터 메틸화가 검출되었다(Chang HW 등, 2003; Wong TS 등, 2003). 따라서, 이러한 표지자들은 두경부암종을 일으킬 위험도가 높은 환자들이나 또는 암환자감시(patient surveillance)에 활용될 가능성이 높다. p16 프로모터의 메틸화가 구강상피 이형성(oral epithelial dysplasia)과 같은 전암성 병변에서 검출되기 때문에(Kresty LA 등, 2002), 위와 같은 메틸화표지자를 이용한 조기검출 시도는 의미있고, 임상적으로 활용될 전망이 높다. 비록 정상인의 혈장 DNA에서 p16 프로모터 메틸화가 20%에서, p15 프로모터 메틸화가 50%에서 검출되었다는 보고가 있지만, 메틸화 레벨은 두경부암종 환자에 비해 현저하게 낮았기 때문에, 정성적인 검사방법보다는 정량적인 방법을 이용한 메틸화 특이 PCR방법(예를 든다면, MethyLight)을 사용할 필요가 있다(Wong TS 등, 2003). 종양의 침윤도와 DCC 메틸화가 상관관계가 있다는 보고(Ogi K 등, 2002)를 제외하곤, 대부분의 연구결과에서 특정 유전자의 메틸화와 두경부 암종 환자의 임상병리학적 계수들간에 의미있는 연관관계가 발견되지 않았다.

2) 폐암(lung cancer)

암관련 사망의 주요 원인 암종은 폐암이다. 환자의 2/3가량은 임상적으로 진행된 상태에서 진단되기 때문에, 조기진단의 필요성이 절실한 곳이 폐암이다. 폐암에는 다양한 조직형이 있지만, 임상적으로 소세포암종과 비소세포암종으로 대별한다. 비소세포암종이 더 흔하고(대략 80%), 후성유전적 관점에서의 연구가 더 많이 진행된 암종이지만, 비소세포암종에는 다양한 조직유형이 포함되어 있어, 이질적인 집단이다.

폐암환자에서 테스트한 여러 후성유전 표지자중, p16, MGMT, DAPK, RASSF1A, APC가 전망있는 결과를 주고 있다. p16과메틸화는 환자 객담 DNA의 100%, 기관지폐포 세척(bronchoalveolar lavage) DNA의 63%, 혈청 DNA의 33%에서 검출되었다(Esteller M 등, 1999; Ahrendt SA 등, 1999; Palmisano WA 등, 2000). 반면에 MGMT 메틸화는 폐암환자 객담 DNA의 66%, 혈청 DNA의 66%에서 검출되었다(Esteller M 등, 1999; Palmisano WA 등, 2000). 주목할 것은, 두 유전자 프로모터의 메틸화가 임상적으로 폐암으로 진단받기 5개월에서 35개월 전에 검출되었다는 사실이다. 흡연을 하거나 이전에 한 적이 있는 사람들의 기관지 솔생검 표본에서 여러 유전자들의 이상 메틸화가 검출되었다는 연구보고도 있다(Soria JC 등, 2002; Zochbauer-Muller S 등, 2003). 따라서, 폐암을 일으킬 위험도가 높다고 판단되는 환자들의 객담 DNA를 대상으로, 메틸화 표지자들에 대해 메틸화를 검사하는 것은 조기진단 임상검사로 활용될 가능성이 높다. 메틸화 검사는 전통적인 객담이나 기관지 폐포세척 세포병리검사보다 민감도가 더 높지만, 문제는 정상인의 폐조직이나 심지어 말초혈액 림프구에서 유전자 메틸화가 검출될 수 있다는 점에서 검사의 특이도가 아직 만족할 만한 수준이 아니다.

APC 프로모터 1A는 폐암에서 흔히 메틸화되며(약 95%의 폐암), 비소세포암 환자 혈청 DNA 표본의 약 50%에서 검출된다(Usadel H 등, 2002; Brabender J 등, 2001). 비록 이 부위에서의 메틸화가 정상 폐조직에서도 검출되었지만, 계량적인 MSP를 이용하여 검사해보면, 메틸화 레벨이 종양에서 유의하게 높다(Brabender J 등, 2001). APC 메틸화 레벨과 MGMT 메틸화 레벨이 낮을수록 환자의 예후가 좋았다(Brabender J 등, 2003). 다변량 분석에서, APC와 MGMT 메틸화는 독립적인 예후인자로 밝혀졌고, 또한 DAPK와 RASSF1A 또한 stage I 비소세포암종 환자에서 독립적인 예후인자로 보고되었다(Tang X 등, 2000; Tomizawa Y 등, 2002).

3) 소화기 암종(digestive tract cancer)

프로모터 CpG islands 과메틸화는 소화기암종 발암과정 초기부터 일어나는 변화이다. 예를 든다면, p16, p14, APC의 과메틸화가 대장선종에서 일어나며, 위암종 주변 정상위조직에서도 일어남이 알려져 있다. 더욱이 노화와 관련된 메틸화가 정상 장점막에서 관찰되며(ESR, MyoD1, IGF2, N33, PAX6, CSPG2), 암발생이 노령의 인구에서 주로 일어나는 것은 노화관련 메틸화와 관련이 있어 보인다(Issa JP 등, 1994; Issa JP 등, 1996).

대장암환자의 혈청에서 추출한 DNA에서 DAPK 메틸화는 21%에서, hMLH1 메틸화는

33%에서, p16유전자 메틸화는 30%에서 검출되었다(Grady WM 등, 2001; Nakayama H 등, 2002; Yamaguchi S 등, 2003). 대장암종 조직의 p16 메틸화가 불량한 예후와 관련이 있다고 보고되었고(Esteller M 등, 2001), 환자 혈청에서 p16 메틸화를 조사함으로써, 종양재발을 조기에 발견할 수 있다(Nakayama H 등, 2003). 위암환자의 혈청 DNA를 대상으로 다섯 개의 유전자(p15, p16, DAPK, GSTP1, CDH1)에 대해 메틸화를 조사하였을 때, 환자의 83.3%가 하나 이상의 유전자에서 메틸화를 보였지만, 대조군에서는 검출되지 않았고, 종양의 병기와 무관하였다(Lee TL 등, 2002). 하지만, 다른 연구자들의 결과에선, 위암종의 원발조직에선 p16메틸화가 검출되었다 하더라도, 환자의 혈청에서 p16메틸화가 검출되는 것은 26%라고 하였다. 단일 유전자를 이용하는 것보다 여러 개 유전자의 패널을 이용하는 것이 검사의 예민도를 더 높일 수 있다는 것을 두 연구 결과가 잘 보여주고 있다.

APC 프로모터 메틸화는 식도 선암종에서 관찰되는 메틸화 중 가장 흔한 것이며, 68%-92%의 빈도를 보인다. 비록 원발암종의 APC 메틸화는 예후와 상관이 없지만, 환자의 혈청에서 APC 메틸화 레벨이 높을수록 예후가 불량하다는 연구결과가 보고되어 있다(Kawakami K 등, 2000). 식도 선암종 종양조직에서 단일 유전자 메틸화와 환자의 임상 병리적 계수간에 어떠한 연관도 찾을 수는 없었지만, 여러 유전자들의 패널로 분석하였을 때, 메틸화된 유전자의 수가 많을수록, 환자의 예후는 불량하고, 종양의 재발이 더 흔하였다(Brock MV 등, 2003). 메틸화 패널 검사를 이용하면 선암종으로 진행할 위험도가 높은 바렛 식도와 위험도가 낮은 바렛식도를 구별할 수 있다는 것이다(Eads CA 등, 2001). 식도의 대표적인 암종은 식도선암종과 편평상피 세포암종인데, 이 두 종양을 비교해 보면, 편평상피 세포암종 조직이나 환자 혈청 APC 메틸화빈도는 식도선암종 조직이나 선암종 환자 혈청의 APC 메틸화 빈도보다 낮다. p16 메틸화는 편평상피세포암종의 82%에서, 그러나 같은 환자들의 혈청에서는 23%에서 검출되었다(Hibi K 등, 2001).

간세포암종에서 p16 프로모터 과메틸화는 흔한 일인데, 환자의 혈청이나 혈장에서 p16 프로모터 과메틸화를 70%이상에서 검출할 수 있다(Wong IH 등, 2000; Wong IH 등, 2003). Lee 등은 만성 간염, 간경변, 이형성, 간세포암종을 대상으로 9개 유전자(APC, COX-2, DAPK, E-cadherin, GSTP1, hMLH1, P16, RASSF1A, TIMP3)의 프로모터 CpG island 과메틸화에 대해 MSP로 조사하였다. 그 결과, 정상간이나 만성 간염에서는 전혀 메틸화가 관찰되지 않았지만, 간 경변에서는 평균 0.5, 이형성 병변에서는 평균 1.5개, 간세포암종에서는 3.7개가 메틸화되어 있었다. p16과 RASSF1A는 간경변에서는 메틸화되지 않으면서, 이형성 병변에는 메틸화되어 있었는데, 이 메틸화 표지자를 활용한다면 조직학적으로 구별이 어려운 이형성 병변과 간경변 결절을 진단하는데, 도움이 될 수 있을 것이다.

간세포암종을 동반하지 않은 만성 간염에서는 9개의 유전자 모두 메틸화되어 있지 않았지만, 간세포암종을 동반한 만성 간염에서는 9개의 유전자 중 0.6개가 메틸화되어 있었고, 최대 5개까지 메틸화되어 있었다(APC, COX2, E-cadherin, GSTP1, p16). 또한 간세포암종 동반 간경변은 평균 0.8개 메틸화되어 있는 반면, 간세포암종 비동반 간경변은 평균 0.5개 메틸화 되어 있었다. COX2와 p16은 간세포암종 비동반 간경변증에서는 메틸화를 볼 수 없었지만, 간세포암종 동반 간경변증의 20.7%와 17.2%에서 메틸화를 볼 수 있었다(Lee S 등, 2003).

췌장암(pancreatic cancer)은 조기 발견하기가 매우 어려운 암종이다. 이미징 기법이나 세포병리검사의 민감도는 충분치 않으며, 유전적 검사 또한 정상조직과 악성조직을 감별할 만한 특이적인 바이오 표지자를 제시하지 못하였다. 비록 여러 유전자 프로모터가 췌장암에서 메틸화되어 있는 것이 알려졌지만, ppENK와 p16의 메틸화검사만이 가능성이 있어 보인다(Fukushima N 등, 2003). ppENK 프로모터 CpG island 메틸화는 바터 팽대주 주변 암종(periampullary cancer) 환자로부터 얻은 췌액의 57%에서 검출되었지만, p16 프로모터 메틸화는 14%에서 검출되었다. 그러나, ppENK의 문제점은 이 유전자의 메틸화가 정상 췌도 상피(pancreatic duct epithelium)에는 없지만, 정상인의 십이지장 내강의 함유물을 검사한 경우, 적지 않은 수에서 양성반응을 보인다는 것이다(Fukushima N 등, 2003).

4) 유방암(breast cancer)

CpG island 과메틸화에 의한 유전자 불활성화는 유방암 발암과정의 초기에 일어나는, 흔한 변화이다(Lehmann U 등, 2002). APC, cyclinD2, stratifin, p16, RASSF1A 등이 유방암에서 가장 흔히 메틸화되는 유전자들이다. p16메틸화는 유방암환자의 혈청 DNA 표본 8~14%정도에서 검출되지만, 원발암종은 11에서 23%정도가 p16메틸화를 보인다(Silva JM 등, 1999; Hu XC 등, 2003). E-cadherin 메틸화는 유방암 환자 혈청의 20%에서 검출되었다(Hu XC 등, 2003). 최근에 APC와 RASSF1A 메틸화를 유방암환자 혈청에서 검사한 결과가 보고되었는데, 이 두 인자는 개별적으로 또는 조합적으로, 독립적인 예후인자로서의 가치를 가지고 있다(Muller HM 등, 2003). APC 메틸화는 정상 대조군에서는 관찰되지 않으며, 단지 한 정상 표본에서 RASSF1A 메틸화를 보였다(Hu XC 등, 2003). Cyclin D2, RAR, Twist 유전자 메틸화가 유방암환자의 도관에서 모은 도액에서 고빈도로 관찰되는 반면, 유방의 정상도관에서 모은 도액에서는 거의 검출되지 않았다. 이 연구결과는 도액도말 표본이나 세침흡입 표본에 대한 메틸화검사가 세포병리검사라는 전통적인 검사방법이 가진 한계를 보완해 줄 수 있음을 제시하고 있다.

5) 비뇨기계 암종(genitourinary tract cancer)

전립선 암종이 서구사회에선 비뇨기계 암종 중에서 암이환율, 암 사망률 측면에서 수위를 차지하는 암종이다. 암종의 조기단계에서 진단 및 치료가 이루어져야만 완치 가능한 치료가 될 수 있다는 측면에서 조기진단의 중요성이 강조된다. 그러나, 현재의 검진 방법은 낮은 특이도를 보이기 때문에, 전립선암을 조기에 발견하고 이를 양성병변과 명확하게 구별할 수 있는 새로운 검사방법이 절실히 요구된다. 더욱이, 전립선을 생검하여 병리조직검사하는 방법은 여러가지의 문제점을 갖는데, 그 중의 하나는 부적절한 표본 채취와 병리의사간의 의견 불일치 등이다. 새로운 분자 표지자를 개발하여 침생검 병리검사가 갖는 부족한 점을 보완하여, 예후를 가늠하고 치료방법을 선택하는 가이드라인을 제공해야 할 것이다.

GSTP1(glutathione-S-transferase P1) 프로모터 CpG island 과메틸화는 전립선암에서 보고된 유전자적 변화나 후성유전자적 변화 중에서 가장 흔한 것 중의 하나로서, 전립선암 중 90%이상에서, 전립선 상피내 종양(prostatic intraepithelial neoplasm)의 70%에서 검출된다. 전립선암에서 이 효소의 발현소실은 흔한 소견이며, 주로 GSTP1 프로모터 과메틸화에 의해 일어난다(Lee WH 등, 1994; Brooks JD 등, 1998; Lin X 등, 2001). 그러나 실험적으로 GSTP1을 발현시켜도 전립선암 세포주의 성장이 저해되지 않기 때문에, GSTP1이 종양억제 기능을 한다고 보기 보다는 "caretaker"로서의 기능을 할 것 같다.

GSTP1의 과메틸화는 전립선암 환자의 체액에서 검출 가능한데, 검사하는 방법과 표본 채취하는 방법에 따라 민감도와 특이도가 다양하다(표 18-4). 소변 표본은 비뇨기계 암종을 검사하는데 중요한 표본으로서 전립선암의 경우, GSTP1 메틸화가 소변 표본의 27~36%에서 검출된다. 소변 채집전에 전립선 마사지를 한 후 소변을 채집하여 검사하면, 민감도를 더 높일 수 있다(73%). 그렇지만, 민감도를 높일려는 이 시도가 검사의 특이도를 낮출 수가 있기 때문에 이런 점을 고려해야 한다. 왜냐하면, 마사지후 채취한 소변 표본에서 양성 전립선 비대증 환자 45명 중 한 명에서, 고등급 전립선 상피내 종양 7명 중 2명에서 GSTP1 메틸화 양성반응을 보였기 때문이다(Goessl C 등, 2001). 비록 양성 전립선 비대증 환자에서도 GSTP1 프로모터 메틸화를 볼 수 있지만, 메틸화 레벨은 전립선암종에 비하면 현저하게 낮다(Jeronimo C 등, 2001).

한 연구보고에서 GSTP1 메틸화가 전립선 비대증 환자의 소변에서 검출되었지만, 정작 전립선 비대증 조직 표본 자체에서는 GSTP1 메틸화가 검출되지 않았다(Jeronimo C 등, 2002). 전립선암종의 75% 이상이 주변구역(peripheral zone)에서 발생하는 반면, 전립선 비대증은 이행구역(transition zone)에서 생기며, 전립선 생검에서 고등급 전립선 상피내 종양(high grade prostatic intraepithelial neoplasm)으로 진단받으면 추가적인 생검에서 전립선암종이

표 18-4. 전립선암 환자의 조직 및 체액에서 시행한 GSTP1 프로모터 메틸화 결과(performance of GSTP1 promoter methylation assays in prostate tissue and body fluids from prostate cancer patients)

	Assay	Sensitivity	Specificity
Prostate tissue			
Radical prostatectomy	QMSP	79~85%	96.8~100%
Biopsies	QMSP	73~90.9%	100%
Plasma/serum	QMSP	13%	100%
	MSP	36.2~72%	100%
Urine			
Voided urine	QMSP	18.8%	93%
	MSP	30~36%	95~100%
After prostatic massage	MSP	73%	98%
Ejaculate	MSP	50%	100%

(QMSP, quantitative methylation-specific PCR; MSP, methylation-specific PCR)

발견될 가능성이 높다. GSTP1 메틸화에 대한 소변검사에서 양성으로 판정된 양성 전립선 비대증이나 고등급 상피내 종양의 경우, 발견되지 않았지만, 전립선암종을 동반하고 있을 가능성이 높다.

전립선 생검후 채집한 소변에서도 GSTP1 메틸화검사의 양성율이 상승하는데, 이 소변 검사결과를 활용하여 추후 검사가 필요한 지에 대한 판단의 자료로 사용할 수 있다(Gonzalgo ML 등, 2003). 전립선 생검에서 음성 또는 의심스럽지만 불활실한 병변으로 판정난 경우에 생검후 소변검사에서 GSTP1 메틸화 양성일 수 있다. Gonzalgo 등의 논문에서 원발 병변에서의 GSTP1 메틸화에 대한 정보가 제공되지 않았지만, GSTP1 메틸화가 위양성일 수도, 또는 진짜로 놓친 전립선암종을 반영하는 것일 수도 있다.

GSTP1 프로모터 메틸화검사는 체액뿐만 아니라, 조직표본에서도 유용한 검사이다(Suh CI 등, 2000). GSTP1 메틸화가 양성 전립선 비대증의 29%에서, 전립선암종의 91.3%에서 검출되는데, 전립선 비대증의 메틸화 레벨은 전립선암종의 그것보다 현저히 낮다(Jeronimo C 등, 2001). 따라서 정량적인 MSP는 전립선암종과 전립선 비대증을 감별할 수 있다. 정량적인 MSP로 GSTP1 메틸화를 조사하면, 전립선 생검상 미소 국소(minute foci)로 있는 암종도 검출할 수 있으며, 또한 생검표본 조직양이 적을 때에도 양성병변과 악성병변을 감별할 수 있다. 심지어는 GSTP1에 대한 정량 MSP분석이 비뇨기병리 전문의보다 더 나은 민감도를 보였다(75% 대 64%)(Harden SV 등, 2003). 더욱이, GSTP1 메틸화에 대한 정량분석과 조직

판독을 병행하면, 민감도는 79%, 특이도는 100%에 이를 정도로 개선되며, 조직판독만 했을 때보다 약 15%정도 향상시켰다. GSTP1 메틸화가 유방암 및 간세포암종에서도 검출되지만, GSTP1 메틸화는 방광암이나 신세포암에서는 드물기 때문에 전립선암종을 검출하는 특이도는 높은 편이다.

6) 자궁경부암 및 전단계병변에서의 CpG island 메틸화

자궁경부암 및 전단계 병변인 자궁경부 상피내 병변(cervical intraepithelial lesion)에서 메틸화가 보고된 유전자들은 표 18-5에 정리되어 있다.

표 18-5에서 보는 바와 같이, DNA 메틸화는 자궁경부암 뿐만 아니라 그 전단계 병변인 상피내 병변에서 관찰되며, 심지어 정상 자궁경부조직에서도 관찰된다. 그러나 위의 20개 유전자중 정상에서 메틸화된 유전자의 수나 메틸화 빈도는 상피내 병변이나 암종에 비해 낮다. 상피내 병변의 메틸화 빈도나 메틸화된 유전자의 수는 암종에 비해 낮다.

자궁경부암중 편평세포 상피암종과 선암종간에 메틸화빈도에서 유의한 차이는 없다. 같은 유전자에 대한 결과가 연구자에 따라 다른데, 주원인은 분석기법의 차이 때문이다. Real time PCR을 시행한 연구결과가 MSP를 시행한 연구결과에 비해 메틸화빈도가 높은 경향이 있다. 이상의 결과들을 종합하자면, 이상 메틸화는 자궁경부암의 다단계 암화과정에서 조기에 일어나는 변화이며, 병변이 진행할수록 메틸화되는 유전자가 축적된다는 것과 DNA메틸화의 변화가 자궁경부암에서 흔히 일어나는 변화임을 제시하고 있다.

표 18-5. Genes whose promoter CpG islands have been reported to be hypermethylated in uterine cervical neoplasia.

Gene	SCC	CIN or normal	AC	References
APC	13%~80%	20% in HSIL/38% in LSIL/36% in normal	60~100%	Dong 등., 2001; Muller 등, 2004; Feng 등, 2005
CDH1	19~91%	25~39% in HSIL/ 0~23% in LSIL or normal	27%	Widshwendter 등, 2004; Dong 등., 2001; Feng 등, 2005
CDH13	46~82%	13~21% in HSIL/5~20% in LSIL or normal		Widshwendter 등, 2004; Feng 등, 2005
DAPK	55~82%	23~52% in HSIL/ 2~11% in LSIL or normal	36%	Dong 등., 2001; Feng 등, 2005; Kang 등, 2005
FHIT	32%	0% in HSIL/ 3% in LSIL/ 0% in normal		Virmani 등., 2001

GSTP1	18~21%	7~18% in HSIL/ 0~11% in LSIL/ 0% in normal		Virmani 등., 2001; Widshwendter 등, 2004
HIC-1	32~71%	70% in HSIL/66% in LSIL/64% in normal	63%	Dong 등., 2001; Feng 등, 2005
MLH1	5~36%	3~6% in HSIL/ 0~3% in LSIL/ 0% in normal	31%	Virmani 등., 2001; Widshwendter 등, 2004; Muller 등., 2004
HSPA2	73%	3% in HSIL/ 0% in LSIL or normal		Widshwendter 등, 2004
MGMT	10~26%	0~29% in HSIL/ 2~3% in LSIL/ 0-2% in normal	5%	Dong 등., 2001; Virmani 등., 2001;Feng 등, 2005
CDKN2A (p16)	39~61%	20~24% in HSIL/ 3~8% in LSIL/ 0~8% in normal	18~37%	Dong 등., 2001; Virmani 등., 2001; Lea 등., 2004
RARB	26~38%	16~29% in HSIL/ 0~11% in LSIL / 0~3% in normal		Virmani 등., 2001; Feng 등, 2005
RASSF1A	0~46%	0% in HSIL/ 8% in LSIL or normal	45%	Cohen 등, 2003; Widshwendter 등, 2004
SFN	99%	94% in HSIL/ 99% in LSIL/91% in normal		Feng 등, 2005
SOCS1	50%	7% in HSIL/ 0% in LSIL or normal		Widshwendter 등, 2004
SOCS2	64%	45% in HSIL/ 23% in LSIL or normal		Widshwendter 등, 2004
SYK	15%	6% in HSIL/ 0% in LSIL/ 0% in normal		Feng 등, 2005
TERT	61~82%	0% in HSIL/ 0% in LSIL or normal	54%	Muller 등., 2004; Widshwendter 등, 2004
THBS1	38%			Kang 등. 2005
TIMP3	100%	16% in HSIL/ 0% in LSIL or normal		Widshwendter 등, 2004
TSLC1	58%	35% in HSIL		Steenbergen 등, 2004
TWIST	43%	23% in HSIL/ 0% in LSIL/ 0% in normal		Feng 등, 2005

약어: SCC, squamous cell carcinoma; AC, adenocarcinomas; HSIL, high grade squmaous intraepithelial lesion; LSIL, low grade squamous intraepithelial lesion

7) 자궁내막암 및 전단계 병변에서의 CpG island 메틸화

자궁내막암 및 전암성 병변에서 CpG islands loci에 대해 메틸화를 조사한 연구결과를 다음 표 18-6에 요약하였다.

자궁내막암종의 전단계 병변인 자궁내막 증식증(endometrial hyperplasia)을 대상으로 한 메틸화연구는 매우 제한되어 있지만, 소수의 연구결과를 참조하면, 정상에 비해서는 메틸화 빈도가 증가해 있으나 내막암종에 비해선 낮다. CpG islands 메틸화가 내막암의 전단계에서 일어나는 변화이며, 그 빈도나 메틸화되는 유전자의 수가 자궁내막증식증에서 암종으로 진행할수록 증가한다는 사실을 위 표에서 알 수 있다. E-cadherin의 경우, 자궁내막암종의 조직학적 등급이 상승할수록 메틸화빈도가 증가하였다.

자궁내막암은 크게 두개의 아형으로 나누는데, type I은 분화가 좋고 endometrioid의 조직상을 보이며 대략 80%를 차지한다. Type II는 분화가 나쁘고, 조직상이 endometrioid 형이 아니다. Type I의 경우, KRAS, PTEN, CTNNB1의 변이가 종종 관찰되고, 현미부수체 불안정성을 일부에서 볼 수 있으나, TP53의 변이가 없고, Her-2 neu의 과발현이 없다. 이에 반해 type II의 경우, Her-2 neu의 과발현 또는 TP53의 변이를 종종 관찰할 수 있지만, KRAS, PTEN, CTNNB1의 변이가 없으며, 현미부수체 불안정성도 없다. 유전자 프로모터 CpG islands 과메틸화의 변화도 주로 type I에서 관찰된다.

표 18-6. The summary of genes which have been reported to be methylated in endometrial neoplasia and their methylation frequencies.

Gene	Endometrial adenocarcinoma	Endometrial hyperplasia	Normal	Reference
APC	43%			Pijnenberg 등., 2004
	46.6%			Moreno-Bueno 등., 2002
AR	71.9%			Sasaki 등., 2000
CDH13	100%		15%	Fiegl 등., 2004
CDKN2A(p16)	4.2%			Whitcomb 등., 2003
	4.2%			Semczuk 등., 2003
COMT-MB	78%			Sasaki 등., 2003
COMT-C	0%			Sasaki 등., 2003
CTNNB1	16.7%			Whitcomb 등., 2003
CDH1 (E-cadherin)	48%			Nishimura 등., 2003
	15.6% in G1; 50% in G2; 81.8% in G3			Saito 등., 1997
ERalpha-A	0%		0%	Sasaki 등., 2001
ERalpha-B	0%		0%	Sasaki 등., 2001
ERalpha-C	94%		0%	Sasaki 등., 2001
HOXA11	70.8%			Whitcomb 등, 2003
HSPA2	60%		5%	Fiegl 등., 2004
MLH1	33%			Whitcomb 등, 2003
	40.74%	7%	0%	Esteller 등., 1999
PRA	0%		0%	Sasaki 등, 2001
PRB	74.7%		0%	Sasaki 등, 2001
RASSF1A	93%		12%	Fiegl 등., 2004
RARB2	92.2%	75%	0%	Li 등., 2005
SOCS2	100%		34%	Fiegl 등., 2004
THBS1	0%			Whitcomb 등., 2003
THBS2	62.5%			Whitcomb 등., 2003
TP73	4%			Chen 등., 2000
VDR	4.2%			Whitcomb 등., 2003

표에서 밑줄친 부분은 real time PCR을 이용하여, 계량적인 기법으로 메틸화를 계측하여 결과를 낸 것임.

Chapter 19

액체생검과 DNA메틸화마커

Blood-based detection of cancer using DNA methylation markers

Cell-free DNA (cfDNA)는 세포로부터 체액으로 유리된 DNA를 일컫는데, 정상조직, 염증조직, 또는 암조직의 세포로부터 세포자멸사나 괴사를 통해 DNA가 조직내로 유리되고 혈액내로 들어온다. 1948년 Mandel과 Metais가 처음으로 혈액내에 세포로부터 유리된 DNA조각, 즉 cfDNA가 있음을 기술하였다. 정상인의 경우, 혈장(plasma)내 cfDNA는 1 ml에 1~10 ng정도 존재한다. 암환자의 혈청(serum)내 cfDNA 농도가 상승되어 있음이 1977년에 처음 보고되었고, 암환자뿐만 아니라, 운동을 한 경우, 급성 트라우마, 감염, 뇌경색 등에서도 cfDNA 농도가 상승한다.

Lo등은 임산부의 혈장에서 태아로부터 기원한 DNA시퀀스를 처음 동정하였고, 이러한 태아기원 DNA는 산전의학의 다양한 영역에서 활용되고 있다. 임산부 혈장내 존재하는 태아기원 DNA를 이용하여 다운증후군과 같은 태아 염색체이상을 진단하는 비침습성 산전검사는 2007년 Lo등에 의해 처음 제시된 후 현재는 널리 활용되는 검사방법이다. 1989년에 Stroun 등은 암환자의 혈장에 존재하는 cfDNA의 일부는 암세포로부터 기원함을 처음 보고하였다.

1994년에 췌장암환자의 혈장에서 KRAS유전자 변이가 처음으로 검출되었고, 각 환자에서 혈장과 췌장암조직의 KRAS변이는 일치하였기에, 혈장의 변이형 DNA는 암세포로부터 기원함을 증명하였다. 따라서, 변이는 cfDNA전체가 아니라 일부에서 관찰되고, 이 변이는 암에 매우 특이적인 마커이므로, 종양으로부터 기원한 순환하는 DNA (circulating tumor DNA, ctDNA)가 cfDNA의 일부분을 차지하고 있음을 의미한다. ctDNA는 암진단뿐만 아니라, 암환자의 예후예측 또는 치료에 대한 반응예측마커로 활용되고 있다.

1 cfDNA와 ctDNA의 생물학적 특성 및 임상적 적용
cfDNA and ctDNA biology and their clinical application

1) cfDNA와 ctDNA의 생물학적 특성

cfDNA는 세포의 자멸사, 괴사의 과정에서 세포밖으로 유리되며, 적극적인 분비에 의해서도 유리될 가능성이 있다. cfDNA는 혈액뿐만 아니라, 소변, 침, 객담, 뇌척수액, 등에서도 검출된다. cfDNA분자의 유전자적 변이 또는 후성유전적 변경은 기원(출처)세포의 유전체나 후성유전체를 반영한다. 정상인 혈장 cfDNA와 각 장기 및 조직 genomic DNA에 대한 DNA 메틸롬분석을 통해, 정상인 혈장 cfDNA의 대부분이 조혈모세포로부터 유리된 것임이 밝혀졌다.

혈액내를 순환하는 cfDNA의 반감기는 약 16분에서 150분 사이인 것으로 알려져 있어, cfDNA는 실시간 질환의 DNA상태를 반영하고 있는 셈이다. cfDNA는 결국 nuclease에 의해 제거되거나, 소변으로 배출됨으로써 혈액으로부터 제거된다. 또는 cfDNA는 간이나 비장에서 대식세포에 의해 포획되어 분해될 수 있다.

cfDNA의 대표 크기는 166bp로서 뉴클레솜을 감은 DNA의 길이에다 히스톤 H1과 결합하고 있는 linker DNA길이를 합한 것과 같다. cfDNA는 166bp를 정점으로 10 bp 크기의 ladder형태로 존재하는데, 이는 DNA 이중나사구조가 회전하면서 규칙적으로 노출되는 부위가 핵산분해효소(nuclease)에 의해 잘리는 것과 관련이 있다. ctDNA는 cfDNA에 비해 길이가 작고, 134~144 bp 크기이다. 이러한 짧음의 원인에 대해 현재 밝혀진 것은 없지만, 이러한 짧은 현상은 산모 혈액내의 태아DNA에서도 관찰된다. 아마도, 조혈모세포와 비조혈모세포간에 존재하는, 뉴클레솜을 둘러싸는 DNA의 양식이나, 핵산분해효소의 작동방식 차이가 이러한 길이차이를 초래한 것이 아닐까 추측해본다. 1000 bp가 넘는 긴 cfDNA가 정상인에서 볼 수 있는데, 이는 엑소좀(exosome)을 통해 혈액내로 유리된 것으로 생각된다. 암환자인 경우, 1000bp가 넘는 ctDNA는 종양세포괴사를 통해 혈액내로 유리된다.

2) ctDNA와 암병기 및 예후

혈장내의 ctDNA 농도는 종양의 크기와 병기와 관련이 있다. 암병기4의 경우, 암병기1에 비해 약 100배 높은 ctDNA농도를 보인다. 암병기1의 경우, 혈장 5 ml에는 변이유전자가 10카피 미만인 것으로 알려져 있다. 그러나, 진행암의 평균(중간값)혈장 ctDNA농도는, 혈장 5 ml에 변이유전자 100~1000카피 정도이다. 난소암의 경우, 종양부피가 1입방센티미터 늘

때마다, 혈장 1 ml에 ctDNA 6카피가 늘어난다. 그러나, 모든 암종이 그럴 수는 없고 암종마다 편차가 심하고, 종양내 혈관발달 정도가 높을수록 ctDNA의 혈장농도가 높으며, 또한 종양저산소증이나 세포괴사등은 또한 혈장 ctDNA농도를 높인다. 뇌종양의 경우, ctDNA가 뇌척수액에는 높은 농도로 있지만, 혈장에는 5 ml에 10카피보다 적은 정도이다. 이는 blood-brain barrier가 ctDNA가 뇌척수액에서 혈관내로 들어가는 것을 방해하는 것과 관련이 있다.

암병기와 ctDNA 레벨간의 관련성은 ctDNA의 예후적 유용성을 시사한다. ctDNA가 검출되는 환자는 그렇지 않은 환자에 비해 예후가 불량할 가능성이 높다. 예를 들어, 암전이를 가진 유방암 말기 환자의 경우, 5 ml 혈장내 2,000카피 이상의 ctDNA를 갖는 경우, 획일적으로 불량한 예후를 갖는다.

3) ctDNA와 조기진단

증상이 있는 환자에서, 시간이 소요되는 일반적인 암진단과정(혈액바이오마커 검사 및 이미징 검사후 조직생검을 통한 진단과정)을 대신할 수 있는 액체생검방법이 있다면 매우 효율적일 것이나, 위에서 기술한 바와 같이 혈장내 ctDNA의 농도는 암병기와 밀접한 관련이 있다.

암종의 조직유형과 상관없이 시행한 연구에서 살펴보면, 연구자들은 5 ml의 혈장에서 한 카피의 변이 DNA를 발견하는 정도의 민감도 레벨에서 검사를 시행하였는데, ctDNA는 병기4에선 82%에서 검출되지만, 병기1에선 47%로 떨어진 빈도로 검출되었다(Bettegowda C 등, 2014). 이와 같은 결과는 고도의 민감도를 가진 검사방법이 개발되지 않는 한, 액체생검은 암의 조기진단보다는 진행된 암의 신속한 진단에 더 적합함을 의미한다.

4) 암 원발부위 밝힘(cancer localization)

액체생검을 통해 암의 발생부위(tissue of origin)에 대한 정보를 얻을 수 있다면, 암종이 있는 장기를 특정할 수 있을 것이며, 특히, 원발부위를 모르는 전이암에서 액체생검을 통해 원발부위를 특정할 수 있을 것이다. 이러한 cancer localization은 특정장기의 암종에 특이적인 분자정보를 파악할 수 있어야 가능한데, 유전자변이의 경우, 특정장기에만 국한된 유전자변이란 사실상 없으므로, 유전자변이정보를 이용하여 암발생 원발부위를 진단하기 어렵다. 예를 들어, KRAS변이 같은 경우, 췌장암에서 매우 높은 빈도로 발견되지만, 대장암의 40%에서 발견되고, 위암이나 폐암에서도 낮은 빈도이지만 발견된다. 따라서 혈액의 cfDNA에서 KRAS변이가 검출된다면, KRAS변이 DNA의 출처가 췌장일지, 대장일지, 아니면 다른 장기일지, 어떤 장기에서 암종이 발생했을 지에 대해 위치를 확정할 수 없다.

② 내부장기 암종의 혈액진단을 위한 DNA메틸화마커

DNA methylation markers for blood-based detection of visceral malignancy

인체의 게놈에는 28X10^6 CpG sites개가 있으며, 암유전체아틀라스(TCGA)에는 33개의 다른 조직유형의 암종과 상응 정상조직에 대한 27K 또는 450K CpG sites의 DNA methylome 정보가 이용가능하며, 조직유형이나 세포유형에 특이적인 메틸화시그너쳐가 있고 또한 암유형에 특이적인 메틸화시그너쳐가 있음이 밝혀졌다.

1) 인체 각 조직에 고유한 DNA메틸화 프로파일 존재

유전체 수준의 후성유전학적 분석 기법이 발달하면서, RNA와 단백질의 발현과 별도로, 체내 조직의 종류에 따라, 같은 장기내의 다른 세포유형간에도 DNA내 CpG 부위의 메틸화정도가 다르다는 연구결과들이 보고되고 있다(Houseman EA, 등. 2012).

① 2012년에 발표된 한 연구는 정상조직과 종양조직을 포함한 26개의 조직 유형에서 1505개 CpG 부위의 메틸화 정도를 분석하였고, 그 결과 각 조직 간에 메틸화 정도가 차이를 보였다. 즉, 조직특이적인 메틸화패턴(tissue-specific methylation pattern)을 보인다는 것이며, 이를 활용하면, 원발부위를 알 수 없는 전이암에서 원발부위를 규명하는데 적용해볼 수 있다는 가능성을 제시한 바 있다(Fernandez AF 등, 2012).

② 4명의 부검 증례에서 17개의 서로 다른 조직 부위를 마이크로어레이(Illumina Infinium HumanMethylation450 BeadChip®)기법을 이용하여 유전체 수준의 메틸화(methylome, 메틸롬) 변화를 분석하여 조직 간에 메틸화 차이가 존재함을 보고한 연구도 있다(Lokk K 등, 2014).

③ 2015년의 한 연구는 7개의 서로 다른 장기 암종 간에 메틸화 정도에 차이를 보이는 331개의 유전자를 보고하였다(Zhang C 등, 2015).

2) 정상인의 혈장 cfDNA 출처

정상인(healthy volunteer) 혈장에서 검출되는 cfDNA가 어떤 장기 및 조직으로부터 나온 것인지, 즉 혈장 cfDNA의 출처에 대한 답변은 단일 장기나 세포가 아니라 다수의 장기와 조직이라고 말할 수 있다. 홍콩대의 Dennis Lo 박사 연구팀은 혈장 cfDNA에 대한 이들 복합 출처로부터의 상대적 기여도를 결정하는 접근법을 개발하였다(Sun K 등. 2015).

연구팀은 cfDNA의 게놈전체 바이설파이트 시퀀싱을 시행하고, 여러 조직유형의 고해상도

메틸화 프로파일을 이용하여, 혈장 cfDNA 바이설파이트시퀀싱 결과를 분리하여, 상이한 조직에 의한 혈장으로의 기여도 백분율을 결정하여, 혈장 DNA의 "조직 맵"을 획득할 수 있었다. 이 방법을 이용하여, 임산부, 암환자, 이식후 환자의 혈장 cfDNA 출처를 추적할 수 있었다. 정상인 혈장 cfDNA에 대한 간(lver)조직, T세포, B세포, 호중구의 기여정도는 각기 11%, 13%, 9%, 64%이었다. 정상인 혈장 cfDNA에 대한 간의 기여도는 11%정도이지만, 간암환자의 경우 혈장 cfDNA에 대한 간의 기여도는 24%정도이었다. 간암환자의 경우 혈장 cfDNA에 대한 간의 기여도는 24%정도이었다. 다른 연구팀(Moss J 등, 2018)의 자료에 따르면, 정상인 혈장 cfDNA에 대한 각 조직의 기여도는 Dennis Lo팀의 연구결과와는 다르지만, cfDNA의 주요 출처가 조혈세포와 림프구 등임은 공통된 소견이다[granulocyte (32%), erythrocyte precursors (30%), lymphocyte (12%), monocyte (11%), endothelial cell (9%), hepatocyte (1%)].

3) cfDNA 메틸화패턴을 이용한 암원발부위 위치밝히기(cancer localization)

반면, cfDNA 메틸화패턴이나 nucleosome occupancy패턴은 조직특이적이고 세포유형에 특이적인 정보를 담고 있어서, 암원발 부위 위치밝히기에 활용가능할 것이다. cfDNA검사로 암종의 존재를 진단할 수 있고, 동시에 어떤 장기의 암종인지까지 감별할 수 있다면 바람직한 cfDNA기반 암검사가 될 것이다. 2017년에 Kang등이 "CancerLocator"라는 새로운 도구를 개발하여 발표하였는데, 이는 유전체전반적인 DNA메틸화데이타를 이용하여 혈액내에서의 ctDNA의 분율과 조직기원을 예측하는 도구이다(Kang S 등, 2017).

4) 상용화된 혈액기반 대장암진단 DNA 메틸화마커 키트

University of Southern California의 Peter Laird team은 혈액 cfDNA에서 THBD 메틸화를 digital MethyLight검사법으로 검출함으로써, 대장암을 80%의 민감도로 진단할 수 있다고 발표하였고(Lange CP 등, 2012), 이어 추가적으로 TFPI2, THBD, C9ORF50, ADHFEl, FGF12, PTPRT, ZNF568, KIAA1026, SFMBT2, AUTS2을 혈액기반 대장암 진단 DNA메틸화마커로 특허 출원하였다(2014년). 한편, Epigenomics라는 회사에서 SEPT9유전자 메틸화를 검사할 수 있는 키트를 개발하여 시판하고 있는데, 이는 미국 FDA에 의해 내시경이 용이치 않은 일반인을 대상으로 대장암 스크리닝목적으로 사용하는 것이 승인되었다. 국내에는 Genomic Tree Co.의 SDC2메틸화키트가 식약처에 의해 분변에서 대장암을 스크리닝하는 용도로 승인되었다.

③ DNA메틸화마커를 이용한 대장암의 혈액기반 진단과 관련된 실험

experiments of blood-based detection of colorectal cancer using DNA methylation markers

1) DNA메틸화마커 계수와 종양의 크기

종양의 크기가 클수록 혈장내 ctDNA 농도가 증가한다는 것은 알려져 있다. 이는 mutant DNA를 계수하여 농도를 구한 것이다. 그렇다면, 종양에 특이적인 methylated DNA 또한 종양의 크기가 클수록 혈장내 농도가 증가할 것으로 예측할 수 있다. 이를 증명하기 위해 대장암세포주를 누드생쥐에 주입하여 xenograft를 키웠고, 종양이 나타나기 시작한 후, 1, 2, 3주차에 희생하여 누드생쥐 혈장을 취하여, 종양에 특이적인 DNA메틸화마커에 대한 droplet digital MethyLight (ddMethyLight) assay를 시행하였다.

먼저 생쥐 백혈구 DNA에선 메틸화되어 있지 않으면서, 대장암세포주에만 메틸화되어 있는 THBD와 SLIT3를 DNA메틸화마커로 선정하였다. 혈장내 ctDNA는 극소량 존재하므로 정밀하고 민감도가 높은 검사방법을 채택해야 하므로, MethyLight assay를 droplet digital PCR에 적용한 ddMethyLight을 이용하였다. 그 결과, 종양의 크기에 비례하여 검출되는 메틸화된 유전자(DNA메틸화마커) droplet수가 증가하는 경향을 보였다.

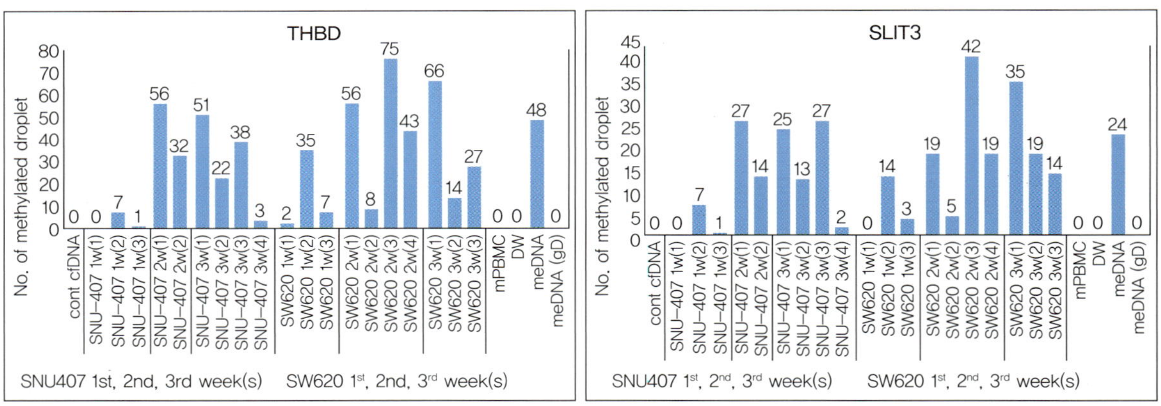

그림 19-1. SNU407과 SW620대장암세포주를 누드생쥐에 주입하여 xenograft를 형성시켰고, 종양이 나타난 후 1주, 2주, 3주째 희생시켜 생쥐혈장내의 cfDNA를 채취하여 THBD와 SLIT3에 대한 droplet digital MethyLight을 시행하였다. 1주 즈음에 메틸화된 THBD와 SLIT3가 나타나기 시작하며, 1주에 비해 2주와 3주에 메틸화된 THBD와 SLIT3의 수가 더 높게 나타남. cont cfDNA는 세포주를 주입하기전의 누드생쥐에서 채취한 혈장 cfDNA이며, mPBMC는 생쥐의 말초혈액백혈구이며, DW는 증류수, mDNA는 in vitro 메틸화를 시킨 인간 genomic DNA인데 바이설파이트 변경시킨 DNA이며, mDNA (gD)는 in vitro 메틸화를 시킨 인간 genomic DNA이지만 바이설파이트변경을 시키지 않은 것을 나타낸다.

2) 환자의 병기와 혈장 cfDNA 메틸화 정도

대장암 환자와 정상인으로부터 혈장을 채취하여 cfDNA를 추출하였고, THBD와 c9orf50에 대해 ddMethyLight assay를 시행하여 메틸화된 droplet이 하나라도 검출되면 양성으로 판독하였을 때, THBD와 c9orf50의 민감도는 아래 그림 19-2와 같았다.

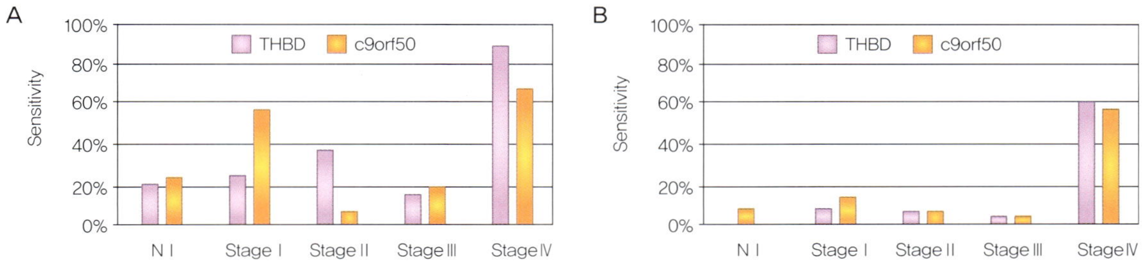

그림 19-2. 정상인 30명과 대장암 환자 75명의 혈장 cfDNA를 대상으로 THBD와 c9orf50에 대해 ddMethyLight을 시행하였고, A)는 검체에서 methylated droplet이 하나 이상 나오면 양성으로 판정하였을 때의 민감도를 나타낸 것이고, B)는 methylated droplet이 두개 이상 나올 때 양성으로 판정하였을 때의 민감도를 나타낸 것임.

3) 혈장 DNA메틸화마커를 선택할 때 고려해야 할 사항

혈장cfDNA의 주 출처가 백혈구이므로, 이들 세포들의 DNA메틸화프로필을 고려하여야 한다. 예를 들어, 대장암을 환자 혈장 cfDNA에서 검출하기 위해 혈장진단용 DNA메틸화마커를 발굴하기 위해서, 일반적으로 접근하는 방법은 대장암과 대장암주변 정상조직을 대비하여 450K 또는 850K DNA methylome을 비교하여, 대장암조직에서 정상조직에 비해 Beta-value 0.3이상 높은 CpG sites를 선택하고, 동시에, 그 CpG site는 CpG island에 위치하여야 하고, MethyLight assay용 프로브와 프라이머가 디자인가능해야 한다. 여기에 덧붙여, 대장암조직의 beta value가 백혈구의 beta-value와 뚜렷한 차이가 나야한다. 그렇지 않다면, 혈액진단용 DNA메틸화마커는 혈액에서 대장암 ctDNA를 진단하는 것이 아니라, 백혈구에서 유리된 cfDNA를 진단하는 것이고, 또한 정상인 대조군 cfDNA에서도 높은 빈도로 검출될 것이기 때문이다.

Chapter 20

후성유전 질환

Epigenetic disease

유전체의 후성유전 프로필에 영향을 주는 유전자의 변이는 인체에 질환을 일으킬 수 있으며, 이 질환은 유전병일 수도, 또는 후천적으로 획득되어질 수도 있다. 흥미로운 것은 후성유전 질환의 상당수가 염색체 이상과 지능저하를 초래한다는 것이다. 후성유전 질환 대부분이 염색체의 이상을 보인다는 점에서 염색체 구조를 유지하는데, 후성유전 기전이 일정한 역할을 담당하고 있음을 알 수 있다.

1 DNA 메틸화 장애

DNA methylation disorder

1) 알파 탈라세미아 지능저하 증후군 (Alpha-Thalassemia Mental Retardation Syndrome, ATR-X)

ATR-X는 X 염색체 유전 지능저하 증후군으로서 심한 지능저하, 언어능력의 소실 또는 감소, 발달 저하, 그리고 선천성 소두증(congenital microcephaly)으로 특징지워진다. 알파 탈라세미아는 이 증후군에 흔히 볼 수 있는 질환이지만, 늘 나타나는 것은 아니다. Xq13에 위치한 ATRX 유전자의 변이가 원인이다. ATRX는 SNF2계열 ATP의존 2형 helicase를 코드하고 있으며, 이 단백질은 끝겹매듭 염색체(acrocentric chromosome)의 단완에 결합하며 두 개의 헤테로크로마틴 단백질(HP1alpha와 EZH2)과 상호작용한다. ATRX단백질은 Daxx 전사인자와 함께, ATP의존 크로마틴 리모델링 복합체에 속하며, 전골수구 핵소체(promyelocytic nuclear bodies)에 위치한다(Xue Y 등, 2003). 유전자의 변이는 끝겹매듭에 위치한 ribosomal DNA 유전자에 심한 저메틸화를 초래한다. 이외에도, Y-specific repeats, 그리고 subtelomeric repeats의 메틸화 패턴에 지속적인 변화를 가져온다.

2) Fragile X syndrome(유약 X증후군)

유약 X증후군은 지능저하의 흔한 원인 중의 하나로서, 남성에서는 1:4,000정도의 발생빈도를 보이고, 여성에서는 1:8,000정도의 발생빈도를 보인다. 이 증후군은 FMR1유전자의 변이에 의해 발생하며, X염색체에 위치해 있다. 이 증후군은 FMR1유전자 5'UTR (untranslated region, 비전사 구역)내의 CGG 반복 시퀀스가 팽창하여 메틸화되면서 유전자를 불활성화시키고, 또한 어떤 상황하에서는 X염색체상에 부서지기 쉬운 부위를 만든다. 정상인에서는 CGG 반복횟수는 7에서 60사이인데, 61에서 230사이의 반복을 가진 대립유전자를 permutation이라고 칭하며, 231이상을 full mutation이라고 칭한다. FMR-1유전자는 RNA-결합 단백질을 코드하고 있으며, 이 단백질은 대뇌에서 주로 발현된다.

유약 X증후군에서 DNA메틸화가 하는 역할은 무엇인가? 질환의 발생은 5′ UTR의 CGG 팽창과 관련이 있다. CGG가 팽창되면, 싸이토신의 메틸화를 초래하여, CGG 반복 시퀀스가 메틸화되고 인접한 FMR-1 유전자 프로모터도 메틸화되어, 불활성화된다. 유약 X증후군 세포를 5-aza-2-deoxycytidine으로 처리하면, 메틸화를 제거할 수 있어서 FMR-1유전자를 재활성화시킬 수 있다.

3) ICF 증후군
(immunodeficiency, centromeric region instability, facial anomalies)

ICF 증후군은 드문 상염색체 열성 유전질환으로서, 메틸화레벨이 교란되는 질환이며, 염색체 20번에 위치한 DNMT3B 유전자의 변이에 의해 발생한다. 이 유전자가 코드하고 있는 DNMT3B 효소는 DNA메틸화를 수립하는 데 핵심적인 역할을 하는 효소이다.

ICF환자들은 두가지의 특징적인 징후를 보이는데, 첫째는 심한 면역결핍(immunodeficiency)이며, 두번째는 염색체 중심절 주위 헤테로크로마틴의 농축완화(decondensation)이다. 후자의 변화는 특히 염색체 1번과 16번에서 두드러지며, 9번 염색체에서도 볼 수 있다. 이 증후군은 염색체 20번에 위치한 DNMT3B의 변이에 의해 초래되는데, 변이의 대부분은 촉매 도메인을 갖고 있는 C말단(carboxy terminal)에서 일어난다. 생쥐에서 Dnmt3b의 촉매 도매인(catalytic domain)을 제거한 Dnmt3b 녹아웃 생쥐는 재태기간중 사망하는데 비해 ICF 증후군 환자는 왜 재태기간에 사망하지 않는 것일까? 그것은 ICF 증후군 환자의 경우, DNMT3B의 촉매 도메인내 점돌연변이에 의한 missense mutation이고, 메틸기를 전달하는 효소기능을 완전히 상실하지 않은 부분상실일 가능성이 많다. ICF 증후군에서는 5mC의 전체 레벨은 약간 감소한 정도이고, 유전체 전체의 현저한 저메틸화는 관찰되지 않는다(Kondo T 등, 2000). ICF 증후군에서 관찰되는 게놈의 저메틸화는 DNA메틸기전달효소 억제제인

5-azacytidine으로 처리한 후에 보는 게놈의 저메틸화보다 덜하다. ICF 증후군에서 저메틸화는 주로 major satellite (satellite DNA 2 and 3, juxtacentromeric)에서 볼 수 있고, 이외에 불활성 X염색체의 조건 헤테로크로마틴(facultative heterochromatin)에서 메틸화 패턴의 교란을 볼 수 있다. 그러나, 이 교란이 X염색체 불활성화를 방해하는 것은 아니다. 많은 반복시퀀스가 DNMT3B 상실로 인해 영향을 받을 수 있다.

4) Rett 증후군

Rett 증후군은 신경발달 장애이며, 여성에서 관찰되는 지능저하의 가장 흔한 원인 중의 하나이다. 이 질환은 거의 대부분이 돌발성으로 발생하며, 발생빈도는 1:10,000정도이다. Rett 증후군 여성 환자는 생후 몇 개월동안은 정상적인 발달을 하다가, 이어 신경 발달의 퇴행이 일어나는데, 특징적으로, 대뇌 발달의 저하, 언어능력의 상실, 의사소통 장애, 자폐증 등을 보인다. 돌발성 Rett증후군의 대부분은 X염색체에 위치한 MECP2 유전자의 변이에 의해 초래된다. 변이는 메틸 결합 도메인(methyl binding domain), 전사억제 도메인(transcriptional repression domain), 또는 COOH 말단에서 주로 일어난다. 유전자는 대부분의 조직에서 발현되지만, 주로 대뇌에서 많이 발현된다.

Mecp2 유전자를 녹아웃시킨 생쥐모델이 세 그룹의 연구자들에 의해 만들어졌다. 양쪽 대립유전자 모두 상실된 생쥐나 또는 둘 다 변이가 있는 생쥐에서 심한 행동장애를 보였다. 즉, 떨림, 운동장애, 불안장애, 경련 등의 증세를 보인다. 생쥐는 출생후 4주 즈음에 사망한다. 생쥐에서 나타나는 증세는 Rett 환자들의 증세와 매우 유사하다. 분자적 수준에서 대뇌의 히스톤 아세틸 레벨을 조사해 보면, 히스톤 H3가 과아세틸화 되어 있음을 볼 수 있다. 이는 MECP2 기능이 손상되면 크로마틴 구조의 변경이 초래된다는 개념을 지지한다. MBD2 유전자를 결손시켜도 행동장애 표현형(behavioral phenotype)이 만들어진다(Hendrich B 등, 2001). MBD2와 MECP2는 인간과 생쥐에서 어느 조직에서나 발현되는 유전자이지만, 이 둘 중의 하나라도 손상되면 유독 뇌기능의 현저한 장애를 초래한다는 것은 다소 놀라운 사실이다. 아마도 MBD계열 유전자들 기능적 여분이 다른 조직에 비해 부족하거나 대뇌의 발달에는 DNA 메틸화에 의한 유전자발현 억제가 중요하기 때문일지도 모른다.

유전자 발현 프로필을 Rett 환자의 대뇌조직과 정상인 대뇌조직간에 비교해 본 결과, 특정 유전자의 전사에는 두드러진 차이가 없다. MECP2의 결핍이 있다하더라도, 유전자 발현에 현저한 차이가 초래되지는 않는다. 그러나 MECP2는 신경 유전자 활성을 조절하는데 중요한 역할을 할 가능성이 높고, 이 단백질의 상실이 지능저하를 유발했을 것이다(Chen WG 등, 2003; Martinowich K 등, 2003).

② 각인 유전자 오류에 의한 질환

Angelman 증후군, Prader-Willi 증후군, 그리고 Beckwith-Wiedermann syndrome (BWS)은 각인 유전자의 오류로 인해 발생하는 유전성 증후군이다(표 20-1). 이 질환들에서는 이상 표현형은 각인된 유전자의 부성 또는 모성 대립유전자가 없어서 초래되거나 또는 조절 난조에 의해 초래된다. 각인장애가 초래되는 기전은 uniparental disomy(염색체 한 쌍이 한쪽 부모로부터만 기원한 것), 염색체의 일정 구역의 결손, downstream 유전자들의 전사를 조절하는 유전자가 각인된 유전자인데 이 유전자에 발생한 변이 등이다.

1) Prader-Willi 증후군과 Angelman 증후군

이 두 증후군은 각인 유전자와 관련된 유전질환이다. 이 두 질환은 15q11-q13구역의 각인과 관련이 있고, 이 질환의 발생율은 1:10,000에서 1:40,000이다. 둘 다 신경발달 장애로서, 학습장애를 보인다. Prader-Willi 증후군은 근육긴장저하(hypotonia), 과식증(hyperphagia), 비만, 생식샘저하증(hypogonadism), 발달 지연(developmental delay)을 특징으로 한다. 반면, Angelman 증후군은 조화운동불능(ataxia), tremulousness, 수면장애, 과다활동(hyperactivity), 발작적인 웃음을 보인다.

이 두 증후군과 관련된, 가장 흔한 유전자적 특징은 염색체 15q11-q13내에 3-4 Mb가 결손되어 있는 것이다. 이러한 결손이 Angelman 증후군환자에서는 모성 기원 염색체에서 일어나고, Prader-Willi 증후군에서는 부성 기원 염색체에서 일어난다.

표 20-1에서 보는 바와 같이, Prader-Willi 증후군이나 Angelman 증후군 환자 모두가 염색체 15번 결손을 가진 것은 아니다. 일부의 Prader-Willi 증후군 환자는 모성 기원 15번 염색체 1쌍을 갖는 대신 부성 15번 염색체가 없으며, 마찬가지로 Angelman 증후군의 일부에서, 부성기원 15번 염색체 1쌍을 갖는다. 이런 기전을 uniparental disomy라고 한다.

이체화(disomy)가 일어나는 기전은 meiotic nondisjuction에 의해 trisomy 15를 이루고, 이것이 normalizing nondisjuction event("trisomy rescue")에 의해 두개의 정상적인 15번 염색체를 갖게 하지만, 둘 다 한 쪽 부모로부터만 받은 것이다. 현재 15q11-q13내에 모성 각인이 알려진 유전자는 UBE3A, ATP10C이고, 부성 각인이 알려진 유전자는 여럿 있는데, ZNF127, IPW, SNRPN, SNURF, PAR1, PAR5이 알려져 있다. 각인 유전자를 조절하는 것은 각인 조절 센터(imprinting control region)인데, 이것에 의해 각인 유전자의 DNA메틸화, 크로마틴 구조, 발현이 부모 기원과 관련하여 선택적으로 일어나게 한다.

표 20-1. Prader-Willi, Angelman, Beckwith-Wiedemann 증후군의 주요 유전적 이상(a schematic summary of the main genetic abnormalities in Prader-Willi, Angelman, and Beckwith-Wiedemann).

Molecular class	Prader-Willi syndrome	Angelman syndrome	Beckwith-Wiedermann syndrome
1. Deletion or duplication	Paternal deletions 75%	Maternal deletions 75%	Paternal duplication < 1%
2. Uniparental disomy	Maternal (meiotic) 22%	Paternal (meiotic) 2%	Paternal somatic 10%
Inherited	Intrachromosomal microdeletions 1%	Intrachromosomal microdeletions 1%	None
Sporadic	Intrachromosomal microdeletions 2%	Intrachromosomal microdeletions 2%	LOI at IGF2 (20%) or LIT1 (50%)
3. Translocations, chromatin effects	Paternal inheritance <1%	–	Maternal inheritance < 1%
4. Gene mutations	-	Maternal UBE 3A 7%	Maternal CDKN1C 10%
5. Unknown	-	13%	10~20%

2) Beckwith-Wiedermann syndrome (BWS)

11p15.5에 위치한 일련의 각인 유전자들은 BWS와 관련이 있는데, 이 증후군은 큰몸증(mcrosomia), 큰혀증(macroglossia), 장기비대와 윌름즈 종양(7~10%)과 같은 배아성 종양(embryonal tumor)이 동반된다. 각인 조절 구역(imprinting control region)의 메틸화 상실은 각인의 난조를 초래하여 양 대립유전자 모두 발현하거나(*IGF2*) 또는 둘 다 발현되지 않도록(*CDKN1C*) 한다.

3 후성유전질환으로서의 암종

후성유전적 변화는 인체의 암종 발생에 주요한 역할을 한다. 예를 든다면, 현미부수체 불안정성을 보이는 돌발성 대장암종에서 hMLH1유전자의 프로모터 CpG island의 메틸화와 이로 인한 hMLH1유전자의 불활성화를 볼 수 있다(Kane MF 등, 1997). 이 예에서 볼 수 있듯이 후성유전적 변화는 유전자적 변화를 초래할 수 있다. 자세히 말하자면, hMLH1은 부정결합 수복(mismatch repair) 기능을 하는데, 이 유전자가 프로모터 CpG islands 메틸화에 의해 불활성화되면, 부정결합 수복 기능에 결함이 생겨, 단일 뉴클레오타이드 변이율도 상승되겠지만, 주로 현미부수체 불안정성(microsatellite instability)이 초래된다. 현미부수체의 대부분은 유전자를 코드하지 않는 시퀀스에 위치해 있지만 드물게 엑손내에 현미부수체가 있어서, hMLH1이 불활성화되어 mismatch repair기능에 손상이 오게되면, 엑손내의 현미부수체의 불안정성이 초래되고, 유전자의 변이가 초래된다.

주요 종양억제 유전자들이 유전자의 돌연변이나 결손뿐만 아니라 프로모터 CpG islands의 과메틸화에 의해 불활성화될 수 있음이 지속적으로 보고되고 있으며, 따라서 종양억제 유전자를 불활성화시키기 위해서는 두 번의 hit가 필요하다는 Knudson의 이론에 따라, 종양억제 유전자를 불활성화시키는 기전으로 DNA 메틸화라는 옵션이 추가되어져야 한다(Jones PA and Laird PW. 1999). 크로마틴을 변경하는 효소들 또한 여러 혈액질환과 관련되어 있다.

백혈병의 특징 중의 하나는 다양한 염색체 전위가 있다는 것인데, 이 전위에 의해 융합 단백질(fusion protein)을 만든다. 히스톤 메틸기전달효소와 히스톤 아세틸전달효소가 이러한 융합에 관련되어 있으며, 타아겟 유전자의 항진을 일으킨다. 급성 전골수구 백혈병(acute promyelocytic leukemia)의 경우, 발암 융합 단백질은 PML-RARα (promyleocytic leukemia-retinoic acid receptor-α)인데, 이는 HDAC을 동원하여 조혈세포의 분화에 필수적인 유전자들을 불활성화시킨다(Grignani F 등, 1998). 급성 골수백혈병에서도 AML1-ETO 융합단백질은 N-CoR-Sin3-HDAC1 복합체를 동원하여 골수세포 분화를 억제한다(Jones LK and Saha V. 2002). ATP의존 크로마틴 개형 복합체는 여러 개의 소단위로 구성되어 있으며, 뉴클레오좀을 옮길 수 있어서 전사를 조절할 수 있다. SWI-SNF복합체 중 여러 구성 요소들이 암종과 관련되어 있다(Roberts CW and Orkins SH, 2004). 예를 든다면, INI1(SMARCB1)의 상실을 소아 종양에서 흔히 볼 수 있으며, ATPase 소단위인 BRM(SMARCA2)과 BRG1(SMARCA4)은 다양한 암세포주 및 원발 종양에서 변이되어 있다. BRG1 변이는 비소세포 폐암종의 불량한 예후와 관련이 있다.

1) 히스톤변경의 교란을 매개하는 유전자들 (genes mediating the disruption of histone modifications)

(1) 히스톤 아세틸기전달효소(히스톤 아세틸트랜스퍼라제)

Fraga등은 H4K16에 특이적인 히스톤 아세틸전달효소(histone acetyltransferase, HAT)인 MOZ, MOF, MORF가 암세포에서는 repetitive DNA elements에 동원되지 않는다는 것을 밝혔다(Fraga 등, 2005). 이러한 HAT는 백혈병에서 fusion protein에 의해 변경된다는 것이 이미 밝혀져 있다. 예를 든다면, MOZ-CBP, MORF-CBP를 예로 들 수 있겠고, H4K16의 유전체 전반적인 아세틸화의 소실과 관련되어 있다(Fraga 등, 2005). 이러한 fusion protein

의 동반자는 흔히 CBP 또는 p300인데, 이들 또한 HAT이며, 다만, H4K16에 작용하지는 않는다. 이런 HAT가 종양억제유전자로서의 역할을 할 가능성에 대해서 여러 연구결과에서 시사된 바 있다. 첫째, CBP, p300, pCAF의 체세포변이(somatic mutations)가 원발성 인체 종양에서 보고되어 있다(Gayther 등, 2000; Ozdag 등, 2002; Ionov 등, 2004; Kishimoto 등, 2005). 둘째, Rubinstein-Taybi증후군의 경우, CBP유전자의 배태성 돌연변이에 의해 발생하는데, 종양이 빨리 발생하는 경향이 있다(Gibbons, 2005). 셋째, CBP heterozygous mice는 혈액종양을 일으킨다(Gibbons, 2005).

(2) 히스톤 탈아세틸화 효소

HDAC중의 하나인 Sirtuin 1(SIRT1)이 p53을 탈아세틸화시키는 것으로 알려져 있어, 인체의 암종 형성에 기여하고 있다. 또한 형질전환된 세포에서 repetitive DNA element의 H4K16 위치에 SIRT1이 많이 결합되어 있을 가능성이 있고, 백혈구 세포에서 SIRT1의 과발현이 보고된 바 있다(Bradbury 등, 2005). SIRT1에 비해 보다 광범위하게 작용하는 HDAC(예를 든다면, HDAC1, HDAC2) 등에서의 변이는 아직 종양에서 보고된 바 없지만, 조절 난조는 인체 종양의 흔한 특성중의 하나이다(Gibbons 등, 2005).

(3) 히스톤 메틸기전달효소(히스톤 메틸트랜스퍼라제)

H4K20의 삼중메틸화는 히스톤 메틸기전달효소인 PR'SET7-SET8외에 Suv4-20h1과 Suv4-20h2에 의해 매개된다(Fraga and Esteller, 2005). 다른 히스톤메틸기전달효소인 MLL1이 혈액암종에서 많은 다른 파트너 물질에 전좌(translocate)되어 파손되는 것처럼 이 효소들(Suv4-20h1과 Suv420h2)은 암세포에서 흔히 파손되는 표적물질 중의 하나이다(Fraga and Esteller, 2005). 히스톤 H4K20의 삼중메틸화 소실은 종양에서 이러한 효소 활성 결핍 결과이거나, heterochromatic regions(히스톤 H4K20 삼중메틸화가 집중적으로 일어나는 곳)으로의 동원실패에 의한 결과일 수 있다. Suv39H1 HMTs (H3K9을 타겟으로 함)가 결핍된 생쥐에서 염색체 불안정성이 증가되어 종양발생 위험도가 증가하는 사실이나(Peters 등, 2001), 많은 종양 유형에서 또다른 H3K9히스톤메틸기전달효소인 RIZ1이 CpG island 과메틸화에 의해 불활성화된다는 것 등을 예로 들 수 있다.

(4) Polycomb repressive complex(폴리콤 억제 복합체, PRC)와 trithorax-group (trxG)

PRC 단백질은 후성유전학적 침묵요소(silencer)인 반면, trxG 단백질들은 후성유전학적 활성요소(activator)이다. 이 둘은 다기능을 수행하는 복합단백질로서 이들내에 HDAC 및

HMT가 포함되어 있다. Trithorax의 인간상동체(human homologue)인 MLL의 경우, 전좌(translocation)가 일어나 변형 융합단백질(transforming fusion protein)을 만드는 것이 알려져 있다(Gibbons 등, 2005). PRC의 경우, 두 가지 형태의 복합체가 있는데, PRC1에는 BMI1이, PRC2에는 EZH2가 포함되어 있다. BMI1은 p16이나 p14와 같은 종양억제 유전자를 하향 조절하며(Valk-Lingbeek 등, 2004), transgenic mice의 경우, 림프종을 잘 형성하는 것이 알려져 있다. 또한 인체 림프종의 아형들 중에는 BMI1유전자 증폭 및 과발현이 보고되어 있으며, 이에 의해 세포 불멸화를 유도하는 것으로 알려져 있다(Valk-Lingbeek 등, 2004; Raaphorst, 2005). EZH2는 여러 종양 유형에서 유전자 증폭을 보이고(Bracken 등, 2003), 특히, 전립선암 및 유방암에서 과발현되어 있으며, EZH2의 발현억제(down-regulation)는 종양성장을 억제한다(Raaphorst, 2005).

(5) PRC2의 EED 또는 SUZ12

악성 말초신경초 종양(malignant peripheral nerve sheath tumor, MPNST)은 유전질환인 신경섬유종증 I형(neurofibromatosis type I, NF1)과 관련하여 발생하거나, 또는 방사선요법후 산발적으로 발생할 수 있는 악성 연부조직 종양이다. 포괄적인 게놈접근방식을 사용하여 산발성 MPNST의 92%, NF1 관련 MPNST의 70%, 그리고 방사선 요법 관련 MPNST의 90%에서 PRC2 구성요소인 EED 또는 SUZ12의 체세포 유전자변이를 확인했고, 이 변이는 PRC2의 기능 손실과 관련이 있었다(Lee W 등, 2014). PRC2 기능손실이 있는 MPNST는 히스톤 H3의 라이신27에서 삼중메틸화(H3K27me3)의 완전한 손실과 PRC2에 의해 억제되던 다중 호메오박스 마스터조절자의 비정상적인 전사 활성화, 그리고 이들에 의해 조절되는 발달경로의 비정상적인 활성화를 보여주었다. PRC2가 결핍된 MPNST 세포주에서 손실된 PRC2 성분의 도입은 H3K27me3 수준을 회복시키고 세포 성장을 감소시켰다.

(6) PRC2의 알로스테릭 활성(allosteric stimulation)을 억제하는 EZHIP

Posterior fossa type A ependymoma(후두와 A유형 뇌실막세포종)는 변이나 카피수 증가 없이 EZHIP를 과발현하는데, H3.1/2나 H3.3에 H3K27M변이가 있는 diffuse midline glioma(미만성 중간선 신경아교종)와 유사한 유전자발현 양상, DNA메틸화 프로파일 양상, 그리고 유전체 전반의 낮은 레벨 H3K27me3을 보인다. EZHIP과 H3K27M은 PRC2의 경쟁성 저해자(competitive inhibitor)로서, EZHIP내의 한 펩타이드가 H3K27M가 유사하여, EZH2와 결합하여 PRC2의 활성을 저해하고 결과적으로 종양세포 유전체의 H3K27me3의 레벨을 저하시킨다.

2) 크로마틴 리모델링의 교란을 매개하는 유전자들 (Genes mediating the disruption of chromatin remodeling)

(1) SWI/SNF계 복합체 및 효소

가장 잘 알려진 크로마틴 리모델링 인자는 ATP가수분해 효소인 SWI/SNF계 복합체 및 효소를 들 수 있겠다. 이들은 15개의 subunit으로 구성된 복합단백체이며 29개의 유전자들이 다른 조합의 형태로 복합단백체 구성에 참여한다. 이 복합단백체는 매우 폴리모픽(polymorphic)하며, 세포유형에 특이적이다. PRC에 의해 접근하기 어려운 폐쇄적인 크로마틴구조가 만들어졌다면, SWI/SNF복합단백체는 이를 접근가능한 크로마틴구조로 바꾸는 기능을 수행한다.

SWI/SNF계열의 많은 요소들 중, PASG/LSH, BRG1, HLTF, SNF5(SMARCB1), SS18, ARID1A 등이 암종의 발달과 관련이 있다. PASG/LSH의 변이는 백혈병에서 발견된 바 있으며(Lee 등, 2000), BRG1(SMARCA4) 유전자 변이는 난소의 small cell carcinoma, hypercalcemic type을 포함한 여러 종양 유형에서 일어나며, 이 유전자의 야생형을 전달감염시키는 경우 세포성장을 억제하였다(Medina 등, 2005). HLTF는 많은 인체 종양에서 CpG island 과메틸화에 의해 억압되며, SNF5(SMARCB1)는 악성막대종양(malignant rhabdoid tumor)에서 돌발성 변이나 생식세포(배선) 돌연변이에 의해 억압된다(Imbalzano and Jones, 2005). SMARCB1의 변이는 대개 SMARCB1단백질 생성이 이루어지지 않거나 기능적 소실을 초래하기에, SWI/SNF 복합단백체의 기능소실을 초래하여, PcG에 의해 불활성화된 크로마틴을 활성화시키는 작업을 수행할 수 없게 된다. ATRX-DAXX유전자의 변이가 췌장 신경내분비종양(neuroendocrine tumor)에서 발견되었다.

활막육종(synovial sarcoma)에서 95% 관찰되는 SS18-SSX t (X:18) 전좌에서, SS18은 SWI/SNF의 subunit이며, SSX는 PRC1.1복합체와 결합하여 히스톤에 부착되어 전사억제자로 작용한다. SS18-SSX 융합단백질은 PRC1.1의 KDM2B와 연결함으로써, 결과적으로 SWI/SNF 복합체를 PRC1.1복합체로 불러들이게 된다. PcG단백질에 의해 불활성화되어야 할 유전자들이 SWI/SNF 복합체에 의해 활성화되게 된다. SS18-SSX의 fusion 단백질은 SWI/SNF 단백복합체의 지속적인 활성화를 초래하여 PRC에 의해 불활성화된 크로마틴을 활성화된 크로마틴으로 변화시킨다.

ARID1A는 DNA로의 단백질접근성을 용이하게 하는 SWI/SNF 복합체의 한 subunit이다. ARID1A는 TCGA 데이터세트에 따르면 32개 암종중 26개 암종에서 상당한 정도의 변이빈도를 보이며, 자궁내막암, 위암종, 방광요로상피세포암 등에서 고빈도(15~44%)의 변이를 보인다. ARID1A는 인핸서를 매개로 한 전사조절능이 알려져 있으며(Mathur R 등, 2017), 이와는 별도로 부정유합수복단백질인 MSH2가 ARID1A의 결합파트너인 것이 밝혀져, DNA복제시 ARID1A는 MSH2를 크로마틴에 동원하여 부정유합수복을 도모한다(Shen J 등, 2018). 역으로, ARID1A변이로 인해 ARID1A결핍이 있을 시, 부정유합수복결함으로 C>T변이가 항진되고, 종양에서 변이부담율(mutation load)을 증가시킨다. SWI/SNF복합체는 PRC2복합체와 길항작용이 있는데, ARID1A 결핍이 있는 경우 EZH2 활성이 올라가서 H3K27메틸화가 유전체의 많은 곳에서 일어나고 또한 DNA메틸화가 유도된다.

(2) Tudor domain Royal family

크로마틴 리모델링 인자에는 Tudor domain Royal family가 있는데, 여기에 속하는 것들로 HP1과 BS69가 있다. 이 둘은 EMSY에 결합하는데, EMSY는 BRCA2경로의 중요한 구성원이다. EMSY는 유방암에서 종양유전자로서 기능을 하는데, 흔히 유전자가 증폭되어 있다(Hughes-Davies 등, 2003). 후성유전적 억제제(epigenetic repressor)에는 BRMS1(Breast cancer metastasis suppressor 1)이 포함되는데, 이는 종양형성과정 자체는 건드리지 않은 채 종양전이를 억압할 수 있다(Meehan and Welch, 2003). BRMS1은 mSin3a HDAC 복합체와 연합하여 타겟 유전자의 발현을 억압한다. BRMS1의 반대되는 방향으로 작용하는 것으로 전이관련 유전자(metastasis-associated genes, MTA) 그룹을 들 수 있겠다. MTA1, MTA2, MTA3는 뉴클레솜 리모델링 및 탈아세틸화 복합체의 구성원들로서, NuRD복합체의 한 부분을 구성한다. MTA1유전자의 과발현은 여러 인체 종양에서 악성경과와 관련이 있는 것으로 알려져 있고, MTA3는 림프종 및 유방암에서 중요한 역할을 하고 있다. 특히 유방암에서 Snail 전사억압유전자 및 세포 접착 물질인 CDH1의 발현상실을 초래한다(Fujita 등, 2003).

3) DNA메틸화관련 유전자 (Genes mediating methylation or demethylation at cytosine)

DNA메틸화전달효소를 코드하고 있는 DNMT3A유전자의 변이가 급성골수성백혈병(acute myeloid leukemia)에서 관찰된다는 것과 DNA 탈메틸화효소를 코드하고 있는 TET2의 변이나 결손이 또한 다양한 골수성 백혈병이나 연골육종 또는 간내담관세포암종에서 관찰된다는 것은 이와 같은 DNA메틸화의 교란이 암발생에 기여한다는 것을 의미한다.

4) 대사효소들(metabolic enzymes)

최근의 연구결과들은 미토콘드리아 citrate대사에 관여하는 유전자들의 변이가 세포를 악성세포로 전환시킬 수 있거나 전환될 수 있는 세포내 환경을 제공함을 보고하고 있다. 70%의 저등급 교세포종(low-grade gliomas)은 NADP+의존 isocitrate dehydrogenase enzymes (IDH1 및 IDH2) 둘 중의 하나에 변이를 갖고 있다. IDH의 특정코돈변이는 새로운 기능을 IDH에 부여하여, IDH가 ketoglutarate가 아닌 hydroxyglutarate를 생산케 한다. Ketoglutarate에 의존적인 TET효소와 KDM효소는 기능이 저하되어, 이들에 의한 DNA탈메틸화와 히스톤의 탈메틸화가 저하되어 DNA메틸화가 축적되고 히스톤꼬리의 라이신메틸화가 축적되어 이로 인해 종양이 발생하고 진행하게 된다.

5) 히스톤 유전자(Histone H3)

크로마틴 리모델링에 관여하는 유전자들의 변이뿐만 아니라 히스톤자체의 변이가 암을 일으킬 수 있다. 히스톤 H3유전자의 과오돌연변이(missense mutation)가 어린이 환자의 교세포종에서 관찰되는데, 60%의 미만성 내재성 신경교종(diffuse intrinsic pontine glioma, 뇌간신경교종) 또는 천막상 교모세포종(supratentorial glioblastoma multiforme)에서 H3F3A (H3-3A 또는 H3.3A)이거나 HIST1H3B 둘 중의 하나에서 배타적인 변이를 보인다. K27M 변이가 이들 변이의 80%를 차지한다(Wu G 등, 2012). H3K27M변이는 유전체 전반적인 H3K27me3레벨을 낮추는데, 이는 H3K27M이 PRC2의 EZH2 subunit과 상호작용하여 PRC2의 효소능력을 감소시키기 때문이다(Lewis PW 등, 2013). H3K27me3와 EED가 결합하면, EED는 EZH2에 알로스테릭 효과(allosteric effect)를 발휘하여 EZH2의 효소능력을 향상시키는데, H3K27M변이는 이러한 알로스테릭 효과를 차단하여 PRC2에 의한 H3K27me3의 확산(spreading)이 차단된다. H3K27me3는 PRC2의 EED와 상호작용하여 PRC2의 효소작용을 8배나 향상시키며, 이러한 알로스테릭 효과가 PRC2의 유전자 사이지역(intergenic region)으로의 확산을 촉발시켜, 넓은 H3K27me3도메인을 형성하게 만든다. H3K27M 변이가 전체 30종의 H3유전자중에서 한 유전자에서 발생하기에 전체 H3단백질중의 일부분에 지나지 않음에도 불구하고 H3K27me3 레벨이 낮아지는 이유는 H3K27M이 PRC2 효소활성도를 저해하고 H3K27me3의 확산을 차단하기 때문이다.

뼈의 거대세포종양(giant cell tumor)의 96%에서 H3.3단백질을 코드하고 있는 H3F3A 유전자에서 34번 아미노산 글리신의 변이가 관찰되는데, 대부분은 트립토판으로 치환된 G34W 변이이다. 이 변이는 뼈의 거대세포종양에서 일관되게 관찰되는 유일한 변이로서, 후성유전적 리모델링을 통해 종양을 일으키는 운전자역할을 한다(Khazaei S 등, 2020). H3.3(H3-3A) 단백질은 H3 히스톤 전체의 3%미만을 차지하며, H3.3의 G34W변이는 H3.3K27me3는 증가시키는 in cis 효과를 보이지만, H3전체(H3.1, H3.2, 및 H3.3)의 H3K27me3 레벨을 감소시키는 trans 효과를 보인다.

Chapter 21

후성유전치료

Epigenetic therapy

후성유전적 변화가 가역적이기에 종양억제유전자를 억압하는 후성유전적 변화를 제거한다면, 유전자의 활성을 되돌려 놓을 수 있을 것이다. 이러한 용도를 가진 약제가 개발되었고, 보다 나은 약효를 가진 약제가 개발되고 있다. DNA 메틸 전달효소나 히스톤 탈아세틸화 효소 활성을 억제시킨다면 후성유전적 기전에 의해 불활성화된 유전자의 활성을 되돌려 놓을 수 있을 것이다. 암을 포함한 많은 질환들이 후성유전적 원인인자를 가지고 있다는 사실은 이러한 개념에 입각한 새로운 치료약제를 개발하도록 고무시키고 있다.

1 후성유전치료 약제의 종류

epigenetic drugs

크게 두 종류의 후성유전 치료약제가 암치료를 위해 연구 및 개발되고 있는데, 하나는 DNA 메틸기전달효소 억제제로서 DNA 과메틸화를 타겟으로 하는 것이고, 또 다른 하나는 히스톤 탈아세틸화 효소 억제제로서 히스톤 탈아세틸화를 타겟으로 한다(표 21-1). DNA메틸기전달효소 억제제 2가지가, 히스톤 탈아세틸화 효소 억제제 4종이 FDA에 의해 승인되었다. 여기에 힘입어, 후성유전적 치료제로서 히스톤메틸기전달효소, 라이신탈메틸화효소, 브로모도메인 등을 타겟으로 한 약제가 개발되고 있다. 추가적으로, IDH1억제제가 2018년 FDA승인되어 급성 골수성 백혈병(acute myelogenous leukemia) 치료제로 사용되고 있다. 또한 어떤 약제들은 항암제로서, 또는 다른 질환 치료 약제로서 사용되어지고 있는 것도 있다. 미국 FDA에서는 DNMT 억제제인 azacytidine (Vidaza)를 2004년에 승인하였고, 2006년에 decitabine (Dacogen)을 승인하였다. DNMT억제능이 다소 약한 약제들은 다른 적응증을 위해 이전에 승인되었는데, 예를 든다면, 국소마취제인 procaine (novocaine)과 항고혈압제인 hydralazine (Apresoline)이다. 그러나 이 약제들은 후성유전암 치료효과에 대해 연구되고 있지는 않다. 2018년 현재, 항암치료제로서 FDA에 의해 승인된 HDAC 억제제로는 4가지가 있으며, Vorinostat (SAHA)과 Romidepsin이 cutaneous T cell lymphoma치료약제로서 승인되었고, 추가적으로 Belinostat과 Panobinostat이 FDA에 의해 승인되었다. HDAC억제제로서 암이 아닌 다른 질환 치료를 위해 FDA에 의해 승인된 약제는 phenylbutyrate (Buphenyl)와 valproic acid (Depakote)등이 있다.

DNA 메틸화 억제제들은 DNA메틸화에 의해 억제되었던 유전자들을 급속히 재발현시킨다. 이러한 억제제들의 원형은 5-aza-cytidine(5-aza-CR)과 5-aza-2′-deoxycytidine(5-aza-CdR)으로서 처음에는 세포독성이 있어 항암제로 개발된 약제들이지만, 나중에 이들이 강력한 DNA 메틸화 억제제이며, 배양된 세포에서 유전자발현 및 분화를 유도할 수 있음이 밝혀졌다(Constantinides PG 등, 1977; Jones PA and Taylor SM, 1980). 이 두 뉴클레오사이드 유사물질은 dNTP로 변환되어 복제하고 있는 DNA에 싸이토신 대신에 투입된다. 이 약제들은 세포주기 중 S기에만 활동한다. DNA 메틸기전달효소는 azacytosine, 5-fluorocytosine, pseudoisocytosine이나 zebularine 등과 같은 변형된 염기를 가지고 있는 DNA에 붙잡히게 되어 활성을 잃게 되므로 새로이 형성되는 DNA가닥에 메틸화정보를 전달할 수 없게 되어, 새로이 형성되는 가닥은 탈메틸화 된다(Zhou L 등, 2002). DNA 메틸화전달효소들이 이 변형된 염기에 공유결합을 하게 되는데, 이로 인해서 또한 세포독성이 초래된다(Michalowsky LA and Jones PA, 1987).

초기의 임상시험에서는 이 약제들을 고용량으로 투여하였는데, 세포독성의 부작용으로 말미암아, 항암제로 쓰일 수가 없었다. 그러나, 이 약제들을 저용량으로 투여하였을 때, 비교적 세포독성이 적었고, 골수형성이상 증후군(myelodysplastic syndrome, MDS)이나 다른 백혈병 치료에 효과가 있었다(Issa JP 등, 2004). Azanucleosides 중, Azacytidine은 골수형성이상 증후군의 아형인 refractory anemia(불응성빈혈)에 대한 치료제로서 FDA 승인을 획득하였고, 이어, Decitabine이 MDS치료제로서 FDA승인되었다. 발생과정 중에 발현이 억제되는 태아 글로빈 유전자의 프로모터를 탈메틸화함으로써 헤모글로빈F의 생산을 증가시켜 빈혈을 교정하고자 하는 것이다. Azanucleosides의 문제점은 수용액상태에서 불안정하다는 것인데, zebularine이나 5-fluoro-2'-deoxycytidine과 같은 유사물질을 쓰면 이러한 문제점을 극복할 수 있고, 따라서 경구투여가 가능하다(Cheng JC 등, 2003).

후성유전적 유전자 불활성기전에는 히스톤 탈아세틸화가 수반되어 있으며, 여기에는 최소한 세 종류의 HDAC이 매개한다. HDAC의 종류가 다르다 할지라도, 기능은 부분적으로 중복되어 있으며, 이 효소를 억제하는 작은 분자물질들이 많이 개발되고 있으며, 이들은 광범위하게 작용하거나 또는 특이적으로 작용한다. HDAC 억제제들은 배양된 형질전환 세포들

표 21-1. 후성유전 치료약제(epigenetic drugs)

Target	Alternate name	Comments
DNA methylation		
5-Azacytidine	Az acitidine, Vidaza	FDA approved for myelodysplastic syndrome (MDS)
5-Aza-2'-deoxycytidine	Decitabine, dacogen	FDA approved for MDS
Arabinosyl-5-azacytidine	Fazarabine	Phase I/II
5-6-Dihydro-5-azacytidine	DHAC	Phase I/II
5-Fluoro-2'- deoxycytidine	Gemcitabine	Phase I/II
EGX30P	Oligonucleotide	Allosteric inhibitor
Epigallocatechin-3-gallate	EGCG	Green tea polyphenol
Hydralazine		FDA approved for cardivascular drug
MG98	DNMT1 antisense	Phase II
Procainamide		FDA approved for cardivascular drug
Procaine		Anesthetic
RNAi		
Zebularine		Preclinical
RG108		Preclinical
Histone deacetylase		
Apicidin		
Butyrates	Phenylbutyrate, Buphenyl	FDA approved for urea cycle disorders
m-Carboxycinnamic acid bishydroxamide (CBHA)	CBHA	
Cyclic hydroxamic-acid-containing peptide 1	CHAP1	TSA-Trapoxin Hybrid
Depudecin	Epoxide	
Romidepsin	FK228, Depsipeptide, FR901228, Istodax®	Approved for CTCL therapy
Panobinostat	Farydak, LBH589	Approved for multiple myeloma therapy
MS-275	Benzamidine, Entinostat	Phase I

Target	Alternate name	Comments
LAQ824		Phase I
Oxamflatin		
MGCD0103		Phase I/II
Belinostat	Beleodaq, PXD101	Approved for peripheral T cell lymphoma
Pyroxamide		Phase I
RNAi		
Suberic Bishydroxamic Acid	SBHA	
Suberoylanilide Hydroxamic Acid	SAHA, Vorinostat, Zolinza	Approved for CTCL therapy
Trichostatin A	TSA	High toxicity
Trapoxin A		Irreversible inhibitor
Valproic acid	Depakote, Depakene	FDA-approved anti-seizure drug
Histone demethylase		
CBB1003		
BET (bromodomain extra-terminal)		
Thienotriazolodiazepine	JQ1	
Benzoisoxazoloazepine	CPI-0610	Phase-II
BMS-986158		Phase-I/IIa
PLX51107		Phase-II
IDH1		
Ivosidenib	Tibsovo	Approved for AML
EZH2		
3-Deazaneplanocin A	DZNep	
EPZ-6438	Tazemetostat	

이나 종양세포들에서 분화, 성장억제, 아포프토시스를 유도할 수 있다. 이 약제들이 작용하는 기전에 대한 가설은 다음과 같다. 히스톤을 포함하여, 아세틸화된 단백질이 축적되게 되면, 후성유전적으로 불활성화되었던 유전자들의 발현을 유도할 수 있다. p53이 불활성화되어 있는 종양에서 HDAC억제제를 투여하면, 세포주기 키나아제 억제물질인 p21을 코드하고 있는 유전자가 흔히 항진된다(Xiao H 등, 1999). 암치료적 측면에서 이것은 의미가 있는

데, 왜냐하면, 많은 암종들에서 기능하고 있는 정상 p53이 없어, p53에 의한 세포주기 제동을 할 수 없기 때문이다. HDAC억제제들은 모든 HDAC에 대한 다양한 효과를 내는데, 이들은 화학적 성질에 따라, 다음과 같이 분류할 수 있다: (1) hydroxamic acids (trichostatin A, SAHA, PXD101, NVP-LAQ-824); (2) carboxylic acids (sodium valproate, butyrate);(3) benzamides (MS-272, trapoxins, FK228)(Villar-Garea and Esteller, 2004). HDAC억제제의 항암효과는 위에서 언급한 바와 같이 종양억제 유전자의 발현억압을 해소해 줌으로 인한 것일거라고 생각되지만, HDAC 억제제가 히스톤 H4K16의 아세틸화 레벨을 회복시켜 줌으로써 항암효과를 낼 가능성도 제기되고 있다(Fraga 등, 2005). 많은 종류의 HDAC 억제제가 개발되어 있기 때문에, 개별 효소를 공략하는 치료법을 개발함으로써 치료법의 정확성을 제고할 수 있을 것이다.

연구자들은 히스톤 변형과 DNA 메틸화간에 상호 연관이 있다는 것을 감안하여 DNA 메틸화 억제제와 HDAC 억제제를 함께 투여하는 복합치료법을 생각하게 되었다. 5-aza-CR과 butyrate (HDAC 억제제)를 HeLa 세포에 투여하였을 때, 이들은 공조하여 beta-adrenergic receptor를 향진시켰다(Jahangeer S 등, 1982). 빈혈을 앓고 있는 닭에서도 이 두 약제는 시너지를 보여 조혈모세포에서 태아 p형 글로빈 mRNA치를 상승시켰다(Ginder GD, 등, 1984). 배양된 세포에다 5-aza-CdR과 trichostatin A를 투여하여, 새로운 종양억제 유전자를 분리해 낼 수 있었다(Cameron EE 등, 1999; Suzuki H 등, 2002). 생쥐의 폐암을 대상으로 한 연구에서 5-aza-CdR과 butyrate간은 강한 시너지를 보였다(Belinsky SA 등, 2003). 이러한 시도 외에도, 후성유전치료로 먼저 세포를 감작시킨 후, 뒤이어 항암치료나 인터페론, 또는 면역치료를 시도할 수 있겠다. 2015년에 발표된 일련의 in vitro 및 동물실험 연구결과는 저용량의 후성유전치료가 고형암에 대한 항바이러스효과를 통해 암줄기세포수를 줄일 수 있다는 것과 암세포에 대항하는 T세포의 침윤을 유도시킬 수 있음이 밝혀져 기존 항암치료전략에 후성유전치료를 병행하는 시도에 대한 이론적 근거를 제공하고 있다.

2 후성유전치료제의 항암 약리기전

anti-cancer pharmacologic mechanism of epigenetic therapy

1) DNA메틸화 억제제 및 HDAC 억제제의 약리기전

DNA메틸화 억제제 및 HDAC 억제제의 약리기전은 결코 간단하지 않다. 물론, 이 두 약제가 유전자들을 활성화시킨다는 것은 사실이겠지만, 활성화시킨다는 것만으로도 약효를 나타내는 것일까?

① 첫째, 활성화에 의한 종양억제유전자의 재활성화로 인한 종양성장억제, 또는 아포프토시스의 유도에 의한 항암작용을 약리기전으로 들 수 있다. DNA메틸화 억제제와 HDAC 억제제는 둘다 세포독성제로서 세포주기를 정지시킬 수 있고, p21이나 p53을 항진시킴으로써 아포프토시스를 유도할 수 있다. 유전체의 메틸화 상실은 p53의존 아포프토시스의 원인이 되며, p53은 DNMT를 억압하기에 이 두 단백질간에 피드백 고리가 있음을 시사한다(Jackson-Grusby L 등, 2001; Peterson EJ 등, 2003).

② 둘째, 저용량 5-aza-CdR투여가 유전자 몸통 탈메틸화(gene body demethylation)를 일으켜 유전자 발현, 특히 암유전자발현을 저하시킴으로써 항암효과를 유발할 가능성이 있다(Yang X, 등. 2014)

③ 셋째, Azanucleosides로 처리한 세포의 DNA에는 DNA 메틸기전달효소가 붙어 있는데, 이것이 세포독성을 일으킬 수 있다(Juttermann R 등, 1994).

④ 넷째, 저용량 5-aza-CdR의 일시적인 노출이 암세포내의 내재적 리트로바이러스 등으로부터 이중가닥(double strand, ds) RNA의 생산을 유도하고, 이렇게 생산된 dsRNA는 세포액 패턴인식 수용체(cytosolic pattern recognition receptor) MDA5를 활성화시키며, 이의 하류(downstream)로, MAVS와 IRF7을 활성화시킨다. 이와 같은 상태는 바이러스모방(viral mimicry)상태로서 항바이러스효과(antiviral effect)를 초래하여 암줄기세포수를 줄인다(Roulois D 등, 2015).

⑤ 다섯째, EZH2억제제인 DZNep과 5-aza-CdR의 병행투여가 종양세포에서 발현이 억압되어 있던 T helper1 유형 케모카인인 CXCL9과 CXCL10의 재발현을 유도하여 작동(effector) T세포의 침투를 불러 일으킨다(Peng D 등. 2015).

⑥ 여섯째, CGAS 및 STING유전자는 DNA손상(damage)을 일으키는 상황으로부터 세포를 보호하는 역할을 하는데, 후성유전적 기전에 의해 억압된 CGAS 및 STING유전자는 DNA손상으로부터 세포를 보호하지 못하고, 또한 DNA손상을 입은 세포를 효과적으로 제거하는 선천면역(innate immunity)기전을 작동시키지 못하여 DNA손상에 의한 유전자변이가 축적되게 되고, 이로 인해 종양이 발생할 수 있는 토양을 제공하게 된다. CGAS와 STING은 DNA 손상을 입은 종양세포를 제거하는데 기여하지만, 이 두 유전자는 후성유전적 기전에 의해 불활성화되어 있는 경우가 많다. 저용량 5-aza-CdR은 이 두 유전자를 재활성화시켜 DNA 손상(damage)을 입은 종양세포를 제거하는데 기여할 수 있을 것이다(Xia T 등, 2016). 폐소세포암종은 항암화학치료에 잘 반응하는 것으로 알려져 있지만, 재발과 원격전이로 치명적인 암종인데, 항암화학치료제에 잘 반응하다

가 저항하게 되는 이유중의 하나는 PcG에 의한 SLFN11유전자의 불활성화와 관련이 있고, 동물실험에서 EZH억제제와 함께 항암화학치료를 하면 항암화학치료에 대한 저항을 현저히 줄일 수 있었다(Gardner EE 등, 2017). 즉, 전통적인 세포독성 항암화학치료에 후성유전적 치료의 병행이 암치료에 도움을 줄 수 있을 것이다.

⑦ 일곱번째, 폐전이암의 생쥐모델에서 MDSC (myeloid-derived suppressor cell)는 원발암 제거후에 전이전 미세환경(premetastatic microenvironment) 형성하는데 중추적 역할을 하는데, 저용량 5-azacytidine 및 entinostat의 투여는 전이전 환경의 형성을 저해한다. 후성유전적 치료는 CCR2와 CXCR2의 발현저하를 통해 MDSC의 폐를 향한 trafficking을 교란시키며, 또한 MDSC의 폐기질 대식세포로의 분화를 촉진함으로써 MDSC에 의한 전이전 미세환경 조성을 저해한다(Lu Z 등, 2020).

2) ARID1A 돌연변이 및 EZH2 억제에 의해 유도된 합성 치사(synthetic lethality)

ARID1A, SMARCA4, SMARCB1, SMARCD1 및 ACTL6A 성분을 주로 포함하는 염색질 리모델링 컴플렉스인 SWI/SNF (SWItch/Sucrose Non-Fermentable)는 종양 억제자로 간주되며, SWI/SNF 서브 유닛의 비활성화는 유전자 발현을 변경하여 종양 형성을 유도한다.

폴리콤 억제 복합체2(PRC2)는 EZH2, SUZ12, EED 및 YY1을 포함한 또 다른 중요한 복합체로, 히스톤 H3의 라이신 27에서 모노-, 디-및 트리-메틸화를 촉매하고 여러 암종의 발생 및 진행에 관여한다. SWI/SNF 복합체와 PRC2 복합체 사이에 후성유전적 길항작용이 있으므로, PRC2 복합체 억제제는 SWI/SNF 돌연변이 또는 결실을 갖는 암에 대한 잠재적인 합성치사(synthetic lethality) 치료제일 수 있다. 다수의 암에서 ARID1A를 코딩하는 유전자의 변이가 관찰된다. Bitler 등은 난소 투명세포 암종에서 ARID1A 기능상실 돌연변이와 EZH2 억제제사이에 합성치사 상호 작용이 있음을 발견하였다(2015). 그들은 EZH2의 특이적 소분자 억제제인 GSK126이 ARID1A 녹다운 세포주에서 세포 증식의 현저한 감소를 유도함을 발견하였다. 대조적으로, 야생형 ARID1A 세포주의 세포 증식은 GSK126로 처리한 후에 크게 변하지 않았다. 또한, 돌연변이 ARID1A 세포주에서, 야생형 ARID1A의 전달감염은 GSK126에 대한 민감성을 상당히 감소시켰다. ARID1A 돌연변이 세포로부터 유래된 종양을 갖는 누드마우스 이종 이식편 모델에서, 또한 종양의 크기가 GSK126 처리에 의해 상당히 감소된 것을 발견하였다. 상기 결과는 ARID1A 돌연변이 환자에서 EZH2 억제제를 사용한 합성 치사적 접근이 암치료를 위한 유망한 전략일 수 있음을 입증하였다.

3) SMARCB1의 손실 및 EZH2/HDAC의 억제에 의해 유도된 합성 치사

SNF5로도 알려진 SMARCB1은 SWI/SNF 컴플렉스의 하위 단위이다. SMARCB1/SNF5의 완전한 소실은 악성 막대모양 종양(malignant rhabdoid tumor, MRT)과 비정형 기형 막대모양 종양(atypical teratoid rhabdoid tumor, ATRT)에서 매우 흔하다.

MRT는 희귀하지만 매우 악성인 암이므로 새로운 개선된 치료법이 시급하다. 실험은 약리학적 농도의 EZH2 억제제의 처리가 SMARCB1/SNF5-결핍 MRT세포의 증식을 상당히 억제할 수 있었지만 야생형 SMARCB1/SNF5 MRT 세포의 증식에는 유의한 영향을 미치지 않음을 보여주었다(Knutson SK 등, 2013). 추가적인 메카니즘 연구는 종양 억제 유전자 p16INK4a의 발현 수준이 SMARCB1 /SNF5 결핍 종양 세포에서 하향 조절되고 EZH2-결핍 세포에서 증가됨을 보여주었다. SMARCB1 /SNF5 결핍종양 세포에서, EZH2 억제제 치료는 p16INK4a 유전자 영역에서 삼중메틸화된 H3K27의 수준을 낮춤으로써 p16INK4a 발현을 증가시킬 수 있으며, 이는 EZH2가 H3K27 삼중메틸화를 촉매함으로써 p16INK4a의 발현을 후성적으로 침묵시킴을 의미한다(Oruetxebarria I 등, 2004). 또한 SMARCB1/SNF5-결핍 종양세포는 EZH2 억제제에 매우 민감하여 세포증식을 유의하게 억제하고 세포자멸사를 증가시키는 것으로 밝혀졌다(Wilson BG 등, 2010). 또한, 일부 보고서는 일부 HDAC 억제제가 SMARCB1/SNF5-결핍 MRT에서 SWI/SNF의 히스톤 아세틸화 기능을 부분적으로 모방할 수 있음을 보여주며, 따라서 HDAC 억제제는 MRT에서 항암 효과를 가질 수 있음을 시사한다(Yamamichi N 등, 2005). 추가 실험은 pan-HDAC 억제제가 SMRCB1/SNF5-결핍 MRT의 증식 및 자가 재생능력을 유의하게 억제할 수 있음을 보여주었다(Muscat A 등, 2016). 이 연구는 시판되는 HDAC 억제제의 적용증을 확대하고 EZH2 억제제의 임상 적용 가능성을 의미한다.

4) CREBBP 돌연변이 및 p300 억제에 의해 유도된 합성 치사

CBP로도 알려진 CREB 결합단백질(CREBBP)은 히스톤 아세틸기 전달효소(아세틸 트랜스퍼레이즈, HAT) 활성을 가지며 염색질 구조와 유전자 발현을 조절한다. CREBBP 유전자의 기능 상실 돌연변이는 다양한 암에서 매우 흔하다. 비소세포 폐암(NSCLC)과 소세포 폐암(SCLC)의 약 10~15%는 CREBBP 기능상실 돌연변이가 있다. CREBBP는 EP300과 매우 높은 시퀀스 유사성을 가지고 있는데, P300/EP300은 p300 HAT 또는 E1A-관련 단백질 p300으로도 알려져 있으며 히스톤 아세틸트랜스퍼라제로서 크로마틴 리모델링을 통한 유전자 전사를 조절한다. siRNA 라이브러리를 이용한 스크리닝은 CREBBP 파라로그인 P300/EP300을 코딩하는 유전자 EP300의 녹다운이 CREBBP 결실에 대해 합성적으로 치명적임을 밝혀냈다. 연구는 CREBBP-결핍 또는 CREBBP-넉다운 폐암 세포에서 G1-S기 세포주기 정지가 p300의 억제후에 발생한다는 것을 발견하였다. p300-특이적 억제제 c646은 CREBBP-결핍 세포의 성장을 유의적으로 감소시켰지만 CREBBP 야생형 세포는 감소시키지 않았다.

인간 조혈암에서도 비슷한 현상이 발견되었다(Ogiwara H 등, 2016). 메커니즘적으로, p300-억제된 CREBBP-결핍 세포에서 시행한 게놈전체 유전자발현 분석은 MYC유전자 프로모터 영역에서 아세틸화 감소로 인해 MYC발현이 하향조절되었음을 보여주었다. 발암성 전사인자 MYC (c-myc)의 발현은 다양한 암에서 상향 조절된다. 따라서, p300 억제제는 MYC의 발현을 억제함으로써 CREBBP-결핍 암세포에서 합성치명적 항암 효과를 나타낼 수 있다. 이 결과는 CREBBP-결핍 암에 대한 상당한 가능성을 지닌 치료방법을 제시한다.

5) MLL유전자 융합 및 DOT1L 억제에 의해 유도된 합성 치사

혼합 계통 백혈병(mixed lineage leukemia, MLL)은 MLL유전자에 영향을 미치는 염색체 전좌에 의해 유발되는 매우 공격적인 백혈병이다. 일반적으로, MLL유전자는 H3K4의 메틸화를 촉매하는 SET 도메인 히스톤 메틸기전달효소(메틸트랜스퍼라제)를 인코딩한다. MLL유전자의 재배치로서, 촉매 활성 SET 도메인이 손실되고, MLL은 AF4, AF9, AF10 및 ENL과 같은 다른 유전자와 융합하여 융합단백질을 생성한다. 이들 융합생성물의 N-말단 부분은 재배열에서 손실되지만, C-말단 유전자−특이적 인식요소는 유지된다. 이들 융합생성물의 융합파트너 단백질은 H3 히스톤의 라이신 79에서의 모노-, 디−및 트리−메틸화를 촉매하는 효소로 알려진 Disruptor of telomeric silencing 1-like (DOT1L)와 직접적 또는 간접적 상호작용을 하여, MLL1융합단백질의 타겟부위에 DOT1L을 동원할 수 있고 결과적으로 H3K79 메틸화를 일으킨다.

연구에 따르면 MLL 융합유전자를 갖는 백혈병 세포는 EPZ5676과 같은 DOT1L 억제제에 과민반응을 보인다. DOT1L 억제제는 MLL 재배열 백혈병세포에서 세포증식 억제 및 아포토시스를 유도하지만, MLL 재배열되지 않은 백혈병세포에서 세포증식을 억제하거나 또는 아포토시스를 유도하지 않는다. 메커니즘 연구에 따르면, MLL 융합산물은 DOT1L을 모집하여 HOXA9 및 MEIS1을 포함한 MLL-융합산물의 표적유전자들의 프로모터 또는 인핸서 영역에서 H3K79 메틸화 수준을 향상시키며, 그 결과 발현을 조절하고 세포분화 및 증식의 기능장애를 매개한다(Daigle SR 등, 2013). 따라서, MLL 융합세포에서 DOT1L 억제제로 처리하면 기능장애를 역전시킬 수 있다. 또다른 메커니즘 연구에 따르면 LAMP5는 MLL 융합단백질 수준과 양의 상관관계가 있으며 LAMP5는 DOT1L에 의해 생성되는 직접적인 표적으로 H3K79me2에 의해 활성화될 수 있다. 따라서, DOT1L의 억제는 LAMP5에 의한 자가 포식의 억제를 폐지할 수 있다(Wang WT 등, 2019). 또한 DOT1L 억제제로 처리한 후 MLL 융합단백질 수준이 현저히 감소한 것으로 밝혀졌다.

3 후성유전 치료가 갖는 단점

potential pitfalls of epigenetic therapy

후성유전 치료가 전망이 밝음에도 불구하고, 이 약제들을 임상적으로 투여하기에는 여러 가지 문제점이 있다. 이러한 문제점들은 주로 이 약제들이 유전자나 전위인자(transposable element)를 비특이적으로 활성화시키는 것과 더불어 변이를 일으키거나 발암을 유발할 가능성과 관련이 있다. 정상세포에 대한 azanucleosides의 효과에 대한 연구는 거의 이루어지지 않았다. 5-aza-CdR을 투여하면, 불멸화된 정상 세포주에서는 0.4%의 유전자들이 비특이적인 활성화를 보였고, 종양세포주는 약 1%의 유전자들이 비특이적인 활성을 보였다(Liang G 등, 2002). 각인된 유전자도 5-aza-CdR에 의해 활성화될 수 있음이 제시된 바 있으므로 이에 대해서도 경계해야 한다(Eversole-Cire P 등, 1993). Azanucleosides는 암을 예방할 수 있는 제제로서의 기능을 분명히 갖지만, 변이를 일으킬 수 있고, 백서에서 암을 유발하였고, 발암유전자를 활성화시킬 수 있다(Jackson-Grusby L 등, 1997; Carr BI 등, 1988; Sato N 등, 2003).

그럼에도 불구하고, azanucleosides의 말기암 임상시험에서는 별 부작용이 없어 약제로 사용될 개연성이 제시되었다. 5-aza-CdR을 41명의 백혈병 환자에게 투여한 결과 유전체 전반의 메틸화 수준의 변동은 경미하였다(Yang AS 등, 2003). 치료 후 2주만에 DNA메틸화 수준은 원래 상태로 회복되었으며, 추적 관찰시 이차적인 암종은 발생하지 않았다. 더욱이, 저용량으로 5-aza-CdR을 투여하면, 염색체 이상을 가진 골수형성이상 증후군 환자의 상당수에서 세포유전적인 호전(cytogenetic remission)을 보였다(Lubbert M 등, 2001). 치료후에 염색체 불안정성이 증가되었다는 증거는 없어서, in vitro상에서 5-aza-CdR이 유발했던 염색체 불안정성 때문에 가졌던 우려는 기우로 거칠 가능성이 높아졌다.

4 후성유전적 치료에서 최근의 진전

최근에 후성유전적 치료약제를 개발하고 임상시험을 시행하는 많은 연구자 그룹들에 의해 후성유전적 치료 측면에서 많은 진전이 있었고, 이 중 전망이 있는, 기대되는 연구결과들이 있었다.

첫째, decitabine(5-aza-CdR)의 활동양식(mode of action), 독성 기전, 약동학(pharmacokinetics)에 대해 알게 됨에 따라, 이전의 요법을 바꾸어 이전 보다는 적은 용량으로 보다 긴 시간 투여하는 요법을 개발하게 되었고, 저용량 장기간 투여가 고용량 단기간 투여했을 때와 동등한 정도의 약효를 볼 수 있었다(Issa JP 등, 2004). Issa등이 시행한 임상연구(decitabine을 단독제제로 사용한 골수형성이상 증후군 환자 및 chronic myelomonocytic leukemia환자 치료연구)에서 95명의 치료한 환자중 69명(72%)이 호전 반응을 보였고, 32명(34%)의 환자에서는 질환이 소멸되었다. 비록 예비실험적인 성격이지만, 이 연구결과는 decitabine의 FDA승인을 가능케 했던 최초의 시험성적(17%의 호전반응, 9%의 질환소멸)에 비해 월등히 좋은 것이다. 약물의 독성이 이 약제의 큰 문제였는데, 저용량 요법이 개발됨에 따라, 약물의 독성에 의한 부작용을 줄일 수 있게 되었다. Issa의 주장에 의하면, 이 약물이 작용하여 효과를 보이는 데는 최소한 3개월의 시간이 요구되며, 금방 효과가 나타나지 않기 때문에 임상의들이 사용하지 않고 있다.

둘째, zebularine이라는 DNA 메틸기전달효소 억제제의 개발이다. Decitabine과는 달리 zebularine은 수용액 상태에서 안정적이기 때문에 경구투여가 가능하여 저용량 지속투여가 가능하게 되었다. Zebularine은 섬유아세포에 비해 암종세포에 더 효과적으로 흡수되는 것처럼 보고되고 있다(Cheng JC 등, 2004). Zebularine은 분열하지 않는 암종세포에도 흡수되는 것으로 알려져 있어, 이 약제는 낮은 유사분열 활성을 보이는 암종의 치료에 대해서도 그 효과가 기대되고 있다(Burgess A 등, 2004).

셋째, 저용량 decitabine은 myelodysplastic syndrome뿐만 아니라, 실험적으로 백혈병 및 상피세포암종인 폐암, 대장암, 유방암의 세포주 및 원발조직종양 xenograft에서도 항암작용이 있음을 보고하고 있는데, 그 효과는 세포독성효과에 의한 것이 아니라 클론을 형성하는 능력, 종양을 형성하는 능력을 감소시킴에 의한 것이다. 세포독성효과가 아닌 이유는 세포주기의 변화가 거의 없고, 세포자멸사의 증가가 동반되지 않으며, 급성 DNA손상이 경미하기 때문이다. 반면, 백혈병이나 고형성종양의 암줄기세포를 저해하여, 종양형성능을 감소시킨다. 암줄기세포를 저해하는 기전은 프로모터 DNA메틸화를 방해함으로써 과메틸화된 유전자가 재발현되도록 하고, 이로 인해 주요한 암세포신호전달경로의 변화가 초래됨과 관련이 있을 것이라 추측된다(Tsai HC 등, 2012). 2015년에 발표된 연구결과에 따르면, 저용량 5-aza-deoxycytidine이 암줄기세포를 저해하는 기전은 재발현된 내재적 리트로바이러스(endogenous retrovirus)에 대한 MAD5/MAVS RNA 인식경로(recognition pathway)의 활성화가 일어나고, 이 기전이 항종양효과를 발휘하는 것으로 이해하고 있다(Roulois D 등, 2015).

넷째, 최근에 폐암을 대상으로 시행된 임상시험(phase I/II)에서 저용량 decitabine이 이전의 세포독성항암화학치료에 실패한 말기폐암환자들에서 지속적인 호전반응을 경험하였음을 Baylin 그룹이 발표하였다(Juergens 등, 2011). 이 결과에 힘입어, 이 그룹은 1기 폐암(T1-2aN0)를 대상으로 저용량 5-azacytidine 및 entinostat의 임상시험 2상을 시작하였다. 그러나, 이 임상시험은 조기종료되었는데, 5-azacytidine을 외래(outpatient clinic)에서 주사투여하여야 한다는 요구조건으로 인해 임상시험을 진행할 수 없었다. 그럼에도 불구하고, 동원된 13명의 폐암환자는 후성유전적 치료를 잘 견뎠고, 수술후 폐암의 재발이 적었다(Lu Z 등, 2020).

다섯째, Vorinostat (suberanilohydroxamic acid, SAHA)는 히스톤탈아세틸화효소의 저해제인데, cutaneous T cell lymphoma (CTCL, 진피 T세포 림프종)의 치료에 Zolinza라는 품명으로 시판되고 있다. Zolinza는 CTCL이 1차 항암치료에 반응하지 않을 때, 2차치료제로 사용된다. Vorinostat은 현재 또다른 CTCL인 Sezary증후군의 치료제로 사용되고 있으며, 교모세포종에 효과가 있음이 알려졌고, 또한 비소세포 폐암 치료제로서 밝은 전망을 보이고 있다.

Chapter 22

과메틸화는 유전자 불활성화의 원인인가 결과인가?

Is hypermethylation the cause or consequence of gene inactivation?

싸이토신 메틸화가 유전자 불활성화의 원인인지, 아니면 불활성화로 인한 이차적 결과인지에 대한 논란이 지금까지도 계속되고 있다. 이것은 마치 닭과 달걀에 대한 논쟁과 같다. 프로모터 메틸화와 상응 유전자의 불활성화간에 서로 상관관계가 있다는 것이 프로모터 메틸화가 유전자 불활성화의 원인이다는 것을 의미하는 것은 아니다. 다른 이유로 인한 오랜 기간의 유전자 불활성화가 유전자의 신생 메틸화를 유발할 수 있다. Sp1과 같은 전사인자가 프로모터에 결합하면, 국소적으로 CpG부위의 탈메틸화를 일으킬 수 있다. 포유동물 세포의 Lac operator 시퀀스에 *E. coli* lac repressor가 붙어도 국소적인 탈메틸화를 초래할 수 있다(Lin IG 등, 2000; Bestor TH, 2003).

히스톤 변경과 DNA 메틸화간에 서로 불가분의 관계가 있다는 것은 이미 알려져 있지만(Bird Aand Wolffe AP, 1999; Bird A, 2002; Richards EJ and Elgin SC, 2002), 어느 쪽이 먼저 일어나는 변화인지에 대해서는 아직 분명하게 정립되어 있지 않다. 하나의 가설은 DNA 메틸화가 먼저 일어나는 변화이며, 이것이 연쇄반응을 불러 일으켜 히스톤 아미노 말단 꼬리를 변경시키고, 불활성 크로마틴을 만든다는 것이다. 메틸화가 되어 있지 않은 트랜스 유전자가 호스트 게놈내에 삽입되면, 아세틸화된 히스톤으로 채워지는 반면, 메틸화시킨 트랜스 유전자를 삽입시키면 탈아세틸화된 히스톤으로 채워진다는 사실이 위와 같은 가설을 뒷받침한다(Eden A 등, 1998; Schubeler D 등, 2000). 메틸 CpG가 많은 곳은 methyl-CpG-binding proteins을 불러들이고, 이것들은 히스톤 메틸 전달효소뿐만 아니라 히스톤 탈아세틸화 효소를 내포하고 있는 단백질 복합체를 동원한다(Bird A and Wolffe AP, 1999). 다른 가설은 DNA메틸화는 이차적으로 일어나는 변화이며, 불활성화된 크로마틴에 의해 유도되는 이차적인 변화라는 것이다(Bird A, 2002).

후성유전적 현상이 다차원적이고, 히스톤 변경과 DNA 메틸화가 서로 강화시키는 순환적인 시스템인 것을 감안한다면, 이 둘 중 어느 것이 앞서는 변화인가에 대한 해답은 실험적으로 증명하기도 어렵고, 또한 어떤 결과를 내놓아도 받아들이기가 어렵다. 원인과 결과라는 인과관계는 직선적인 시스템에서는 분명하게 드러날 것이고, 실험적으로 어떤 구성원들을 이 시스템에서 가감함으로써 필요조건인지 충분조건인지를 판단할 수 있으며, 구성원들의 시간적인 순서를 결정할 수 있을 것이다. 그러나, 순환적으로 상호작용하는 순환 시스템에서는 어느 한 구성원의 제거는 하방(downstream)의 구성원들뿐만 아니라, 시스템내의 다른 모든 구성원들에게 영향을 미치기 때문에, 구성원들간의 시간적인 순서는 불분명할 수 밖에 없다. DNA 메틸화와 히스톤변경간의 선후 관계를 분석한 많은 연구결과들이 발표되었지만, 해답을 주지 못하고 있다.

실험적으로 어떤 기존의 후성유전적 상태를 교란시킴으로써, 특정 기전이 후성유전적 상태를 유지하는데 필수적임을 제시할 수는 있겠지만, 그러나 정상적인 상황에서 이 기전이 선행하는 개시 사건(initiating event)이라는 것을 의미하는 것은 아니다. 또한 특정 시스템내에서 얻은 결론을 다른 시스템에 일반화하는 데는 조심할 필요가 있다. 그러나, 지금까지의 연구결과들을 종합한다면, 다음과 같은 주장을 할 수 있겠다. 후성유전적 변화는 전사조절이나 시퀀스 특이적인 단백질의 결합, 이에 동반된 히스톤코드의 변화들에 의해 유발되며, DNA 메틸화 변화는 후발적으로 일어난다. 일단 유전자의 전사가 상기의 변화들에 의해 차단된 상황이 초래되면, DNA 메틸화는 유전자 전사를 억압하는 강력한 수단이 되며, 일단 DNA메틸화가 일어나면, 시스템내의 다른 구성원들의 교란이 일어나도 유전자의 전사는 억압된다.

다른 측면에서 고려해야 할 것은 유전자 프로모터의 CpG 농도에 따라 무엇이 선행하는 변화인지에 대한 견해가 다를 수 있다. CpG농도가 높은 CpG island의 경우에는 위와 같은 논란이 있고, 그래도 히스톤코드 변화가 선행할 것이라는 견해가 더 우세하다라고 말할 수 있다. 그러나, CpG density가 낮은 프로모터, 즉 CpG island가 없는 프로모터의 경우에는 히스톤변경에 의한 불활성화된 크로마틴상태가 CpG site메틸화보다 더 우선적인 변화이고, CpG site 메틸화는 유전자불활성화에 따른 결과일 것이다는 견해가 훨씬 더 우세하다.

1 DNA메틸화가 히스톤 메틸화에 앞서는 변화라고 주장하는 근거

DNA methylation precedes histone methylation

Neurospora를 대상으로 시행한 최근의 연구에서 히스톤 메틸화의 상태가 DNA 메틸화의 양상을 결정한다는 결론을 제시하고 있지만, 식물이나 포유류와는 달리 Neurospora는 DNA 메틸화 없이도 살 수 있다(Tamaru H 등, 2001; Tamaru H 등, 2003; Kouzminova E and Selker E, 2001). 히스톤 메틸기전달효소인 kryptonite (kyp)에 결함이 있는 Arabidopsis에서 관찰되는 DNA메틸화 감소는 식물에 특이적인 CpNpG 또는 CpNpN 부위에서만 일어나며, CpG부위에서는 일어나지 않는다(Jackson JP 등, 2002; Zilberman D 등, 2003). CpG 메틸화가 H3K9 메틸화를 불러 일으키는가에 대한 해답을 구하기 위해 시행한 실험결과들은 다소 상반된 연구결과를 제시하고 있다.

DNA메틸기전달효소인 MET1유전자에 변이가 있는 Arabidopsis를 대상으로 히스톤 H3K9 메틸화에 대해 시행한 크로마틴 면역침강(chromatin immunoprecipitation, ChIP) 분석에서 CpG 메틸화가 히스톤 메틸화에 영향을 준다는 것과 그렇지 않다는 두 상반된 결과가 보고되었다(Johnson L 등, 2002; Soppe WJ 등, 2002). 이러한 차이는 MET1유전자 변이가 이 효소의 기능을 완전히 없애지 못하고, 효소의 활성만 다소 감소시킨 것과 관련이 있다. 왜냐하면, 유전자내 변이가 일어난 곳은 이종간에 보존된 구역이 아닌, 비보존 구역이어서 CpG 메틸화가 완전하게 없어지지 않았고, 약 50% 정도의 CpG 메틸화는 존속하였기 때문이다(Vongs A 등, 1993; Kankel MW 등, 2003). 메틸 CpG와 H3K9 메틸화와의 관계에 대한 불명확한 점을 해소하기 위해, 촉매 도메인을 코드하고 있는 부위에, 전혀 관련이 없는 타 유기체 DNA 분절이 삽입시켜 MET1의 메틸화기능이 완전히 상실된 Abrabidopsis 변이형을 만들었다(Saze H 등, 2003). 이 결과, 이 변이형을 동종접합으로 가진 Arabidopsis에서(즉 두 염색체 공히 이 변이형을 가진) CpG 메틸화는 완전히 제거되었다(Saze H 등, 2003). Tariq 등이 면역세포화학 검사와 CHIP을 이용하여, MET1 변이형과 야생형을 비교하여 히스톤 변경을 분석한 결과, MET1 변이형에서는 염색체의 헤테로크로마틴 구역에서 H3K9 메틸화가 현저히 감소하였으며, 이러한 변화에는 이 구역의 유전자의 전사가 수반되지 않았다. DNA 메틸기전달효소가 불활성화된 Abrabidopsis 변이형에서 CpG 메틸화의 완전 소실은 헤테로크로마틴의 H3K9 메틸화 소실을 초래하며, 전사가 일어나지 않는 헤테로크로마틴과 같은 크로마틴 구조를 가진 유전자 자리에서도 H3K9의 메틸화 소실을 초래하였다(Tariq M 등, 2003).

2 히스톤 변화가 DNA 메틸 변화에 앞선다는 주장

histone methylation precedes DNA methylation

후성유전적 기전에 의해 종양억제 유전자들을 억압하는 과정에 대한 논쟁점은 히스톤 변경(modification)이 DNA 메틸화 이전에 일어나는 변화인지, 히스톤 변경은 DNA메틸화에 종속하여 일어나는 변화인지에 관한 것이다. 이러한 의문에 대한 해답을 구하기 위해,

Bachman 등은 크로마틴 면역침강법과 유전자 표적법을 병용하여, 특정유전자의 대립유전자들을 분석함으로써 다음과 같은 사실들을 발견하였다(Bachman KE 등, 2003). p16INK4 대립유전자로부터 메틸기를 제거하면 이 대립유전자를 싸고 있는 히스톤의 변화가 초래된다. DNMT1과 DNMT3B를 녹아웃 시킨 세포주를 지속적으로 계대배양하면, DNA 메틸화가 없는 데도, 히스톤 H3K9의 메틸화가 나타남과 동시에 유전자의 발현이 억제되었다. 이러한 결과는 종양억제 유전자의 발현을 억압하는 생화학적 이벤트에 대한 이해를 증진하는 데 중요한 의미를 가진다. 후성유전적인 방법으로 유전자발현을 억압하는 기전에 대해서는 포유류 세포가 아닌 시스템에서 많은 연구가 이루어졌지만, 정작 암세포에서는 체계적으로 이루어진 연구가 거의 없었다.

유전자의 후성유전적 억압과 이에 수반된 히스톤 변경은 DNA메틸화에 의존한다는 것을 기존의 연구결과들은 제시하였다. 그러나, Bachman등의 연구결과는 종양억제 유전자의 억압과 관련된 히스톤 변경은 DNA 메틸화 없이도 일어날 수 있음을 보여주고 있다. 이들이 사용한 시스템은 DNA메틸화 억제제라는 약물을 사용한 것이 아니라, DNA 메틸화에 관련된 유전자를 불활성화시켜 DNA메틸기를 없앴기에 기존의 약물을 이용한 시스템으로 인한 불확실성을 많이 제거하였다. DNA메틸화 없이 유전자를 불활성화 시킬 수 있다는 것은 이미 X염색체 불활성화 과정에서 알려져 있는 사실이다. X염색체에서 DNA 메틸화는 유전자 발현 억제를 개시하는 것이 아니라, 이미 시작된 유전자 억압을 견고히 하는 부가적인 역할을 한다. 암세포에서 많은 종양억제 유전자들이 불활성화되어 있는데, 거의 대부분의 경우에서 이러한 불활성화에는 해당유전자의 프로모터 CpG island 과메틸화가 동반되어 있어서, DNA 메틸화가 유전자 발현 억제의 원인 인자로 작용한다고 보고 있다(Jones PA and Baylin SB, 2002). DNA 메틸화는 불활성 X염색체에 위치한 유전자들의 불활성화와 연관되어 있다. 그러나, DNA메틸화는 X염색체 불활성화가 먼저 일어난 후에 일어나기 때문에, DNA 메틸화가 X염색체 불활성화의 원인은 아니다(Heard E 등, 1997; Migeon BR, 1994).

탈아세틸화가 아닌 다른 히스톤 변경이 DNA의 신생 메틸화를 불러 일으키는데 관여할 가능성이 높다. H3K9의 메틸화는 유전자의 불활성화와 관련이 있는 변화인데, 진균류인 Neurospora Crassa나 식물인 Arabidopsis thaliana에서 DNA 메틸화에 필수적임이 제시된 바 있다(Jackson JP 등, 2002). 포유류에서도 DNA메틸화가 히스톤 메틸화에 이차적으로 일어날 가능성에 대한 연구가 이루어지고 있으나 아직 분명치는 않다. PML-RAR라는 염색체 전위가 있는 만성 백혈병에서 불활성 크로마틴 상태는 DNA메틸화를 초래하므로, DNA메틸화는 유전자 불활성화를 초래하는 원발적인 변화라기 보다는 유전자의 불활성 상태를 감지하고 이러한 불활성 상태를 존속시키게 하는, 세포 기억 시스템 중의 하나일 가능성이 있다.

3 히스톤 코드와 메틸싸이토신 코드의 접속

the connection between the histone code and the 5mC code

Neurospora의 히스톤 H3유전자를 변경시켜 H3-K9을 다른 아미노산으로 대체하면 싸이토신 메틸화도 감소하고 유전자억제도 경감시킨다(Tamaru S and Selker EU, 2001). Dim-5 효소가 H3-K9을 메틸화시키는 것으로 알려져 있는데, 이 유전자를 변이시키면 모든 싸이토신 메틸화를 제거하는 것처럼 보이므로, Neurospora의 모든 싸이토신 메틸화는 H3-K9 메틸화에 의해 이차적으로 일어날 가능성이 높다. 히스톤 코드와 메틸 싸이토신 코드의 접속이 Neurospora 뿐만 아니라 다른 유기체에서도 관찰되는지 향후의 연구가 있어야 할 것이다.

히스톤 코드와 메틸 싸이토신 코드간의 접속은 다른 소견들에서도 볼 수 있다. 꽃을 피우는 식물에서 크로모(chromo) 도메인을 가진 싸이토신 메틸기전달효소가 있다(Bartee 등, 2001; Henikoff S and Comai L, 1998; Lindroth AM 등, 2001; Papa CM 등, 2001). 이러한 크로모-메틸기전달효소는 메틸 H3-K9을 가진 뉴클레오좀이 있는 곳으로 동원된다. 히스톤 변경은 DNA 메틸화 패턴을 수립하는 기반을 제공한다. 그러나 크로모-메틸기전달효소가 메틸화된 히스톤 H3에 결합한다는 것이 입증되지 않았으며, 이 효소가 신생 메틸화기능이 있는지도 분명치 않다. 더욱이, 크로모 메틸기전달효소는 식물이 아닌 다른 생명체에서는 아직 발견되지 않았다. 따라서 크로모 메틸기전달효소가 히스톤 메틸화 코드를 메틸 싸이토신 코드로 전사하는 일을 전담하는 유일한 효소일 것 같지는 않다.

헤테로 크로마틴의 히스톤 H3-K9으로부터 메틸기를 제거하여 헤테로 크로마틴 구조를 흐트린다면, 많은 중간 과정을 거친 후 메틸 싸이토신의 소실을 초래할 것이다. Arabidopsis, 생쥐, 인간에서 SWI1/SNF2-like proteins을 코드하고 있는 유전자를 변이시키면 싸이토신 메틸화의 소실이나 변경을 초래할 수 있다는 사실은 선크로마틴, 후 싸이토신 메틸화 모델을 지지한다(Dennis K 등, 2001; Jeddeloh JA 등, 1999).

Chapter 23

히스톤 코드

Histone code

오랫동안 염색질(크로마틴)은 단지 DNA가 응축된, DNA의 온전성을 보전하는 정적인 구조체인 것으로 인식되었다. 염색질의 기본적인 구성단위인 뉴클레오솜은, 네 종류의 히스톤 단백질(H2a, H2b, H3, H4)이 각각 2개씩 모여 이루어진 옥타머의 구조로 구성되어 있다. 한 개의 뉴클레오솜은 147bp의 DNA를 수용할 수 있다. 히스톤의 번역 후(posttranslational) 화학적 변형(covalent modification)은 오래 전부터 알려져 있었지만, 이러한 변형이 갖는 기능적 의미에 대해선 오랫동안 알지 못하였다. 지난 수년간 여러 연구자들의 연구에 의해 크로마틴 변형이 갖는 기능이 밝혀짐으로써, 전사조절에 대한 인식을 바꾸어 놓았다. 히스톤은 인산화, 아세틸화, 메틸화, 유비퀴틴화, ADP-리보실화, 글라이코실화 등의 화학적 변형을 겪는다. 이러한 변형은 전형적으로 뉴클레오솜 코아로부터 바깥으로 돌출되어 있는 N-말단 꼬리에서 일어나며, 화학적 변형이 일어나는 위치와 종류를 종합해보면 100여가지가 넘는다 (그림 23-1, 23-2).

N-말단 히스톤 꼬리는 접근이 용이한 구조체이다. 히스톤 변형의 유형에 따라 뉴클레오솜의 구조적 역동성이 다르고, 이에 따라 DNA의 접근용이성 또한 달라진다. DNA에 저장되어 있는 유전정보가 발현되기 위해서는 전사인자가 접근할 수 있어야 하기 때문에 뉴클레오솜의 화학적 변형으로 인한 구조변경은 유전자 발현에 영향을 미친다. 일반적으로, 히스톤 아세틸화는 전사활성과 관련이 있는데, 이는 히스톤 아세틸화가 뉴클레오솜 상호간의 작용이나 뉴클레오솜 꼬리와 linker DNA와의 상호작용을 감소시켜, DNA에 대한 접근용이성을 증가시키기 때문이다.

히스톤 메틸화는 히스톤 아세틸화와는 달리 뉴클레오솜 전체의 전하(electronic charge)는 변경시키지 않는다. 히스톤 아세틸화와 히스톤 메틸화는 다른 조절 단백질을 동원하는 역할이 더 중요한 것 같으며, 이 동원된 인자들이 DNA와의 접근을 요하는 프로세스들을 조절한다. 따라서, 히스톤 변형을 통해 또다른 레벨의 유전자 조절이 일어나며, 이러한 조절은 수많은 생물학적 프로세스들에 기여한다. 히스톤꼬리의 화학적 변형 조합이 크로마틴의 전사

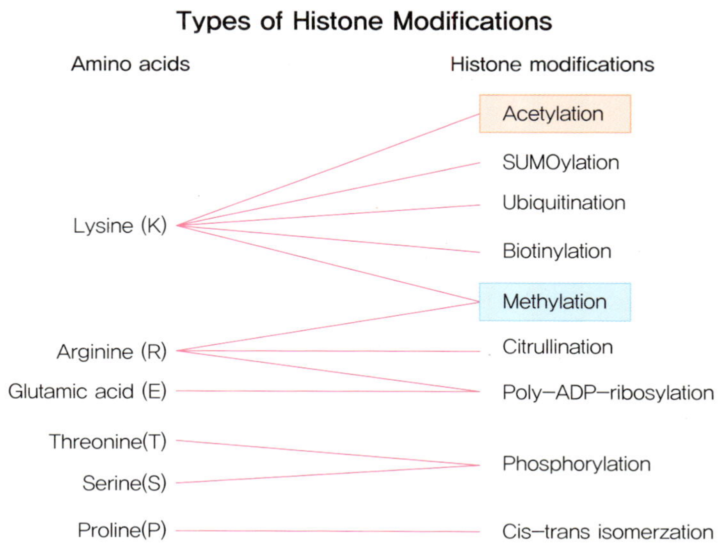

그림 23-1. 히스톤의 변형의 종류

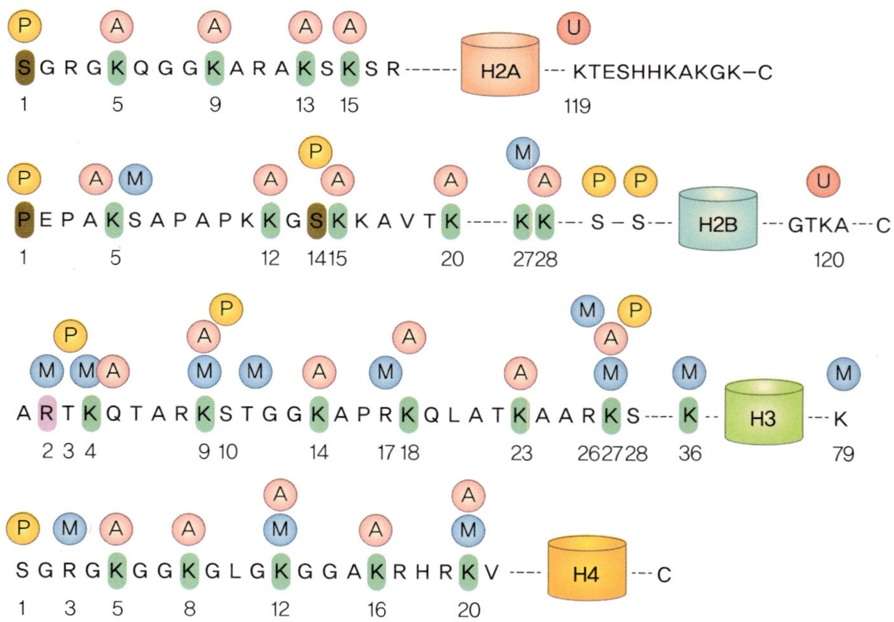

그림 23-2. 변형은 아세틸화(A), 메틸화(M), 인산화(P) 및 유비퀴틴화(U)를 포함한다. 알려진 히스톤 변형의 대부분은 히스톤의 N-말단 꼬리에서 발생하지만, H2A 및 H2B의 C- 말단 꼬리의 유비퀴틴화 및 K56 및 K79에서 H3의 구상도메인의 아세틸화 및 메틸화를 포함하는 일부 예외가있다. 각 코어 히스톤의 구상도메인은 색상 원통으로 표시됨

상태를 결정하며, 예를 들면 아세틸화된 H3K27(H3K27ac)은 활발한 조절 엘리먼트에서, 삼중메틸화된 H3K27(H3K27me3)은 일반적으로 억압된 조절 엘리먼트에서 관찰된다.

유전체내에 저장된 유전정보가 DNA 시퀀스에 의해서만 조절되는 것이 아니다는 사실을 이해하면서, 연구자들은 후성유전(epigenetics)에 대해서 관심을 갖게 되었다. 아세틸화된 히스톤 잔기를 브로모도메인을 통해 인지하는 단백질이, 메틸화된 히스톤 잔기를 크로모 도메인을 통해 인지하는 단백질이 발견되면서, 히스톤 단백질의 화학적 변형이 유전자발현을 변경시킬 수 있으며, 변형된 히스톤 단백질은 표지(mark) 또는 이러한 변화를 용이하게 하는 단백질들의 결합부위 기능을 한다. 히스톤 코드라는 개념에 따르면, 유전자 발현에 상응하는 정보가 히스톤의 화학적 변형의 형태로 저장되어 있다고 주장한다. 실지로, 특정 라이신의 메틸화는 특정 유전자나 큰 염색체 구역의 활성화 또는 억압을 초래하는 일련의 이벤트들에 대한 염색질 표지이다. 이 가설은 뉴클레오솜 구조를 구성하는 히스톤의 N-말단이 세포내외의 환경변화에 따라 신호 전달 의존적으로 변형되어 유전자 발현 혹은 침묵(silencing)을 유도하는 코드를 형성하고, 이를 해독하는 인자(단백질)의 작용에 의해 암호가 해독된다는 것이다.

1 히스톤 라이신 메틸기전달효소(메틸트랜스퍼라제)와 히스톤 라이신 탈메틸화효소 histone lysine methyltransferase and demethylase

현재까지, 히스톤 라이신 메틸기전달효소(histone lysine methyltransferase)에 의해 메틸화되는 라이신은 히스톤 H3에 다섯개(K4, K9, K27, K36, K79), H4에는 한 개(K20)가 있다. 개념적으로 히스톤 라이신 메틸기전달효소에 의해 수행되는 조절은 두 레벨에서 이루어진다.

하나는 유전자 레벨로서 특정 유전자의 발현을 조절하는 것이고, 또 다른 하나는 염색체 레벨에서 이루어지는 것으로, 큰 염색체 구역을 조직화하여 염색체의 기본구조를 유지하는 것이다. 유핵생물의 핵에는 두 종류의 염색질이 있는데, 하나가 유크로마틴(성긴 염색질)이고 다른 하나는 헤테로크로마틴(뭉친 염색질)이다. 헤테로크로마틴은 염색질이 뭉친 곳으로, 이 구역내의 유전자들은 전사가 불활성화되어 있다. 유크로마틴은 염색질이 상대적으로 느슨하고, 활성 유전자와 불활성 유전자가 공존하고 있다. 크로마틴 레벨의 조절이란, 이와 같은 헤테로크로마틴 및 유크로마틴 상태를 유지하는데 기여하는 히스톤 메틸화 이벤트들이다.

PEV (position effect variegation) 효과란, 활발하게 전사되는 유전자들을 갖고 있는 염색체 조각을 헤테로크로마틴 가까이 위치하도록 위치를 변경시키면, 인접한 헤테로크로마틴의 영향을 받아 전사가 일어나지 않는 것을 일컫는다. PEV를 일으키는 데 관여하는 여러 크로마틴 조절자(modifier)가 발견되었는데, 그 중의 하나가 Su (var)3-9으로서, 히스톤 메틸기전달효소를 코드하고 있으며, 크로마틴을 변경하고 유지하는데 중요한 역할을 한다. Jenuwein 등은 초파리의 PEV 조절자인 Su (var)3-9의 포유류 호모로그인 SUV39H1과 Suv39h1 또한 히스톤 메틸기전달효소 기능이 있음을 발견하였고, H3K9을 사이트 특이적으로 메틸화시킴을 발견하였다(Rea S 등, 2000). 이러한 사실들은 헤테로크로마틴 형성과 특정 히스톤 라이신 메틸화간에 연관이 있음을 시사한다. SUV39H1의 촉매작용은 진화하는 동안에도 보존된 도메인인 SET도메인에 의해 일어나며, 이 도메인은 많은 크로마틴 조절자들에서도 볼 수 있다.

현재 SET도메인을 가진 단백질은 다양한 종들(species)에서 300여종 이상의 단백질에서 확인되었으며, 최초에 이 도메인이 발견된 것은 PEV의 세 조절자인 Su (var)3-9, Polycomb계 단백질인 Enhancer of zeste, trithorax계 단백질인 Trithorax의 비교를 통해서이다(Jenuwein T 등, 1998). 인체에서 SET도메인을 가진 히스톤 메틸기전달효소(SETD1A/KMT2F, SETD1B/KMT2G, MLL1/KMT2A, MLL2/KMT2B, MLL3/KMT2C, MLL4/KMT2D)와

표 23-1. 히스톤 라이신 메틸기전달효소 [histone lysine (K) methyltransferases (HKMTs)]

Site specificity	Enzymes for mammals
H3-K4*	SET7/9, ALL-1, MLL1-4, ALR-1, ALR-2, SETD1A/SET1(KMT2F), SETD1B/SET1B (KMT2G), ASH1
H3-K9**	SUV39H1/2(me3), G9a (me1/2/3), Eu-HMTase, ESET/SETDB1(me1/2), CLL8, RIZ1
H3-K27	EZH2(me1/2/3)
H3-K36	NSD1-3(me1/2), SET2/SETD2(me3), SMYD2,
H3-K79	DOT1(hDOT1L)
H4-K20	Pr-SET7/8(me1), SUV420H1(KMT5B)(me2/3), SUV420H2(KMT5C)(me3)

*MLL3/4효소는 distal regulatory element에 H3-K4를 H3K4me1으로 만들고, MLL1/2와 SETD1A/B효소는 유전자프로모터에 H3-K4의 메틸화를 담당하며, 대부분의 세포에서 SETD1복합체가 주요 메틸기전달효소임. MLL1/2는 발생단계에서 중요한 역할을 함.

**SUV39H1/H2효소는 기본구성 헤테로크로마틴의 H3K9삼중메틸화를 촉매하고 SETDB1은 조건 헤테로크로마틴이나 기본구성 헤테로크로마틴 단일 또는 이중메틸화를 촉매한다. G9a나 GLP (G9a-like protein)는 유크로마틴의 H3K9단일메틸화나 이중메틸화를 매개한다. 그러나, 배아줄기세포에서 SETDB1은 LTR 리트로엘리먼트의 H3K9삼중메틸화를 매개하고 리트로엘리먼트의 침묵화를 담당하는 반면, LINE-1과 같은 비 LTR 리트로엘리먼트의 H3K9삼중메틸화는 SUV39H가 담당한다. 배아줄기세포와는 달리, 체세포에서 비 LTR 리트로엘리먼트의 불활성화에는 H3K9삼중메틸화보다는 DNA메틸화가 중요한 역할을 한다. 생쥐의 경우, 체세포에서도 SETDB1은 KDM5B와 함께, LTR리트로엘리먼트의 H3K9삼중메틸화를 담당한다(Griffin GK 등, 2021; Zhang SM 등, 2021). 하지만, 인간에서도 마찬가지일 거라 생각되며, 이를 확인해보는 연구가 필요하다. 인간 T림프구와 B림프구의 리트로엘리먼트이 불활성화에는 SETDB1이 핵심적인 역할을 한다.

SET도메인이 없는 히스톤 메틸기전달효소들(예, hDOT1L)이 발견되었다. 이를 통해 히스톤 라이신 메틸화가 후성유전적 조절에 중요하다는 것을 인식하게 되었다. 이러한 6개 효소 각각은 WDR5, RbBP5, ASH2L 및 DPY30과 같은 다른 단백질을 포함하거나 포함하지 않을 수 있는 다량체 복합체(multimeric complex)의 구성 요소이다.

예를 들어, Hox유전자 클러스터의 정확한 전사조절이 조혈 발달에 필수적인데, MLL1 및 MLL2를 포함하는 다량체 복합체는 Hox 유전자 클러스터의 프로모터 영역에서 H3K4를 삼중메틸화시킨다. MLL2는 표적 유전자에서 일시 중지된 전사 상태를 유지하는데 중요한 2가(bivalent) 도메인에서 H3K4의 삼중메틸화를 담당한다. MLL3 및 MLL4는 세포유형 특이적 유전자 발현과 관련된 인핸서 영역에서 H3K4를 단일메틸화(모노-메틸레이트)시킨다.

히스톤 라이신 메틸화의 독특한 점은 같은 히스톤내에 위치한 두 라이신의 거리가 매우 짧음에도 불구하고 각각의 라이신 메틸화는 전혀 다른 기능을 한다는 것이다. 예를 든다면, H3-K4 메틸화는 활발한 전사가 일어나는 유전자와 연관이 있고, 이에 반해 H3-K9 메틸화는 전사가 억제된 유전자와 관련되어 있다. 히스톤 메틸화는 매우 안정된 화학적 변형이며, 히스톤 탈메틸화 효소가 발견되기 전에는 불가역적인 후성유전적 표지(mark)로 간주되었지만, 2004년에 히스톤 탈메틸화효소가 발견되어 가역적인 변화임을 알게 되었다. 히스톤 탈메틸화효소는 히스톤 메틸기전달효소와 마찬가지로 라이신 각 부위마다 고유한 탈메틸화효소를 갖고 있다는 것이 알려지고 있다(표 23-2).

현재까지 30개 이상의 라이신탈메틸화효소(KDM 효소)들이 보고되었으며 대부분 Jumonji 도메인을 포함하고 있다(KDM1A (LSD1) 및 KDM1B (LSD2)를 제외하고). KMT의 경우처럼 KDM은 주로 H3K4, K9, K27, K36 및 K56에서, 그리고 H4K20에서 메틸화된 라이신을 표적으로한다. KDM은 특정 라이신을 탈메틸화하고 히스톤 폴리펩타이드 사슬의 다른 위치에 있는 라이신은 표적으로 하지 않는다. 예를 들어, H3K27me3는 KDM6B (JMJD3)에 의해 탈메틸화되는데, 이 효소는 H3K4me3를 탈메틸화시키지 못한다. JARID1(KDM5) 계열은 KDM5(JARID1)A-D로 명명된 4개의 구성원으로 이루어져 있으며, 이 효소들은 메틸기를 제거하는 데 필요한 수산화를 수행하기 위해 Fe^{2+}및 O_2를 필요로하는 2-옥소글루타레이트 의존성 디옥시게나제이다. 모든 구성원은 ARID (DNA 결합 도메인), C5HC2 유형 아연집게(zinc finger), JmjC, JmjN 및 PHD(히스톤 결합 도메인) 도메인의 다섯 가지 보존된 도메인을 내포하고 있다.

표 23-2. 히스톤 라이신 탈메틸화 효소 [histone lysine (K) demethylases]

Site specificity	Enzymes for mammals
H3-K4	LSD1(KDM1A), CoREST, JARID1A-D(KDM5A-D), JHDM1B(KDM2B)(H3K4me3)
H3-K9	JHDM2A-B(KDM3A-B), JMJD2A/JHDM3A(KDM4A), JMJD2B-C(KDM4B-C), LSD1, JMJD2D(KDM4D), JMJD2C/JHDM3C(KDM4C)
H3-K27	UTX(KDM6A), JMJD3(KDM6B)
H3-K36	JHDM1A-B(KDM2A-B), JMJD2A/JHDM3A(KDM4A)(H3K36me3-specific), JMJD2B-C(KDM4B-C), FBXL10(KDM2B)(H3K36me2-specific), FBXL11(KDM2A)(H3K36me2-specific)
H3-K79	FBXL10/KDM2B(H3K79me2/3)
H4-K20	JHDM1E(PHF2)(H3K20me3), JHDM1F(PHF8)(H3K20me1)

*표 23-1의 subnote에서 언급한 바와 같이, KDM5B는 H3K4의 탈메틸화효소로서의 역할뿐만 아니라, LTR리트로엘리먼트의 불활성화에서 중요한 역할을 하며, SETDB1을 불러들여 SETDB1단백질의 안정화에 기여하며, 이들이 함께 할 때, 리트로엘리먼트의 H3K9삼중메틸화가 효과적으로 유지되며 리트로엘리먼트의 발현이 차단된다.

표 23-3. 히스톤 라이신 아세틸화 효소 [histone lysine (K) acetyltransferase]

Enzymes for mammals	Site specificity
HAT1	H4(K5, K12)
GCN5, PCAF	H3(K9, K14, K18)
CBP, P300	H3(K14, K18), H4(K5, K8), H2AK5, H2B(K12, K15)
TIP60/PLIP	H4(K5, K8, K12, K16), H3K14
HBO1	H4(K5, K8, K12)

2 히스톤 메틸기전달효소에 의한 억제

histone lysine methyltransferase-mediated repression

히스톤 메틸기전달효소 중에 가장 먼저, 상세하게 동정된 것은 H3K9을 메틸화하는 효소이다. 많은 연구결과들에서, H3K9 메틸화가 X염색체 불활성화 과정과 발생기간 중에 조절되는 유전자들의 불활성화와 관련이 있음이 밝혀졌으며, 중심절 헤테로크로마틴 또한 H3K9이 메틸화되어 있다. X염색체 불활성화에는 H3K9 메틸화뿐만 아니라 H3K27 메틸화도 관련되어 있다. H4K20 메틸화도 불활성 크로마틴과 관련이 있고, 활성 크로마틴 표지인 H4K16의 아세틸화를 방지한다. H3K9, H3K27, H4K20 메틸화는 염색사 레벨에서의 억압과 관련된 주요한 화학적 히스톤 변형이다.

1) 기본구성 헤테로크로마틴 형성과 X 염색체 불활성 (Constitutive heterochromatin formation and X chromosome inactivation: chromosome level).

헤테로크로마틴에 일어나는 후성유전적 억압에는 히스톤 결합 단백질인 HP1 (heterochromatin-associated protein 1)이 필요하다. HP1과 헤테로크로마틴의 관계는 Schizosaccharomyces pombe에서 인간에 이르기까지 보존되어 있는 프로세스이다.

H3K9이 아세틸화되면 메틸화가 일어나지 않으므로, 메틸화가 일어나기 위해서는 특정 히스톤 탈아세틸화 효소를 이용해 아세틸기를 제거해야 한다. 다음에 SETDB1에 의해 H3K9이 단일메틸화 또는 이중메틸화되고, 단일메틸화 또는 이중메틸화된 H3K9의 삼중메틸화는 SUV39H1, H2에 의해 일어난다. 삼중메틸화된 H3K9에 HP1이 동원된다. 동원된 HP1은 다시 단백질간 상호작용을 통해 SUV39H1, H2를 불러들이고, 이 효소에 의해 인접한 히스톤의 H3K9이 메틸화되고, 메틸화된 K9에 HP1이 동원되는 등, 이런 식으로 하여 헤테로크로마틴 구조의 전파가 일어난다. 히스톤 메틸기전달효소, 히스톤 탈아세틸화 효소, 그리고 HP1간에 일어나는 기능적 상호협조를 고려한다면, 이 모델은 타당성이 높다.

분열효모인 S. pombe나 식물에 대한 유전적 연구결과에 따르면, 헤테로크로마틴의 형성에는 RNAi (interference)가 필요하며, 이 시스템은 양가닥 RNA를 통해 전사체가 축적되는 것을 막아 주며, 헤테로크로마틴 진원지에 S. pombe의 유일한 H3K9메틸기전달효소 Clr4를 동원하여 H3K9메틸화를 일으킨다. RNAi장치의 구성원들을 제거하면 중심절 기능의 손상, 중심절에 삽입된 트랜스 유전자의 억압상실, H3K9메틸화의 소실이 초래된다(Montgomery MK 등, 2002). CenH (centromere-homologous repeat) 유전자는 S. pombe에서 RNAi 의존 헤테로크로마틴 형성 센터로서의 기능을 한다. CenH유전자로부터 전사된 siRNA (small interfering RNA)가 RNAi machinery를 중심절에 위치하게 하고, RNAi machinery는 Clr4를 내포하고 있는 Clr-C 복합체를 동원한다. Clr-C복합체에 의해 중심절에 H3K9메틸화를 개시하고, 이어 HP1 호모로그인 Swi6가 붙는데, 이 단백질은 헤테로크로마틴을 유지하는데 필수적이다(Hall IM 등, 2002). 그러나 다세포생물에서 이런 RNAi 메카니즘은 작용하지 않으며, 무엇이 SETDB1을 기본헤테로크로마틴에 불러들이는지 분명치 않다.

중심절주위의 기본헤테로크로마틴에 관여하는 단백질은 Suv39h, Suv4-20h, HP1이다. 이 단백질들은 순차적으로 작용하여 중심절 주위헤테로크로마틴에 H3K9me3와 H4K20me3 상태를 수립시킨다. 최근에, 부차적인 역할을 하는 단백질들이 알려졌는데, 이들은 Suv39h의 상위에서 작용한다. Pax3와 Pax9이 major satellites에 결합하면 이들은 major satellite의 전사를 억제하고, Suv39h를 동원하는데 도움을 준다. Suv39h가 H3K9me3을 수립하는데 K9의 단일메틸화(monomethylation)가 필요한데, SETDB1이 세포주기 S기에 DNA복제시 중심절 주변 크로마틴에 위치하여 H3K9을 단일메틸화시키면, SUV39H에 의해 이중메틸화 및 삼중메틸화가 일어난다. SETDB1이 헤테로크로마틴의 단일메틸화 표지의 주역이지만, 세포질 히스톤 메틸기전달효소인 PRDM3와 PRDM16도 보조적인 역할을 한다. PRDM3와 PRDM16이 세포질 히스톤 메틸기전달효소인 Prdm3와 Prdm16이 세포질에 있는 히스톤 풀에서 단일메틸화를 일으킨다. 모노메틸화된 히스톤이 핵내로 들어와 기본헤테로크로마틴이 될 염색사 부위의 뉴클레솜에 함입되고, 여기에 Suv39h가 삼중메틸화 변경을 일으킨다. 삼중메틸화 변경된 H3K9은 HP1을 동원하여 HP1α, β, γ가 부착된다. 부착된 HP1은 Suv4-20h2를 불러들여 부착시키고, Suv4-20h2는 H4K20을 삼중메틸화시킨다.

X염색체 불활성화에서 H3K9의 메틸화는 HP1을 동원하지 않는다. 그러나, 특정 위치에 히스톤 메틸기전달효소를 동원하는데 RNA분자를 이용한다는 점에서 S. pombe에서 일어나는 것과 유사하다. 매우 특이도가 높은 항체를 이용하여 생쥐 배자(embryo)에서 시행한 연구결과에 따르면, 불활성 X염색체는 H3K27이 삼중 메틸화되어 있으며, H3K27의 삼중 메틸화가 X염색체 불활성화 개시에 참여한다(Plath K 등, 2003). H3K27의 메틸화는 X염색체 불활성화 개시에 관여하고, H3K9 메틸화는 불활성화 상태의 보존에 관여할 가능성이 있다. X염색체 불활성화는 Xist RNA에 의해 매개되며, 이 RNA는 H3K27을 메틸화시키는 Ezh2 복합체를 동원한다(Wang J 등, 2001). Suv계열 히스톤 메틸기전달효소들은 X염색체 불활성화에 참여하지 않음은 분명하다. 그렇다면, 어떤 종류의 히스톤 메틸기전달효소가 H3K9을 메틸화하며, 이 메틸화가 불활성 X염색체에서 하는 역할은 무엇일까? 라는 의문이 남는데, 2010년 Shanker 등의 연구결과에 따르면 Setdb1이 H3K9의 메틸화를 담당하였고, 이중메틸화와 삼중메틸화까지 일으키는 것으로 밝혀졌다(Shanker S 등, 2010).

2) H4 메틸화가 하는 역할은?(a role for H4 methylation?)

히스톤 코드 가설에서 구체적으로 언급한 바와 같이, 특정 히스톤 변형은 상황에 따라 전사를 용이하게 또는 어렵게 만들 수 있다. H4-K20의 메틸화가 바로 그런 경우일 수 있다. H4-K20 메틸화는 PR-Set7 메틸화전달효소에 의해 일어나는데, 초파리에서 응축된 염색체 구역과 관련이 있다. H4-K20가 메틸화되면, H4-K16의 아세틸화를 저지하는데, H4-K16의 아세틸화는 수컷 초파리에서 활성 X염색체에서 또는 인체 세포에서 전사적으로 활성을 보이는 염색질에서 볼 수 있다(Johnson CA 등, 1998). H4-K20은 단일, 이중, 삼중 메틸화가 일어나며, H4K20 잔기 메틸화의 상이한 정도는 상이한 기능을 부여한다. PR-Set7은 단일 메틸화만 촉매하며, 이중 및 삼중메틸화는 Suv4-20h1에 의해, 삼중메틸화는 Suv4-20h2에 의해 일어난다(Nishioka K 등, 2002). H4K20me1은 전사억압(Karachentsev D 등, 2005), X 염색체 불활성화(Kohlmaier A 등, 2004)와 관련이 있다. H4K20me1의 결합파트너는 L3MBTL1로서 MBT 도메인단백질이며 뉴클레솜어레이를 조밀하도록 유도하며(Trojer P, 등, 2007), 아마도 H4K20me1의 다운스트림 기능들을 매개할 것으로 이해되고 있다. H4K20me2는 DNA 손상에 대해 53BP1이 DNA double strand break부위에 부착될 수 있는 플랫폼을 제공하는 기능을 함으로써 DNA손상에 대한 세포반응에서 중요한 역할을 수행한다(Botuyan MV 등, 2006; Schotta G 등, 2008). 따라서, Suv4-20h1-/-(double-negative) 세포의 경우 H4K20me2의 심한 감소는 double strand break 부위에 53BP1 foci 형성을 지연시키게 되어, B세포의 클래스 전환을 손상시키게 된다(Schotta G 등, 2008). 또한 Suv4-20h1-/- 생쥐의 경우 주산기에 사망하고 폐의 발달에 결함이 있는 것으로 미루어 볼 때, H4K20me2는 생쥐의 발달에서 분화과정에서 또다른 중요한 역할을 수행할 것으로 추측된다(Schotta G 등, 2008).

H4K20me3는 중심절주위 헤테로크로마틴, 각인 구역, IAP 리트로트랜스포존에 집중되어 있다. H4K20me3레벨의 변동은 중요한 생물학적 프로세스와 연관되어 있다. 쥐의 간에서 H4K20me3레벨은 연령과 비례하여 증가하며(Sarg B 등, 2002) 조로증 증후군(Progeria premature aging syndrome)세포들은 상승된 레벨의 H4K20me3(Shumaker DK 등, 2006)를 보이기에, H4K20me3가 노화과정에 관련되어 있을 거라고 추측케 한다. 역으로, 감소된 H4K20me3는 암의 진행과 상관관계가 있으며(Fraga MF 등, 2005), 많은 인체암종의 특징적인 소견중의 하나이다(Fraga MF 등, 2005; Tryndyak VP 등, 2006). 아직까지, H4K20me3가 암화과정의 원인인지 결과인지에 대해 밝혀지지 않았지만, 반복 DNA 엘리먼트의 감소된 억압이 유전체불안정성을 초래하고 암을 발생시키는데 기여하지 않을까 추정할 수 있겠다(Howard G 등, 2008). 노화와 암진행과 관련한 게놈 전반적인 기능외에도 H4K20me3는 유전자의 전사조절(Donati G 등, 2008), 상피줄기세포기능(Frye M 등, 2007), 생식세포발달(Payne and Braun, 2006)에 관련되어 있을 수 있다.

3) 유크로마틴 구역내 유전자 수준에서의 억압 (repression in euchromatic regions: gene level)

염색체 수준에서 억압을 관장하는 기본적 후성유전적 기전은 유전자 레벨에서 억압에 관장하는 기본적 후성유전적 기전과 유사한 데, 그것은 메틸화된 H3 꼬리 잔기가 코아 억제 복합체(core repressor complex)를 동원하는 도킹 부위로 작용할 수 있다는 점에서 판단한 것이다. 그러나, H3-K9, H3-K27, H4-K20 타겟을 포함하여, 히스톤 메틸기전달효소에 의해 특정 유전자 발현을 억제하는 프로세스에 대해 제대로 밝혀져 있지 않다. 기본 구성 헤테로크로마틴(constitutive heterochromatin)과는 대조적으로, DNA 시퀀스에 특이적인 억압은 시퀀스 특이적인 DNA결합 단백질 등을 포함한, 추가적인 특이 인자가 필요하다. 예를 든다면, 크로모도메인을 가진 폴리콤(Pc) 단백질은 메틸화된 H3-K27에 특이적으로 결합하는데, 이러한 결합이 싸이트에 특이적인 폴리콤 억제 복합체(polycomb repressive complex, PRC)를 형성한다. Pc가 메틸화된 H3-K27에 결합하는 특이도는 HP1이 메틸화된 H3-K9에 결합하는 특이도와 비슷한 정도이다.

SET domain bifurcated 1(SETDB1) 히스톤 메틸기전달효소에 의한 H3-K9의 메틸화는 유크로마틴 구역에서 유전자 발현억제를 유도할 수 있고, 이 과정에는 HP1 동원이 포함되어 있다(Ayyanathan K 등, 2003). SETDB1이 보조억제자인 KAP1(KRAP-associated protein1)과 함께 삽입된 리포터 유전자에 동원되는데, 이 연구결과의 중요성은 유크로마틴내의 활성 유전자도 후성유전적으로 침묵시킬 수 있는 기전을 제시했다는 점이다. 흥미로운 것은 리포터 유전자에 HP1이 동원되는 것은 매우 제한된 프로모터 구역에서만 일어나고, 헤테로크로마틴 형성에 기여하는 HP1의 파급은 일어난지 않는다. 이와 같은 사실은 유크로마틴이나 헤테로크로마틴 모두 H3-K9이 메틸화되고 HP1이 여기에 결합한다해도 이 다음에 일어나는 이벤트는 다르다는 것을 시사하고 있다.

Suv39h1-HP1 복합체가 종양억제 단백질인 Rb (retinoblastoma)와 결합하여, Rb가 인지하는 특정 유크로마틴 로커스(locus)에 동원된다(Nielsen SJ 등, 2001; Nicolas E 등, 2003). Rb가 특정 프로모터에 동원되는 것은 세포주기 조절인자이면서 DNA시퀀스에 특이적으로 결합하는 단백질인 E2F와의 상호작용을 통해서이다. Cyclin E 프로모터는 Rb와 Suv39h1의 상호작용을 통해 H3-K9이 메틸화된다. 이렇게 해서 형성된 메틸화는 cyclin E를 조절하는데 기여한다. Real time PCR을 이용하여 DHFR유전자 프로모터에서 H3-K9의 변화를 세포주기적 측면에서 살펴보았을 때, G0기에서는 과메틸화되어 있다가, G1-S기에서는 과아세틸화 상태로 바뀌었다(Nicolas E 등, 2003). 게다가, H3-K9에 특이적인 SUV39H1은 Rb관련 단백질인 p107과 p130이 매개하는 억압에 관련되어 있다. Rb관련 단백질인 p107과 p130은 프로모터에 결합된 E2F에 동원된다.

SETDB1이 유크로마틴의 H3K9 단일메틸화 및 이중메틸화에 기여하지만, 유크로마틴의 단일메틸화와 이중메틸화를 주로 담당하는 효소는 G9a와 GLP이다. G9a와 GLP의 효소활성은 G9a/GLP이 헤테로다이머 형성에 의존한다. G9a함유 복합체는 DNA결합 단백질이나 noncoding RNA Air에 의해 유크로마틴의 유전자프로모터에 동원된다. G9a의 메틸트랜스퍼라제 활동 자체가 유전자 전사를 억합하는 데 중요한 역할을 한다. G9a와 GLP의 ankyrin 반복 도메인이 H3K9의 단일메틸화와 이중메틸화의 파급을 촉진한다. 배아줄기세포의 분화과정에서 G9a는 큰 크로마틴구역을 이중메틸화하며, 조직의존적인 양식으로 유전자 발현억압에 참여한다. 특히, G9a/GLP의 H3K9 이중메틸화는 배아줄기세포 분화과정에서 조건부 헤테로크로마틴 형성에 중요하다. 또한 erythroid cell이나 T helper세포에서 G9a에 의한 유크로마틴구역의 H3K9 이중메틸화가 활발한 유전자 전사와 관련이 있으며, 활발하게 전사되는 유전자 몸통의 H3K9메틸화는 HP1γ를 동원한다. HP1α/β가 억압된 크로마틴 형성과 밀접한 관계가 있음과는 대조적으로, 유크로마틴의 메틸화된 H3K9에의 HP1γ결합은 길쭉한 RNA pol II의 동원으로 귀결된다.

4) 조건 헤테로크로마틴(facultative heterochromatin)과 폴리콤 그룹

폴리콤 그룹(polycomb group, PcG)은 조건헤테로크로마틴 생성에 중심역할을 수행한다. 폴리콤 억제 복합체2(polycomb repressive complex 2, PRC2)는 H3K27을 메틸화함으로써 조건헤테로크로마틴을 형성한다. PRC2는 EED, SUZ12, EZH2, RBAP46/48이라는 다섯 개의 코어유닛으로 구성되어 있다. 보조적인 인자로 JARID2와 AEBP2가 있다. EZH2는 PRC2의 형태로 있을 때에만 H3K27삼중메틸화를 매개한다. EED는 aromatic cage를 갖고 있어, H3K27삼중메틸화된 히스톤펩타이드와 결합한다. 이러한 결합은 PRC2의 효소능을 자극한다.

표준(canonical) PRC1 복합체는 네개의 코어 요소들을 갖고 있는데, 이는 ubiquitin E3 ligase (RING1B 또는 RING1A), 크로모도메인을 가진 단백질(CBX2, 4, 6, 7, 또는 8), human polyhomeotic homolog (HPF1, 2, 또는 3), Polycomb group RING finger (PCGF) 단백질(PCGF1, PCGF2(Mel-18), PCGF3, 또는 PCGF4(Bmi1))로 구성되어 있다(그림 23-3). PRC1과 PRC2는 CpG island가 걸쳐 있는 유전자 프로모터를 인식할 수 있다. PRC1의 촉매코아는 RING1A나 RING1B와 여섯개의 PCGF 단백질중 하나에 의해 구성되며, 표준 PRC1이나 variant PRC1 복합체를 형성한다. H2AK119를 유비퀴틴화시키는 것은 variant PRC1이며, 표준 PRC1은 이런 기능이 없다. H2AK119ub1을 인지하고 부착되는 것은 JARID2의 기능이며, JARID2는 PRC2.2와 연합한다. PRC2는 EZH1/2, EED, SUZ12, 및 RBBP4로 이루어진 코어세트와 보조 단백질로 구성된, 교환가능한 세트로 구성된 단백질 복합체이다. 보조단백질의 종류에 따라 PRC2.1과 PRC2.2로 나뉜다. EZH2(또는 EZH1)는 H3K27을 메틸화시키는 효소이며, EED는 H3K27me3를 인지하고 EZH2를 알로스테릭하게 활성화시키는 역할을 한다. SUZ12는 PRC2복합체의 등뼈 노릇을 하며 코어단백질과 부수단백질들간의 상호작용을 가능케 하는 플랫폼 노릇을 한다.

PRC2.1은 EPOP과 PCL상동체(MTF2를 포함)라는 부수단백질을 갖는데, PCL상동체는 DNA와 결합함으로써 PRC2복합체를 동원하는 역할을 한다. PRC2.2는 네개의 코아단백질 외에 JARID2와 AEBP2를 가지는데, PRC2.2의 크로마틴에의 동원은 H2AK119ub1과의 상호작용을 통해서이다. H3K27me3를 인지하는 것은 CBX 유닛인데 표준 PRC1의 구성요소이다. Variant PRC1을 타겟부위로 동원하는 것은 variant PRC1의 DNA부착능력에 의한 것이다. Variant PRC1이 타겟부위로 동원되고, H2AK119ub1가 일어나고, 이를 인지하는 JARID2에 의해 PRC2가 동원되고, H3K27me3가 일어나는 것으로 보는 견해가 주류를 이루지만, 다른 견해도 있다. 초파리에서, polycomb response DNA elements가 PRC2를 DNA로 동원하지만, 포유류에선 이 기전이 작동하는지 아직 불분명하다. 그러나, 약간의 단서가 있는데, PRC2 연합 단백질인 Jarid2와 Pcl 단백질들이 PRC2복합체를 메틸화가 일어나지 않는 CpG islands나 다른 부위로 동원하는데 어떤 역할을 하는 것처럼 보인다(Hunkapiller J 등, 2012; Pasini D 등, 2010). Jarid2가 타겟으로 동원하는 기전은 불분명하지만, Pcl은 전사신장표지인 H3K36me에 결합한다(Brien GL 등, 2012).

5) 히스톤과 DNA 메틸화

집중적인 연구가 시도되었음에도 불구하고, DNA메틸화에 의한 유전자 억압의 분자적 기전은 아직도 완전히 밝혀진 것은 아니다. 메틸싸이토신 결합단백질이, 뉴클레오솜 개형 복합체(NuRD)와 같은, HDAC을 함유한 억압 복합체를 불러들인다는 것이 제시된 바 있다.

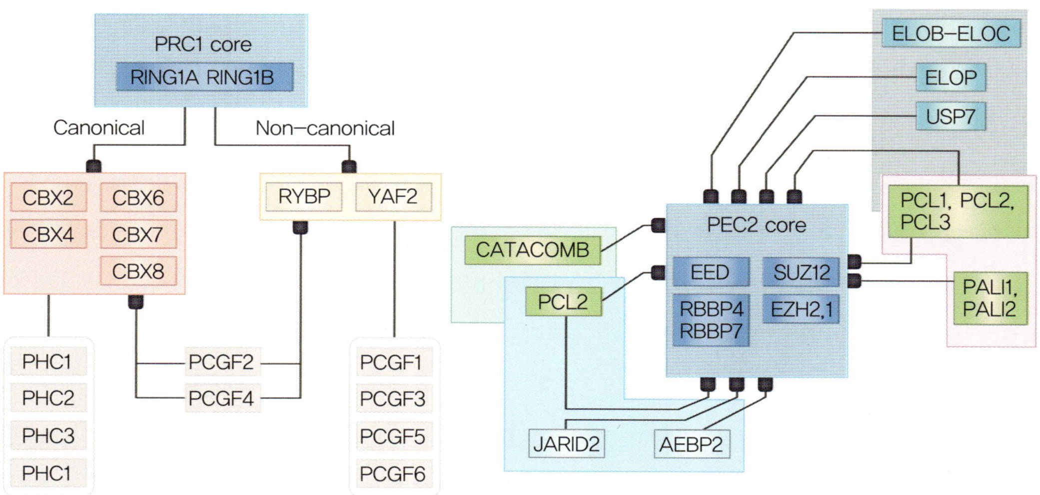

그림 23-3. 폴리콤 억제 복합체 1과 2의 이형체(variant).

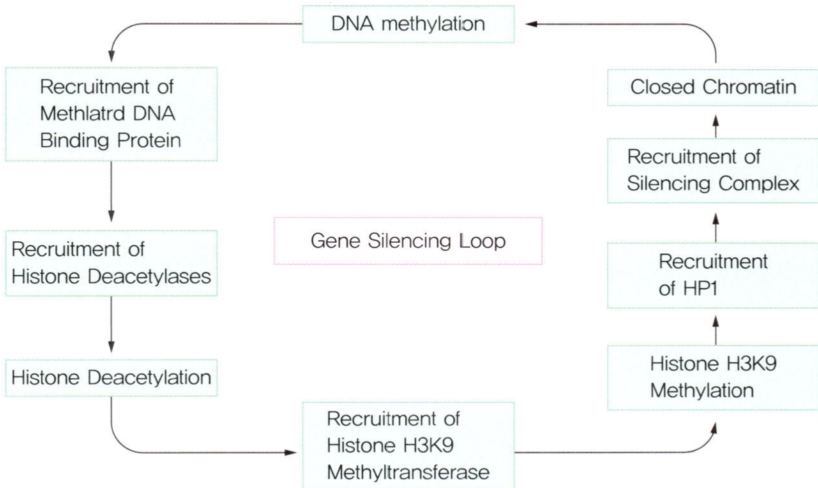

그림 23-4. DNA메틸화, H3K9메틸화, 히스톤 탈아세틸화는 상호 강화시키는 후성유전회로를 형성하여, 결과적으로 유전자를 불활성화시킨다.

NuRD복합체에 의해 수행된 히스톤 탈아세틸화는 히스톤 라이신이 메틸화가 일어나기가 용이한 상태로 만들어 준다.

일련의 유전자적 연구결과들은 H3-K9 메틸화가 DNA메틸화를 초래한다고 주장하고 있다(Jackson JP 등, 2002; Tamaru H 등, 2001; Lehnertz B 등, 2003; Xin Z 등, 2003). Dim-5는 Neurospora crassa에서 H3-K9의 삼중 메틸화를 매개하는 히스톤 메틸기전달효소인 SET 도메인 단백질로서 DNA메틸화를 위해 필요하다(Tamaru H 등, 2001; Tamaru H 등, 2003). 그러나 N. crassa의 DNA메틸화는 CpG 형태의 메틸화가 대부분 아니기 때문에 N. crassa와 고등 유핵생물간에는 차이가 있을 것이다.

DNA메틸 전달효소 그자체는 시퀀스에 대한 특이성이 없기 때문에, DNA메틸화를 위한 일반적인 시그널로서 히스톤 메틸화가 역할을 할 가능성이 있다. 히스톤 메틸화와 DNA 메틸화는 유전자 전사를 장기간 억압하는 데 함께 작용할 가능성이 높다. 역으로 DNA메틸화가 히스톤 메틸화를 유도한다는 연구결과도 있다. Arabidopsis에서 보존성 DNA메틸 전달효소를 코드하고 있는 Met1유전자의 변이가 있는 식물세포들은 크로모센터(chromocenter)에 H3-K9메틸화가 감소되어 있다(Soppe WJ 등, 2002).

DNA 메틸기전달효소와 Arabidopsis HP1 호모로그간에 물리적 상호작용이 있음이 제시된 바 있다(Jackson JP 등, 2002). 포유류에서 인체 SETDB1과 이것의 생쥐 호모로그인 ESET은 메틸 DNA 결합 도메인을 갖고 있으면서 H3-K9을 메틸화시키는 활성이 있는데, 크로마틴의 억압을 지속하는데 일정한 역할을 한다.

MECP가 H3-K9에 특이적인 히스톤 메틸기전달효소와 결합하는 것으로 보고된 바 있다(Fuks F 등, 2003). Suv39h와 G9a가 없는 생쥐 줄기세포를 이용한 실험에서 H3-K9메틸화가 특정 염색체 구역(중심절 주위 반복 시퀀스)이나 각인된 유전자의 DNA메틸화에 중요하다는 것을 제시하였다(Lehnertz B 등, 2003; Xin Z 등, 2003). SETDB1은 메틸CpG에 결합하는 도메인을 갖고 있어서 메틸화된 프로모터에 동원되는 데 일조할 것이다. DNA메틸화와 히스톤 꼬리 탈아세틸화는 서로 공조적인 방식으로 작용하며, 상호 자극하여 크로마틴의 폐쇄적인 구조를 갖게 한다. 식물 및 진균류에서는 H3K9메틸화가 DNA의 de novo메틸화를 불러일으키고, 역으로 Arabidopsis나 인체에선, CpG메틸화를 제거하면, H3K9메틸화를 변경시킬 수 있다. 따라서, DNA메틸화, H3K9메틸화, 히스톤 탈아세틸화는 상호 강화시키는 후성유전회로를 구성한다(그림 23-4).

정상세포에서 H3K27이 메틸화되어 있는 유전자들은 암종에서 일어나는 이상 메틸화의 타겟이 되는 경향이 있으며, H3K27메틸화가 DNA 메틸화를 유도한다(Schlesinger Y 등, 2007). Schlesinger 등은 CaCo-2 세포주에서 메틸화되어 있는 유전자들의 일부에 대해서 ChIP을 시행한 결과, 이들 유전자들은 H3K27이 삼중 메틸화되어 있는 반면, DNA메틸화가 없는 유전자들은 삼중 메틸화 정도가 미약하였다. 암세포에서 DNA 메틸화가 일어난 유전자들이 보이는 H3K27 메틸화가 암화과정에서 일어난 것인지, 아니면, 이미 정상세포가 갖고 있는 것인지를 조사한 결과, 정상세포에서도 CaCO-2세포와 마찬가지로 H3K27이 메틸화되어 있었다. 또한 여러 연구소에서 이미 ChIP 마이크로어레이 테크놀로지를 이용하여, 배아줄기세포, 신경줄기세포, 섬유아세포등에서 Polycomb 구성요소(Ezh2, EED, SUZ12)등의 유전체 전반에 걸친 분포를 발표한 바 있어, Schlesinger 등은 대장암에서 메틸화 타겟이 되는 유전자들이 줄기세포에서 이러한 Polycomb 표지자를 갖고 있는지에 대해 조사하였다. 그 결과, 암종에서 메틸화되는 유전자들의 대부분이 H3K27메틸화나 Polycomb 구성요소에 의해 표지되어 있음을 확인하였다. 또한 Laird 그룹이 조사한 바에 의하면, 대장암에서 암특이적으로 메틸화되는 유전자들과 비특이적으로 메틸화되거나 또는 전혀 메틸화 안되는 유전자들을 대비하여, 배아줄기세포단계에서 각 유전자들의 PRC2 구성원 occupancy에 대해 조사한 결과 암특이적으로 메틸화되는 유전자들에서 PRC2 occupancy가 유의하게 높았다.

그러나 이에 대해 반대되는 견해가 Issa 그룹에 의해 제시되었는데, 이들에 따르면, H3K27 삼중메틸화는 DNA메틸화와 독립적인 관계를 유지한다는 것이다. 즉, 유전자는 DNA과메틸화에 의해 억압되거나, 그렇지 않으면, H3K27삼중메틸화에 의해 억압되며, 이 둘 다를 가지는 경우는 드물다고 주장하였다(Kondo Y 등, 2008). 그럼, 이 두가지 상반된 견해를 어떻게 수용할 수 있을 것인가? 그것은 H3K27메틸화가 DNA메틸화를 유도하는 경향이 있지만,

DNA가 과메틸화가 심화되면, H3K27메틸화는 상실된다라고 가정하든지, 또는 두개의 대립유전자중 하나는 H3K27삼중메틸화상태로 있고, 다른 하나는 DNA메틸화되어 H3K27이 탈메틸화되어 있다고 가정한다면, 위 두가지의 실험결과들을 수용할 수 있을 것이다. 또 하나는 DNA과메틸화와 H3K27삼중메틸화가 배타적 관계를 보이는 것은 배아줄기세포 또는 정상세포의 경우이고, 암세포에서는 이런 배타적 관계가 성립되지 않는다(Gao F 등, 2014; Takeshima H 등, 2015).

H1 linker 히스톤은 8개의 아형을 가지고 있으며, 크로마틴 섬유내 정확한 위치는 분명치 않으나 히스톤코어 바깥에 위치해 있으면서 DNA가 히스톤코어내로 들어가거나 나올 때 상호작용하여 20bp정도의 DNA를 보호하는 역할을 한다. H1은 H2A, H2B, H3, H4의 코아히스톤과는 달리 이동성이 좋은 것으로 파악되고 있으며, DNA메틸화를 조절하는데 중요한 역할을 한다. 히스톤 H1은 DNMT1과 DNMT3B와 상호작용하며, 특정유전자의 메틸화를 유도하며, 이에 반하여 SET7/9히스톤 메틸전달효소의 결합을 저해하여 H3K4의 메틸화가 일어나지 않도록 한다(Yang SM 등, 2013).

3 히스톤 메틸기전달효소에 의한 활성화

histone lysine methyltransferase-mediated activation, H3-K4, H3-K36, H3-K79

전사가 용이한 유크로마틴은 H3-K4, H3-K36, H3-79가 메틸화되어 있다. 비록 H3-K9의 메틸화는 전사가 억압된 구역에서 볼 수 있는 히스톤의 화학적 변형이지만, H3-K4의 메틸화는 전사가 활발한 유크로마틴에서 볼 수 있다.

1) 유크로마틴의 수립: 염색체 레벨

(establishment of euchromatin: chromosome level)

유전자가 전사되기 위해서는 유전자가 기본구성 헤테로크로마틴(constitutive heterochromatin) 안이나 근처에 위치해서는 안된다. 유크로마틴 구역내의 특정 히스톤 메틸화는 유핵생물체 세포내의 다양한 전사 억압기전들을 어느 정도 막는 것처럼 보인다.

H3-K4의 메틸화는 Suv39h1에 의한 H3-K9의 메틸화를 방해하여, 헤테로크로마틴이 형성되는 것을 훼방 놓는다(Nishioka K 등, 2002). 더욱이, 히스톤 탈아세틸화 효소 복합체인 NuRD 억제자 복합체가 H3의 아미노 말단에 붙는 것이 K4메틸화에 의해 배제되지만, K9

의 메틸화는 이런 효과가 없다. H3-K4의 이중 메틸화는 유크로마틴 구역의 보편적인 후성 유전적 표지인 반면, H3-K4의 삼중 메틸화는 활발하게 전사되고 있는 곳에서 관찰되므로, H3-K4의 이중 메틸화는 비교적 큰 규모의 억압이 일어나지 못하도록 하는 보편적 기전일 가능성이 높다(Ng HH 등, 2003; Santos-Rosa H 등, 2002). H3-K4와는 별도로, H3-K79의 메틸화는 헤테로크로마틴 구조가 파급되는 것을 막는 역할을 한다. 효모에서 H3-K79의 저메틸화는 비활성 교배형 유전좌(silent mating type locus)나 종말절(telomere)에서 볼 수 있지만, 활발하게 전사되는 유전좌에서 보이지 않는다(Ng HH 등, 2003). Dot1은 비 SET계열 히스톤 메틸기전달효소인데, 효모에서 H3-K79의 메틸화를 매개한다, Dot1의 인체 호모로그도 또한 비슷한 방식으로 작용한다. 효모의 Dot1에 의한 H3-K79 메틸화는 헤테로크로마틴의 전파를 막지만, 억압 단백질 Sir는 헤테로크로마틴 구조를 파급시킨다. H3-K79 메틸화는 Sir 단백질이 결합하는 것을 방해해서 억압구조의 파급을 정지시킨다. 역으로, Sir단백질의 결합은 Dot1에 의한 H3-K79의 메틸화를 차단하고, 저메틸화를 초래한다. 따라서, H3-K4와 H3-K79의 메틸화는 헤테로크로마틴 구조의 파급을 막음으로써 유크로마틴 구조를 수립하는데 기여한다. 일단 대규모로 크로마틴 구조를 전사허용 구조로 만든 다음, 개별적인 히스톤 메틸기전달효소의 작용에 의해 특정 유전좌에서의 전사활성을 도모한다.

2) 히스톤 라이신 메틸화가 특정 유전자 전사활성에서 하는 역할(role of histone lysine methylation in specific transcriptional activation: gene level)

대규모로 크로마틴 구조를 전사허용 구조로 만들어 전사개시 복합체(transcription initiation complex)가 형성될 수 있도록 하는 것외에, 전사 연장(transcription elongation)에도 히스톤 라이신 메틸화가 일정한 역할을 함이 드러나고 있다(Hampsey M and Reinberg D, 2003). 효모를 대상으로 한 연구에서, RNA polymerase II와 이것의 장치와 연합하는 히스톤 메틸기전달효소를 함유한 복합체 두개가 발견되었다. 메신저 RNA의 유전자 코딩 구역에서 Set1 히스톤 메틸기전달효소는 H3-K4를 메틸화하고, Set2는 H3-K36을 메틸화한다.

크로마틴 면역침강법을 이용한 실험에서 Set1에 의한 H3-K4의 삼중 메틸화는 유전자의 5' 메신저 RNA 코딩 구역에서 일어나고, 전사의 조기 단계와 관련이 있다(Ng HH 등, 2003; Santos-Rosa H 등, 2002). Set2는 RNA polymerase II의 확장형과 연합하는 것처럼 보인다(Li J 등, 2002). Set2에 의한 H3-K36메틸화는 H3-K4 이중 메틸화와 더불어, 메신저 RNA 확장의 후기 단계에 해당하는 변화이다. 생쥐를 포함한 인간에서도 SET 단백질 NSD1, SETD2, SMYD1이 H3-K36을 메틸화하는데, NSD1을 녹아웃 시키면, 증가된 세포자멸과 중배엽 결손에 의해 배자의 사망을 초래한다(Rayasam GV 등, 2003).

H3K36me3는 활발하게 전사되는 유전자 몸통에 표지되는 히스톤변경이며, 활발하게 전사되는 유전자에서 H3K36me3는 DNA repair나 mRNA확장중 크로마틴구조 modulation과 관련된 기능을 하는 것으로 알려져 있다. H3K36me3표지는 유전자 몸통에서 엑손과 인트론간 현저히 큰 차이를 보이며, 엑손에서 인트론에 비해 훨씬 많이 관찰되며, 엑손과 인트론의 경계부위에서 급격한 변화를 보인다 (Frigola J 등, 2017). H3K36메틸화는 전사과정중 뉴클레솜에 일어날 수 있는 전사후 변경을 제어하거나 제거함으로써 부정확한 전사시작을 방지하는데 중요한 역할을 한다. H3K36메틸화는 활발하게 전사되는 유전자 몸토에 LSD2를 동원하는데 LSD2에 의한 유전자내 H3K4me3의 탈메틸화는 H3K9메틸화레벨의 상승을 가져오며, 이는 국소적인 헤테로크로마틴 환경을 조성하여 부정확한 전사시작을 방지한다. H3K36메틸화로 표지된 유전자내 구역이 H3K9메틸화로 대체되는데는 LSD2에 의한 G9a의 동원이 관여한다. H3K36메틸화는 H3K27메틸화레벨을 조절함으로써 유전자 전사를 조절한다. H3K36와 H3K27메틸화는 상호간에 배타적인 것으로 보이며, 실험적으로 한쪽을 감소시키면 다른쪽이 상승하는 현상을 보인다(Yuan W 등, 2011)

H3K4me1은 주로 distal regulatory elementary에서 볼 있고, H3K4me2나 me3는 활발하게 전사하는 유전자의 프로모터에서 주로 볼 수 있다. H3K4me1의 변경이 있는 인핸서에서 H3K27아세틸화가 동반되지 않은 경우는 활성화 인핸서라기 보다는 준비된(primed 또는 poised) 인핸서이며, H3K27아세틸화가 동반된 변경은 활성화 인핸서에서 관찰된다. H3K4me1변경된 뉴클레솜에 크로마틴리모델링 복합체인 BAF복합체가 결합된다.

3) 히스톤 라이신 아세틸화(histone lysine acetylation)

히스톤 라이신 아세틸화는 히스톤 꼬리의 특징 라이신 잔기들의 ε-아미노기에서 일어나는 가역적인 프로세스이다. 히스톤 라이신 아세틸화는 본질적으로 전사활성화와 직결된다. 히스톤 라이신 아세틸화는 양의 전하를 띤 라이신 잔기들을 중화시켜서, 크로마틴 구조를 이완시켜 DNA에 대한 전사관련 단백질의 접근성을 높여준다. 많은 알려진 전사활성화 코팩터들은 히스톤 아세틸기전달효소 활성을 갖고 있다: GCN5, CBP, PCAF, 그리고 TAF. 히스톤 아세틸기전달효소는 아세틸조효소 A(acetyl coenzyme A)로부터 아세틸기를 받아 라이신 잔기의 ε-아미노기에 전달한다. 유핵세포에서 라이신 아세틸화는 가역적이고, 라이신 아세틸기전달효소(아세틸트랜스퍼라제)와 탈아세틸효소(디아세틸라제)의 상호길항작용에 의해 역동적으로 조절된다. 코아히스톤의 N말단 꼬리에는 많은 라이신 잔기들이 있으며, 이중 아세틸화가 일어나는 곳은 H3K4, 9, 14, 18, 23, 27, 36과 H4K5, 8, 12, 16이다. C말단 폴드도메인내의 H3K56과 H4K91도 아세틸화될 수 있다. H3K56, H4K5, H4K12, H4K91의 아세틸화는 새로이 합성된 히스톤에서 일어나며, 아세틸화된 상태로 핵내로 이동하고, 이는 DNA 복제 또는 수복동안의 크로마틴 조립에 중요하다. 반면 H4K5ac 및 H4K12ac는 새로이 합성된 히스톤뿐만 아니라 조립된 크로마틴에서도 발견되지만, 이를 제외한 다른 히스톤 라이신의 아세틸화는 조립된 크로마틴에서만 발견된다. H4K12ac를 제외한 나머지 히스톤 라이신 아세틸화는 전사활성화와 관련되어 있으며, H4K12ac는 조밀하게 패킹된 크로마틴과 연관되어 있다. 히스톤 라이신 아세틸화가 크로마틴구조를 조절하고, 유전자 전사활성화를 조성하는 기전은 최소 네가지의 기전이 연관되어 있다. 히스톤 라이신 아세틸화는 라인 잔기의 양전하를 중성화시켜 음성전하를 지닌 DNA와 히스톤과의 상호작용에 영향을 준다. 두번째, 라이신 아세틸화는 라이신 메틸화와 같은 다른 화학적 변경에 이용가능한 라이신 잔기를 남겨두지 않는다. 예를 들어, H3K9과 H3K27 아세틸화는 이들의 메틸화를 방지한다. 세번째, 아세틸화는 특정 히스톤 배리언트를 뉴클레솜에 함입되도록 한다. 예를 들어, H4K16ac는 H2A.Z나 H3.3의 함입을 가능케 하며, H3K56ac는 H2A.Z의 함입을 용이케 한다. 네번째, 히스톤 라이신 아세틸화는 특정 뤼더단백질의 도킹 부위를 제공하고, 브로모도메인, PHD 도메인 또는 YEATS도메인을 가진 모듈들이 도킹한다. 이러한 모듈들은 크로마틴변경자와 ATP의존 크로마틴 리모델러들을 불러들여, 조밀하게 패킹된 크로마틴구조를 개방하여 일반적인 전사장치와 RNA폴리머라제를 불러들여 전사활성화를 이룬다.

두종류의 히스톤 라이신 아세틸기전달효소(아세틸트랜스퍼라제)가 있는데, 세포질에서 새로이 합성돈 히스톤을 아세틸화하는 효소와 세포핵에서 전사와 관련하여 히스톤을 아세틸화하는 효소이다. 히스톤 침착관련 히스톤 아세틸트랜스퍼라제로는 H4K5과 K12를 아세틸화하는 HAT1이 있으며, 이들 히스톤 라이신의 아세틸화는 유전자전사 활성화와는 관련이 없다. 전사관련 히스톤 아세틸트랜스퍼라제로는 GCN, p300, CBP, MOZ, MORF, MOF, HBO1, TIP60가 있다. 히스톤 아세틸트랜스퍼라제는 다음 3가지 계열로 분류되는데, GNAT 계열, p300/CBP그룹, MYST 계열이다.

4) 히스톤 변종(histone variant)

뉴클레좀은 진화를 통해 점차 더 커지는 유핵생물 게놈을 보호하고 촘촘하게 채우는 역할을 하지만 역설적으로 전사인자들이나 RNA 폴리머라제들의 접근을 제한하기에, 진화를 통해 뉴클레좀과 DNA결합 전사인자들간의 역동적인 경쟁을 조절하는 기전들이 발달되어 왔다. 이러한 기전들에는 전사후 히스톤 화학적 변경, ATP의존 크로마틴 리모델러에 의한 뉴클레좀의 위치변경이나 축출, 규범적인 히스톤을 히스톤 변종(variant)으로 교체, 등이 포함된다.

(1) H2A.Z

H2A.Z는 뉴클레좀 특성을 변화시킨다. 히스톤 변종체 중 H2A 변종체가 가장 다양하다. H2A.Z는 H2A와 60%정도의 동일성을 보이며, H2A.Z는 표면에 acidic patch를 갖고 있어, ISWI ATP의존 리모델러의 리모델링 활동을 촉진시킨다. H2A.Z는 전체 H2A히스톤의 15% 정도를 차지하며, 게놈에 작위적인 분포를 하고 있다. H2A.Z는 활발하게 발현되는 유전자 프로모터에 주로 분포하고, DNA메틸화와는 상호배척관계를 보인다.

(2) H2A.B

H2A.B는 포유류에만 존재하는 히스톤변종체로서, H2A와 50%정도의 동일성을 보인다. H2A.B의 C종말은 H2A에 비해 19 아미노산잔기 정도 짧으며, 이로 인해 히스톤꼬리와 도킹 도메인의 길이가 짧아졌고, 표면의 acidic patch가 없다. 이런 변화는 H2A.B를 내포한 뉴클레좀의 물리적 속성을 상당히 변화시키게 되는데, 인체 H2A.B뉴클레좀은 밀집된 염색질 섬유의 형성을 방해한다. H2A.B의 삽입은 불안정하고 덜 촘촘한 염색질을 형성케 한다.

(3) macroH2A

H2A와 60%정도 동일한 구형 도메인과 비히스톤 구형도메인이 C종말 부위로 linker로 연결되어 있는 히스톤H2A변종으로서, H2A에 비해 3배정도 큰 변종이다. macroH2A는 불활성화된 여성 X염색체나 노화연관 헤테로크로마틴 포커스, 큰 범위발현업압 도메인 등에 증강되어 있다. 히스톤 H2A 패밀리의 구성원인 히스톤 macro-H2A.1과 macro-H2A.2은 인간에서 H2AFY 유전자 및 H2AFY.2 유전자에 의해 각각 암호화되는 단백질이다. 그것은 전사를 억제하거나, 안정적인 X염색체 비활성화에 참여하는 뉴클레오솜의 하위 집합에서 기존의 H2A 히스톤을 대체한다.

(4) H3.3

H3.3는 정규H3(포유류의 H3.1/H3.2)와 아미노산 4-5개 정도 다르고, 3개의 다른 아미노산은 코어히스톤 도메인에서 관찰된다. H3.3은 정규 DNA복제시에 동원되는 H3히스톤(포유류의 H3.1/H3.2)과 구별되는 뚜렷한 발현 패턴과 염색질 혼입(incorporation) 메커니즘을 가지고 있다.

정규 H3히스톤은 세포주기 S단계에서만 발현되며, 정규 H3히스톤의 혼입은 CAF-1 염색질 어셈블리 복합체에 의해 매개된다. 대조적으로, H3.3은 세포주기 전반에 걸쳐 발현되며 CHD1 및 DAAX/ATRX 염색질 리모델링 복합체 및 HIRA 샤페론 복합체를 포함한 다양한 경로를 통해 혼입된다. 뉴클레좀이 복제와 무관하게 소실될 때, $(H3/H4)_2$는$(H3.3/H4)_2$로 대체된다. H3.3은 게놈에 고르지 않게 분포되어 있어 다양한 역할을 할 수 있음을 시사한다.

전사된 유전자, 인핸서, 조절 요소, 그리고 헤테로크로마틴 반복 요소들(텔로미어 및 주변-중심절 영역을 포함한)에서 풍부하다. 마우스 배아 줄기세포를 사용한 연구에 따르면 HIRA 복합체는 전사된 유전자에 H3.3을 침착시키는 반면 ATRX 복합체는 텔로미어 및 주변 중심체 반복에 H3.3을 전달한다. H3.3은 다양한 생물학적 과정의 후성적 조절과 관련이 있다. 뉴클레오솜에 혼입되면 H3.3은 유전자 활성화 또는 개방 염색질과 관련된 변형(K4, K36 및 K79의 메틸화 및 K9 및 K14의 아세틸화 포함)을 축적하고 K9 및 K27 메틸화를 포함한 억제변형이 없다. H3.3 함유 뉴클레오솜은 본질적으로 불안정하며 특히 히스톤 H2A.Z 동반혼입에서 유전자 활성화를 촉진한다.

Chapter 24

SWI/SNF 복합체

SWI/SNF complex

초파리 Drosophila melanogaster의 Trithorax (trx) 단백질은 Trithorax그룹(TrxG) 단백질들의 파운더(창립 멤버)로서 H3K4를 메틸화시키는 효소이며, 이 단백질을 코드하는 유전자의 자발적인 돌연변이가 Drosophila melanogaster의 분절 변형과 관련이 있음이 밝혀졌다. 초파리 trx유전자의 인간 호모로그는 KMT2A 및 KMT2B이다.

Trx는 Hox 유전자들의 발현을 유지하는 데 필요하며 폴리콤 그룹(PcG) 단백질의 길항제이다. PcG 단백질들은 히스톤, 특히 히스톤 H2AK119의 유비퀴틴화 및 히스톤 H3K27의 메틸화를 촉매함으로써 Hox 유전자 발현을 안정적으로 억제한다. 반면에, Trx그룹(TrxG) 단백질은 염색질을 조절하여 전사활성에 기여한다. TrxG단백질과 PcG단백질은 서로 길항작용을 하면서 유전자 발현을 조절하는, 후성유전학적 균형 상태를 이룬다. 이 두 단백질 그룹 사이의 균형은 정상적인 발달 과정에 중요하며, 그 붕괴는 발달장애 및 암과 같은 질병을 초래할 수 있다.

TrxG단백질 또는 유전자의 정의는 처음에 Hox 발현을 긍정적으로 조절하는 능력을 기반으로 하였지만, 이후 기준은 Hox 유전자 발현을 조절하는 능력에 관계없이 다음에 기술된 바와 같이 확장되었다: ① 알려진 TrxG 복합체의 서브 유닛으로 기능하거나, ② PcG에 의한 유전자발현억제를 대항하거나, ③ Trx와 서열상 상동성을 갖는 유전자 또는 단백질을 포함하도록 확장되었다.

지난 10년 동안의 연구결과들은 TrxG의 두 가지 주요 서브셋과 이들의 역할을 밝혀내었다: ① COMPASS (complex of proteins associated with Set1) 계열의 히스톤 리신 메틸기전달효소 및 ② SWI/SNF(스위칭/자당 비발효) 염색질 리모델러. COMPASS 계열은 초파리의 trx와 효모의 SET1 사이의 유전자 상동성에 기초하여, 발아 효모 Saccharomyces cerevisiae에서 처음 확인된 진화적으로 보존된 단백질 그룹이다. SET1은 발아 효모에서 다중 단백질 복합체를 형성하는데, 발아효모에서 H3K4를 단일(모노)메틸화, 이중(디)메틸화 및 삼중(트리)메틸화한다.

이 패밀리(COMPASS계열)는 H3K4의 게놈 전체 이중(디)메틸화 및 삼중(트리)메틸화, 인핸서에서 H3K4의 단일(모노)메틸화(H3K4me1), 그리고 발달 프로모터에서 유전자 특이적 디메틸화 및 트리메틸화를 수행한다. SWI/SNF 계열은 S. cerevisiae에서 처음 기능특성이 규명되었고, 진핵생물 전체에서 보존된 단백질이다. SWI/SNF는 모두 SNF2 계열의 ATPase 서브 유닛을 포함하며, 전사, 세포주기 및 DNA 복구동안 염색질 접근성을 촉진하는, ATP 의존적 염색질 리모델링에 중요하다. COMPASS 및 SWI/SNF 계열은 구조적으로 다르고 고유한 메커니즘을 통해 효소기능을 발휘하지만, 많은 공통적인 측면을 공유한다. 생화학적 수준에서 COMPASS는 타겟유전자들과의 결합을 놓고 PcG복합체와 경쟁함으로써 PcG매개 억압에 길항작용을 하며, SWI/SNF은 염색질 리모델링을 통해 PcG-매개 억제마커를 제거함으로써 길항작용을 한다. 광범위한 기능적 수준에서 COMPASS와 SWI/SNF 두 계열 모두 염색질의 활성 상태를 촉진할 수 있으며, 그 결과 이들의 조절 장애는 표적 유전자의 오발현 및/또는 억제된 전사 상태의 비정상적인 활성화를 통해 유사한 유형의 발달 장애 및 악성 종양을 유발할 수 있다.

① COMPASS 메틸기전달효소(메틸트랜스퍼라제) 복합체

최초의 COMPASS 계열인 ySET1이 S. cerevisiae에서 촉매활성을 기반으로 동정되었는데, 이는 카르복시 말단 Su (var) 3-9/Enhancer of zeste/Trithorax (SET) 메틸트랜스퍼라제 도메인에 의해 부여된다. ySET1은 S. cerevisiae 게놈에 의해 암호화된 유일한 H3K4 메틸트랜스퍼라제 단백질이며, COMPASS 복합체의 일부로서 기질의 모노메틸화, 디메틸화 및 트리메틸 화를 촉매한다. 진화하는 동안 유전자 복제로 인해 D. melanogaster에는 세 가지 SET 메틸트랜스퍼라제 단백질이 생성되었고, 포유류에는 6개가 생성되었다: D. melanogaster의 메틸트랜스퍼라제 단백질 [dSet1, Trx 및 Trithorax 관련(Trr)] 및 포유류의 6개 [SETD1A (SET1A/KMT2F), SETD1B (SET1B/KMT2G), MLL1(KMT2A), MLL2(KMT2B), MLL3(KMT2C) 및 MLL4(KMT2D)]. 파리와 포유류의 진화 시간동안, 이러한 각각의 메틸트랜스퍼라제 단백질은 서브 유닛 구성에 따라 별개의 기능을 가진 별개의 다중 서브유닛 COMPASS를 형성할 수 있으며, 이는 기능의 다양화를 의미한다. 모든 COMPASS 계열에는 4개의 핵심 서브 유닛(WDR5, ASH2L, RBBP5 및 DPY30)이 포함되어 있으며, 총체적으로 WARD(또는 WRAD) 모듈로 알려져 있고, 복합체 조립에 필요하다. 기타 소단위는 하나 또는 소수의 COMPASS 계열에 고유하며 염색질 모집에 관여할 가능성이 있다.

ySET1-COMPASS는 유전체 전반적인 H3K4 단일메틸화, 디메틸화, 트리메틸화를 일으키지만, 초파리의 dSET1-COMPASS나 포유류의 SET1A-COMPASS 또는 SET1B-COMPASS는 유전체 전반적인 H3K4 이중메틸화나 삼중메틸화를 수행하지만, 단일메틸화는 일으키지 않는다. D. melanogaster Trx-dCOMPASS-like 및 포유동물 파라로그, MLL1-COMPASS-like 및 MLL2- COMPASS-like는 Set1-COMPASS 대응물과 구성이 매우 유사하다. Wdr82의 위치에 Menin이 대신하고 있다는 점만 차이가 있다. Trx-dCOMPASS-like, MLL1-COMPASS-like 및 MLL2- COMPASS-like는 발달적으로 조절되는 유전자의 프로모터에서만 H3K4를 메틸화하며, 이중메틸화와 삼중메틸화만 매개한다.

포유류 MLL1-COMPASS-like 및 MLL2-COMPASS-like 복합체는 유사하게 H3K4의 유전자 특이적 메틸화를 담당한다. 마우스 ESC의 기능 상실 연구는 MLL1이 Hox 클러스터를 포함하는 발달 유전자의 프로모터에서 H3K4me3을 담당하는 반면, MLL2-COMPASS-like 복합물은 이가(bivalent) 프로모터에서 H3K4me3를 침착시킨다는 것을 밝혀내었다. 조상 ySet1-COMPASS와 가장 다른 COMPASS 계열은 초파리의 Trr-dCOMPASS-like와 포유류의 MLL3-COMPASS-like 및 MLL4-COMPASS-like이다. 메틸트랜스퍼라제 서브유닛과 4개의 핵심 WRAD 소단위외에도 4개의 복합 특이적 소단위가 있다: UTX (KDM6A라고도 함, H3K27의 탈메틸화효소), PTIP, PA1 및 NCOA6. MLL3/4-COMPASS 계열은 전사를 조절하는 인핸서에서 H3K4를 모노메틸화한다. H3K4me1은 K27에서 아세틸화된 H3(H3K27ac)와 함께 인핸서의 진화적으로 보존된 시그너처이다. D. melanogaster에서 Trr 활성의 손실은 전체게놈 인핸서에서 H3K4me1 및 H3K27ac의 소실로 이어진다.

② SWI/SNF 복합체(BAF복합체)

SWI/SNF 복합체(BAF복합체라고도 함)는 원래 효모에서 짝짓기 유형 전환(mating type SWItching) 또는 자당 발효(Sucrose Non-Fermentable)에 대한 세포 반응에서 매우 중요한 역할을 하는 복합체로 알려져 있다. 15개 이상의 서브 유닛을 함유하는 큰(~2MDa) 복합체인 SWI/SNF 복합체는 뉴클레오솜 재배열을 제공하며, 재배열은 뉴클레솜 방출 및/또는 슬라이딩의 형태로 일어난다. DNA길이를 따른 뉴클레오솜의 이동을 통해, 염색질에 쉽게 접근할 수 있는 구조를 만들어 유전자가 활성화되거나 억제되도록 한다(그림 24-1).

SWI/SNF의 인간 유사체는 canonical BAF (BRG1- or BRM -associated factor)(SWI/SNF-A), non-canonical BAF(또는 GBAF), 및 PBAF (polybromo-associated BAF)이며

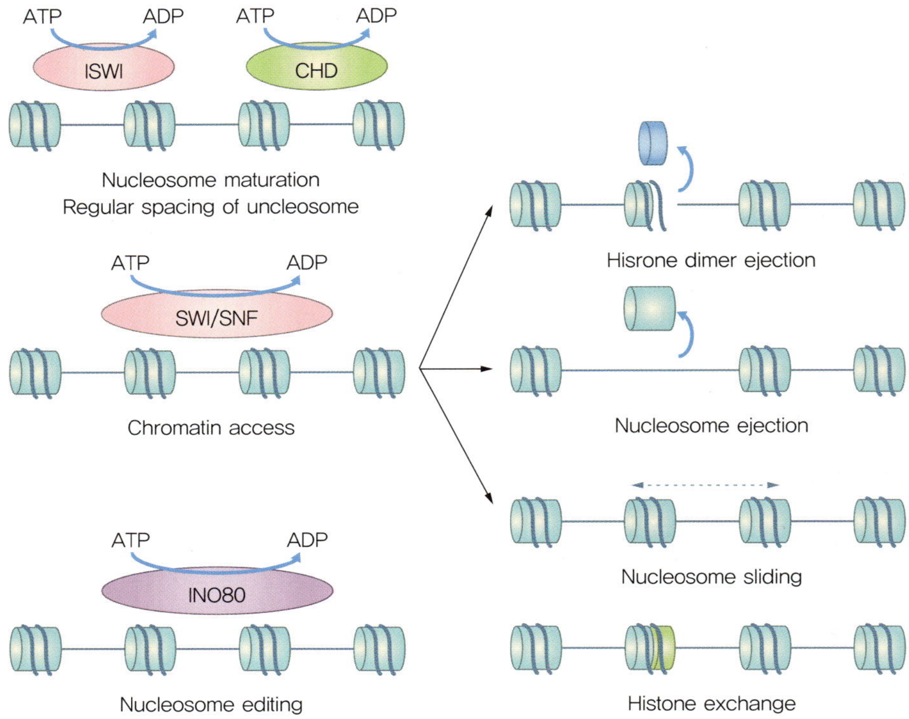

그림 24-1. ATP-의존 염색질 리모델링 복합체의 기능 개요.(1) ISWI 및 CHD 복합체의 하위 집합은 뉴클레오솜 조립, 성숙 및 간격에 관여함.(2) SWI/SNF 복합체는 주로 히스톤 다이머 방출, 뉴클레오솜 방출 및 슬라이딩을 통한 뉴클레오솜 재배치에 관여하여 염색질 접근을 조절함.(3) INO80 복합체는 히스톤 교환에 관여함.

(그림 24-2), 초파리의 경우 BAP(브라마 관련 단백질) 및 PBAP(폴리브로모 관련 BAP)로 알려진 SWI/SNF 유사체가 있다. 세 가지 SWI/SNF복합체는 공통적으로 ATPase인 SMARCA4(BRG1)나 SMARCA2(BRM) 둘 중의 하나를 가지고 있으며, ATP로부터 나오는 에너지를 이용하여, 뉴클레솜 슬라이딩이나 방출을 통하여 뉴클레솜 재배열을 일으킨다. 이를 통해 SWI/SNF복합체는 유전자 전사, 세포운명조절, 계통사양(lineage specification)에 결정적인 역할을 한다. cBAF는 ARID1A나 ARID1B를 갖는 반면, pBAF는 ARID2를 가지며, ncBAF는 ARID대신에 GLTSCR이나 GLTSCR1L을 갖는다. SWI/SNF복합체는 ARID1A나 ARID1B를 통해 DNA에 직접 결합하거나, 또는 전사인자들과의 상호작용을 통해 DNA에 결합한다.

세 가지 SWI/SNF 복합체는 염색질내 다른 부위에 위치하는데, ATPase 모듈이 유전체내 다른 곳에 위치하게 하는데 결정적인 역할을 한다. 즉, cBAF 복합체는 H3K27ac 및 H3K4me1 히스톤 변형으로 표시되는 활성 인핸서와 H3K4me1 변형만 있는 프라이밍된 인핸서에서 강력한 농축을 나타낸다. 반면, PBAF 복합체는 H3K27ac 및 H3K4me3 변형이 모두 존재하는 활성 프로모터에서 가장 강력하게 농축되어 있다. 대조적으로, ncBAF 복합체의 상당 부분은 DNA 구조를 유지하는 데 중요한 역할을 하는 것으로 알려진 CTCF (CCCTC 결합 인자) 부위에 결합한다. 이러한 발견은 SWI/SNF 복합체의 다양한 기능을 강조한다.

최근에, SWI/SNF 복합체는 다수의 인간 질병, 특히 암과 관련되어 있으며, SWI/SNF 복합체의 다양한 서브 유닛을 포함하는 돌연변이, 전위 및 결실이 인간 종양의 ~20%에서 발견되어, 암에서 가장 흔히 변이가 일어나는 표적중 하나이다(Kadoch C 등, 2013). 2017년에 발표된 일련의 연구 논문들은, 결함있는 SWI/SNF 복합체 조립 및 모집, 비정상적인 유전자 침묵, 그리고 이를 통한 종양발생기전에 대해 다루고 있어 이들에 대한 분자적 및 생물학적 식견을 얻을 수 있다(Wang X 등, 2017; Mathur R 등, 2017; Stanton BZ 등, 2017; Kadoch C 등, 2017).

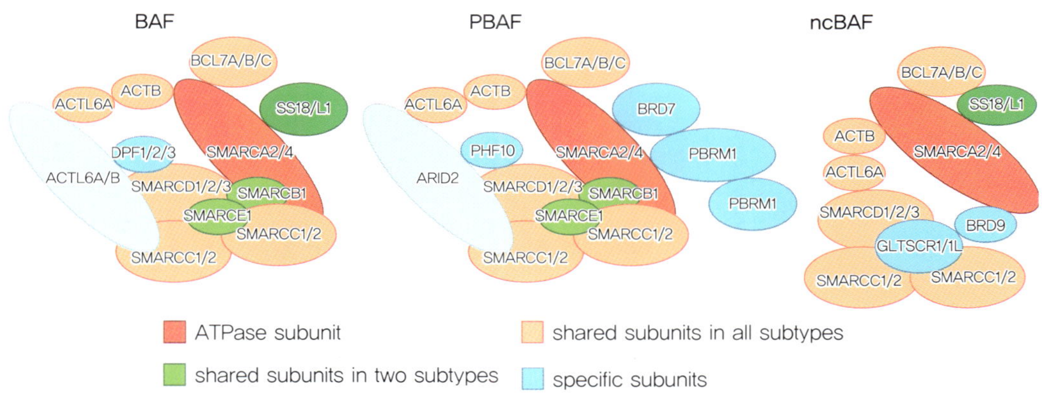

		cBAF	PBAF	ncBAF
ATPase cap	ATPase	SMARCA4/A2*	SMARCA4/A2*	SMARCA4/A2*
	Others	ACTIN ACTL6A SS18 BCL7A/B/C*	ACTIN ACTL6A PBRM1 BCL7A/B/C*	ACTIN ACTL6A SS18 BCL7A/B/C*
Core subunits		SMARCC1/2* SMARCD1/2/3* SMARCE1 SMARCB1	SMARCC1/2* SMARCD1/2/3* SMARCE1 SMARCB1	SMARCC1/2* SMARCD1/2/3* GLTSCR1/1L*
Accessory subunits		ARID1A/1B* DPF1/2/3*	ARID2 BRD7 PHF10	BRD9

그림 24-2. SWI/SNF 복합체의 세가지 주요 클래스의 하위단위들(BAF, BRM/BRG1-associated factor; PBAF, polybromo-associated BAF; ncBAF, non-canonical BAF). 별표"*"는 상호간의 배타적인 관계를 나타낸 것임.

1) 인핸서 리모델링(remodling the enhancers)

SMARCB1(SNF5라고도 함)의 상실은 악성 간상(막대) 종양(malignant rhabdoid tumor)의 진단적 가치가 있는 분자적 변화이다. SMARCB1은 뉴클레솜 acidic patch와 직접적인 접촉을 하는 분자물질로서, 이러한 상호작용이 SWI/SNF 복합체의 온전한 리모델링 활동을 위해 요구된다. Roberts 등은 SWI/SNF 복합체 조립 및 표적화에 대한 SMARCB1 불활성화의 영향을 조사하기 위해 SMARCB1 야생형 및 결핍된 악성간상종양 및 세포주에서 SWI/SNF 복합체의 게놈-국소화(localization)를 조사하였다(Wang X 등, 2017). SMARCB1 야생형 세포에서 SWI/SNF 복합체의 상당 부분이 유전자 프로모터 외에도 인핸서 및 소위 '슈퍼인핸서(super-enhancer)'(활성 인핸서의 클러스터)로 모집되었다. 흥미롭게도, SMARCB1의 상실은 프로모터 및 전형적인 인핸서에서 대부분의 SWI/SNF 복합체의 분해를 야기하였지만, 수퍼인핸서-연관 복합체에는 거의 영향을 미치지 않았다. 전형적인 인핸서가 세포의 계보 지정에 관여하는 유전자의 발현을 조절하는 반면, 슈퍼인핸서는 세포 생명력을 유지하는 유전자들에 연결되어 있기 때문에, SWI/SNF 복합체의 재분배는 SMARCB1이 불충분한 세포가 분화할 수 있는 잠재적인 능력을 손상시키는 반면 재생, 생존 및 증식 능력을 유지하며, 따라서 종양 형성을 촉진한다.

Roberts 실험실의 또다른 연구는 암관련 ARID1A 비활성화에 중점을 두었다(Mathur R 등, 2017). 그들은 생쥐결장 조직에서 Arid1a의 유전자 녹아웃이 인간 결장-직장암과 유사한 침습성 결장 선암종의 발달을 초래한다는 것을 발견했다. 종양 성장은 APC 불활성화와 무관하였고 결장암 연구를 위한 새로운 마우스 모델이 제작되었다. 유사하게, 저자들은 대다수의 SWI/SNF 복합체, 특히 인핸서의 SWI/SNF복합체들이 ARID1A 손실에 의해 손상되었음을 관찰하였고, 이와 같은 손상은 발달관련 유전자 발현의 현저한 탈규제를 야기하였다. 나머지 SWI/SNF 복합체는 ARID1B 이소형(isoform)에 의해 유지되었고, ARID1B의 고갈이 ARID1A-결핍 세포에 선택적으로 독성이 있었고, 종양 생존에 결정적인 것으로 보였다. 이 두 연구를 통해, 암에서 SWI/SNF 돌연변이, 특히 ARID1A/B 및 SMARCB1과 같은 조절 소단위에 영향을 미치는 돌연변이가 왜 높은 수준의 조직 특이성을 나타내는지, SWI/SNF 돌연변이 종양이 잔류 복합체 활성 억제에 왜 과민반응을 보이는지에 대해 설명할 수 있는 단서를 얻을 수 있다.

2) 크로마틴에서 폴리콤 복합체 제거(swing polycomb complex off chromatin)

SWI/SNF의 비정상적인 활성과 유전자 발현 조절 난조간에 분자적으로 어떻게 연결되어 있을까? 초파리에서의 연구는 SWI/SNF 복합체와 폴리콤 복합체 PRC1/2 사이에 길항 작용이 있음을 시사했다. SWI/SNF 불활성화 돌연변이를 갖는 종양은 일관되게 PRC2에 대한 유전적 및 약리학적 억제에 취약했다(Wilson BG 등, 2010; Bitler BG 등, 2015). Crabtree와 Kadoch 연구팀의 두 연구에서 SWI/SNF 복합체가 크로마틴에서 PRC1을 직접 제거하는 기능을 가지고 있음을 제시하였다.

Stanton과 Hodges 등은 마우스 배아줄기 세포에서 촉매 서브유닛 Smarca4의 결실시, PRC1 및 PRC2의 국소화 및 H3K27me3의 풍부화라는 현상이 유전체 전반적으로 증가되었음을 발견하였다. 이러한 향상된 폴리콤 침묵 효과는 야생형 Smarca4를 재발현시킴으로 역전할 수 있지만, 야생형이 아닌 돌연변이체 Smarca4의 재발현으로는 역전시킬 수 없었다. 중요하게는, 공동 면역침전(co-immunoprecipitation) 실험은 SWI/SNF복합체와 PRC1복합체 성분 사이의 염색질-비 의존적 상호작용을 확인하였으며, 이 상호작용은 ATP 가수 분해를 일으킴으로써 파괴될 수 있었고, SWI/SNF의 ATPase 활성이 PRC1을 직접 방출하는 모델과 일치한다.

생체 내에서 SWI/SNF 및 폴리콤 복합체간의 길항작용의 근본 메커니즘을 연구하기 위해, Kadoch등은 SWI/SNF 복합물의 국소적 모집을 빠르고 가역적으로 유도하는 새로운 화학적 유도시스템을 개발하였다. 그들은 SWI/SNF 복합체 모집후 수분 내에 염색질로부터 PRC1의 손실이 발생한다는 것을 발견했다. 또한, SWI/SNF-매개 PRC1 제거는 ATPase 활성에 따라 가역적이며 전사, 복제, 뉴클레오좀 전환 및 염색질 접근성의 변화와 무관하다는 것을 발견했다. SWI/SNF 복합체로부터 종양 억제제 SMARCB1의 제거는 PRC1에 대항하는 능력을 감소시키는 반면, 활액 육종의 100%에서 발견되는 SS18-SSX1 융합 단백질을 함유하는 발암성 SWI/SNF 복합체는 향상된 염색질 점유율 및 PRC1 퇴거율을 나타내었다. 종합적으로, 이들 결과는 폴리콤 복합체가 SWI/SNF의 중요한 비-뉴 클레오솜 기질이라는 것을 시사한다. Kadoch등의 연구는 SWI/SNF-불활성화 종양에 대한 치료 전략으로서 PRC1의 약리학적 억제와 같은 폴리콤-매개 유전자 침묵을 표적으로 하는 치료법에 대한 이론적 근거를 제공한다.

위의 연구결과들은 SWI/SNF 복합체 생물학의 흥미로운 측면을 보여주지만, 향후 연구를 촉발하는 몇 가지 흥미로운 개념을 제시한다. 잘 알려져 있는 SWI/SNF복합체의 세포간 이질성에 덧붙여, 이 복합체의 세포내 이질성도 존재하며, 이러한 이질성이 기능적으로 중요할 수 있다. SMARCB1-null 또는 ARID1B 함유 복합체와 같은 SWI/SNF 복합체의 변이체가 별개의 게놈 영역(예: 전형적인 인핸서 대비 수퍼인핸서)으로 국소화되고 폴리콤-매개 침묵화에 반대하는 능력이나 뉴클레오솜을 리모델링하는 능력이 다른지 여부를 밝히기 위해 단백질학 및 후성유전학 분석이 필요하다. 특히, SWI/SNF 복합체의 몇몇 서브 유닛은 추정적

DNA-결합 도메인과, 염색질 변형에 대한 "리더"도메인을 보유하고 있어 SWI/SNF 복합체의 변이체에 고유한 염색질 동원 메카니즘이 있을 수 있다.

정제된 단백질 및 맞춤형 뉴클레오솜 어레이를 사용하여 SWI/SNF-매개에 의한 PRC1 크로마틴 제거를 규명하는 것은 이 복합체의 공지된 뉴클레오좀 리모델링 활성과 관련한 생화학적 메카니즘을 이해하는 데 중요할 것이다. 마지막으로, 보존된 유전자 길항 작용을 고려할 때, SWI/SNF 복합체를 억제하는 것이 폴리콤 복합체 서브 유닛의 불활성화 돌연변이/삭제변이를 보유한 종양에 대한 효과적 치료방법이 될 수 있는지 여부는 여전히 연구되어야 할 문제이다(Comet I 등, 2016). 암유병률이 높기 때문에, SWI/SNF와 폴리콤 복합체 사이의 상호 작용에 대한 더 나은 이해는 앞으로의 임상 전략에 광범위한 영향을 미칠 것이다.

3) 암의 SWI/SNF 소단위 돌연변이(SWI/SNF subunit mutations in cancer)

SMARCB1(INI1, SNF5 및 BAF47이라고도 함)이 거의 모든 막대(또는 간상) 종양에서 양쪽 대립유전자 돌연변이에 의해 비활성화되어 있다는 사실을 발견함으로써 SWI/SNF복합체의 이상이 종양발생과 관련이 있을 수 있음을 처음으로 알게 되었다. 간상 종양은 일반적으로 3세 미만, 종종 1세 이전에 발생하며, 환자의 예후가 현저하게 좋지 않다. 유전자 조작된 마우스 모델에 대한 연구에 따르면 Smarcb1은 종양억제 유전자이며, 이형접합(heterozygous) 마우스의 10-30%에서 암, 주로 신경계 및 연조직 육종(횡문근 종양과 일치)이 11개월에 발생한다. Smarcb1의 생식계열 동형접합 비활성화는 초기 배아 치사를 초래하지만, 유도된 체세포 동형접합 비활성화는 중앙값 11주에 100%의 마우스에서 림프종 및 육종의 신속한 발병을 초래한다. 유사하게, 발달 중인 쥐의 뇌에서 Smarcb1이 비활성화되면 거의 모든 쥐에서 두개내 간상 종양이 빠르게 발생한다. 소아에서 간상 종양의 2/3는 중추 신경계(CNS) 부위에서 발생하며, 이를 비정형 기형 간상 종양(atypical teratoid rhabdoid tumor, ATRT)이라고 부른다. 나머지는 악성 간상 종양이라고 하는 신장 또는 다른 해부학적 위치의 연조직에서 발생한다.

2010년에, ARID1A는 난소 투명세포암종 및 난소 자궁내막양 암종의 거의 50%에서 돌연변이된다는 것이 발견되었다. 유사하게, PBRM1 돌연변이는 투명세포 신세포암종 환자의 41%에서 확인되었다. 그 후, 수많은 암이 SWI/SNF 소단위를 암호화하는 유전자에 돌연변이를 갖고 있는 것으로 밝혀졌다. 전체적으로 최소 9개의 서로 다른 SWI/SNF 소단위가 다양한 암에서 반복적으로 돌연변이되는 것으로 확인되었으며, 이러한 돌연변이는 모든 암의 거의 25%에서 집합적으로 발견된다. 흥미롭게도 SWI/SNF 소단위 돌연변이는 암 유형과 상관없이 무작위로 분포하지 않고 오히려 특정암유형 또는 암조직유형과 연관된 패턴을 보인다. 예를 들어, 간상 종양의 >95%에는 SMARCB1 돌연변이가 있고 나머지 5%에는 SMARCA4 돌연변이가 있다. 반대로, 난소 고칼슘혈증 유형 소세포암종(small cell carcinoma of ovary with hypercalcemic type, SCCOHT) 사례의 >90%는 SMARCA4에서 양쪽 대립유전자 불활성화 돌연변이를 보유하지만 SMARCB1 돌연변이는 거의 없다. SCCOHT는 난소의 악성 간상 종양이라고도 부르는 드문 형태의 난소암으로, 주로 젊은 여성에서 발생하며(발병 시 중앙값 연령은 ~25세) 40세 미만의 여성에서 가장 흔한 유형의 난소암이다. 참고로, SMARCA2는 간상 종양과 SCCOHT 모두에서 후성 유전학적으로 침묵 또는 전사적으로 비활성이며, 이 유전자의 전사 재활성화는 이 두 가지 종양 유형에서 유래된 세포주의 증식을 억제한다.

SMARCA2 발현의 부재가 병원성인지 아니면 단순히 SMARCA2를 발현하지 않는 기원 세포의 반영인지는 불분명하다. 전반적으로 ARID1A는 암 유형 전반에 걸쳐 가장 빈번하게 돌연변이된 SWI/SNF 소단위이다. 그러나 PBRM1 돌연변이는 투명세포신세포암종(clear cell renal cell carcinoma)에서 ARID1A 돌연변이보다 훨씬 더 흔하다. BRD9의 국소 증폭이 여러 암 유형에서 확인되었지만 ncBAF 복합체의 구성 요소에 영향을 미치는 돌연변이는 암에서 덜 자주 확인되었다.

넌센스, 프레임이동 및 결실 돌연변이를 포함하는 SWI/SNF 소단위를 암호화하는 유전자의 돌연변이는 종종 기능상실 표현형을 암시한다. 미스센스 돌연변이는 가장 흔한 돌연변이 유형일 수 있으며 SWI/SNF 서브유닛의 보존된 도메인, 예를 들어 SMARCA4의 효소 ATPase 도메인 내에 우선적으로 위치한다. 시험관 내 및 생체 내 연구에서 얻은 상당한 양의 데이터는 SWI/SNF 소단위 돌연변이가 실제로 종양을 촉진한다는 개념을 뒷받침한다. 예를 들어, 유전자 조작된 마우스 모델에 대한 연구에 따르면 Smarcb1, Arid1a, Smarca4 또는 Pbrm1의 비활성화가 암 표현형을 초래하는 것으로 나타났다. 따라서 이러한 유전자는 분명히 종양 억제인자로서의 자격이 있지만 관련된 암 유발 메커니즘은 다소 복잡할 수 있다. 예를 들어, 유전적 돌연변이가 간상 종양에서 SMARCB1 단백질의 부재를 초래하지만, 잔류 SWI/SNF 복합체가 존재하고 간상 종양 세포주의 생존에 필수적이다. 이 발견은 SMARCB1-돌연변이 암이 SMARCB1 단백질 자체의 부재에 의해 유발되는 것이 아니라 잔류 SWI/SNF 복합체의 비정상적인 기능에 의해 유발될 가능성을 제기하며, 기능 상실과 기능획득 사이의 구분이 모호해진다. 이 복잡성에 더하여 기능 획득 염색질 표현형을 초래하는 SWI/SNF 이상도 확인되었다. 그러한 이상 중 하나는 활액 육종(synovial sarcoma)에서 발견되는 SS18-SSX 융합으로, 이는 뉴클레오솜 동원 활성이 증가된 SWI/SNF 복합체를 부여한다.

인간 질병의 범위 내에서 SWI/SNF 소단위 돌연변이의 병원성 역할은 암에만 국한되지 않는다. 특정 SWI/SNF 소단위를 암호화하는 유전자의 생식선 이형접합(heterozygous) 돌연변이는 Coffin-Siris 증후군(CSS; OMIM #135900) 및 Nicolaides-Baraitser 증후군(OMIM #601358)으로 알려진 희귀 신경발달 장애의 발병원인이 된다. CSS가 있는 환자는 SWI/SNF 복합체의 cBAF 서브패밀리에 속하는 일련의 유전자에 돌연변이가 있다. 가장 흔하게 돌연변이된 소단위는 ARID1B이며, 그 다음이 ARID1A, SMARCB1, SMARCA4, SMARCA2 및 SMARCE1이다(Tsurusaki, Y 등, 2012). 대조적으로 Nicolaides-Baraitser 증후군은 SMARCA2(van Houdt, JK 등, 2012)의 미스센스 돌연변이가 배타적이다. SMARCA4(R885H 및 L921F) 및 SMARCB1(K364del 및 R377H)의 특정 미스센스 돌연변이가 CSS 환자와 암 환자 모두에서 발견되어 CSS 표현형이 암 유발 돌연변이의 기능적 결과에 대한 통찰력을 제공할 수 있을 것이다.

4) 비정상적인 SWI/SNF의 종양 형성 기전(tumorigenic mechanism of aberrant SWI/SNF)

DNA 손상 복구에서 SWI/SNF 복합체의 역할을 감안할 때 다음과 간단한 모델을 가정할 수 있다: SWI/SNF 복합체는 게놈 무결성을 유지하는 데 필수적이기에, 이러한 복합체의 기능장애는 높은 비율의 유전적 돌연변이로 이어지며, 이는 결과적으로 암 발병을 유발한다. 그러나 SWI/SNF과 암종의 관계에 연관되어 밝혀진 수많은 사실들은 그러한 모델에 잘 들어맞는 것은 아니다. 특히 생식선 SMARCB1 돌연변이로 인해 발생하는 간상 종양은 매우 공격적이고 치명적임에도 불구하고 매우 단순한 이배수체 게놈을 가지고 있다. 종종 생식계열 SMARCA4 돌연변이와 관련된 난소 소세포암종(SCCOHT)과 PBRM1 돌연변이가 있는 투명세포 신세포암의 경우에도 마찬가지이다. 그러나, SWI/SNF 소단위 돌연변이가 있는 일부 암은 높은 빈도의 돌연변이를 갖고 있지만 이러한 경우의 SWI/SNF변이는 생식선 돌연변이가 아니라 후천적으로 획득된 변이이다. 결과적으로, SWI/SNF 유전자 돌연변이가 세포의 게놈 불안정성을 유발하는지 또는 기존의 게놈적으로 불안정한 종양 세포가 후속적으로 클론 확장 및 암진행을 촉진하는 SWI/SNF 유전자 돌연변이를 획득했는지 여부를 결정하는 것은 어렵다. 그러나, 후자의 시나리오에 대한 명확한 증거가 보고되어 있으며, ARID1A의 돌연변이는 원발성 자궁내막암 또는 유방암보다 전이암에서 더 흔히 돌연변이되는 소수의 유전자 중 하나이다.

SWI/SNF 복합체의 주요 종양억제 기전이 DNA 손상복구라고 주장하기에는 다음과 같은 사실과 배치된다. SWI/SNF 소단위 돌연변이 종양세포주에서 SWI/SNF 소단위를 복원시키면, 흔히 세포주의 세포주기가 정지되거나 또는 세포사멸을 초래한다. 이 역설을 확장하면 SWI/SNF 소단위의 이상으로 초래된 유전적 불안정성으로 인해 DNA에서 암 촉진 돌연변이가 생성될 수 있다면, 이러한 돌연변이는 SWI/SNF 발현이 회복된 후에도 되돌릴 수 없을 것이고, 암세포는 계속 성장할 것이다. 그러나, 세포주기의 정지 또는 세포사멸을 초래하므로, DNA손상복구의 훼손으로 인한 유전적 불안정성이 주된 기전이 아닐 수 있음을 의미한다. 또한 방사선과 같은 비특이적 게놈 독성을 유발하는 약제는 많은 유형의 암을 유발할 수 있지만 SWI/SNF 소단위의 돌연변이는 종종 현저하게 특정한 암 표현형과 연관된다. 예를 들어, SMARCB1의 비활성화는 앞서 언급한 희귀 소아 간상 종양과 몇 가지 다른 희귀 유형의 암에 크게 국한된다. 이러한 특이성과 일치하게, 생쥐에서 Smarcb1 비활성화는 memory CD8+ T 세포의 고도로 특이적인 하위 집합에서 파생된 림프종의 급속한 발달을 초래한다. 특히 SMARCB1 발현의 소실은 CD4+ T 세포, 미성숙 T 세포, B 세포 또는 골수 세포에서 유래한 암을 유발하지 않으며 오직 memory CD8+ T 세포에서만 발생한다. 따라서 SMARCB1 비활성화 후 발생하는 암은 빠르게 발생하지만 특정 세포유형에서만 발생하기에, 게놈 불안정을 통한 암의 비특이적 발생이라는 가설을 뒷받침하지 못한다. SMARCB1 돌연변이로 인한 간상 종양은 주로 3세 미만의 어린이로 제한되며, 나이가 많은 소아에서는 간상 종양의 위험이 급격히 감소하므로, 발달 유전자 발현 패턴의 조절이 SWI/SNF 복합체의 주요한 종양 억제 기전임을 시사한다.

DNA 손상복구 결함은 종종 암의 주요한 원인으로 간주되지만, 전사제어의 결함과 악성형질전환간에는 견고한 연관성이 있다. 1980년대와 1990년대에 보고된 연구에 따르면 급성백혈병에서 반복되는 염색체 전위는 DNA손상복구를 교란시키거나 게놈 무결성을 변경하지 않고 오히려 계통에 특정적인 마스터 전사 인자의 비정상적인 발현을 유발한다는 것이 밝혀졌다. 이러한 암은 일반적으로 낮은 수준의 염색체 재배열 및/또는 이수성을 갖는 단순한 게놈을 가지며, 이는 계통 사양(lineage specification)의 전사제어가 교란된 상황에서 염색체 불안정성이 암형성에 필요하지 않으며 오히려 불리할 수 있어 선택되지 않을 수 있음을 의미한다. 또한, 여러 암의 생쥐 모델에서 DNA손상수복의 매개체를 인코딩하는 유전자들의 돌연변이에 의한 암발생보다 전사조절의 붕괴가 훨씬 더 빨리 암발병을 일으킬 수 있음이 제시된 바 있다. 종합적으로, 이러한 사실들은 전사조절 기능장애가 암을 발생시킬 수 있음을 시사한다. SWI/SNF 복합체는 DNA손상복구 경로와 관련되어 있지만 전사 조절과의 관련성이 훨씬 더 강하다. 궁극적으로, DNA손상복구 및 전사 조절에서 SWI/SNF의 활동이 모두 암을 억제할 가능성이 있으며, 각 기능의 붕괴는 SWI/SNF 소단위-돌연변이 암에 기여할 수 있다. 그러나 위에서 설명한 근거에 의해 SWI/SNF복합체의 변이에 의한 발암을 설명하는 중심 메커니즘으로서 계통지정 전사 인자의 기능의 붕괴가 더 설득력을 갖는다.

Chapter 25

인체암에서 microRNA의 후성유전학적 변동

MicroRNA epigenetic alterations in human cancer

지난 2~30년동안 암은 단백질을 코드하고 있는 종양유전자나 종양억제유전자의 유전적 변경 및 후성유전적 변경에 의해 발암한다고 믿어 왔다. 1993년에 Victor Ambros와 동료들에 의해 lin-4라는 유전자를 발견했는데, 이 유전자는 C.elegans의 발달과정에 영향을 미치며, 단백질을 코드하지 않는 small non-protein coding RNA가 이 유전자의 산물이었다. MicroRNA가 발견되면서, small noncoding RNA에 대해 새로운 인식을 갖게 하였다. 분자 클로닝 및 바이오인포머틱 접근법을 적용함으로써, 바이러스, 식물, 동물에서 microRNAs가 다수 발견되어 현재 약 2,500여종의 microRNA (miRNA)가 동정되었다(miR Base database). miRNA는 mRNA의 약 1/3을 음성적으로 조절하는 것으로 예측되고 있다(Esquela-Kerscher A and Slack FJ, 2006). mRNA의 3′untranslated region(3′ UTR)과의 base-pairing은 불완전하기 때문에, 하나의 miRNA는 약 200개의 전사체(transcripts)와 동시에 결합할 수 있다(Brennecke J, 2005). 또한 하나의 mRNA는 여러 개의 miRNA에 의해 조절될 수 있다. 따라서, miRNA자체의 조절은 동시에 수많은 유전자를 한꺼번에 통제할 수 있는 강력한 수단일 수 있다. 인간에서 발견되는 miRNA의 1/3은 군집(클러스터)을 이루고 있다. 한 군집내의 miRNA는 하나의 전사 유닛으로 조절될 가능성이 높다. 그러나, 클러스터내에는 시퀀스가 똑 같은 miRNA가 중복되어 있는 경우는 거의 없고, 대신에 유사한 시퀀스를 가진 miRNA가 한 클러스터내에 2개 이상 있는 경우를 50%이상의 클러스터에서 볼 수 있다.

1 miRNA생체내합성과 침묵기전

miRNA biogenesis and silencing mechanism

miRNA는 세포내에서 형성된 RNA 분자로서, 18-25 뉴클레오타이드(nt)길이이다. Pol III에 의해 전사되는 Alu repeats내에 있는 miRNA를 제외하고, 대부분의 miRNA유전자는 Pol

II에 의해 생성되는 primary miRNA 전사체(pri-miRNA)로부터 형성된 것이며, 5′cap과 poly (A)꼬리를 갖는다. Pri-miRNA는 핵내에서 Microprocessor라는 복합단백질에 의해 분할되는데(cleaved), 이 복합단백질은 RNAse III인 Drosha와 double-stranded RNA-binding domain을 갖는 단백질인 DGCR8/Pasha로 구성되어 있으며, 이 복합단백질에 의해 pri-miRNA는 pre-miRNA (miRNA precursor)로 바뀐다(60-100 nt hairpin precursor).

Pre-miRNA는 Ran-GTP 의존 기전을 통해 Exportin-5에 의해 세포질내로 수송된다. Pre-miRNA는 추가적으로 분할되어 22nt크기의 miRNA : miRNA duplex의 형태가 된다. 이와 같은 전환에는 RNAse III 효소인 Dicer와 이의 파트너인 TRBP/Loquacious와 PACT가 관여한다. 여기에 후속적으로 RNA-induced silencing complex (RISC)가 Argonaute (Ago) 2와 함께 조립된다. miRNA 가닥은 선택적으로 RISC내로 incorporate되며, miRNA는 이 복합체가 타겟 mRNA에 특이적으로 base-pair하게 인도한다.

miRNA는 표적 유전자를 두 가지 모드로 발현-조절을 하는데, 이는 miRNA와 타겟 mRNA와의 상보성 정도에 따라서 일어난다. 타겟 시퀀스와 완전한 또는 거의 완전한 정도의 상보성을 가질 때는 이와 같은 결합이 전사체를 deadenylation 및 decapping시키면서 분

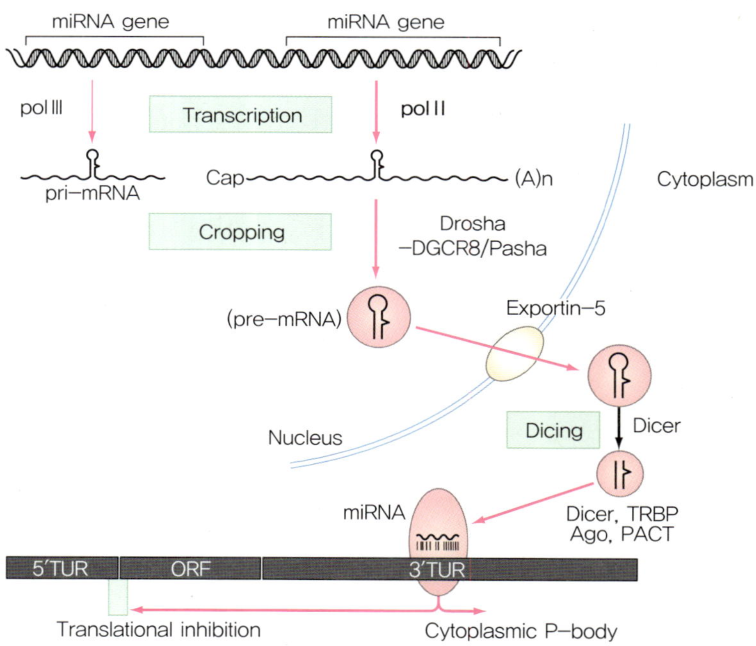

그림 25-1. miRNA생합성경로. 굵은 화살표에 의한 경로가 주요 경로이며 얇은 화살표는 비주요경로임. 약어: miRNAP, ribonucleoprotein complex containing miRNA; ORF, open reading frame; P-body, mRNA-processing body; PACT, interferon-inducible double-stranded RNA-dependent activator; RISC, RNA-induced silencing complex; TRBP, human immunodeficiency virus-transactivating RNA-binding protein; UTR, untranslated region of mRNA.

할(cleavage) 및 분해(degradation)를 유도한다. 그러나, 대부분의 miRNA는 타겟 시퀀스에 불완전하게 결합하기 때문에, 대신에 번역(translation)을 억압하는 모드로 작용한다.

Wakiyama 등(2007)은 무세포추출시스템(cell-free extract system)을 구축하였고, 효과적인 miRNA에 의한 번역억압(miRNA-guided translational repression)에는 m7G-cap과 poly (A)tail이 요구된다는 것을 밝혔다. 타겟 mRNA 3'UTR에 결합한 miRNA ribonucleoprotein complex (miRNP)가 번역개시(translational initiation)를 어떻게 저해하는 지에 대한 작용기전은 Kiriakidou등에 의해 밝혀졌다(Kiriakidou M 등, 2007). 이들은 Ago단백질의 Mid 도메인에 있는 MC 모티프가 eIF4E(핵심적인 translation initiation factor)의 m7G cap-binding domain과 유사성이 있음을 간파해 내었다. 이들의 모델에 따르면, Ago단백질은 cap binding에 있어서, eIF4E와 경합하며, 따라서 translational initiation을 억압한다. miR-2에 의한 translational initiation의 저해는 초파리 배자로부터 얻은 cell-free system에서 유사하게 관찰되었다.

2 암종에서 miRNA의 기능과 조절난조

function and dysregulation of miRNAs in cancer

암은 유전자 구조 및 발현이상을 수반하는 복합적인 유전적 질환이다. 이전의 연구들은 주로 단백질을 코드하고 있는 유전자들에 집중되었으나, 최근의 축적된 연구결과들은 miRNA의 중요성을 부각하고 있다. 비록 많지 않은 수의 miRNA의 기능만 규명되었지만, miRNA는 명백하게 세포성장, 분화, 자멸과정을 조절하고 있다(Calin GA and Croce CM, 2006). 따라서, miRNA발현과 기능은 종양의 처음시작(initiation)과 지속적 성장(maintenance)에 기여하고 있다고 볼 수 있다. 이러한 miRNA는 oncomir라고 언급되기도 하며, 종양억제자 또는 활성자로서 역할을 하고 있다. miRNA발현을 조절하는 복합적인 기전은 그림 1에 요약되어 있다.

miRNA의 발현조절은 전사후 단계(posttranscriptional level), 게놈내 위치(genomic location), 전사(transcription)등에 의존하며, 가장 흥미로운 것은 전사후 단계(posttranscriptional level)에서 일어나는 것으로서 특히, RNase III family의 두 멤버인 Drosha와 Dicer가 miRNA의 생체내 합성(biogenesis)에 가장 중요한 분자물질이다. 암종에서 이러한 전사후 성숙과정(posttranscriptional maturation process)이 조절난조에 빠졌을 가능성이 있다.

대장암세포에서 정상세포에 비해 miR-143과 -145가 낮은 miRNA 레벨을 보이는 반면, precursor miRNA레벨은 일정하다. 이러한 현상을 초래한 원인으로는 전구분자물질(precursor molecule)의 세포질내로의 수송에서의 비효율성, Dicer의 선택적인 작용, 세포질내 miRNA의 감소된 안정성 등을 들 수 있겠다. 다른 연구에서는 이와는 상반된 결과를 제시하고 있다. 즉, 변화는 precursor miRNA에서 보이고, mature miRNA는 암세포와 정상세포간에 차이가 없음을 보고하고 있다. 그러나, precursor miRNA가 어떤 다른 기능을 하고 있는지에 대해서는 아직 아는 바가 없다. 또한 암세포에서의 miRNA의 발현프로필 변동은 miRNA 성숙과정에 관련되어 있는 단백질의 결합과 관련이 있을 수 있다. 예를 든다면, Drosha processing step의 조절난동은 원발성 종양에서 miRNA의 레벨감소를 초래한다. Drosha의 기능이상이 암세포에서의 전반적인 miRNA의 감소에 가장 중요한 요인중의 하나로 인식되고 있다. 또한 Dicer가 난조에 빠져도, miRNA의 감소가 초래된다.

miRNA레벨이 암세포에서 변동되는 또다른 기전은 genomic position과 관련된 것이다. miRNA의 반수 가량이 LOH minimal regions, amplification minimal regions, breakpoint regions, fragile sites에 위치하고 있다. 그러나, 주요 조절기전은 아마도 전사조절일 것이다. 전사는 miRNA 구조 및 유전체 위치와 연관이 있다. miRNA 대부분은 intergenic regions에 있지만, 일부는 인트론 구역에 센스 또는 안티센스 방향으로 위치하고 있다. 또한 상당수의 miRNA가 다른 miRNA에 가깝게 있어, miRNA 클러스터를 이루고 있다. 단독 또는 클러스터 miRNA는 그들만의 프로모터, 즉 단독 또는 polycistron transcriptional units로부터 전사된다.

인체암종에서 종양유전자 또는 종양억제유전자 역할을 하는 miRNA들 중 대표적인 것을 표 25-1, 2에 정리하였다. 어떤 특정 miRNA를 종양유전자 또는 종양억제유전자라고 말할 수 없는 이유는 특정조직이나 세포유형에 따라서 종양유전자로 또는 종양억제유전자로 작용할 수 있기 때문이며, 그 대표적인 것이 miR-221과 miR-222로서 erythroblastic leukemia에서는 KIT유전자를 타겟으로 하기 때문에 종양억제유전자로 작용한다. 그러나, 인체의 다른 고형장기 암종에서는 PTEN, p27, p57, TIMP3와 같은 종양억제유전자를 타겟으로 하기 때문에 종양유전자로서의 역할을 하고 있다.

표 25-3은 인체 종양에서 발현향상되거나 저하된 miRNA를 정리한 것이다.

1) 종양억제자로서의 역할(role of tumor suppressor)

miRNA가 종양억제자로서의 역할을 한다고 처음 보고한 것은 Calin등에 의해서였는데, 이들은 B세포 chronic lymphocytic leukemia (B-CLL)환자에서 염색체 13q14.3에 있는 *mir-*

15a, *mir-16-1*의 결손이나 downregualtion이 있는 것을 발견하였다(Calin GA 등, 2002).

후속연구에서 miR-15a, miR-16-1은 BCL2를 전사후 단계(posttranslational level)에서 음성적으로 조절하는 것이 밝혀졌고, 백혈병 및 림프종 발암기전에 이들이 중요한 역할을 함이 추가적인 연구에서 또한 밝혀졌다(Michael MZ 등, 2003; Lu J 등, 2005; Calin GA 등, 2005). 다른 miRNA도 또한 종양억제자로서 기능함이 알려졌는데, let-7계열은 Ras를 음성적으로 조절하며(Johnson SM 등, 2005), mir-17-92 클러스터는 MYC과 E2F1의 positive feedback loop을 파손한다(O'donnell KA등, 2005)(표 25-2).

2) 종양활성자로서의 역할(role of oncoactivator)

종양활성자로서의 역할을 하는 miRNA가 알려졌다(표 25-1). 위의 mir-17-92는 B세포 림프종에서 과발현되며, 이들의 과발현은 이식생쥐모델에서 림프종 형성을 촉진하였다(He L 등, 2005). Mir-21의 과발현이 교모세포종(glioblastoma) 및 유방암에서 보고되었으며, 여기서 세포자멸을 억압하는 것이 제시되었다. Mir-155는 Burkitt, Hodgkin, 원발성 mediastinal diffuse large B cell lymphoma, 유방암에서 현저하게 과발현되었다. 마지막으로 mir-372, mir-373도 정소 생식세포종양(germ cell tumor)에서 종양활성자로서의 역할을 하는 것으로 제시된 바 있다.

3) 인체암종에서 miRNA 조절난조의 원인 (causes for miRNA dysregulation in human cancers)

인체암종에서 miRNA의 조절난조를 일으키는 원인은 무엇인가에 대한 해답이 유전체, 분자생물학적 및 기능적 연구결과들에 의해 조만간 주어질 것 같다. 제시된 기전은 다음과 같다.

첫째, 현재 알려진 인체 miRNA의 반 수 이상이 fragile site나 loss of heterozygosity가 일어나는 minimal regions, amplification이 일어나는 minimal regions (minimal amplicon), 흔히 break가 일어나는 breakpoint regions에 위치해 있다는 것이다. 고해상도 어레이 기반 비교유전체 교잡(array-based comparative genomic hybridization)을 통해, miRNA를 가진 loci는 DNA 코피수의 변화를 보였으며, 이는 miRNA 조절난조가 유전체 수준에서 일어남을 시사한다(Zhang L 등, 2006).

둘째로, miRNA 생합성(biogenesis)에 관련된 단백질 장비의 이상이 유전체 전반적인 miRNA발현이나 프로세싱에 영향을 미칠 가능성이 있다. 67개의 비소세포성 폐암을 대상으로 한 연구에서, 낮은 레벨의 Dicer발현은 종양의 저분화와 밀접한 연관관계가 있으며, 불량한 생존율과 관련이 있음이 제시된 바 있다(Karube Y 등, 2005).

최근에, Kumar등이 생쥐 폐 선암종세포에 miRNA processing machinery의 구성원인 Drosha, Dgcr8, Dicer1를 타겟으로 하는 shRNA를 발현시킨 결과, miRNA레벨의 지속적인 감소를 볼 수 있었고, 폐암은 보다 악성 형질을 보였다(Kumar MS 등, 2007). 흥미로운 것은, miRNA 프로세싱이 손상된 세포는 mouse xenograft model에서 보다 빨리 성장하는 종양을 형성하였고, K-ras활성화로 형성시킨 생쥐 폐암모델에서 Dicer를 conditional deletion시킨 결과 종양형성이 촉진되었다. 이와 같은 결과는 보편적으로 작용하는 miRNA processing machinery의 손상은 종양형성을 촉진시킨다는 것을 시사하는 것이다.

셋째로, 전사인자에 의한 조절난조를 들 수 있다. miR-17-92 클러스터는 6개의 miRNA로 구성되어 있는데, 림프종에서 흔히 증폭된다. miR-17-92가 MYC에 의해 transactivate되는 것으로 알려져 있다. MYC은 흔히 염색체 전좌가 일어나 면역글로불린의 인핸서에 위치하여 항시 활성화됨으로 인해 Burkitt림프종을 발병시킨다. 최근에, miR-34(miR-34a, miR-34b, miR-34c)가 p53 단백에 의해 직접적으로 전사유도됨이 알려졌다. P53의 기능 일부가 이들 miRNA에 의해 매개됨이 알려졌다. 전사인자인 HIF 또한 인체암종에서 miR-210발현을 향상시키는 것으로 알려져 있다.

표 25-1. Oncogenic miRNAs

miRNA	조절난조(dysregulation)	기능(function)	Validated genes	Role in Cancer
miR-17-92 cluster	B세포림프종, 유방암, 대장암, 위암, 췌장암 등에서 과발현됨.	c-MYC induces the expression	E2F1, BIM, PTEN	ONC
miR-372, miR-373	정소생식세포종양에서 과발현됨.	Promotes Tumorigenesis in cooperation with RAS	LATS2	ONC
miR-21	교모세포종(glioblastoma), 급성골수성백혈병(AML), 만성림프구성백혈병(aggressive CLL), 유방암, 췌장암, 폐암, 전립선암, 간암, 위암 등에서 과발현됨.	Inhibits apoptosis and increases tumorigenicity	PTEN, PDCD4, TPM1, and TIMP3	ONC
miR-155	만성림프구성백혈병, 버킷림프종, 폐암, 유방암, 대장암에서 과발현됨. 폐암이나 diffuse large cell B cell lymphoma에서는 과발현이 불량한 예후와 밀접한 연관관계가 있음.	Induces cell proliferation and leukemia or lymphoma in mice	MAF and SHIP1	ONC
miR-221 and miR-222	만성림프구성백혈병, 갑상선암, 간세포암종에서 과발현됨.	Promotes cell proliferation and inhibits apoptosis in various solid malignancies	P27, p57, PTEN, and TIMP3	ONC
miR-146	유방암, 췌장암, 갑상선암에서 과발현됨.		NF-kB	

표 25-2. Tumor-suppressor miRNAs

miRNA	Regulation			Role in Cancer
miR-29	만성림프구성 백혈병, 골수이형성증후군(MDS), 급성 골수성 백혈병(11q23), 폐암, 유방암, 담관상피선암종 등에서 소실됨.	Induces apoptosis and inhibits tumorigneicity. Reactivates silenced tumor suppressor genes	TCL1, MCL1 and DNMTs	TS
miR-127		DNA methylation and histone modifications		Decreased expression in bladder and prostate cancers. Targets proto-oncogene *BCL6*.
miR-34	췌장암, 대장암, 유방암, 간암에서 소실	Induces apoptosis	CDK4, CDK6, cyclin E2, EZF3 and MET	TS
miR-15a, miR-16-1	만성림프구성백혈병, 전립샘암, 다발성골수종 등에서 소실됨.	Induces apoptosis and inhibits tumorigenesis	BCL2, WT1, RAR9B and MAGE83	TS
let-7	폐암, 유방암, 다양한 고형장기 및 혈액세포의 악성종양에서 소실됨.	Induces apoptosis and inhibits tumorigenesis	RAS, MUC and HMGA2	TS. Reduced expression in human lung cancer associates with poor prognosis.
miR-145	유방암에서 소실됨.	Inhibits proliferation and induces apoptosis of breast cancer cells	ERG	TS
MiR-221 and miR-222	적혈구모세포 백혈병(erythroblastic leukemia)에서 소실됨	Inhibits proliferation in erythroblasts	KIT	TS
miR-124a				Silenced by epigenetic mechanism and target CDK6

표 25-3. Up- or down-regulated miRNAs in human cancers

Tumor type	Profiling method	miRNAs deregulated in tumors		Notes
		Upregulated	Downregulated	
Breast cancer (유방암)	Bead			Classification of breat tumors into five subtypes
	qRT-PCR, array	miR-21		
	Array			Classification according to ErbB2/ER status
		miR-21	miR-125b, -145	Clinicopathological features
전립샘암 (prostate cancer)	Array		Let-7c, miR-125b, miR-145	
췌장암 (pancreatic cancer)	Membrane			
	Array	miR-21, -221, -222, -181a, -181b, -181d, -155		Chronic pancreatitis and normal tissues
		miR-196a	miR-217	Pancreatic ductal adenocarcinomas vs. chronic pancreatitis and normal tissues
	qRT-PCR of pre-miRNA	Let-7i, miR-100, -155, -221, -301, -21, -181a, -125b, -212, -376a	miR-375	Pancreatic adenocarcinomas, paired benign tissue, normal pancreas, chronic pancreatitis
췌장암 (pancreatic cancer)	Array	miR-103, -107, -23a, -26b, -342, -192, -204, -211, -21	miR-155	Endocrine tumor vs. acinar cell carcinoma
폐암(lung cancer)	Array	miR-21, -205	miR-126	Clinicopathological features
난소암 (ovarian cancer)	Array	miR-200a, -141	miR-199a, -140, -145, -125b-1	Clinicopathological features
자궁경부암 (cervical cancer)	Array			
자궁근종(uterine leiomyoma)	Array	Let-7, miR-21, -23b		

간세포암종 (hepatocellular cancer)	Array	miR-21		
		miR-221	Let-7a, miR-122a	Vs. liver cirrhosis
		miR-224, -18	miR-199a, -199a, -200a	
갑상샘암 (thyroid cancer)	Array		miR-30d, -125b, -26a, -30a-5p	Anaplastic thyroid cancer vs. normal tissues
		miR-197, -346 in FTC relative to FA		FTC (follicular thyroid carcinoma) vs FA (follicular adenoma)
		miR-221, -222, -181b, -146b		Papillary thyroid carcinoma vs. normal tissues
대장암(colorectal cancer)	Array	miR-25, -92 in MSS relative to MSI-H		Microsatellite stability vs high microsatellite instability
	qRT-PCR	miR-31, -96, -135b, -183	miR-133b, -145	miR-31 according to cancer stage
	Cloning miSAGE			
뇌하수체샘종 (pituitary adenomas)	Array	miR-26a, -149	miR-21, -141, -144	

표 25-4. Repertory of different DNA methylation patterns of miRNAs in normal and cancer cells

Normal cell	Cancer cell	Cancer cells treated with DNA demethylating agents	Example
miRNA without CpG island promoter	No significant change	No significant change	miR-15/16
miRNA with CpG island promoter-unmethylated	No significant change	No significant change	miR-200c miR-130b
miRNA with CpG island promoter-unmethylated	CpG island hypermethylation	Reactivation	miR-124a
miRNA with CpG island promoter-methylated	CpG island hypermethylation	Reactivation	miR-373 miR-517c miR-127
miRNA with CpG island promoter-methylated	CpG island hypermethylation	No significant change	Let-7a-3

3 인체암에서 miRNA의 후성유전학적 변동
epigenetic alteration of miRNAs in cancer

전술한 바와 같이, miRNA의 발현은 소실(deletion), 증폭(amplification), 변이(mutation) 등과 같은 유전적 변화나 또는 전사인자에 의해 영향을 받을 수 있지만, 또한 프로모터 CpG island과메틸화와 같은 후성유전적 변화에 의해서도 영향을 받을 수 있다.

1) 후성유전적 변화의 타겟으로서 miRNA

(1) miR-127

Jones 그룹은 T24 인간방광암세포주(human bladder cancer cell)와 LD419 인간정상섬유모세포(human normal fibroblast cells)에 크로마틴-변경 약제(chromatin-modifying drug)를 가해 miRNAs의 발현 변동을 살펴보았다. 5-aza-deoxycytidine 및 4-phenylbutyric acid (PBA)를 함께 처리했을 때, 조사한 총 313개의 miRNA 중, 두 세포 모두에서 3배 이상 상승한 miRNA는 17개이었다. 흥미롭게도, 위 두개의 세포에서 17개 miRNA에서 발현상승된 정도는 상당히 달랐는데, 이는 miRNA주변의 DNA메틸화상태(DNA methylation status)와 크로마틴구조(chromatin structure)가 암세포와 정상세포간에 다르기 때문일 것이며, 물론 방광암세포와 섬유모세포의 세포유형차이에 의한 것도 상당히 작용했을 가능성도 배제할 수 없다. 이들 중에서, miR-127이 5-AZA-CdR 및 PBA처리후 약 49배 가량 발현 상승이 있었고, 이 유전자는 CpG island 내에 위치해 있으며, 두 약제 중 하나만 처리했을 때는 유의한 상승을 볼 수 없었다. 추가적인 실험을 통해, miR-127은 많은 종류의 암세포에서 발현이 억압되어 있지만, 정상 섬유모세포에서는 발현되고 있었다. 다른 miRNA들(miR-136, -431, -432, -433)과 함께 14q32.31에 클러스터로 있으며, 이 클러스터내의 miRNA는 정상세포인 LD419에서 발현되지만, 암세포에서는 발현되지 않았다. 또한 암세포에서 두 약제를 동시에 처리했을 때에 나머지 miRNA는 상승되지 않고, miR-127만 상승되었다. LD419세포에서는 miR-127만 상승하였으며, 노던 블롯을 하였을 때, array결과와 일치하였다. 이와 같은 결과는 정상 섬유모세포에서는 miR-127이 클러스터의 한 일환으로서 발현되지만, 암세포에서는 이 클러스터 전체가 발현 억압되어 있음을 의미한다.

mir-127의 상승은 단일 약제처리만으로는 일어나지 않았고, 두 약제를 동시처리 했을 때만 암세포 및 정상세포에서 발현이 상승되었다. 어레이 및 노던 블롯 결과 miR-127은 고유한 프로모터에 의해 발현이 조절됨을 알 수 있었다. miR-127유전자의 DNA메틸화 상태를 살펴 보기위해 bisulfite sequencing을 시행하였을 때, LD419세포는 심하게 메틸화되어 있었고(97%), 두 약제를 처리했을 때, 81%로 감소하였다. 이에 반해, T24세포에서는 메틸화 수준이 60%정도이었고, 약제처리후에는 41%로 감소하였다. LD419세포의 높은 메틸화 레벨로도 miR-127이 클러스터의 일환으로 발현되는 것을 막지 못하였지만, 두 약제를 처리했을 때, 발현 정도가 좀 더 상승하였다. 또한 히스톤의 변경을 살펴보기 위해 chromatin immunoprecipitation을 시행하였을 때, 개별 약제 처리시에도 히스톤 H3 아세틸화나 H3-K4 삼중메틸화가 증가하였지만, 동시처리했을 때, DNA메틸화 레벨 감소나 히스톤 H3 아세틸화 및 H3K4 삼중메틸화의 증가가 가장 현저하였다. MiR-127은 전립선암, 방광암, 대장암 등에서도 정상조직에 비해 발현이 감소하거나 발현되지 않음을 확인하였다. miR-127의 타겟 유전자로 간주되는 BCL6는 miR-127을 두 약제 처리를 통해 발현 증가시켰을 때, 암세포에서 번역(translation)수준에서 억압되는 것을 보았다.

(2) miR-124a

miRNA에 대한 DNA 메틸화 효과에 대해선 여러 그룹에 의해 DNMT1 및 DNMT3b 녹아웃시킨 HCT116 대장암 세포주에서 연구되었다. Lujambio등은 320 miRNA에 대해 마이크로어레이 검사를 시행하였고, 녹아웃된 세포주에서 18개의 miRNA가 3배 이상 발현상승됨을 관찰하였다. 이 중의 하나인 miR-124a는 여러 종류의 인체 암종에서 CpG island과메틸화에 의해 불활성화됨이 확인되었다. 또한, 이들은 miR-124a의 발현상실이 CDK6의 활성화와 RB의 인산화와도 밀접한 관련이 있음을 밝혔다.

(3) let-7a-3

Brueckner등은 let-7a-3(22q13.31)이 CpG island locus내에 있으며, 이 유전자의 메틸화가 DNMT1 및 DNMT3b에 의해 유지됨을 주장하였다(Brueckner B 등, 2007). let-7a-3 유전자는 정상조직에서는 심하게 메틸화되어 있지만, 폐 선암종 일부에서는 저메틸화되어 있으며, 이러한 저메틸화가 이 유전자의 활성화를 도모하고, 증가된 발현은 종양형질을 더 악성화시키는 것으로 보고하고 있다. 이들의 연구결과는 let-7a-3가 암유전자로 기능하며, DNA메틸화에 의해 조절되고 있음을 시시하고 있다.

(4) miR-10a

Han 등은 Dnmt1/Dnmt3b 녹아웃 HCT116세포주를 이용한 연구에서 DNA메틸화가 약 10%의 miRNA의 발현을 조절한다고 주장하였다. 게다가, 5-Aza-CdR 처리나 Dnmt1 제거의 단독 처리만으로도 Dnmt1/Dnmt3b 녹아웃 HCT116세포주에서와 마찬가지의 miRNA발현 양상을 볼 수 있었다. 이들은 또한 miRNA 발현이 DNA메틸화에 의해 조절되며, 부분적인 메틸화 감소만으로는 miRNA재발현을 일으킬 수 없음을 주장하였다.

Hoxa3와 Hoxd10이 miR-10a의 타겟일 가능성이 높음을 제시하였다. DNA메틸화에 의한 miRNA발현조절외에, 히스톤 변경에 의해서도 발현이 조절될 가능성이 다른 연구자들에 의해 제시되었다. Scott 등은 hydoxamic acid HDAC 억제제(LAQ824)에 의해서도 miRNA레벨의 변화가 초래될 수 있음을 보고하였는데, 유방암 세포주 SKBr3를 이용하여 LAQ824를 썼을 때, 검사한 miRNA의 40%에서 발현변화를 볼 수 있었다.

(5) miR-370

IL6는 담관세포암종에서 과발현되고 종양성장에 기여하는 것으로 알려져 있는데, 증가된 IL6 발현은 DNMT1의 발현을 증가시키며, 7개의 miRNA가 IL6과발현에 의해 억압되고, 5-AZA-CdR에 의해 과발현됨이 보고된 바 있다(Meng F 등, Oncogene 2007). 이 들 중의 하나인 miR-370은 CpG island locus내에 위치해 있으며, 5-Aza-CdR에 의한 과발현은 암종세포에서만 볼 수 있었다. MAP3K8이 miR-370의 잠정적인 타겟인데, 5-Aza-CdR을 처리하였을 때, 담관선암종 세포에서 감소하였다. 이어서, IL6를 과벌현시켜서 miR-370의 발현을 감소시켰고, MAP3K8의 재발현을 유도할 수 있었다.

2) 후성유전적 변화 조절자로서의 miRNA (MicroRNAs as regulators of epigenetic changes)

miRNA는 CpG island 과메틸화에 관련된 효소들을 조절할 수 있다. 예를 든다면, DNMTs 중 DNMT3A와 DNMT3B가 miR-29계열 miRNA의 타겟이 된다. 실험적으로 miR-29계열 miRNA를 세포주에 주입한 결과 특정 CpG island에 탈메틸화를 유도할 수 있었고, 그 유전자의 재활성화를 유도해내어 결과적으로 종양형성을 억제할 수 있었다(Fabri M 등, 2007). miR-29외에 mR-148a, miR-148b또한 많은 종류의 인체 종양에서 발현이 상실되어 있는데, 이들 또한 DNMTs를 타겟으로 한다. DNMTs만 아니라, HDACs이나 크로마틴구조나 기능조절에 관련된 단백질을 타겟으로 하는 miRNA가 발견되고 있다(표25-5). 따라서, miRNA의 발현 변동은 암세포에서 관찰되는 후성유전적 변화의 일부와 관련이 있을 것이라 예상할 수 있고, 이러한 miRNA는 암치료의 새로운 타겟이 될 것이다.

3) 세포유형특이적 발현

miRNA의 후성유전적 조절은 세포유형 특이적으로 작용할 가능성이 있다. 왜냐하면,

miR-127은 5-Aza-CdR과 PBA를 처리하였을 때, 여러 종류의 세포주에서 miR-127의 유의한 과발현을 볼 수 있었지만, 유독 MCF7 및 CALU-1에서는 볼 수 없었다(Saito Y 등, 2006). 또한 A549세포주는 DNA를 탈메틸화시키거나 HDAC 억제제를 처리하여도 miRNA발현의 변동은 볼 수 없었다(Diederichs S and Haber DA, 2006).

표 25-5 후성유전적 조절자를 타겟하는 miRNA (miRNAs targeting genes that are involved in epigenetic regulatory pathways).

Target genes	miRNAs	Binding sites
EZH2	miR-26a	249
	miR101	58, 113
	miR-214	172
BmiI	miR-128	481
	miR-203	1443
YY1	miR-29b	774
HDAC1	miR-449	459
HDAC4	miR-1	2333, 3513, 3546
DNMT3A	miR-29	855
DNMT3B	miR-29	1202
	miR-148	1424, 2384
MeCP2	miR-132	6886

4 miRNA의 활용

exploiting miRNA epigenetics for cancer

1) 진단마커로서의 활용(utility as diagnostic markers)

Lu 등은 bead-based flow cytometric profiling method를 이용하여, 다양한 인체 정상조직 및 암종에서 miRNA의 발현양상을 비교하였다. miRNA 프로필을 이용한 unsupervised hierarchial clustering을 하였을 때, 조직기원을 구별할 수 있었다. 즉, 상피세포인지, 조혈세포계인지를 구별할 수 있었다. 또한 한 계통의 조직기원 종양에서도 종양을 세분화할 수 있었고, 특히, 종양의 분화가 아주 나빠, 세포기원을 알 수 없는 경우에, miRNA를 이용한 클러스터링이, mRNA를 이용한 클러스터링보다, 더 정확하게 조직기원을 진단할 수 있었다.

이와 같은 결과는, 암종의 조직진단에 miRNA를 활용할 수 있음을 시사하는 것이다. 또한, miRNA는 암종의 예후 예측인자로서 활용될 가능성이 있다. Takamizawa등은 unsupervised hiearchial analysis를 통해, let-7발현 결과에 따라, 폐암을 나눌 수 있었는데, let-7발현이 낮은 그룹에서 예후가 불량하였다(Takamizawa J 등, 2004). 또한 다변량분석을 통해, 이것이 독립적인 예측인자임을 제시하였다. 다른 연구자들에 의해 miRNA가 폐암의 예후예측인자로서의 활용 가능성을 뒷받침하는 연구결과가 제시되었는데, Yanaihara 등은 miR-155의 과발현과 let-7a-2의 저발현이 폐암의 불량한 예후와 연관이 있음을 보고하였다(Yanaihara M 등, 2006).

2) microRNA를 활용한 치료(therapies based on microRNAs)

여러 miRNA유전자가 다수의 종양유형에서 발현변동이 되어 있다는 사실은 발암과정에 중요한 역할을 하는 분자경로가 miRNA를 다운스트림에 갖고 있을 가능성을 시사한다. 따라서, miRNA가 상실되어있거나 또는 과발현되어 있는 종양에서 miRNA 또는 anti-miRNA가 치료약제로서 개발될 여지가 있는 것이다. 타이로신 카이나제를 저해하는 small inhibitory molecule인 글리벡이 백혈병 및 위장관간질세포종양에 치료약으로 쓰이는 것처럼, miRNA나 anti-miRNA가 항암치료에 쓰일 날이 멀지 않은 것 같다. 실제로, 생쥐실험에서 miR15a와 miR-16-1은 폐암세포의 종양형성을 억제하였고 또한 miR-29는 이의 발현이 없는 AML 세포의 성장을 억제하였다. miR-29는 전술한 바와 같이 DNMT를 억제하기 때문에, 프로모터 CpG island과메틸화에 의해 억압된 종양억제 유전자의 발현을 유도할 수 있고 이로 인해 AML세포의 성장을 억제할 것이다.

Chapter 26

DNA m5C 탈메틸화 효소

DNA m5C demethylase

포유류에서 거의 모든 m5C는 CpG 디뉴클레오타이드내에 발견된다. 싸이토신 메틸화는 각인 유전자에서 대립유전자 특이적인 발현을 위해, 생식세포나 체세포에서 리트로트랜스포존이 발현되지 않도록 전사억압 하기 위해, 그리고 여성이나 암컷에서 X염색체 불활성화를 위해서 필요하다. DNA 메틸전달화 효소를 게놈의 특정구역으로 불러들이는 시퀀스 Cues에 대해 별로 알려진 것이 없지만, 형성된 메틸화 패턴은 유사분열시 자손세포에게 전달된다. DNA 메틸화는 수동적으로 제거될 수 있는데, 즉, DNA복제시 새로이 형성된 DNA가닥에 메틸화가 일어나지 않도록 차단시킴으로써 수동적인 탈메틸화가 가능하다. 그러나, 식물에서는 최근의 유전자적 및 생화학적 자료들은 유전체의 메틸화 패턴이 능동적 탈메틸화에 의해 부분적으로 재편될 수 있음을 시사하고 있으며, 이러한 능동적 탈메틸화에는 m5C glycosylase 계열이 관여하고 있다.

포유류에서 능동적 탈메틸화 시스템을 발견하기 위한 노력은 다음과 같은 생각에서 비롯되었다: DNA를 메틸화 시키는 DNA 메틸기전달효소가 있다면, 메틸기를 제거하는 DNA 탈메틸화 효소도 당연히 있을 것이다. 이러한 생각은 메틸화에 의한 히스톤 변경이 가역적임을 발견함으로써 더욱 탄력을 받았다. 포유류의 DNA 탈메틸화 효소가 있을 것이라는 믿음에 따라 많은 연구자들이 잠재적 가능성이 있는 많은 후보 효소들을 소개하였으나, 제 각각 달랐고 2008년도에 Kangaspeska등(Kangaspeska S 등, 2008)과 Metivier 등(Metivier R 등, 2008)이 포유류에서의 DNA 탈메틸화 개념을 다시 꺼집어 내어 쟁점화하게 되었다.

1 포유류에서의 능동적 탈메틸화

active DNA demethylation in Mammals

상기의 두 연구자그룹은, 포유류 세포에서 전사적으로 활발한 여러 프로모터에서 짧은 시간안에 메틸화와 탈메틸화가 주기적으로 일어나고 있다고 제시하고 있다. 놀랍게도, 이들에 따르면, DNA 탈메틸화는 DNA 메틸화를 일으키는 바로 그 효소들인 DNMT3A와 DNMT3B에 의해서 일어난다고 주장한다. 두 연구자그룹은 배양된 인체 유방암세포에서 estradiol-estrogen receptor (E_2-ERα)에 의해 조절되는 전사시스템을 이용하여 ERα 타겟 유전자들의 메틸화 상태를 추적하였다. 특히, 이들은 E2를 처리한, 전사적으로 정적인 (quiescent) 세포에서 pS2/TFF1유전자를 주로 조사하였다. ERα 타겟 유전자들의 발현을 활성화시켰을 때, 프로모터의 CpG 디뉴클레오타이드는 주기적인 탈메틸화와 재메틸화를 반복하고 있으며, 그 주기는 대략 2시간이었다.

크로마틴 면역침강 자료에 따르면, ERα 타겟 유전자 프로모터에서의 주기적인 탈메틸화와 재메틸화는 주기적인 DNMT3A와 DNMT3B의 동원과 일치하는 것이었다. 이러한 관찰결과를 설명하면서, Metivier 등은 DNMT3A, DNMT3B가 deaminase활성을 갖고 있으며 이 두 효소가 역동적인 탈메틸화–재메틸화에 개입하고 있다고 주장하였다. 또한 이 모델은 DNA메틸화가 세포의 분열없이도 일어난다는 것을 보여주는 예이며, University of Southern California의 Peter Jones의 주장을 뒷받침한다.

DNMT3A와 3B가 de novo DNA 메틸화를 담당하는 효소임은 의심의 여지가 없다. DNA 메틸화에는 효소의 cysteine thiolate가 싸이토신의 C6위치에 공유결합을 하여야 하며, N3 위치에 pronation이 일어나 4,5 enamine이 만들어져야 한다. 이것이 cofactor인 AdoMet (S-adenosyl L-methionine)의 sulfonium-linked methyl group을 공격한다. AdoMet이 없는 경우, 이 enamine 형태는 exocyclic C4 amine을 불안정화시키며, oxidative deamination 속도를 증가시킨다. 이런 과정이 직접적으로 싸이토신을 우라실로 변환시키는 것이다(Shen JC 등, 1992). 물론, m5C의 경우에는 싸이민으로 변환된다.

구아닌과 싸이민의 부정유합(guanine:thymine (G:T) mismatch)이 이런 식으로 형성되면, 이것은 thymine DNA glycosylase(TDG)와 methyl-binding domain 4(MBD4)를 불러 들이고, 이는 선택적으로 이 부정결합에서 싸이민을 제거한다. 베이스 하나가 결핍된 이런 상태는 base excision repair기전을 통해 메틸화가 없는 dCMP를 삽입함으로써 교정되는데, 결과적으로 탈메틸화 반응이 일어나게 됨 셈이다. 그러나, 이 제안된 경로는 식물에서 일어나는 glycosylase경로와는 사뭇 다른데, 식물에서는 m5C가 DNA로부터 직접적으로 제거된다.

DNMT3A와 3B가 DNA탈메틸화 경로에 작용한다는 주장은 다소 놀랍다. 또한 두 효소가 ERα 타겟 유전자 프로모터에서 두 시간안에 메틸화와 탈메틸화를 일으킨다는 주장 또한 예상 밖의 것이다. 이 주장을 뒷받침할려면, DNMT3A와 3B는 효율적인 m5C deaminase여야 한다. Metivier등은 DNA메틸기전달효소가 m5C를 T로, C를 T로 변환시킬 수 있다는 약간의 증거를 제공하고 있다. 그러나, 이 반응의 효율이 과연 보고된 시간 주기와 적합할까라는 의문이 들고, 또 하나는 in vivo에서 AdoMet의 농도가 결핍된 상태가 어떻게 만들수 있을까 하는 것이다. 이전에 Shen등(1992)도 HpaII 메틸기전달효소가 AdoMet이 없는 경우 싸이토신의 deamination 속도를 증가시키지만, 그 반응속도는 매우 불충분하다는 것을 제시한 바 있다(5×10^{-9}/sec). 이것은 너무 느려서, 두 시간내의 탈메틸화와 재메틸화를 감당할 수 없기 때문에, DNMT3A와 3B는 HpaII보다 매우 효율적인 deaminase여야만 한다.

Thillainadesan 등(2012)은 TGF-β처리에 의한 p15유전자 프로모터의 탈메틸화에 AID 또는 APOBEC 1-4에 의한 5mC의 thymine으로의 전환, 이로 인한 G:T 부정결합은 TDG나 MBD에 의해 싸이민의 제거, 이어서 base excision repair에 의해 싸이토신으로의 교정이 일어나며, 이러한 과정을 통해 p15유전자의 프로모터 메틸화는 탈메틸화를 겪는다라고 발표하였다. 이들의 연구결과는 위의 DNMT3A나 DNMT3B에 의한 탈메틸화나, MBD나 TDG에 의한 5mC의 탈메틸화가 아니라, AID나 APOBEC 1-4에 의한 5mC의 싸이민으로의 전환 후, 또는 5hmC의 5-hydroxymethyluracil으로의 전환 후, TDG나 MBD에 의한 싸이민의 제거라는 구체적인 과정을 제시하고 있다. 그러나, AID와 APOBEC에 의한 5mC의 탈메틸화, 5hmC의 탈메틸화는 논란이 많은데, 그 이유는 5-hmU가 TET에 의한 싸이민의 산화에 의해서도 만들어질 수 있기 때문이며, 합성 재조합 AID가 5-hmC에 아무런 효소활성을 보이지 않기 때문이며, 실제로 AID는 unmodified cytosine에 강한 효소활성을 보인다.

Loss of function 유전자 데이터를 살펴보면, 위의 생화학적 데이터를 뒷받침해 주지 못한다. 즉, Mbd4가 결핍된 생쥐가 생존 가능하고, 생식이 가능하다는 점과, U:G 부정결합을 교정해주는 Uracil N-glycosylase-2가 없는 생쥐 또한 생존 및 생식 가능하다는 점에서 그렇다. 이런 결과들이 시사하는 바는 이러한 glycosylase가 없다 해도 메틸화 패턴은 유의하게 영향을 받지 않을 거라는 것이다. 왜냐하면, 유전체에서 m5C의 양을 약간 증가 또는 감소시킨 변이생쥐의 경우, 심각한 기형 또는 사망을 가져오기 때문이다(Gaudet F 등, Science 2003).

MBD4가 유전체 전반에 작용하는 탈메틸화효소라고 주장하기에는 위와 같은 문제로 설득력이 떨어지지만, 한정된 특정 유전자의 프로모터 CpG island loci에서 탈메틸화효소로 작용할 가능성이 높다. 특히, 호르몬과 호르몬 수용체가 결합하여 형성된 복합체가 작용하는 호르몬 반응 엘리먼트에서의 DNA메틸화와 탈메틸화에는 이와 같은 효소가 작용할 가능성이 높다. 구체적으로 이 복합체가 핵내로 이동하여 특정 시퀀스에 결합하거나 떨어질 때, 이 반응 엘리먼트 DNA시퀀스상의 CpG island에서 일어나는 DNA메틸화와 탈메틸화에는 DNMT1/DNMT3B와 MBD4가 각각 작용한다(Kim MS 등, 2009).

2 역대에 소개된 다양한 포유류 DNA 탈메틸화 효소
colorful history of mammalian DNA demethylase

여태까지 DNA 탈메틸화효소로 가능성이 있다고 소개된 효소들이 제각각 다르다. 포유류 DNA 탈메틸화효소를 처음 보고한 논문(Gjerset and Martin, 1982)은 murine erythroleukemia cells의 nuclear extracts에 protease-sensitive activity가 있으며, DNA로부터 메틸기를 제거할 수 있다고 하였다. 그러나, 이 효소에 대한 추가적인 실험결과가 후속적으로 발표된 적이 없다. Weiss등(Weiss A 등, 1996)은 쥐의 myoblasts의 whole-cell extract에 탈메틸화효소 활성이 있음을 보고하였다. DNA로부터 메틸기를 제거하는 활성은 RNAse 처리에 민감하므로, ribozyme-like demethylase가 있다고 보고하였다. 그러나, Swisher 등(Swisher JF 등, 1998)은 RNA가 관련되었을 가능성에 대해 반박하였으며, 이런 잠재적인 탈메틸화효소를 규명하는 후속적인 연구결과가 발표되지 않았다. Jost (Jost JP, 1993)는 chick embryo lysates에서 RNA-dependent m5C glycosylase를 기술하였는데, 나중에 이 인자의 단백질성분은 thymine DNA glycosylase임이 밝혀졌다. Cortazar 등(Cortazar D 등, 2007)에 따르면, thymine DNA glycosylase이 m5C를 제거하는 활성은 매우 낮아, 능동적 탈메틸화에 관여할 것 같지 않다고 보고하고 있다.

Bhattacharya 등(1999)은 MBD2가 DNA 탈메틸화 효소이며 다른 조효소의 도움 없이 탈메틸화를 급속도로 일으킬 수 있다고 주장하였다. 그러나, 다른 그룹들이 여러 번 이 실험을 시도하여 보았으나 재현되지 않았다. 또한, 메틸화된 DNA에 메틸화 의존 결합을 보이는 단백질이 메틸기를 신속하게 제거한다면 어떻게 결합상태를 유지할 수 있을까하는 의문이 든다. 또한, MBD2가 결핍된 생쥐에서 표현형은 거의 정상이고, 유전체의 메틸화 패턴도 거의 정상이다는 점에서 더욱 의문이 든다(Hendrich B 등, 2001).

2007년에 GADD45a가 DNA repair-based mechanism에 의해 능동적 탈메틸화를 매개한다고 주장하는 논문이 발표되었다(Barreto G 등, 2007). 과발현된 GADD45a와 XPG (xeroderma pigmentosum, complementation group G)가 있을 때, 능동적 탈메틸화가 일어난다고 보고하였다. 그러나, 후속적인 연구에 따르면, GADD45a는 능동적 탈메틸화에 관여하지 않는다는 것이다(Jin SG 등, 2008). GADD45a를 과발현 시켜도, 메틸화된 리포터 플라즈미드나 메틸화된 내재적인 loci에서 탈메틸화가 관찰되지 않으며, XPG를 가해도 아무런 효과가 없다는 것이다. 또한 Jin등은 Barreto등의 논문에서 모순된 연구결과가 있음을 지적하였다. 포유류의 게놈내에 있는 CpG 디뉴클레오타이드의 절반 이상은 정상적으로 메틸화되어 있는데, Barreto등은 GADD45a를 발현을 녹다운시켰을 때, 게놈내의 m5C양이 3배정도 증가하였다고 주장하였다. 더욱이, 변이 생쥐에서 약간의 m5C함량의 변동만 초래하더라도 심각한 기형이나 사망을 초래하는 데도 불구하고, Gadd45a결핍 생쥐는 생존가능하고, 이상 메틸화 패턴을 보이지 않는다는 것이다. GADD45A가 직접적으로 demethylase로서 작용하는 것이 아니라, demethylase에 관련된 효소들(TEP, TDG, BER)을 특정지역으로 동원하는 역할을 하는 모델이 최근에 제시되고 있다(Arab K 등, 2014). 즉, GADD45A와 결합하는 long non-coding RNA는 특정 DNA시퀀스에 길안내자역할을 하여 GADD45A복합체가 특정 DNA구역을 탈메틸화를 시키도록 하는 모델이 제시되고 있다.

3 DNA 탈메틸화효소, TET

DNA demethylase, TET

최근에 Fe (II) 및 alpha-ketoglutarate 의존 다이옥시저네이스(dioxygenase)인 TET (ten-eleven translocation)단백질이 세가지의 연속적인 산화반응을 매개할 수 있는 것이 알려졌다. 5mC를 5hmC(5-hydroxymethylcytosine)으로, 다음에 5-formylcytosine(5fC)으로, 마지막으로 5-carboxylcytosine(5caC)으로의 산화반응을 매개하고, 5fC와 5caC의 탈카복시화(decarboxylation)는 thymine-DNA 글라이코실레이스(glycosylase)와 base-excision repair 효소에 의해 수행되며, 이를 통해 완전히 탈메틸화된다.

포유류 TET유전자로는 TET1, TET2, TET3가 있는데, 이 모두 2-oxoglutarate 및 Fe (II)에 의존하여 5mC를 5-hmC로 변환시킨다. TET1은 주로 배아줄기세포에서 발현되는 반면, TET2와 3는 세포종류 가리지 않고 발현된다. TET1과 TET3는 CXXC도메인을 갖고 있는데, CpG-binding motif로 알려져 있는 도메인이다. TET2는 CXXC도메인을 갖고 있지 않지만, CXXC도메인을 가진 단백질인 CXXC4나 CXXC5단백질과 상호작용한다. TET3는 신경세포에 있는 주요 TET단백질인데, 3가지의 isoform이 있고, 이 중 두가지는 CXXC도메인을 갖고 있지만, 나머지는 하나는 CXXC도메인이 없다. 신경세포에 풍부한 TET3는 주로 CXXC도메인이 없는 동종효소가 주로 발현된다. Tet에 의한 5mC의 5-hmC로의 변환은 다음과 같은 기전에 의해 탈메틸화된다. 첫째, 활발히 분열하는 세포에서는 5-hmC는 DNA복제시 보존성메틸화가 일어나지 않기 때문에 새로이 생성된 상보적 DNA가닥에서는 메틸화가 지워진다. 둘째, 분열하지 않는 세포에서도 5-hmC가 적극적 탈메틸화경로의 중간물일 수 있다. AID/APOBEC에 의해 5-hmC가 5-hmU로 변환되고 이어 염기절제수선(base excision repair, BER)에 의해 제거되거나 5-hmC가 글리코실레이션되어 BER에 의해 제거된다. 또는 위에서 언급된 대로 5-hmC가 5-fC으로, 5-fC는 5-caC로 변환되고, 5caC의 탈카복시화(decarboxylation)는 thymine-DNA 글라이코실레이스(glycosylase)나 다른 DNA 수복효소에 의해 수행된다.

Tet1은 배아줄기세포에서 CpG가 풍부한 프로모터에 주로 결합하고 있으며, 결합한 부위의DNA메틸화레벨을 낮게 유지한다. CpG island중에도 Tet1이 붙지 않은 것도 있는데, Tet이 부착된 CpG island loci와 그렇지 않은 CpG island loci의 DNA메틸화레벨을 조사해보면, 부착되지 않은 loci의 DNA메틸화레벨이 현저히 높다. 실험적으로 TET1을 녹다운시키면, 이전의 Tet1이 결합했었던 전사시작부위(transcription start site) 및 근위프로모터(proximal promoter)에 DNA메틸화레벨이 상승한다(Wu H 등, 2012). TET2는 약 15%의 골수암에서 변이되어 있다. 급성골수성백혈병(acute myelogenous leukemia), 교세포종(glioma), 연골육종(chondrosarcoma), 갑상선암(thyroid carcinoma) 등은 isocitrate dehydrogenase (IDH1, IDH2)에 흔한 변이를 보이는데, 이 변이는 alpha-ketoglutarate (α-KG)의 생산능력의 감소를 초래하는 반면, 2-hydroxyglutarate(2-HG)를 생산하는 능력을 획득하여, 2-HG는 α-KG의 대항제(antagonist)로 작용하여 α-KG 의존 효소인 Tet의 활성을 저해한다. 급성골수성백혈병(acute myelogenous leukemia)에서 Tet은 IDH1이나 IDH2와 상호배타적인 변이관계를 보이는 것으로 알려져 있다.

TET1은 생쥐의 배아줄기세포(ES cells)에 고농도로 발현되며 배아줄기세포의 분화과정에서 급속도로 발현이 감소된다. ChIP-seq방법으로 생쥐 줄기세포에서 TET1의 유전체전반적인 위치 또는 분포(genome-wide location)를 조사한 연구결과를 살펴보면, TET1 결합부위(binding sites)의 대부분은 gene body에서 발견되며 가장 고농도는 전사시작부위 주변인 것을 볼 수 있다(Williams K 등, 2011). 약 6573개 유전자들의 전사시작부위(transcription start site, TSS) 주변에 TET1이 결합하고 있다. TET이 결합하고 있는 유전자들은 주로 기본적인 세포 프로세스(basic cell processes)에 관련된 것들이고 발달이나 분화에 관련된 것들도 포함되어 있다. TET타겟 유전자들의 대부분은 고농도 또는 중농도 CpG 프로모터들이며, 이들은 H3K4가 삼중메틸화되어 있다. 그러나, TET1결합이 특정 프로모터가 활성적인지, 활성을 위해 poised된 것인 지, 불활성화된 것인지에 대해 말해주는 것은 아니다. 왜냐하면, TET1의 상당부분은 H3K27 삼중메틸화되어 있는 프로모터와도 결합하고 있기 때문이다.

TET1은 Dnmt1, 3a, 3b를 삼중 녹아웃시킨 생쥐배아줄기세포에서도 녹아웃시키지 않은 세포와 동일한 타겟 유전자분포를 보이는 반면, 5-hmC는 대부분 없어진다. 정상 생쥐 배아줄기세포에서 5-hmC는 5-mC와 마찬가지로 gene bodies에 주로 분포하고 있다. 그러나 5-mC와는 달리, 5-hmC는 TSS주위에도 분포하고 있으며 TET1의 분포와 일치한다. 또한

5-hmC는 반복 DNA엘리멘트에서는 일반적으로 검출되지 않으므로 분명히 5-mC와 5-hmC는 유전체내에 다른 분포를 하고 있다는 것을 보여준다.

5-mC는 반복 DNA엘리먼트에 상대적으로 증강되는 반면, 5-hmC는 상대적으로 결핍되어 있다. 그러나, 전혀 없는 것은 아니고, 5-hmC는 short-interspersed nuclear elements (SINEs)이나 long-terminal repeats (LTRs)에 축적되는 경향을 보이는 반면, LINEs이나 major satellites에는 상대적으로 더 결핍되어 있다. 5-fC와 5caC는 LINEs, SINEs, LTRs에는 거의 검출되지 않을 정도인 반면, major satellites에는 상대적으로 많이 축적되어 있다. TSS가 5-hmC에 양성인 유전자들은 약 2,424개인데, 이들 중 28%가 TET1을 shRNA로 하향조정했을 때 5-hmC의 시그널이 2배이상 감소했다. hmC양성인 유전자의 약 50%미만이 TET1과 결합하는 것으로 보아 Tet1의 녹다운은 생쥐배아줄기세포의 5-hmC content의 일부만 감소된다는 보고와 일치한다(Tahiliani M 등, 2009; Koh KP 등, 2011). 이러한 결과는 TET1이 hmC를 만드는데 중요한 역할을 하지만, TET2와 같은 다른 효소들 또한 생쥐 배아줄기세포에서 hmC레벨을 유지하는데 중요한 역할을 한다.

5-hmC 양성 유전자들은 TET1 양성 유전자들과 유사한 ontology를 보이는데, hmC 양성은 전사활성과는 상관관계가 없으며, 생쥐배아줄기세포들에서 hmC양성 유전자들 대부분은 발현되지 않는 것처럼 보인다. hmC양성인 TSS의 대부분은 중농도 또는 고농도의 CpG island이다. 5-hmC는 mC에 비해 CpG content가 더 높다. hmC양성인 TSS의 15%만이 고레벨의 mC 시그널(signal)을 가지고 있는 반면, 적지 않은 hmC양성 TSS가 저레벨 mC를 갖는 것을 보아 hmC와 mC는 종종 함께 존재한다. Tet1을 녹다운하면, mC의 유전체내 전반적인 증가가 극히 미미한 것을 Me-DIP으로 관찰하였고, 약 수백개의 유전자들은 TSS에 mC 레벨의 미약한 증가가 있었다. 흥미로운 것은 ES세포 분화과정중 DNA메틸화를 획득하는 유전자들 중 3분지 1은 배아줄기세포에서 hmC가 표지되어 있는 것을 보아 hmC가 DNA메틸화 획득에 관련되어 있을 가능성을 배제할 수 없다.

5-hmc는 포유류 DNA에 존재하는데, 배아줄기세포의 경우에는 CpG의 약 5%에, 소뇌 Purkinje 세포의 경우 약 20%정도에 있다. 5-hmC의 생물학적인 기능은 세포에 따라 다를 것으로 예상된다.

(1) 5-mC가 5-hmC로 전환되는 것은 메틸화된 DNA로부터 MBP (methylcytosine binding protein)을 떼내는 기능을 한다. 최소한 MeCP2는 확실하게 5-hmC에 결합하지 못한다(Valinluck V 등, 2004).

(2) 5-hmC는 DNA탈메틸화를 촉진한다. 5-mC가 5-hmC로 전환되면 세포분열시 DNMT1에 의한 보존성 메틸화기전을 저해하여 수동적으로 탈메틸화를 초래한다(Valinluck V

등, 2007). 또는 5-hmC가 잘못된 염기로 인식되어 싸이토신으로 대체되는 DNA repair 과정에 의해 탈메틸화될 수도 있겠다.

(3) 5-hmC는 미지의 전용 결합단백질에 의해 결합되고 이 단백질은 이어서 크로마틴변경 파트너 단백질들을 동원하여 크로마틴 구조나 DNA메틸화 상태를 변경할 가능성이 있다. 흥미로운 것은 일본의 연구자들이 5-hmC가 유전자활성과 관련이 있다는 연구결과를 발표하였는데, CHTOP (chromatin target of PRMT1)이 5-hmC에 부착하여 아르기닌메틸기전달효소를 불러들여 5-hmC가 있는 부위의 H4R3를 메틸화시켜 유전자의 전사를 활성화시킨다는 것이다(Takai H 등, 2015).

Tet1과 5-hmC의 유전체내 분포가 일치하지 않는데, Tet1은 CpG가 풍부한 유전자 프로모터에 많이 분포하는 반면, 5-hmC는 CpG농도가 중간 또는 낮은 레벨의 프로모터에 많이 분포하는 경향이 있다. 이와 같은 불일치는 CpG가 풍부한 프로모터에서, 5-mC가 없기 때문에 5-hmC가 만들어지지 않기 때문일 수도 있고, 또는 5-hmC가 Tet1에 의해 빠르게 5-fC/5-caC로 전환된 후 TDG에 의해 제거되기 때문일 수도 있겠다. 하지만, Tdg가 결핍된 생쥐배아줄기세포에서 살펴본 결과, 5-fC/5-caC는 활발하게 전사되는 CpG농도가 높은 프로모터에 축적되지 않는 반면, 전사가 억압되거나 포이즈(poise)되어 있는 이가(bivalent) 도메인을 가진 프로모터에서 현저히 증가되어 있는 것이 관찰되었기에, 이가도메인의 CpG island 프로모터가 포이즈상태를 유지하는데에 TET/TDG에 의한 탈메틸화가 필요하다는 것을 시사하고 있다(Shen L 등, 2013).

TET2의 K110은 p300에 의해 아세틸화되고, HDAC1/2에 의해 탈아세틸화되는데, 아세틸화되면 TET2활성도가 올라가고, 단백질도 안정화되며, DNMT1와의 결합도 더 잘 된다. 산화스트레스(oxidative stress)를 받게 되면, TET2/DNMT1은 손상된 DNA에 부착되게 되는데 여기에는 TDG도 함께 동원된다. DNA손상이 일어나면, 함께 동원된 DNMT1에 의해 수복과 동시에 DNA메틸화가 일어날 수 있고, 이런 메틸화를 교정해주는 것이 TET2의 탈메틸화 작용이다. 그러나, TET2의 변이가 일어나게 되면, 산화스트레스(oxidative stress)에 따른 DNA메틸화를 교정해주지 못해 DNA메틸화레벨이 상승하게 된다(Zhang YW 등, 2017).

④ 식물에서의 능동적 탈메틸화
active DNA demethylation in plants

포유류 DNA 탈메틸화효소는 불확실성과 논란의 와중에 있지만, 식물에서 DNA 탈메틸화 효소에 대한 증거는 상당한 근거를 가지고 있고, 그 기전 또한 잘 이해되는 편이다. 개화식물의 경우, m5C는 트랜스포존의 전사적 억압과 endosperm에서의 MEDEA유전자의 대립유전자 특이적인 발현을 위해 필요하다. 식물에서의 de novo 메틸화의 상당부분은 small RNA와 DRM2(식물 DNMT3 homolog)에 의존한다. 팔린드롬이 아닌 싸이토신의 de novo메틸화는 S기에 일찍이 일어나며, DNMT1의 호모로그인 MET1에 의한 보존성 메틸화가 메틸화된 CpG 디뉴클레오타이드에서 일어난다. 식물의 유전체 메틸화 패턴은 부모로부터 자손세포로 많은 부분이 전달된다.

DEMETER는 diploid maternal central cell에서 MEDEA유전자 양 코피로부터 m5C를 제거하는 데 필요하며(Gehring M et al, 2006), 관련된 단백질인 ROS1, DML2, DML3는 체세포에서 반복된 시퀀스에서 m5C레벨을 감소시킨다. 또한 이 효소들은 생식조직에서도 작용한다(Penterman 등, 2007). 기전은 glycosidic 결합을 쪼개는 것과, AP endonuclease에 의해 DNA backbone의 phosphodiester bond를 쪼갬과 base excision repair에 의해 비메틸화된 dCMP를 삽입함으로서 일어난다. ROS1, DML2, DML3가 결핍된 식물에서는 m5C가 게놈 내에 축적된다는 것이 이들 glycosylase가 DNA 탈메틸화에 직접적으로 관여한다는 것에 대한 증거이다(Zhu JK, 2008).

체(somatic) 조직에서 탈메틸화가 하는 기능은 반복시퀀스들에 의해 근접한 유전자의 발현이 저해되는 것으로부터 보호하는 역할을 하는 것이다(Penterman 등, 2007; Yoder 등, 1997). 즉, 인접한 반복 시퀀스들은 메틸화되어 있는데, 이들로부터 메틸화가 파급되지 않도록 하는 것이다. 식물의 암컷 gametophyte에 있는 central cell에서, DEMETER의 기능은 MEDEA유전자의 암컷 대립유전자로부터 m5C를 제거하는 것이며, 수정후 전사가 가능하게 해 준다. 식물의 메틸화에 의한 각인은 포유류의 기전과는 달라 보인다. 식물에서는 양 대립유전자의 메틸화는 기본적으로 주어진 것이고, 비대칭 메틸화는 메틸화된 대립유전자의 탈메틸화에 의해 일어난다.

Chapter 27

N6 아데닌과 N6 아데노신 메틸화

Epigenetic Methylations on N6-Adenine and N6-Adenosine

DNA 및 RNA 뉴클레오타이드의 공유변경(변형)은 유전자 코드를 확장하여 유기체의 여러 세포과정에서 다양한 생물학적 기능을 수행한다. DNA 수준에서, 가장 풍부하게 변경된 DNA 염기는 CpG 디뉴클레오티드의 5-메틸싸이토신(5mC)이지만, DNA 변경 데이터베이스에는 5mC외에, 증거 또는 예측에 기초하여 40개 이상의 DNA 변경이 기록되어 있다. 그러나, 5mC와는 달리, 생물학적 과정에서 이러한 변형의 역할은 적으며 여전히 더 규명될 필요가 있다. 그중 하나는 DNA 아데닌에서 퓨린고리의 6번째 위치에 있는 메틸화로 N6-메틸아데닌(6mA)이라고도 한다.

6mA 메틸화에 대한 연구는 최근 몇 년간 과학자들로부터 큰 관심을 끌었다. 1968년부터 오랜 기간동안 6mA는 박테리아에서만 발견되었으며, 원핵생물의 독특한 변형으로 간주되었다. 그러나, 최근 기술적인 발전으로 인해, 원핵생물뿐만 아니라 진균류, Tetrahymena thermophile, Chlamydomonas reinhardtii, Caenorhabditis elegans, Drosophila melanogaster, Bombyx mori, Arabidopsis thaliana, Oryza sativa, Xenopus laevis, Danio rerio, Sus scrofa, Mus musculus 및 Homo sapiens와 같은 많은 진핵 생물종들도 6mA 메틸화를 가지고 있음이 알려졌다. 진핵생물에서 6mA 메틸화의 게놈전체 프로파일과 유전자 발현조절 기능을 밝힌 연구들이 축적되고 있다.

RNA 수준에서, 메신저RNA (mRNA), 전달RNA (tRNA), 리보솜RNA (rRNA), 마이크로RNA (miRNA), 작은 핵 RNA (snRNA) 및 긴 비코딩 RNA (lncRNA)를 포함한 RNA에서, 100가지 이상의 상이한 화학적 변형이 보고되었다. 이들 중에서, N6-메틸아데노신(m6A)은 RNA 분자에서 가장 널리 발견되는 변형이다. 1974년 암세포 mRNA에서 처음 발견되었으며, 바이러스, 박테리아, Streptococcus pneumoniae, Saccharomyces cerevisiae, Tetrahymena thermophile, D. melanogaster, B. mori, Triticum aestivum, Zea mays, Avena sativa, A. thaliana, S. scrofa, M. musculus 및 H. sapiens와 같은 다양한 종에서 발견되었다. 축적된 연구결과들은 거의 모든 RNA대사과정에서 m6A변형이 중요한 역할을 하고 있음

을 뒷받침해주고 있다.

인간 및 마우스 RNA에서 시행한 m6A 맵핑을 통해, [G/A/U][G>A]m6AC[U>A/C] 컨센서스 서열을 가진 7,000개 이상의 인간유전자 전사체에서 18,000개 이상의 m6A 부위를 확인하였고, 이는 이전에 식별된 모티프와 일치한다. 많은 mRNA에서 개별 m6A 국소화(localization) 부위는 인간과 생쥐 사이에서 매우 유사하다. 그리고 전사체 전체 분석을 통해, m6A가 진화보존 부위에서 발견됨을 알 수 있었다. m6A는 긴 내부 엑손 내에서 발견되며, 3'UTR 내에서 그리고 정지코돈 주변에서 우선적으로 풍부하다. 3 'UTR내의 m6A는 또한 마이크로RNA 결합 부위의 존재와 관련이 있으며, 3′UTR내에 m6A 부위를 함유하는 mRNA의 대략 2/3는 하나 이상의 마이크로RNA 결합부위를 갖는다. 모든 m6A 시퀀싱 데이터를 통합한 RMBase라는 새로운 데이터베이스는 인간 및 마우스 게놈에서 ~200,000개의 m6A 부위를 식별하고 정보를 제공하고 있다.

1 DNA 6mA 메틸화 및 탈메틸화 효소

enzymes for DNA 6mA methylation

1) DNA 6mA 메틸트랜스퍼라제(메틸기전달효소, 메틸라제)

DNA 6mA는 특정 메틸기전달효소가 AdoMet/SAM (S-adenosyl-L-methionine)의 메틸기를 아데닌 퓨린고리의 6번째 위치에서 엑소시클릭(exocyclic) NH_2에 추가함으로써 생성된다. 박테리아에서 DNA 아데닌 메틸기전달효소 활동을 수행하는 것은 Dam과 m. MunI이다. 그러나 진핵 생물에서는 C. elegans의 DAMT-1(DNA N6 adenine methyl transferase-1)이 아데닌을 메틸화시키는 활성을 갖고 있다. 증거로는 6mA 수준이 DAMT-1의 고갈에 의해 감소하고 과발현에 의해 증가되는 것이다. 추가분석에 따르면 DAMT-1은 MTA70 도메인을 포함하고 있으며 이 도메인은 진핵생물에 널리 존재한다. 또한, 이 도메인 패밀리의 상동체인 METTL3(methyl transferase-like 3) 및 METTL14(methyl transferase-like 14)는 RNA m6A 메틸기전달효소로 확인되었다. 따라서, 다른 MTA70 도메인 단백질이 DNA 6mA 메틸화 기능을 가지고 있을 가능성이 제기되었다.

실제로, 포유 동물에서 DAMT-1 상동체는 METTL4(methyl transferase-like 4)이며, 이는 METTL3 및 METTL14의 파라로그(paralogue)이다. 또한 곤충에서 DAMT-1과 METTL4의 상동단백질을 확인하였고, 계통발생분석결과 진핵생물종들 사이에서 METTL4의 높은 유사성을 보여주었다. 배양된 B. mori세포에서 RNA간섭(RNAi)을 이용한 METTL4 발현의 침묵화(silencing)는 6mA수준의 감소를 가져왔는데, 이는 METTL4가 DNA 6mA 메틸기전달효소로서 기능한다는 것을 뒷받침하는 증거이다(Wang X 등, 2018). 포유동물 6mA 메틸화에 대한 METTL4의 기여는 좀 더 명확히 할 필요가 있고, 효소 활성에서의 보존(conservation)을 확인해야 한다. 그러나, 최근 인간을 대상으로 한 연구보고는, N6AMT1(N(6)-adenine-specific DNA methyltransferase 1)의 불활성화 및 과발현 처리에 의해 입증된 바와 같이 DNA 6mA 메틸화를 촉매할 수 있음을 보여주었으나(Xiao CL 등, 2018), 다른 연구에 따르면 N6AMT1은 DNA에 대한 메틸기전달효소라기 보다는 단백질에 대한 메틸기전달효소이었다(Li W 등, 2019).

2) DNA 6mA 탈메틸화효소

DNA 아데닌의 메틸화는 가역적인 과정이며, 탈메틸화효소(demethylase)에 의해 메틸기가 제거될 수 있다(그림 27-1). 초기의 연구결과들은 ALKB (alkylated DNA repair protein B) 패밀리 단백질이 메틸화된 DNA 및 RNA뉴클레오타이드의 탈메틸화를 촉매할 수 있음을 보여주었다. NMAD-1(N6-methyl adenine demethylase 1)은 C. elegans의 ALKB 계열 구성원 중 하나로서, NMAD-1 고갈에 의한 6mA 수준의 증가로 대변되는 6mA 탈메틸화효소이다(그림 27-1)(Greer EL 등, 2015). 대조적으로, 포유류에서 5mC 메틸화를 위한 탈메틸화효소로 간주되는 D. melanogaster의 TET (ten-eleven translocation) 상동체인 DMAD (DNA 6mA

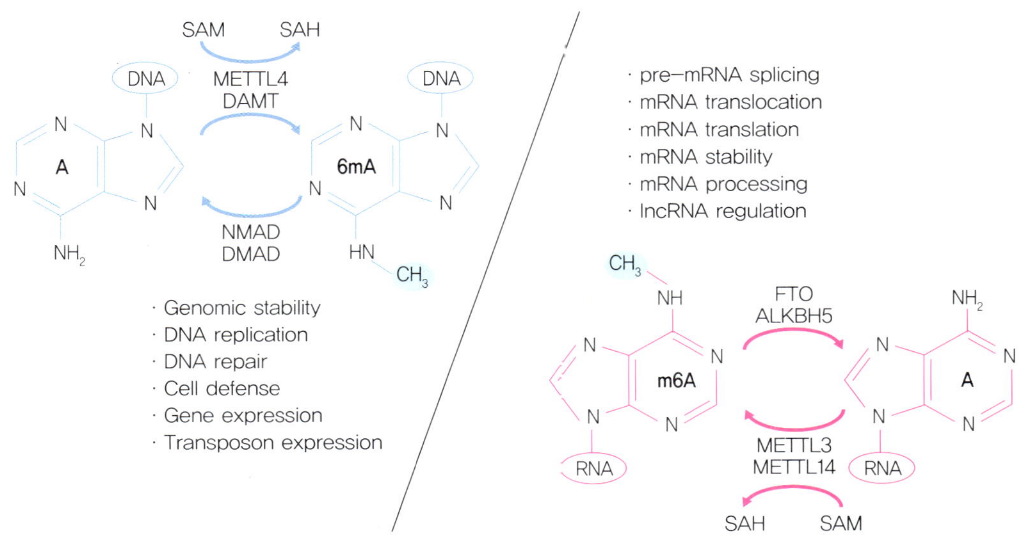

그림 27-1. DNA 6mA 및 RNA m6A의 변형 및 기능. 메틸기전달효소 복합체는 SAM으로부터 메틸기를 받아 퓨린고리 6번째 위치에 있는 엑소시클릭 NH2에 메틸기를 첨가함으로써 아데닌 또는 아데노신의 메틸화를 일으킨다. DNA 6mA 및 RNA m6A는 여러 생물학적 경로에서 독특한 기능을 나타낸다.

demethylase)는 6mA 메틸화를 제거하는 데, 또 다른 역할을 하는 것으로 밝혀졌다(그림 27-1)(Zhang G 등, 2015). 또한, 마우스 및 인간 ALKB 상동체, ALKBH1은 마우스 배아 줄기 세포 및 인간 BEL-7402 세포에서 각각 DNA 6mA 탈메틸화를 매개하는 것으로 나타났다(Xiao CL 등, 2018). 또한, 인간 FTO (fat mass and obesity-associated protein)는 녹다운 및 과발현 실험에 의해 입증된 바와 같이 HEK293T 세포에서 또 다른 6mA 탈메틸화효소였다(Huang W 등, 2015)

2 RNA m6A 메틸화 및 탈메틸화 효소

enzymes for RNA m6A methylation and demethylation

N6-메틸아데노신(m6A)은 진핵생물에 존재하는 RNA분자에서 가장 흔하고 풍부한 변형이다. m6A 변형은 METTL3복합체(METTL3-METTL14-WTAP)에 의해 촉매화되고, 최근 발견된 m6A RNA 탈메틸화효소 FTO 및 AlkB homolog 5(ALKBH5)에 의해 제거되며, 이는 알파−케토글루타레이트(α-KG) 및 $Fe2^{+}$의존적 방식으로 m6A 탈메틸화를 촉매한다. METTL3, FTO 및 ALKBH5는 발달 및 신진 대사에서 생식에 이르기까지 많은 생물학적 과정에서 중요한 역할을 한다. m6A는 모든 RNA염기 메틸화의 80%이상을 차지하며 다양한 종에 존재한다.

m6A는 주로 mRNA에 분포하며 tRNA, rRNA 및 snRNA와 같은 비코딩 RNA에서도 존재한다. mRNA 전사체에서 m6A가 상대적으로 풍부한 이유는 다음과 같은 RNA대사과정에 영향을 미치기 때문이다: 스플라이싱(접합), 핵 수출(export), 유전암호해독(번역) 능력, 안정성, 그리고, RNA전사. m6A RNA 메틸기전달효소(메틸라제)와 탈메틸효소(디메틸라제)의 결함에 의해 유발된 비정상적인 m6A메틸화 수준은 RNA기능 장애를 일으켜 질병을 유발할 수 있다. 예를 들어, FTO 돌연변이 환자의 FTO 활성증가로 인해 표적 mRNA에서 m6A의 비정상적으로 낮은 수준은 비만 및 관련 질병의 발병에 기여한다. RNA m6A 변경은 신규 후성유전적 바이오마커로서 주목을 받고 있다.

1) RNA m6A 메틸기전달효소

DNA 6mA 메틸화에서와 같이, 메틸아데노신은 AdoMet/SAM으로부터 메틸기를 받아 RNA 아데노신 퓨린고리 6번째 위치의 엑소시클릭 NH_2로 증착함으로써 형성된다. 그러나, 촉매하는 메틸기전달효소는 DNA 6mA 메틸화를 촉매하는 효소와 다르다.

(1) METTL3-METTL14

RNA m6A 메틸화를 위한 효소 코어는 METTL3와 METTL14의 이종이량체(heterodimer) 단백질로 구성되어 있다. 상기 언급된 바와 같이, 이들 두 단백질은 보존된 MTA70 메틸기 전달효소 도메인을 함유하며, 이는 METTL3과 METTL14 사이의 상호 작용에도 필수적이다. AdoMet-결합된 상태에서 MTA70 도메인을 갖는 METTL3-METTL14 이종이량체의 결정 구조는 AdoMet이 METTL14가 아닌 METTL3 포켓에만 존재할 수 있음을 추가로 밝혀냈다. 이로부터 METTL3는 촉매코어 서브 유닛으로서 기능하는 반면, METTL14는 METTL3가 기질 RNA에 결합하도록 돕는 구조적 역할을 수행한다(Wang X 등, 2016; Wang P 등, 2016).

METTL3 및 METTL14 촉매 복합체 외에, 많은 다른 단백질들도 이 복합체 형성에 관여한다. 예를 들어, WTAP (WT1-associating protein)는 METTL3/METTL14 결합파트너이지만 촉매활성은 없으며, RNA를 표적으로 하는 METTL3/METTL14 복합체의 동원을 담당한다. WTAP 단백질체분석에 따르면 KIAA1429는 WTAP와 함께 이 복합체의 동원을 담당한 것으로 밝혀졌다. 최근의 연구는 RNA binding protein 15(RBM15)와 그것의 패러로그 RBM15B가 pre-mRNA의 표적 부위에 복합체의 초기 모집에 관여한다는 것을 추가로 보여주었다. 표적 RNA에 METTL3/METTL14 복합체를 동원하는데 역할을 하는 단백질은 다른 기질(substrates) 및 종(species)에서 다양하다.

(2) METTL16(methyltransferase-like 16)

METTL3/14복합체가 PRACH (P=A, G, 또는 U; R=A 또는 G; H=A, C, 또는 U) 시퀀스 모티프에서 m6A를 만들지만, 또다른 m6A writer인 METTL16은 다른 시퀀스와 구조 맥락에서 아데노신에 메틸기를 전달한다. 현재 알려진 기질은 U6 snRNA와 MAT2A mRNA의 3'UTR의 hairpin hp1이다. METTL16는 UAC (m^6A)GAGAA시퀀스를 선호한다.

(3) ZCCHC4(zinc finger, CCHC domain containing. 4)

28S rRNA의 AAC모티프내 A4220을 메틸화시킨다.

(4) PCIF1(PDX1 C-terminal inhibiting factor 1)

mRNA의 cap특이적 아데노신 메틸기전달효소로서 N(6),2'-O-dimethyladenosine cap (m6A (m))의 형성을 촉매하는 효소임.

2) RNA m6A 탈메틸화효소

m6A는 m6A 탈메틸화효소에 의해 탈메틸화된다. 그러나, 몇몇 종에서 소수의 단백질만이 탈메틸효소 기능을 갖는 것으로 확인되었다. 2019년 현재, 탈메틸효소로서 작용하는 것으로 여겨지는 후보 효소에는 두 가지가 있다. FTO 및 ALKBH5는 둘 다 ALKB 패밀리 단백질에 속한다. FTO는 처음에는 인간 비만감수성 유전자로 소개되었지만, m6A의 역동적 탈메틸화를 통해 유전자 발현에 영향을 미치는 것이 밝혀졌다. HeLa 및 HEK293FT 세포에서 FTO를 하향 조절하면, m6A 수준이 증가했다. 또한, FTO 녹아웃 마우스인 3T3-L1의 지방세포 계통 및 일차 근모세포는 m6A 특이적 항체를 이용한 도트 블롯 분석에서 m6A의 증가된 신호를 보였다. FTO와 유사하게, HeLa 세포에서 ALKBH5의 고갈은 m6A 수준을 증가시키는 반면, ALKBH5 과발현은 m6A수준을 감소시켰다. 생쥐에서 ALKBH5 결핍은 m6A 수준을 증가시켰고 비정상적인 정자 형성을 일으켰다.

이들 단백질이 m6A 탈메틸화에 관여하는 것으로 보고되었지만, 식물 및 metazoa(중생 동물)에서 ALKBH5만이, 척추 동물에서 FTO가 추가적으로 발견된다. 포유류에서는 FTO와 ALKBH5 둘다 모든 조직에서 발견되지만, FTO와 ALKBH5가 특정 mRNA선택성을 가질 가능성이 높다. 다른 종에서 ALKBH5 또는 FTO의 부재는 상이한 효소가 m6A 메틸화를 탈메틸화시키기 위해 진화되었음을 의미할 수 있다. FTO와 ALKBH5는 알파-케토글루타레이트 의존적인 디옥시게나제(dioxygenase)효소이다.

3) RNA m6A 독자(reader)

(1) YT521-B homology (YTH) 도메인을 가진 단백질

여기에는 YTHDF1, YTHDF2, YTHDF3, YTHDC1, YTHDC2가 포함된다. 세포질내 존재하는 YTHDF2는 타겟 전사체의 파괴를 촉진시키는데, 부분적으로 deadenylase 복합체인 CCR4-NOT를 불러들임으로써 파괴를 촉진한다. 다른 두 세포질 독자인 YTHDF1과 YTHDF3는 타겟 전사체의 암호해독을 촉진한다(그림 27-2).

핵내 독자인 YTHDC1은 여러가지 역할을 수행하는데, mRNA접합, mRNA핵반출, 그리고 특정 전사체의 파괴를 촉진한다. YTHDC2는 mRNA안정성과 암호해독을 도모하고 정자 발생과정을 조절한다. YTHDC1은 생쥐의 배아줄기세포 정체성을 유지하고 리트로트랜스포존 억압을 위해 필요하며, 리트로트랜스포존 전사체의 m6A표지자를 인식하고, H3K9의 메틸트랜스퍼라제인 SETDB1을 동원하여 리트로트랜스포존 전사체를 안내자로 하여 전위인자의 전사를 trans 억압한다(Liu J 등 2021).

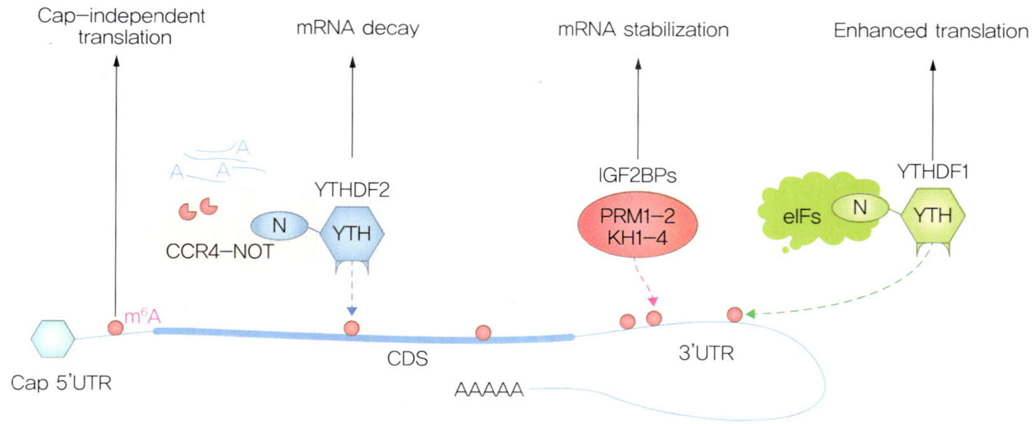

그림 27-2. m6A 메틸화가 변형된 mRNA의 운명을 조절하는 방법. 지역-의존적 조절: 5' UTR m6A는 특히 cap-의존적 번역이 억압될 때 스트레스 반응 동안 cap-독립적인 번역에 연결된다. 독자에 따른 조절: YTHDF2 및 IGF2BP는 반대 방향으로 mRNA 안정성에 영향을 줄 수 있다. YTHDF2는 N-말단 도메인을 통해 CCR4-NOT 복합체를 동원하여 mRNA 붕괴를 촉진하고, IGF2BP는 공동 인자 HuR 및 MATR3을 통해 mRNA를 안정화시킨다. 이들은 별개의 m6A 부위를 인식하고 CDS 및 3' UTR에서 차별적 결합도를 보인다. YTHDF1로 예시된 자극-의존적 조절: YTHDF1은 우선적으로 3' UTR m6A에 결합하고 번역 개시 요소와 상호 작용하여 번역을 촉진한다.

흔한 RNA 결합 도메인인 KH도메인이나 RRM도메인, RGG도메인을 이용하는 RNA m6A 독자: m6A의 존재가 국소적인 RNA구조를 리모델할 수 있고, RNA와 단백질의 상호작용을 조정한다. FMR1(Fragile X mental retardation 1)은 세개의 KH 도메인과 한 개의 RGG 도메인을 갖고 있으며 m6A를 가진 RNA를 선호하고, YTHDF1이나 YTHDF2 와의 상호작용을 통해 RNA 암호해독이나 RNA 안정성에 영향을 끼친다. 또다른 m6A RNA독자인 IGF2BP1-3(insulin-like growth factor 2 mRNA-binding proteins 1-3)는 m6A 의존적으로 mRNA를 안정화시키는데, 이는 YTHDF2가 mRNA 안정성을 저해하는 것과는 대조적이다. 2019년에 발표된 연구는 Prrc2a (proline rich coiled-coil 2A)가 또다른 m6A독자임을 제시하고 있다(Wu R 등, 2019)

3 DNA 6mA의 생물학적 기능

functions of DNA 6mA methylation

6mA 메틸화는 원핵생물의 게놈 DNA에서 확인되었으며 DNA복제 및 복구, 세포방어 및 유전자발현과 같은 여러 생물학적 과정을 조절하는 후성유전적 표지자이다. 그러나 진핵생물에서의 6mA 메틸화 부위 및 기능은 최근까지 미지의 영역이었으며, 6mA 연구의 큰 진전은, 2015년의 MeDIP (methylated DNA immunoprecipitation)을 이용한 고처리량(high throughput) 시퀀싱(MeDIP-seq)으로 세가지 진핵생물 C. reinhardtii, C. elegans 및 D. melanogaster에서 6mA 메틸화 부위의 게놈전체 매핑을 시행함으로써 비롯되었다. 이것은 진핵생물에서 6mA 메틸화의 기능적 중요성을 확립하였다.

C. reinhardtii에서 5mC 및 6mA의 DNA변형은 오랫동안 보고된 바 있지만 6mA의 메틸화 부위 및 기능은 조사되지 않았다. 6mA에 대한 게놈전체 분석 결과에 따르면 14,000개 이상의 유전자(C. reinhardtii 유전자의 약 84 %)가 6mA 메틸화로 표시되었다. 또한, 이 메틸화는 유전자 본체의 전사시작 부위 및 유전자 프로모터에서 고도로 농축된 것으로 나타났다. 추가 유전자 발현분석을 통해 프로모터에서 6mA의 존재와 유전자 발현간에 양의 상관관계가 있음을 확인하였다. C. reinhardtii에서 5mC와 6mA의 존재와는 달리, C. elegans에서 5mC의 메틸화는 오랫동안 논란의 여지가 있었고 5mC 메틸화가 없다는 것이 정설이다.

C. elegans와 D. melanogaster에서 6mA의 동정에 대한 연구는 과학자들로부터 큰 관심을 끌었다. C. elegans에서 DAMT-1 및 NMAD-1은 각각 6mA의 메틸화 및 탈메틸화을 매개하며, C. elegans에 6mA가 존재함을 뒷받침하는 증거를 제공하고 있다. MeDIP-seq 및 단일 분자 실시간(SMRT) 시퀀싱은 C. elegans 게놈의 모든 염색체에 걸쳐 6mA의 광범위한 분포를 드러냈다. C. elegans에서 6mA의 기능적 역할은 애매하지만, 메틸아데닌과 히스톤 H3K4 메틸화 사이의 크로스톡은 6mA의 잠재적 유전자 활성화 역할을 의미한다.

D. melanogaster에서 다중 반응 모니터링분석과 함께 초고성능 액체크로마토그래피-삼중 사중 극자질량 분석법(UHPLC-MRM-MS/MS)을 사용하여 D. melanogaster DNA의 6mA 메틸화를 초기배아 발생단계 및 체세포에서 검출할 수 있었다. 추가의 시험관내 및 생체내 실험은 DMAD가 DNA 6mA변형의 탈메틸화를 조절할 수 있음을 확인하였다. D. melanogaster에서 DMAD야생형과 돌연변이형을 비교하여 6mA메틸화의 게놈전체 매핑을 시행한 결과, 6mA의 주요 피크는 트랜스포존 유전자 몸통에 위치하고 있어, 6mA 메틸화는 트랜스포존 및 근처 유전자의 발현을 억제하는 것으로 보인다.

무척추동물 외에도 척추 동물에서도 6mA 메틸화가 발견되었다. D. rerio와 S. scrofa에서, 6mA 피크의 많은 부분이 게놈의 반복영역에 위치하였다. 초기 배아발생 동안 6mA는 풍부하여 모든 아데닌의 0.1~0.2%를 구성하며, 배아의 발달에 따라 감소한다. X. laevis 및 M. musculus에서, 6mA 메틸화는 게놈 전체에 광범위하게 분포되어 있으며 다양한 체세포에 존재하는 것으로 나타났다. 게놈 전반에 걸친 6mA 프로파일의 분석결과, 6mA 피크가 엑손 영역 대신에 인트론 내에서 더 빈번하다는 것을 알게 되었다. 추가적인 유전자 온톨로지 분석은 X. laevis에서 6mA를 갖는 유전자가 핵산결합, 대사과정 및 전사에 관여하는 반면, M. musculus에서 6mA가 표적화된 유전자는 세포유착 및 ATP결합 활성과 연관되어 있었다. 이는 6mA 메틸화에 의해 매개되는 기능이 종마다 다를 수 있음을 시사한다. 또한, M. musculus 대뇌는 환경적 스트레스에 의해 6mA 수준이 높아졌으며, 이는 뉴런 유전자의 상향 조절과 LINE 트랜스포존 발현의 하향 조절로 이어졌다. 이 흥미로운 발견은 포유류 뇌에서 6mA의 중요한 역할을 보여주었다.

최근의 보고는 인간 게놈 DNA에서 6mA의 존재를 확인하고 기능적 메틸기전달화효소 METLL4 및 탈메틸화효소 ALKBH1을 확인하였다. 6mA의 게놈전체 매핑결과, 미토콘드리아 6mA의 밀도가 상염색체 및 성염색체 6mA의 밀도보다 훨씬 높았다(Xiao CL, 등. 2018). 더욱이 6mA의 상당한 농축은 인트론보다는 엑손 코딩 영역에서 발생했으며, 이는 X. laevis와 M. musculus에서 보고된 프로파일과는 다르다. N6AMT1을 발현저하시키거나 ALKBH1을 과발현함으로써 게놈 DNA 6mA 메틸화를 감소시킬 수 있는데, 6mA메틸화감소는 암세포 성장을 유도하고 종양형성을 촉진하였다. 종합적으로, 다수의 진핵생물에서 6mA 메틸화에 대한 최근의 연구는 6mA 분포패턴의 게놈-전역 맵핑에 초점을 두었다. 상이한 종(species)의 게놈DNA 6mA 매핑에서 6mA의 특성이 종특이적인 것으로 드러났으며, 이는 다양한 유기체에서의 기능적 분화를 나타낼 수 있다. 최근에, 억제성 6mA메틸화가 인간 교모세포종의 게놈DNA에서 증가되어 있다는 것이 제시되었는데, 인간환자-유래 교모세포종 줄기세포주 및 인간 종양표본으로부터의 게놈DNA를 관찰하여, 6mA수준이 정상적인 인간 성상세포와 비교하여 증가함을 발견했다(Xie Q 등, 2018). 6mA 수준은 인간 성상세포에 비해 교모세포종을 포함한 다른 중추 신경계(CNS) 암에서 더 높았다. 6mA의 게놈 국소화를 조사한 결과, 6mA 표지가 유전자 사이 영역(intergenic region)에서 일반적으로 발견되었고 H3K9me3-마킹된 헤테로크로마틴 도메인과 강하게 연관되어 있음이 밝혀졌다. 환자-유래 GSC (glioma stem-like cell) 라인에서 ALKBH1 shRNA투여는 6mA 수준을 증가시키기에 충분하였다. 전사활성화제로서 기능하는 ALKBH1, 그리고 억제성 표지인 6mA와 일맥상통하게, ALKBH1의 녹다운은 321개의 유전자들이 ≥2배만큼 하향조절된데 비해, 37개 유전자들이 >2배만큼 상향조절되었다. 유사하게, ALKBH1 고갈은 개방 염색질부위를 늘리는 게 아니라, 염색질 접근성이 감소된 다수의 게놈 유전자좌를 초래하였다. ALKBH1 녹다운은 종양줄기세포 대리 표지자인 종양 구형성(tumor sphere formation)을 감소시키고, GSC 증식을 감소시켰다. 또한, ALKBH1을 표적으로 하는 shRNA를 발현하는 GSC세포주를 이식한 xenograft 생쥐는 대조군 shRNA를 발현하는 GSC세포주로 이식된 생쥐에 비해 연장된 생존을 나타냈다.

4 RNA m6A의 생물학적 기능
functions of RNA m6A methylation

2012년에 처음으로 m6A부위에 대한 전사체 전체분석이 이루어졌고, 메틸화RNA 면역침전-서열 분석(MeRIP-seq)을 사용하여 인체 및 M. musculus에서 조사되었다. 인체 HepG2 세포에서 12,769개의 m6A 피크가 있었고, 여기에는 6,690개의 코딩 유전자 전사체와 250개의 비코딩유전자 전사체가 포함되어 있었다. M. musculus 간조직에서 3,376 개의 코딩유전자 전사체 및 66개의 비코딩유전자 전사체내에 4,513 m6A 피크가 존재하였다. 농축분석(enrichment analysis)을 통해, m6A 메틸화가 긴 내부 엑손(long internal exon) 및 유전자의 정지 코돈 주위에서 빈번히 농축되어 있음을 알 수 있었다.

1) 접합(splicing) 조절

HepG2 세포에서 METTL3의 발현을 불활성화시키는 실험을 통해, m6A가 다중-이소형(multi-isoform) 유전자의 스플라이싱 이벤트와, 차별적으로 스플라이싱되는 엑손 및 인트론의 스플라이싱 이벤트를 조절하는데 있어서 중요한 역할을 한다. 또한, HeLa 세포의 핵 반점(nuclear speckles)에서 pre-mRNA 접합(splicing) 조절자 단백질인 WTAP (WT1-associating protein)와 같은 스플라이싱 인자와 METTL3가 공동 국소화(co-localization)한다는 것은 접합(splicing)에서 m6A가 일정한 역할을 함을 시사한다.

이러한 발견과 일치하게, 치아펄프 세포에서 지질다당류(lipopolysaccharide)로 유도한 염증에 반응하여 m6A가 MyD88의 대안적 스플라이싱을 조절할 수 있는 것으로 나타났다. m6A에 의한 대안적 스플라이싱의 조절은 D. melanogaster에서도 보고되었으며, 여기서 약 2%의 유전자가 조절되었다. m6A가 Sxl 유전자 스플라이싱에 필수적이며, 따라서 성적 분화를 조절하고 암컷에서의 용량 보상(dosage compensation)을 방지하는 것이 확인되었다. m6A 매핑 정보의 증가를 통해, 인트론에서 m6A의 강화가 느린 접합 속도와 관련되어 있고 접속점(splice junction) 근처의 엑손에서 m6A의 풍부함은 빠른 접합 처리와 관련이 있음을 알게 되었다.

2) 긴 유전자의 전사조절

인체 유전체에 존재하는 LINE-1은 유전자사이의 spacer region이나 또는 유전자내의 인트론에 위치하고 있는데, 인트론에 위치한 LINE-1들중에는 유전자와 함께 전사되어 아데노신에 메틸화가 많이 일어나는 MIL (m6A-marked introninc LINE-1)이 있다. MIL은 주로 긴 유전자들의 인트론에 위치하며, DNA damage repair에 관련된 유전자들에 많이 위치하고 있다.

인트론에 위치한 LINE-1은 sense방향과 anti-sense방향이 2:1정도로 sense방향이 흔한데, MIL은 유전자의 sense방향으로 위치하는 LINE-1에서 관찰되는 현상이다. sense방향으로 위치한 MIL은 유전자의 전사를 부분적으로 저해한다. 실험적으로 sense MIL을 없애면 긴 유전자의 발현은 증가한다. LINE-1 RNA시퀀스에서 m6A가 일어나는 곳은 "RRACH"모티프이며, RRACH모티프에 변이를 일으켜 아데노신에 메틸화가 일어나지 않도록 하면, MIL이 위치한 유전자의 발현은 증가한다(Xiong F 등, 2021).

3) 핵반출(nuclear export)의 시그널

핵에서 스플라이싱 처리된 후, mRNA는 핵공을 통해 세포질로 운반되어야 한다. 이 단계에서 mRNA의 m6A메틸화는 핵에서 세포질로 반출되는데에 관여한다. 이것에 대한 증거는, pre-mRNA-splicing 조절자 단백질을 코드하고 있는 WTAP유전자의 녹다운이 메틸화된 mRNA의 핵 반출을 방해하고 METTL3의 불활성화는 하루주기시계 전사체(circadian clock transcript)의 pre-mRNA 핵반출을 억제하고 하루주기(circadian period)를 연장시킨다. 또한, ALKBH5-결핍 수컷마우스는 핵 mRNA에서 증가된 m6A 메틸화를 나타냈다. 결핍은 비정상적인 정자 형성을 유발하고 생식력에 영향을 미쳤다. 추가 연구는 mRNA에서 m6A 메틸화가 NXF1 및 NXT1과 같은 핵반출 인자를 모집하는데 필수적임을 밝혀냈다. Edens등(2018)은 fragile X mental retardation protein (FMRP)이 m6A 독자(reader) 단백질이며, 신경분화동안 메틸화 RNA의 핵반출을 촉진한다는 것을 밝혔다. FMRP를 코드하는 Fmr1 유전자의 소실이나, m6A 메틸기전달효소인 Mettl14유전자의 소실은 신경분화와 관련된 mRNA의 핵반출이 억제되어 핵내에 축적되어 생쥐에서 신경전구세포(neural progenitor cell)의 신경분화를 지연시켰다.

4) 유전암호해독(translation, 번역)의 조절

최근에 단백질 생산에 대한 m6A-매개 유전암호해독 조절의 역할이 밝혀졌으며, 이 조절은 mRNA의 표적에 따라 긍정적 또는 부정적인 효과를 나타냈다.

(1) 긍정적 효과

예를 들어, METTL3단백질은 mRNA 번역을 촉진시키기 위해 해독개시 인자의 서브유닛인 eIF3을 3'UTR로 모집할 수 있으며, METTL3의 고갈은 수많은 m6A-함유 mRNA의 번역을 감소시켰다. eIF3의 모집외에, 프로모터에서 전사인자인 CEBPZ와 METTL3의 상호작용은 또한 번역을 촉진할 수 있다. 그러나 프로모터와 3′UTR에서 METTL3단백질이 번역을 조절하는 메커니즘이 다르다. METTL3단백질이 촉매적으로 활성이든 불활성이든 상관없이, METTL3단백질의 3′UTR 테더링 자체가 번역 효율을 올리며, 활성이든 비활성이든간에 효율에 차이가 없다. 하지만, 프로모터에서 번역효율을 높이는 경우에는 촉매적으로 활성인 METTL3단백질이 프로모터에 필요하다.

(2) 부정적 효과

번역에 대한 m6A의 긍정적인 조절 외에도 단백질 생산에 부정적인 영향을 줄 수 있다. X. laevis 난모세포에서, 코딩서열(CDS)에서 m6A의 존재는 감소된 단백질 수준과 관련이 있으며, 이러한 번역억제는 포유류세포에서도 확인되었다. 따라서 번역효율에 대한 m6A의 조절은 종특이적이고 복합적이다.

5) mRNA안정성 조절

단백질 생성을 위한 mRNA에 대한 m6A 조절과는 별도로, 포유동물 배아줄기 세포에서 RNAi를 이용한 METTL3 발현 침묵화는 수많은 mRNA 전사체의 반감기를 더 길게 하였으며, 이는 mRNA 안정성에 m6A메틸화가 관여함을 나타냈다. m6A메틸화가 mRNA의 빠른 분해를 촉진하기 위해 세포질 5′-3′ 엑소뉴클레아제 Xrn1을 동원하기위한 표지를 제공한다.

6) miRNA 및 lncRNA의 발현조절

m6A의 mRNA 공정 조절외에도, m6A는 miRNA 및 lncRNA의 발현 조절에 관여하는 것으로 밝혀졌다.

① miRNA m6A메틸화는 miRNA의 분해를 촉발: m6A 메틸화를 갖는 일차 miRNA (pri-miRNA)는 miRNA 마이크로 프로세서 복합체의 서브 유닛인 DGCR8(DiGeorge syndrome chromosomal(또는 critical) region 8)에 의해 인식될 수 있으며, 이는 리보뉴클레아제 DROSHA를 모집하여 pri-miRNA를 처리할 수 있다.

② AGO2 mRNA m6A메틸화에 의한 조절: 메틸화RNA 면역침강 기반 시퀀싱을 시행하여, 젊은이 및 노인 코호트로부터 채취한 말초혈액 단핵세포(PBMC)간 m6A메틸화 정도를 비교한 결과, 인간 노화동안, m6A 메틸화가 감소하였다. miRNA-매개에 의한 유전자 침묵화를 촉매하는 단백질을 코딩하고 있는 AGO2유전자의 전사체는 어린 PBMC에서 고도로 메틸화되었고 노화후에는 덜 메틸화되었다. AGO2유전자 전사체 양 또한 노화

동안 감소하고, 발현된 단백질도 감소되었다. 더욱이, miRNA의 발현 또한 노화 과정동안 변동되어 감소된다(Min KW 등, 2018).

③ lncRNA상의 m6A메틸화: lncRNA상의 m6A메틸화에 대한 연구는 주로 X-inactive specific transcript (XIST)에 의해 매개되는 용량 보상(dosage compensation)에 집중되었다. lncRNA XIST에는 최소 78개의 m6A 모티프가 있어 m6A로 많이 메틸화되어 여성 체세포에서 두 개의 X염색체 중 하나가 침묵하는 것으로 나타났다. XIST의 m6A형성은 RBM15단백질과 RBM15B단백질에 의해 매개되며, 이들에 의해 m6A메틸화복합체와 결합하여, RNA의 특정 부위로 동원한다. 실제로, RBM15유전자나 RBM15B유전자의 녹다운은 X염색체 불활성화를 피할 수 있게 하고, METTL3를 포함한 m6A메틸기전달효소는 XIST의 특정 부위에 결합하여 m6A의 메틸화를 촉진할 수 있다. YTHDC1단백질은 XIST RNA에 동원되어 XIST m6A에 결합하며, XIST에 의한 유전자 억압기능에 필요하다.

④ rRNA와 tRNA의 m6A 메틸화에 대해서는 대장균에서 주로 연구되었다. RlmF (YbiN), RlmJ 및 KsgA는 16S 및 23S rRNA에서 아데노신의 메틸화를 담당하는 효소이다. 이들 rRNA 메틸화의 기능적 분석을 통해, 이들이 항생제 내성에 일정한 역할을 함을 알 수 있었다. 더욱이, rRNA상의 m6A 메틸화는 rRNA 자체의 구조에 영향을 미쳐 리보핵단백질 복합체의 조립에 기여할 수 있다. rRNA 이외에, tRNA상의 m6A메틸화는 대장균의 tRNA 발린에서만 보고되었다. 그러나, tRNA 변형을 위한 메틸기전달효소는 아직 확인되지 않았다. 진핵생물에서 rRNA 및 tRNA상의 메틸화를 발견하기 위한 연구가 또한 필요하다.

참고문헌

reference

Aapola U, Liiv I, Peterson P. Imprinting regulator DNMT3L is a transcriptional repressor associated with histone deacetylase activity. Nucleic Acids Res. 2002;30:3602-8.

Adachi N and Lieber MR. Bidirectional gene organization: a common architectural feature of the human genome. Cell 2002;109:807-9.

Adams RL The relationship between synthesis and methylation of DNA in mouse fibroblasts. Biochim Biophys Acta. 1971;254):205-12.

Ahrendt SA, Chow JT, Xu LH, et al. Molecular detection of tumor cells in bronchoalveolar lavage fluid from patients with early stage lung cancer. J Natl Cancer Inst. 1999;91:332-9.

Ahuja N, Issa JP. Aging, methylation and cancer..Histol Histopathol 2000;15:835-42.

Ahuja N, Li Q, Mohan AL, Baylin SB, Issa JP. Aging and DNA methylation in colorectal mucosa and cancer. Cancer Res. 1998;58:5489-94.

Alves G, Tatro A, Fannning T. Differential methylation of human LINE-1 retrotransposons in malignant cells. Gene 1996;176:39-44.

Antequera F and Bird A. Number of CpG islands and genes in human and mouse. Proc Natl Acad Sci U S A. 1993; 90: 11995-9.

Antequera F. Cell Mol Life Sci 2003;60: 1647-1658.

Arab K, Park YJ, Lindroth AM, et al. Long noncoding RNA TARID directs demethylation and activation of the tumor suppressor TCF21 via GADD45A. Molecular Cell 2014; 55:1-11.

Aran D, Toperoff G, Rosenberg M, Hellman A. Human Molecular Genetics 2011 Replication timing-related and gene body-specific methylation of active human genes. Hum Mol Genet 2011;20:670-80.

Araujo FD, Knox JD, Szyf M, Price GB, Zannis-Hadjopoulos M. Concurrent replication and methylation at mammalian origins of replication. Mol Cell Biol. 1998;18:3475-82.

Ayyanathan K, Lechner MS, Bell P, et al. Regulated recruitment of HP1 to a euchromatic gene induces mitotically heritable, epigenetic gene silencing: a mammalian cell culture model of gene variegation. Genes Dev. 2003;17:1855-69.

Bachman KE, Park BH, Rhee I, et al. Histone modifications and silencing prior to DNA methylation of a tumor suppressor gene. Cancer Cell 2003;3:89-95.

Bachman KE, Rountree MR, Baylin SB. Dnmt3a and Dnmt3b are transcriptional repressors that exhibit unique localization properties to heterochromatin. J Biol Chem 2001;276:32282-7.

Bacolla A, et al. Recombinant human DNA (cytosine-5) methyltransferase. II. Steady-state kinetics reveal allosteric activation by methylated DNA. J Biol Chem. 1999;274:33011-9.

Bae JM, Kim JH, Kwak Y, et al. Distinct clinical outcomes of two CIMP-positive colorectal cancer subtypes based on a revised CIMP classification system. Br J Cancer 2017 ;116:1012-20.

Bai H, Gu L, Zhou J, Deng D. p16 hypermethylation during gastric carcinogenesis of Wistar rats by N-methyl-N'-nitro-N-nitrosoguanidine. Mutat Res. 2003;535:73-8.

Bakin AV and Curran T. Role of DNA 5-methylcytosine transferase in c ell transformation by fos.. Science 1999;283:387-90.

Bannister AJ, Zegerman P, Partridge JF, et al. Selective recognition of methylated lysine 9 on histone H3 by the HP1 chromo domain. Nature 2001;410: 120-4.

Barau J, Teissandier A, Zamudio N, et al. The DNA methyltransferase DNMT3C protects male germ cells from transposon activity. Science 2016;354:909-12.

Barault L, Charon-Barra C, Jooste V, et al. Hypermethylator phenotype in sporadic colon cancer: study on a population-based series of 582 cases. Cancer Res 2008;68; 8541-6.

Bariol C, Suter C, Cheong K, et al. Relationship between hypomethylation and CpG island methylation in colorectal neoplasia Am J Pathol 2003;162:1361.

Barlow DP. Gametic imprinting in mammals. Science. 1995;270:1610-3.

Bartee L, Malagnac F, Bender J. Arabidopsis cmt3 chromomethylase mutations block non-CG methylation and silencing of an endogenous gene. Genes Dev. 2001;15:1753-8.

Baubec T, Colombo DF, Wirbelauer C, et al. Genomic profiling ofDNAmethyltransferases reveals a role for DNMT3B in genic methylation. Nature. 2015.

Baylin SB, Herman JG, Graff JR, Vertino PM, Issa JP. Alterations in DNA methylation: a fundamental aspect of neoplasia. Adv Cancer Res. 1998;72:141-96.

Beard C, Li E, Jaenisch R. Loss of methylation activates Xist in somatic but not in embryonic cells. Genes Dev. 1995;9:2325-34.

Bearzatto A et al. p16(INK4A) hypermethylation detected by fluorescent methylation-specific PCR in plasmas from non-small cell lung cancer. Clin Cancer Res 2002:8:3782-8.

Beaujean N, Hartshorne G, Cavilla J, et al. Non-conservation of mammalian pre-implantation methylation dynamics. Curr Biol. 2004 ;14 :R266-7.

Beaulieu, N., Morin S, Chute IC, Robert MF, Nguyen H, MacLeod AR. An essential role for DNA methyltransferase DNMT3B in cancer cell survival. J. Biol. Chem. 2002;277:28176-28181.

Beletskii A, Hong YK, Pehrson J, Egholm M, Strauss WM. PNA interference mapping demonstrates functional domains in the noncoding RNA Xist. Proc Natl Acad Sci U S A 2001;98: 9215-20.

Belinsky SA, Klinge DM, Stidley CA, et al. Inhibition of DNA methylation and histone deacetylation prevents murine lung cancer. Cancer Res 2003;63:7089-93.

Belinsky SA, Nikula KJ, Palmisano WA, et al. Aberrant methylation of p16(INK4a) is an early event in lung cancer and a potential biomarker for early diagnosis. Proc Natl Acad Sci USA 1998;95:11891-6.

Bender CM, Gonzalgo ML, Gonzales FA, Nguyen CT, Robertson KD, Jones PA. Roles of cell division and gene transcription in the methylation of CpG islands. Mol Cell Biol. 1999;19:6690-8.

Bender J. A vicious cycle: RNA silencing and DNA methylation in plants. Cell. 2001 27;106:129-32.

Bennetzen JL, Schrick K, Springer PS, Brown WE, SanMiguel P. Active maize genes are unmodified and flanked by diverse classes of modified, highly repetitive DNA. Genome. 1994;37:565-76.

Berman BP, Weisenberger DJ, Aman JF, et al. Regions of focal DNA hypermethylation and long-range hypomethylation in colorectal cancer coincide with nuclear lamina–associated domains. Nature Genetics 2012;44: 40-6.

Bestor T, Laudano A, Mattaliano R, Ingram V. Cloning and sequencing of a cDNA encoding DNA methyltransferase of mouse cells. The carboxyl-terminal domain of the mammalian enzymes is related to bacterial restriction methyltransferases. J Mol Biol. 1988;203:971-983.

Bestor TH and Tycko B. Creation of genomic methylation patterns. Nat Genet. 1996;12:363-7.

Bestor TH. Activation of mammalian DNA methyltransferase by cleavage of a Zn binding regulatory domain. EMBO J. 1992;11:2611-7.

Bestor TH. Novartis Found Symp 1998;214: 187-95.

Bestor TH. Unanswered questions about the role of promoter methylation in carcinogenesis. Annals of the New York Academy Sciences 2003;983;22-27.

Bestor, T., Laudano A, Mattaliano R, and Ingram V. Cloning and sequencing of a cDNA encoding DNA methyltransferase of mouse cells: the carboxyl-terminal domain of the mammalian enzymes is related to bacterial restriction methyltransferases. J. Mol. Biol. 1988;203:971-983.

Bettegowda C, Sausen M, Leary RJ, et al. Detection of circulating tumor DNA in early- and late-stage human malignancies. Sci. Transl Med. 2014;6: 224.

Bettstetter M, Woenckhaus M, Wild PJ, et al. Elevated nuclear maspin expression is associated with microsatellite instability and high tumour grade in colorectal cancer. J Pathol. 2005;205:606-14.

Bhattacharya K, Ramchandani S, Cervoni N, Szyf M. Nature 1999;579.

Bird A, Taggart M, Frommer M, Miller OJ, Macleod D. A fraction of the mouse genome that is derived from islands of nonmethylated, CpG-rich DNA. Cell. 1985; 40:91-9.

Bird A. DNA methylation patterns and epigenetic memory. Genes Dev 2002;16:6-21.

Bird A. The essentials of DNA methylation. Cell. 1992;70:5-8

Bird AP, Taggart MH, Nicholls RD, Higgs DR. Non-methylated CpG-rich islands at the human alpha-globin locus: implications for evolution of the alpha-globin pseudogene. EMBO J. 1987;6:999-1004. Bird A, Tweedie S.Transcriptional noise and the evolution of gene number. Philos Trans R Soc Lond B Biol Sci. 1995;349:249-53.

Bird AP. CpG-rich islands and the function of DNA methylation. Nature. 1986;321:209-13.

Bird, A. P., and Wolffe AP. 1999. Methylation-induced repression: belts, braces, and chromatin. Cell 1999;99:451-454.

Bitler BG, Aird KM, Garipov A, et al. Synthetic lethality by targeting EZH2 methyltransferase activity in ARID1A-mutated cancers. Nat Med. 2015;21:231-8.

Boggs BA, Cheung P, Heard E, Spector DL, Chinault AC,

Allis CD. Differentially methylated forms of histone H3 show unique association patterns with inactive human X chromosomes. Nat Genet.2002;30:73-6.

Botuyan MV, Lee J, Ward IM, et al. Structural basis for the methylation state-specific recognition of histone H4-K20 by 53BP1 and Crb2 in DNA repair. Cell 2006;127: 1361-1373.

Boulard M, Edwards JR, Bestor TH. FBXL10 protects polycomb-bound genes from hypermethylation. Nature Genet 2015; 47: 479-85.

Bourc'his D, Xu GL, Lin CS, Bollman B, Bestor TH. Dnmt3L and the establishment of maternal genomic imprints. Science. 2001;294:2536-9.

Boyes J, Bird A. Repression of genes by DNA methylation depends on CpG density and promoter strength: evidence for involvement of a methyl-CpG binding protein. EMBO J. 1992;11:327-33.

Brabender J, Usadel H, Danenberg KD, et al. Adenomatous polyposis coli gene promoter hypermethylation in non-small cell lung cancer is associated with survival. Oncogene. 2001;20:3528-32.

Brandeis M, Frank D, Keshet I, et al. Sp1 elements protect a CpG island from de novo methylation. Nature. 1994 1994;371:435-8.

Brennecke J, Stark A, Russell RB, Cohen SM. Principles of microRNA-target recognition. PLoS Biol. 2005;3:e85.

Breslauer KJ, Frank R, Blocker H, Marky LA. Predicting DNA duplex stability from the base sequence. Proc Natl Acad Sci U S A. 1986;83:3746-50.

Brien GL, Gambero G, O'Connell DJ, et al. Polycomb PHF19 binds H3K36me3 and recruits PRC2 and demethylase NO66 to embryonic stem cell genes during differentiation. Nat Struct Mol Biol 2012;19:1273-81.

Brock MV, Gou M, Akiyama Y, et al. Prognostic importance of promoter hypermethylation of multiple genes in esophageal adenocarcinoma. Clin Cancer Res. 2003;9:2912-9.

Broday L, Lee YW, Costa M. 5-azacytidine induces transgene silencing by DNA methylation in Chinese hamster cells. Mol Cell Biol. 1999;19:3198-204.

Brooks JD, Weinstein M, Lin X, et al. CG island methylation changes near the GSTP1 gene in prostatic intraepithelial neoplasia. Cancer Epidemiol Biomarkers Prev. 1998;7:531-6.

Brouha B, Schustak J, Badge RM, Lutz-Prigge S, Farley AH, Moran JV, Kazazian HH Jr. Hot L1s account for the bulk of retrotransposition in the human population. Proc Natl Acad Sci U S A. 2003;100:5280-5.

Brown CJ et al., The human X-inactivation centre is not required for maintenance of X-chromosome inactivation. Nature 1994;368:154-6.

Brown DA, Di Cerbo V, Feldmann A, et al. The SET1 complex selects actively transcribed target genes iva multivalent interaction with CpG island chromatin. Cell Reports 2017;20:2313-27.

Brown KW, Williams JC, Maitland NJ, Mott MG. Genomic imprinting and the Beckwith-Wiederman syndrome. Am J Hum Genet 1990; 46:1000-1.

Brueckner B, Stresemann C, Kuner R, et al. The human let-7a-3 locus contains an epigenetically regulated microRNA gene with oncogenic function. Cancer Res 2007;67:1419–23.

Buckner JC and Moynihan TJ. The DNA-repair gene MGMT and the clinical response of gliomas to alkylating agents. N Engl J Med. 2001;344:686-8.

Burgess A, Ruefli A, Beamish H, et al. Histone deacetylase inhibitors specifically kill nonproliferating tumor cells. Oncogene 2004;6693-6701.

Calin GA, Croce CM. MicroRNA signatures in human cancers. Nat Rev Cancer 2006;6:857–66.

Calin GA, Dumitru CD, Shimizu M, et al. Frequent deletions and down-regulation of micro-RNA genes miR15 and miR16 at 13q14 in chronic lymphocytic leukemia. Proc Natl Acad Sci USA 2002;99:15524–9.

Calin GA, Ferracin M, Cimmino A, et al. A microRNA signature associated with prognosis and progression in chronic lymphocytic leukemia. N Engl J Med 2005;353:1793–801.

Cameron EE, Bachman KE, Myohanen S, Herman JG, Baylin SB. Synergy of demethylation and histone deacetylase inhibition in the re-expression of genes silenced in cancer. Nature Genet 1999;21:103-7.

Cardon LR, Burge C, Clayton DA, Karlin S. Pervasive CpG suppression in animal mitochondrial genomes. Proc Natl Acad Sci U S A. 1994;91:3799-803.

Carlson LL, Page AW, Bestor TH. Properties and localization of DNA methyltransferase in preimplantation mouse embryos: implications for genomic imprinting. Genes Dev. 1992;6: 2536-41.

Carr BI, Rahbar S, Asmeron Y, Riggs A, Winberg CD. Carcinogenicity and haemoglobin synthesis induction by cytidine analogues. Br J Cancer 1988;57: 395-402.

Carrozza MJ, Li B, Florens L, Suganuma T, et al. "Histone H3 methylation by Set2 directs deacetylation of coding regions by Rpd3S to suppress spurious intragenic transcription". Cell. 2005;123: 581－92.

Caspary T, Cleary MA, Baker CC, Guan XJ, Tilghman SM. Multiple mechanisms regulate imprinting of the mouse distal chromosome 7 gene cluster. Mol Cell Biol. 1998;18:3466-74.

Catania J, Fairweather DS. DNA methylation and cellular ageing. Mutat Res 1991;256:283-93.

Chakraborty AA, Laukka T, Myllykoski M, et al. Histone demethylase KDM6A directly senses oxygen to control chromatin and cell fate. Science 2019;363:1217-22.

Chalitchagorn K, Shuangshoti S, Hourpai N, et al. Distinctive pattern of LINE-1 methylation level in normal tissues and the association with carcinogenesis. Oncogene. 2004;23:8841-6.

Challita PM and Kohn DB. Lack of expression from a retroviral vector after transduction of murine hematopoietic stem cells is associated with methylation in vivo. Proc Natl Acad Sci U S A. 1994;91:2567-71.

Chan AO, Peng JZ, Lam SK, et al. Eradication of Helicobacter pylori infection reverses E-cadherin promoter hypermethylation. Gut. 2006;55:463-8.

Chandler LA, DeClerck YA, Bogenmann E, Jones PA. Patterns of DNA methylation and gene expression in human tumor cell lines. Cancer Res. Cancer Res 1986;46:2944-9.

Chandler LA, Jones PA. Hypomethylation of DNA in the regulation of gene expression. Dev Biol (N Y 1985). 1988; 5:335-49. Dev Biol 1988;5:335-349.

Chang HW, Chan A, Kwong DL, Wei WI, Sham JS, Yuen AP. Detection of hypermethylated RIZ1 gene in primary tumor, mouth, and throat rinsing fluid, nasopharyngeal swab, and peripheral blood of nasopharyngeal carcinoma patient. Clin Cancer Res. 2003;9:1033-8.

Chang HW, Chan A, Kwong DL, Wei WI, Sham JS, Yuen AP. Evaluation of hypermethylated tumor suppressor genes as tumor markers in mouth and throat rinsing fluid, nasopharyngeal swab and peripheral blood of nasopharygeal carcinoma patient. Int J Cancer. 2003;105:851-5.

Chapman V, Forrester L, Sanford J, Hastie N, Rossant J. Cell lineage-specific undermethylation of mouse repetitive DNA. Nature 1984; 307: 284-6.

Cheah MS, Wallace CD, Hoffman RM. Hypomethylation of DNA in human cancer cells: a site-specific change in the c-myc oncogene. J Natl Cancer Inst 1984;73:1057-65.

Chedin F, Lieber MR, Hsieh CL. The DNA methyltransferase-like protein DNMT3L stimulates de novo methylation by Dnmt3a. Proc Natl Acad Sci U S A. 2002;99:16916-21.

Chen RZ, Pettersson U, Beard C, Jackson-Grusby L, Jaenisch R. DNA hypomethylation leads to elevated mutation rates. Nature. 1998;395:89-93.

Chen T, Tsujimoto N, Li E. The PWWP domain of Dnmt3a and Dnmt3b is required for directing DNA methylation to the major satellite repeats at pericentric heterochromatin. Mol Cell Biol 2004;24:9048-58.

Chen T, Ueda Y, Xie S, Li E. A novel Dnmt3a isoform produced from an alternative promoter localizes to euchromatin and its expression correlates with active de novo methylation. J. Biol. Chem. 2002;277:38746-38754.

Chen WG, Chang Q, Lin Y, et al. Derepression of BDNF transcription involves calcium-dependent phosphorylation of MeCP2. Science. 2003;302:885-9.

Chen WY, Zeng X, Carter MG, et al. Heterozygous disruption of Hic1 predisposes mice to a gender-dependent spectrum of malignant tumors. Nature Genet 2003;33:197-202

Cheng JC, Matsen CB, Gonzales FA, et al. Inhibition of DNA methylation and reactivation of silenced genes by zebularine. J Natl Cancer Inst. 2003;95:399-409.

Cheng JC, Yoo CB, Weisenberger DJ, et al. Preferential response of cancer cells to zebularine. Cancer cell 2004;6:151-8.

Cheng P, Schmutte C, Cofer KF, Felix JC, Yu MC, Dubeau L. Alterations in DNA methylation are early, but not initial, events in ovarian tumorigenesis. Br J Cancer. 1997;75:396-402.

Chiba T, Marusawa H, Ushijima T. Inflammation-Associated Cancer Development in Digestive Organs: Mechanisms and Roles for Genetic and Epigenetic Modulation. Gastroenterology 2012; 143:550－563.

Cho B, Lee H, Jeong SW, et al. Promoter hypomethylation of a novel cancer/ testis antigen gene CAGE is correlated with its aberrant expression and is seen in premalignant stage of gastric carcinoma. Biochem Biophys Res Com 2003;307:52-63.

Choi EK, Uyeno S, Nishida N, et al. Alterations of c-fos gene methylation in the processes of aging and tumorigenesis in human liver. Mutat Res. 1996;354:123-8.

Chong JM, Sakuma K, Sudo M, et al. Global and non-random CpG-island methylation in gastric carcinoma associated with Epstein-Barr virus. Cancer Sci. 2003;94:76-80.

Christman JK, Sheikhnejad G, Dizik M, Abileah S, Wainfan E. Reversibility of changes in nucleic acid methylation and gene expression induced in rat liver by severe dietary methyl deficiency. Carcinogenesis. 1993;14:551-7.

Christofori G, Naik P, Hanahan D. A second signal supplied by insulin-like growth factor II in oncogenes-induced tumorigenesis. Nature 1994;369:414-8.

Christofori G, Naik P, Hanahan D. Deregulation of both imprinted and expressed alleles of the insulin-like growth factor 2 gene during β-cell tumorigenesis. Nature Genet 1995;10:196-201.

Chuang KH, Whitney-Miller CL, Chu CY, et al. MicroRNA -494 is a master epigenetic regulator of multiple invasion-suppressor microRNAs by targeting ten eleven translocation 1 in invasive human hepatocellular carcinoma tumors. Hepatology. 2015;62:466-80.

Chuang LS, Ian HI, Koh TW, Ng HH, Xu G, Li BF. Human DNA-(cytosine-5) methyltransferase-PCNA complex as a target for p21WAF1. Science. 1997;277:1996-2000.

Clark SJ, Harrison J, Frommer M. CpNpG methylation in mammalian cells. Nat Genet. 1995;10:20-7.

Clark SJ, Harrison J, Molloy PL. Sp1 binding is inhibited by (m)Cp (m)CpG methylation. Gene. 1997;195:67-71.

Clark SJ, Melki J. DNA methylation and gene silencing in cancer: which is the guilty party? Oncogene. 2002; 21:5380-7.

Colot V, Rossignol JL. Eukaryotic DNA methylation as an evolutionary device. Bioessays. 1999;21:402-11.

Comet I, Riising EM, Leblanc B, Helin K. Review Maintaining cell identity: PRC2-mediated regulation of transcription and cancer. Nat Rev Cancer. 2016; 16:803-810.

Constantinides PG, Jones PA, Gevers W. Functional striated muscle cells from non-myoblast precursors following 5-azacytidine treatment. Nature 1977;267:364-6.

Cooper DN, Krawczak M. Cytosine methylation and the fate of CpG dinucleotides in vertebrate genomes. Hum Genet. 1989;83:181-8.

Cooper DN, Krawczak M. The mutational spectrum of single base-pair substitutions causing human genetic disease: patterns and predictions. Hum Genet. 1990;85:55-74.

Cooper DN, Taggart MH, and Bird A. Unmethylated domains in vertebrate DNA. Nucleic Acids Res. 1983;11:647-58.

Costello JF, Frühwald MC, Smiraglia DJ, et al. Aberrant CpG-island methylation has non-random and tumour-type-specific patterns. Nat Genet. 2000;24:132-8.

Cravo M, Pinto R, Fidalgo P, et al. Global DNA hypo-methylation occurs in the early stages of intestinal type gastric carcinoma. Gut. 1996;39:434-8.

Cirio MC, Ratnam S, Ding F, Reinhart B, Navara C, Chaillet JR. Preimplantation expression of the somatic form of Dnmt1 suggests a role in the inheritance of genomic imprints. BMC Dev Biol 2008; 8:9.

Cross SH, Bird AP. CpG islands and genes. Curr Opin Genet Dev. 1995;5:309-14.

Csankovszki G, Nagy A, Jaenisch R. Synergism of Xist RNA, DNA methylation, and histone hypoacetylation in maintaining X chromosome inactivation. J Cell Biol. 2001;153:773-84.

Csankovszki G, Panning B, Bates B, Pehrson JR, Jaenisch R. Conditional deletion of Xist disrupts histone macroH2A localization but not maintenance of X inactivation. Nat Genet. 1999;22: 323-4.

Cui H et al., Loss of IGF2 imprinting: a potential marker of colorectal cancer risk. Science 2003;299:6442-6.

Cui H, Horon IL, Ohlsson R, Hamilton SR, Feinberg AP. Loss of imprinting in normal tissue of colorectal cancer patients with microsatellite instability. Nat Med. 1998;4:1276-80.

Daigle SR, Olhava EJ, Therkelsen CA, et al. Potent inhibition of DOT1L as treatment of MLL-fusion leukemia. Blood. 2013;122:1017 – 25.

Dahlin AM, Palmqvist R, Henriksson ML, et al. The role of the CpG island methylator phenotype in colorectal cancer prognosis depends on microsatellite instability screening status. Clin Cancer Res 2010;16:1845-55.

Daniels R, Lowell S, Bolton V, Monk M. Transcription of tissue-specific genes in human preimplantation embryos. Hum Reprod. 1997;12:2251-6.

Davey C, Pennings S, Allan J. CpG methylation remodels chromatin structure in vitro. J Mol Biol. 1997;267:276-88.

Davis CD, Ulthus EO. Dietary selenite and azadeoxycytidine treatments affect dimethylhydrazine-induced aberrant crypt formation in rat colon and DNA methylation in HT-29 cells. J Nutr 2002;132:292-7.

Davis CD, Uthus EO, Finley JW. Dietary selenium and arsenic affect DNA methylation in vitro in Caco-2 cells and in vivo in rat liver and colon. J Nutr. 2000;130:2903-9.

De Plaen E, Arden K, Traversari C, et al. Structure, chromosomal localization, and expression of 12 genes of the MAGE family. Immunogenetics. 1994;40:360-9.

De Smet C, Courtois SJ, Faraoni I, et al. Involvement of two Ets binding sites in the transcriptional activation of the MAGE1 gene. Immunogenetics. 1995;42:282-90.

De Smet C, De Backer O, Faraoni I, Lurquin C, Brasseur F, Boon T. The activation of human gene MAGE-1 in tumor cells is correlated with genome-wide demethylation. Proc Natl Acad Sci U S A. 1996;93:7149-53.

De Smet C, et al. DNA methylation is the primary silencing

mechanism for a set of germ line- and tumor-specific genes with a CpG-rich promoter. Mol Cell Biol. 1999;19:7327-35.

De Smet C, Lurquin C, Lethe B, Martelange V, Boon T. DNA methylation is the primary silencing mechanism for a set of germ line- and tumor-specific genes with a CpG-rich promoter. Mol Cell Biol. 1999;19:7327-35.

Dean W and Ferguson-Smith A. Genomic imprinting: mother maintains methylation marks. Curr Biol 2001;11:R527-R530.

DeBaun MR, Niemitz EL, Feinberg AP. Association of in vitro fertilization with Beckwith-Wiederman sundrome and epigenetic alteration of LIT1 and H19. Am J Hum Genet 2002;72:156-60.

DeBaun MR, Tucker MA. Risk of cancer during the first four years of life in children from the Beckwith-Wiederman syndrome registry. J Pediatr 1998;132:398-400.

DeCecco M, Ito T, Petrashen AP, et al. L1 drives IFN in senescent cells and promotes age-associated inflammation. Nature 2019; 566: 73-8.

DeChiara TM, Robertson EJ, Efstratiadis A. Parental imprinting of the mouse insulin-like growth factor II gene. Cell. 1991;64:849-59.

Deng L, de la Fuente C, Fu P, et al. Acetylation of HIV-1 Tat by CBP/P300 increases transcription of integrated HIV-1 genome and enhances binding to core histones. Virology. 2000 ;277:278-95.

Deng L, Wang D, de la Fuente C, et al. Enhancement of the p300 HAT activity by HIV-1 Tat on chromatin DNA. Virology. 2001;289:312-26.

Deininger PL, Batzer MA. Mammalian retroelements. Genome Res. 2002;12:1455-65.

Denissenko MF, Chen JX, Tang MS, Pfeifer GP. Cytosine methylation determines hot spots of DNA damage in the human P53 gene. Proc Natl Acad Sci U S A. 1997;94:3893-8.

Dennis K, Fan T, Geiman T, Yan Q, Muegge K. Lsh, a member of the SNF2 family, is required for genome-wide methylation. Genes Dev 2001;15:2940-4.

Deplus R, Brenner C, Burgers WA, et al. Dnmt3L is a transcriptional repressor that recruits histone deacetylase. Nucleic Acids Res. 2002;30:3831-8.

Dewannieux M, Esnault C, Heidmann T. LINE-mediated retrotransposition of marked Alu sequences. Nat Genet. 2003;35:41-8.

Di Croce L, Raker VA, Corsaro M, et al. Methyltransferase recruitment and DNA hypermethylation of target promoters by an oncogenic transcription factor. Science. 2002;295:1079-82.

Di Ruscio A, Ebralidze AK, Benoukraf T, et al. DNMT1-interacting RNAs block gene-specific DNA methylation. Nature. 2013 epub

Diala ES, Cheah MS, Rowitch D, Hoffman RM. Extent of DNA methylation in human tumor cells.J Natl Cancer Inst 1983;71:755-764.

Diederichs S, Haber DA. Sequence variations of microRNAs in human cancer: alterations in predicted secondary structure do not affect processing. Cancer Res 2006;66:6097-104.

Dodge JE, Okano M, Dick F, et al. Inactivation of dnmt3b in mouse embryonic fibroblasts results in DNA hypomethylation, chromosomal instability, and spontaneous immortalization. J Biol Chem 2005;280:17986-91.

Doerfler W. DNA methylation: eukaryotic defense against the transcription of foreign genes? Microb Pathog. 1992;12:1-8.

Doerfler W. The insertion of foreign DNA into mammalian genomes and its consequences: a concept in oncogenesis. Adv Cancer Res. 1995;66:313-44.

Doherty AS, Bartolomei MS, Schultz RM. Regulation of stage-specific nuclear translocation of Dnmt1o during pre-implantation mouse development. Dev Biol 2002;15:255-66.

Dominguez G et al. p14ARF promoter hypermethylation in plasma DNA as an indicator of disease recurrence in bladder cancer patients. Clin Cancer Res 2002;8: 188-91.

Dominguez G, Carballido J, Silva J, et al. p14ARF promoter hypermethylation in plasma DNA as an indicator of disease recurrence in bladder cancer patients. Clin Cancer Res 2002;8: 188-91.

Donati G, Gatta R, Dolfini D, Fossati A, Ceribelli M, Mantovani R. An NF-Y-dependent switch of positive and negative histone methyl marks on CCAAT promoters. PLoS ONE 2008;3: e2066.

Drinkwater RD, Blake TJ, Morley AA, Turner DR. Human lymphocytes aged in vivo have reduced levels of methylation in transcriptionally active and inactive DNA. Mutat Res. 1989;219:29-37.

Dunn BK. Hypomethylation: one side of a larger picture. Ann N Y Acad Sci. 2003;983:28-42.

Eads CA, Lord RV, Kurumboor SK, et al. Fields of aberrant CpG island hypermethylation in Barrett's esophagus and associated adenocarcinoma. Cancer Res. 2000;60:5021-6.

Eads CA, Lord RV, Wickramasinghe K, et al. Epigenetic

patterns in the progression of esophageal adenocarcinoma. Cancer Res. 2001:61:3410-8.

Easwaran HP, Schermelleh L, Leonhardt H, Cardoso MC. Replication-independent chromatin loading of Dnmt1 during G2 and M phases. EMBO Rep 2004; 5:1181-6.

Eckhardt F, Lewin J, Cortese R, et al. DNA methylation profiling of human chromosomes 6, 20 and 22. Nat Genet. 2006;38:1378-85.

Eden A, Gaudet F, Waghmare A, Jaenisch R. Chromosomal instability and tumors promoted by DNA hypomethylation. Science. 2003;300:455.

Eden S, Hashimshony T, Keshet I, Cedar H, Thorne AW. DNA methylation models histone acetylation. Nature 1998;394:842.

Edens BM, Vissers C, Su J, et al. FMRP modulates neural differentiation through m6A-dependent mRNA nuclear export. Cell Reports 2019;28:845-54.

Ehrlich M, Gama-Sosa MA, Huang LH, et al. Amount and distribution of 5-methylcytosine in human DNA from different types of tissues of cells. Nucleic Acids Res. 1982;10:2709-21.

Ehrlich M, Wang RY. 5-Methylcytosine in eukaryotic DNA. Science. 1981;212:1350-7.

Ehrlich M. Expression of various genes is controlled by DNA methylation during mammalian development. J Cell Biochem. 2003;88:899-910.

Englander EW, Howard BH. Nucleosome positioning by human Alu elements in chromatin. J Biol Chem. 1995;270:10091-6.

Esnault C, Maestre J, Heidmann T. Human LINE retrotransposons generate processed pseudogenes. Nat Genet. 2000;24:363-7.

Esquela-Kerscher A, Slack FJ. Oncomirs - microRNAs with a role in cancer. Nat Rev Cancer. 2006;6:259-69.

Estecio MR, Gallegos J, Vallot C, et al. Genome architecture marked by retrotransposons modulates predisposition to DNA methylation in cancer. Genome Res. 2010;20:1369-82.

Esteller M, Corn PG, Baylin SB, Herman JG. A gene hypermethylation profile of human cancer. Cancer Res. 2001;61:3225-9.

Esteller M, Fraga MF, Guo M et al. DNA methylation patterns in hereditary human cancers mimic sporadic tumorigenesis. Hum Mol Genet. 2001;10:3001-7.

Esteller M, Gaidano G, Goodman SN, et al. Hypermethylation of the DNA repair gene O(6)-methylguanine DNA methyltransferase and survival of patients with diffuse large B-cell lymphoma. J Natl Cancer Inst. 2002;94:26-32.

Esteller M, Garcia-Foncillas J, Andion E, et al. Inactivation of the DNA-repair gene MGMT and the clinical response of gliomas to alkylating agents. N Engl J Med 2000;343:1350-4.

Esteller M, Gonzalez S, Risques RA, et al. K-ras and p16 aberrations confer poor prognosis in human colorectal cancer. J Clin Oncol. 2001;19:299-304.

Esteller M, Sanchez-Cespedes M, Rosell R, Sidransky D, Baylin SB, Herman JG. Detection of aberrant promoter hypermethylation of tumor suppressor genes in serum DNA from non-small cell lung cancer patients. Cancer Res. 1999;59:67-70.

Esteller M. CpG island hypermethylation and tumor suppressor genes: a booming present, a brighter future. Oncogene. 2002;21:5427-40.

Eversole-Cire P, Ferguson-Smith AC, Sasaki H, et al. Activation of an imprinted Igf 2 gene in mouse somatic cell cultures. Mol Cell Biol 1993;13:4928-38.

Fabbri M, Garzon R, Cimmino A, et al. MicroRNA family reverts aberrant methylation in lung cancer by targeting DNA methyltransferases 3A and 3B. Proc. Natl Acad. Sci. USA 2007;104: 15805-10.

Fang JY and Xiao SD. Alteration of DNA methylation in gastrointestinal carcinogenesis. J Gastroenterol Hepatol. 2001;16:960-8.

Fang JY, Mikovits JA, Bagni R, Petrow-Sadowski CL, Ruscetti FW. Infection of lymphoid cells by integration-defective human immunodeficiency virus type 1 increases de novo methylation. J Virol. 2001;75:9753-61.

Fang M, Ou J, Hutchinson L, Green MR. The BRAF oncoprotein functions through the transcriptional repressor MAFG to mediate the CpG Island Methylator phenotype. Mol Cell 2014;55:904-15.

Fang M, Hutchinson L, Deng A, Green MR. Common BRAF (V600E)-directed pathway mediates widespread epigenetic silencing in colorectal cancer and melanoma. Proc Natl Acad Sci U S A 2016;113:1250-5.

Fatemi M, Hermann A, Pradhan S, Jeltsch A. The activity of the murine DNA methyltransferase Dnmt1 is controlled by interaction of the catalytic domain with the N-terminal part of the enzyme leading to an allosteric activation of the enzyme after binding to methylated DNA. J Mol Biol. 2001; 309: 1189-99.

Feinberg AP, Gehrke CW, Kuo KC, Ehrlich M. Reduced genomic 5-methylcytosine content in human colonic neoplasia. Cancer Res. 1988;48:1159-61.

Feinberg AP, Kalikin LM, Johnson LA, Thompson JS. Loss of imprinting in human cancer. Cold spring Harbor Symp Quant Biol 1994;59: 357-64.

Feinberg AP, Vogelstein B. Hypomethylation distinguishes genes of some human cancers from their normal counterparts. Nature 1983;301:89-92.

Feinberg AP, Vogelstein B. Hypomethylation of ras oncogenes in primary human cancers. Biochem Biophys Res Commun 1983; 111:47-54.

Feinstein SI, Racaniello VR, Ehrlich M, Gehrke CW, Miller DA, Miller OJ. Pattern of undermethylation of the major satellite DNA of mouse sperm. Nucleic Acids Res 1985;13: 3969-78.

Feltus FA, Lee EK, Costello JF, Plass C, Vertino PM. Predicting aberrant CpG island methylation. Proc Natl Acad Sci U S A. 2003;100:12253-8.

Feltus FA, Lee EK, Costello JF, Plass C, Vertino PM. DNA motifs associated with aberrant CpG island methylation. Genomics. 2006;87:572-9.

Ferguson LR, Karunasinghe N, Philpott M. Epigenetic events and protection from colon cancer in New Zealand. Environ Mol Mutagen. 2004;44:36-43.

Fernandez AF, Assenov Y, Martin-Subero JI, et al. A DNA methylation fingerprint of 1628 human samples. Genome Res. 2012;22:407-19.

Ferry L, Fournier A, Tsusaka T et al. Methylation of DNA ligase 1 by G9a/GLP recruits UHRF1 to replicating DNA and regulates DNA methylation. Molecular Cell 2017;67;550-65.

Fiala ES, Staretz ME, Pandya GA, El-Bayoumy K, Hamilton SR. Inhibition of DNA cytosine methyltransferase by chemopreventive selenium compounds, determined by an improved assay for DNA cytosine methyltransferase and DNA cytosine methylation. Carcinogenesis. 1998;19:597-604.

Filipponi D, Muller J, Emelyanov A, Bulavin DV. Wip1 controls global heterochromatin silencing via ATM/BRCA1-dependent DNA methylation. Cancer Cell. 2013;24:528-41.

Fitzpatrick DR, Wilson CB. Methylation and demethylation in the regulation of genes, cells, and responses in the immune system. Clin Immunol. 2003;109:37-45.

Fleisher AS, Esteller M, Wang S, et al. Hypermethylation of the hMLH1 gene promoter in human gastric cancers with microsatellite instability. Cancer Res. 1999;59:1090-5.

Forloni M, Gupta R, Nagarajan A, et al. Oncogenic EGFR Represses the TET1 DNA Demethylase to Induce Silencing of Tumor Suppressors in Cancer Cells. Cell Reports 2016;16:457-471.

Fraga MF, Ballestar E, Villar-Garea A, et al. Loss of acetylation at Lys16 and trimethylation at Lys20 of histone H4 is a common hallmark of human cancer. Nat Genet 2005;37: 391-400.

Frazier ML, Xi L, Zong J, et al. Association of the CpG island methylator phenotype with family history of cancer in patients with colorectal cancer. Cancer Res. 2003;63:4805-8.

Frigola J, Song J, Stirzaker C, Hinshelwood RA, Peinado MA, Clark SJ. Epigenetic remodeling in colorectal cancer results in coordinate gene suppression across an entire chromosome band. Nat Genet. 2006;38:540-9.

Frigola J, Sabarinathan R, Mularoni L, Muiños F, Gonzalez-Perez A, López-Bigas N. Reduced mutation rate in exons due to differential mismatch repair. Nat Genet. 2017;49:1684-1692.

Frommer M, McDonald LE, Millar DS, et al. A genomic sequencing protocol that yields a positive display of 5-methylcytosine residues in individual DNA strands. Proc Natl Acad Sci U S A. 1992;89: 1827-31.

Fruhwald MC, Plass C. Global and gene-specific methylation patterns in cancer: aspects of tumor biology and clinical potential. Mol Genet Metab 2002;75:1-16.

Frye M, Fisher AG, Watt FM. Epidermal stem cells are defined by global histone modifications that are altered by Myc-induced differentiation. PLoS ONE 2007;2: e763.

Fuchs CS, Willett WC, Colditz GA, et al. The influence of folate and multivitamin use on the familial risk of colon cancer in women. Cancer Epidemiol Biomarkers Prev. 2002;11:227-34.

Fujisawa K, Maesawa C, Sato R, et al. Epigenetic status and aberrant expression of the maspin gene in human hepato-biliary tract carcinomas. Lab Invest. 2005 Feb;85(2):214-24.

Fuks F, Burgers WA, Brehm WA, Hughes-Davies L, Kouzarides T. DNA methyltransferase Dnmt1 associates with histone deacetylases activity. Nature Genet 2000;24:88-91.

Fuks F, Burgers WA, Godin N, Kasai M, Kouzarides T. Dnmt3a binds deacetylases and is recruited by a sequence-specific repressor to silence transcription. EMBO J 2001;20:2536-44.

Fuks F, Hurd PJ, Deplus R, Kouzarides T. The DNA methyltransferases associate with HP1 and the SUV39H1 histone methyltransferase. Nucleic Acids Res.

2003;31:2305-12.

Fuks F, Hurd PJ, Wolf D, Nan X, Bird AP, Kouzarides T. The methyl-CpG-binding protein MeCP2 links DNA methylation to histone methylation. J Biol Chem. 2003;278:4035-40.

Fukushima N, Walter KM, Uek T, et al. Diagnosing pancreatic cancer using methylation specific PCR analysis of pancreatic juice. Cancer Biol Ther. 2003;2:78-83.

Furia B, Deng L, Wu K, et al. Enhancement of nuclear factor-kappa B acetylation by coactivator p300 and HIV-1 Tat proteins. J Biol Chem. 2002;277:4973-80.

Gama-Sosa MA, Slagel VA, Trewyn RW, et al. The 5-methylcytosine content of DNA from human tumors. Nucleic Acids Res. 1983;11:6883-94.

Gao F, Ji G, Gao Z, et al. Direct ChIP-bisulfite sequencing reveals a role of H3K27me3 mediating aberrant hypermethylation of promoter CpG islands in cancer cells. Genomics, 2014;103: 204-210.

Gardiner-Garden M and Frommer M. Transcripts and CpG islands associated with the pro-opiomelanocortin gene and other neurally expressed genes. J Mol Endocrinol. 1994;12:365-82.

Gardner EE, Lok BH, Schneeberger VE, et al. Chemosensitive relapse in small cell lung cancer proceeds through an EZH2-SLFN11 axis. Cancer Cell 2017; 31:286-99.

Gaudet F, Hodgson JG, Eden A, et al. Induction of tumors in mice by genomic hypomethylation. Science 2003;300:489-92.

Gaudet F, Rideout WM 3rd, Meissner A, Dausman J, Leonhardt H, Jaenisch R. Dnmt1 expression in pre- and postimplantation embryogenesis and the maintenance of IAP silencing. Mol Cell Biol. 2004;24:1640-8.

Ginder GD, Whitters MJ, Pohlman JK. Activation of a chicken embryonic globin gene in adult erythroid cells by 5-azacytidine and sodium butyrate. Proc Natl Acad Sci U S A. 1984;81: 3954-8.

Ginno PA, Lott PL, Crhistensen HC et al., R-loop formation is a distinctive characteristic of unmethylated human CpG island promoters. Molecular Cell 2012; 45: 814-25.

Giovannucci E, Stampfer MJ, Colditz GA, et al. Multivitamin use, folate, and colon cancer in women in the Nurses' Health Study. Ann Intern Med. 1998;129:517-24.

Giovannucci E, Stampfer MJ, Colditz GA, Rimm EB, Trichopoulos D, Rosner BA, Speizer FE, Willett WC. Folate, methionine, and alcohol intake and risk of colorectal adenoma. J Natl Cancer Inst. 1993;85:875-84.

Gkountela S, Zhang KX, Shafiq TA, et al. DNA demethylation dynamics in the human prenatal dermline. Cell 2015; 161: 1425-36.

Gloria L, Cravo M, Pinto A, et al. DNA hypomethylation and proliferative activity are increased in the rectal mucosa of patients with long-standing ulcerative colitis. Cancer. 1996;78:2300-6.

Goel A, Li MS, Nagasaka T, et al. Association of JC virus T-antigen expression with the methylator phenotype in sporadic colorectal cancers. Gastroenterology 2006;130:1950-1961.

Goelz SE, Vogelstein B, Hamilton SR, Feinberg AP. Hypomethylation of DNA from benign and malignant human colon neoplasms. Science. 1985;228:187-90.

Goessl C, Krause H, Müller M, et al. Fluorescent methylation-specific PCR for DNA-based detection of prostate cancer in bodily fluids. Cancer Res 2000;60:5941-5.

Goessl C, Muller M, Heicappell R, et al. DNA-based detection of prostate cancer in urine after prostatic massage. Urology. 2001;58:335-8.

Goll MG, Bestor TH. Eukaryotic cytosine methyltransferases. Annu Rev Biochem. 2005;74:481-514.

Goll MG, Kirpekar F, Maggert KA, et al. Methylation of tRNAAsp by the DNA methyltransferase homolog Dnmt2. Science 2006;311:395 – 398.

Gonzalgo ML and Jones PA. Rapid quantitation of methylation differences at specific sites using methylation-sensitive single nucleotide primer extension (Ms-SNuPE). Nucleic Acids Res. 1997;25: 2519-31.

Gonzalgo ML, Pavlovich CP, Lee SM, Nelson WG. Prostate cancer detection by GSTP1 methylation analysis of postbiopsy urine specimens. Clin Cancer Res. 2003;9:2673-7.

Goto T, Monk M. Regulation of X-chromosome inactivation in development in mice and humans. Microbiol Mol Biol Rev. 1998;62:362-78.

Gowher H, Jeltsch A. Molecular enzymology of the EcoRV DNA-(Adenine-N(6))-methyltransferase: kinetics of DNA binding and bending, kinetic mechanism and linear diffusion of the enzyme on DNA. J Mol Biol. 2000;303:93-110.

Goyon C, Rossignol JL, Faugeron G. Native DNA repeats and methylation in Ascobolus. Nucleic Acids Res. 1996;24:3348-56.

Grady WM Rajput A, Lutterbraugh JD, Markowitz SD. Detection of aberrantly methylated hMLH1 promoter DNA in the serum of patients with microsatellite unstable colon cancer. Cancer Res 2001;61:900-2.

Graff JR, Herman JG, Myohanen S, Baylin SB, Vertino PM. Mapping patterns of CpG island methylation in normal and neoplastic cells implicates both upstream and downstream regions in de novo methylation. J Biol Chem. 1997;272:22322-9.

Greenblatt MS, Bennett WP, Hollstein M, Harris CC. Mutations in the p53 tumor suppressor gene: clues to cancer etiology and molecular pathogenesis. Cancer Res. 1994;54:4855-78.

Greer EL, Blanco MA, Gu L, et al. DNA methylation on N6-adenine in C. elegans. Cell 2015; 161: 868 – 78.

Griffin GK, Wu J, Iracheta-Vellve A, et al. Epigenetic silencing by SETDB1 suppresses tumour intrinsic immunogenicity. Nature. 2021; 595:309-14.

Grunau C, Sanchez C, Ehrlich M, et al. Frequent DNA hypomethylation of human juxtacentromeric BAGE loci in cancer. Genes Chromosomes Cancer. 2005;43:11-24.

Gunthert U, Schweiger M, Stupp M, Doerfler W. DNA methylation in adenovirus, adenovirus-transformed cells, and host cells. Proc Natl Acad Sci U S A. 1976;73:3923-7

Guo X, Wang L, Li J et al. Structural insight into autoinhibition and histone H3-induced activation of DNMT3A. Nature 2015; 517: 640-4.

Hall IM, Shankaranarayana GD, Noma K, Ayoub N, Cohen A, Grewal SI. Establishment and maintenance of a heterochromatin domain. Science. 2002;297:2232-7.

Hall LL, Byron M, Carone DM, et al. Demethylated HSATII DNA and HSATII RNA Foci Sequester PRC1 and MeCP2 into Cancer-Specific Nuclear Bodies. Cell Reports 2017;18:2943-56.

Halle JP, Schmidt C, Adam G. Changes of the methylation pattern of the c-myc gene during in vitro aging of IMR90 human embryonic fibroblasts. Mutat Res. 1995; 316: 157-71.

Hampsey M and Reinberg D. Tails of intrigue: phosphorylation of RNA polymerase II mediates histone methylation. Cell. 2003;113:429-32.

Han JS, Szak ST, Boeke JD. Transcriptional disruption by the L1 retrotransposon and implications for mammalian transcriptomes. Nature. 2004;429:268-74.

Han L, Witmer PD, Casey E, Valle D, Sukumar S. DNA methylation regulates microRNA expression. Cancer Biol Ther 2007;6.

Hanada M, Delia D, Aiello A, Stadtmauer E, Reed JC. bcl-2 gene hypomethylation and high-level expression in B-cell chronic lymphocytic leukemia. Blood 1993;82: 1820-8.

Hansen RS, Stoger R, Wijmenga C, et al. Escape from gene silencing in ICF syndrome: evidence for advanced replication time as a major determinant. Hum Mol Genet. 2000;9: 2575-87.

Hansen, R. S., Wijmenga C, Luo P, et al, Imagawa M, Karin M. The DNMT3B DNA methyltransferase gene is mutated in the ICF immunodeficiency syndrome. Proc. Natl. Acad. Sci. USA 1999; 96:14412-14417.

Harden SV, Sanderson H, Goodman SN, et al. Quantitative GSTP1 methylation and the detection of prostate adenocarcinoma in sextant biopsies. J Natl Cancer Inst. 2003;95:1634-7.

Harrington MA, Jones PA, Imagawa M, Karin M. Cytosine methylation does not affect binding of transcription factor Sp1. Proc Natl Acad Sci U S A. 1988;85:2066-70.

Hata, K., Okano M, Lei H, and Li E. Dnmt3L cooperates with the Dnmt3 family of de novo DNA methyltransferases to establish maternal imprints in mice. Development 2002;129:1983-1993.

Hawkins N, Norrie M, Cheong K, et al. CpG island methylation in sporadic colorectal cancers and its relationship to microsatellite instability. Gastroenterology. 2002;122:1376-87.

Hayashi Y, Tsujii M, Wang J, et al. CagA mediates epigenetic regulation to attenuate let-7 expression in Helicobacter pylori-related carcinogenesis. Gut. 2012 [Epub ahead of print]

Hazzouri M, Pivot-Pajot C, Faure AK, et al. Regulated hyperacetylation of core histones during mouse spermatogenesis: involvement of histone deacetylases. Eur J Cell Biol 2000;79:950-60.

He L, Thomson JM, Hemann MT, et al. A microRNA polycistron as a potential human oncogene. Nature 2005;435:828 – 33.

Heard E, Clerc P, Avner P. X-chromosome inactivation in mammals. Annu Rev Genet. 1997;31:571-610.

Heard E, Rougeulle C, Arnaud D, Avner P, Allis CD, Spector DL. Methylation of histone H3 at Lys-9 is an early mark on the X chromosome during X inactivation. Cell. 2001; 107: 727-38.

Heller H, Kammer C, Wilgenbus P, Doerfler W. Chromosomal insertion of foreign (adenovirus type 12, plasmid, or bacteriophage lambda) DNA is associated with enhanced methylation of cellular DNA segments. Proc Natl Acad Sci U S A. 1995;92:5515-9.

Hendrich B, Guy J, Ramsahoye B, Wilson VA, Bird A. Closely related proteins MBD2 and MBD3 play distinctive but interacting roles in mouse development. Genes Dev

2001;15:710-23.

Henikoff S, Comai L. A DNA methyltransferase homolog with a chromodomain exists in multiple polymorphic forms in Arabidopsis. Genetics. 1998;149:307-18.

Herman JG, Graff JR, Myohanen S, Nelkin BD, Baylin SB. Methylation-specific PCR: a novel PCR assay for methylation status of CpG islands. Proc Natl Acad Sci U S A. 1996;93:9821-6.

Hibi K, Taguchi M, Nakayama H, et al. Molecular detection of p16 promoter methylation in the serum of patients with esophageal squamous cell carcinoma. Clin Cancer Res 2001;7:3135-8.

Hinoue T, Weisenberger DJ, Lange CP, et al. Genome-scale analysis of aberrant DNA methylation in colorectal cancer. Genome Res. 2012;22:271-82.

Hodge DR, Xiao W, Clausen PA, Heidecker G, Szyf M, Farrar WL. Interleukin-6 regulation of the human DNA methyltransferase (HDNMT) gene in human erythroleukemia cells. J Biol Chem. 2001;276:39508-11.

Holliday R. DNA methylation and epigenetic defects in carcinogenesis. Mutat Res 1987;181:215-7.

Holliday R. Somatic mutations and ageing. Mutat Res 2000;463:173-8.

Holliday R. Strong effects of 5-azacytidine on the in vitro lifespan of human diploid fibroblasts. Exp Cell Res. 1986;166:543-52.

Holliday R. The significance of DNA methylation in cellular aging. Basic Life Sci. 1985;35:269-83.

Houseman EA, Accomando WP, Koestler DC, et al. DNA methylation arrays as surrogate measures of cell mixture distribution. BMC Bioinformatics. 2012;13:86.

Howard G, Eiges R, Gaudet F, Jaenisch R, Eden A. Activation and transposition of endogenous retroviral elements in hypomethylation induced tumors in mice. Oncogene 2008;27:404-8.

Howell CY, Bestor TH, Ding F, et al. Genomic imprinting disrupted by a maternal effect mutation in the Dnmt1 gene. Cell 2001;104:829-38.

Howlett SK and Reik W. Methylation levels of maternal and paternal genomes during preimplantation development. Development 1991;113:119-127.

Hsieh CL. Dependence of transcriptional repression on CpG methylation density. Mol Cell Biol 1994;14:5487-94.

Hsieh CL. In vivo activity of murine de novo methyltransferases, Dnmt3a and Dnmt3b. Mol Cell Biol. 1999;19:8211-8.

Hu JL, Zhou BO, Zhang RR et al. The N-terminus of histone H3 is required for de novo DNA methylation in chromatin. Proc Natl Acad Sci USA 2009 Epub.

Hu XC, Wong IH, Chow LW. Tumor-derived aberrant methylation in plasma of invasive ductal breast cancer patients: clinical implications. Oncol Rep. 2003;10:1811-5.

Huang TH, Perry MR, Laux DE. Methylation profiling of CpG islands in human breast cancer cells. Hum Mol Genet. 1999;8:459-70.

Huang W, Xiong J, Yang Y, Liu S, Yuan B, Feng Y. Determination of DNA adenine methylation in genomes of mammals and plants by liquid chromatography/mass spectrometry. Rsc Adv 2015; 2015: 64046 – 54.

Hunkapiller J, Shen Y, Diaz A, et al. Polycomb-like 3 promotes polycomb repressive complex 2 binding to CpG islands and embryonic stem cell self-renewal. PLoS Genet. 2012; 8: e1002576.

Hur K, Niwa T, Toyoda T, et al. Insufficient role of cell proliferation in aberrant DNA methylation induction and involvement of specific types of inflammation. Carcinogenesis. 2011 ;32 :35-41.

Illingworth R, Kerr A, Desousa D, et al. A novel CpG island set identifies tissue-specific methylation at developmental gene loci. PLoS Biol. 2008;6:e22.

Irizarry RA, Ladd-Acosta C, Wen B, et al. The human colon cancer methylome shows similar hypo- and hypermethylation at conserved tissue-specific CpG island shores. Nat Genet. 2009;41:178-86.

Ishak CA, Marshall AE, Passos DT, et al. An RB-EZH2 complex mediates silencing of repetitive DNA sequences. Molecular Cell 2016; 64: 1074-87.

Issa JP, Ahuja N, Toyota M, Bronner MP, Brentnall TA. Accelerated age-related CpG island methylation in ulcerative colitis. Cancer Res. 2001;61:3573-7.

Issa JP, Garcia-Manero G, Giles FJ, et al. Phase 1 study of low-dose prolonged exposure schedules of the hypomethylating agent 5-aza-2'-deoxycytidine (decitabine) in hematopoietic malignancies. Blood. 2004;103:1635-40.

Issa JP, Ottaviano YL, Celano P, Hamilton SR, Davidson NE, Baylin SB. Methylation of the oestrogen receptor CpG island links ageing and neoplasia in human colon. Nat Genet. 1994;7:536-40.

Issa JP, Vertino PM, Boehm CD, Newsham IF, Baylin SB. Switch from monoallelic to biallelic human IGF2 promoter methylation during aging and carcinogenesis. Proc Natl Acad Sci U S A. 1996;93:11757-62.

Issa JP. Aging, DNA methylation and cancer. Crit Rev Oncol

Hematol. 1999;32:31-43.

Issa JP. CpG-island methylation in aging and cancer. Curr Top Microbiol Immunol 2000;249:101-108.

Jackson-Grusby L, Beard C, Possemato R, et al. Loss of genomic methylation causes p53-dependent apoptosis and epigenetic deregulation. Nature Genet 2001;27:31-9.

Jackson-Grusby L, Laird PW, Magge SN, Moeller BJ, Jaenisch R. Mutagenicity of 5-aza-2′-deoxycytidine is mediated by the mammalian DNA methyltransferase. Proc Natl Acad Sci U S A. 1997;94:4681-5.

Jackson JP, Lindroth AM, Cao X, Jacobsen SE. Control of CpNpG DNA methylation by the KRYPTONITE histone H3 methyltransferase. Nature. 2002;416:556-60.

Jacob RA, Gretz DM, Taylor PC, et al. Moderate folate depletion increases plasma homocysteine and decreases lymphocyte DNA methylation in postmenopausal women. J Nutr 1998;128:1204-1212.

Jacobsen SE, Meyerowitz EM. Hypermethylated SUPERMAN epigenetic alleles in Arabidopsis. Science 1997;277:1100–1103.

Jaenisch R & Bird A. Epigenetic regulation of gene expression: how the genome integrates intrinsic and environmental signals. Nat Genet. 2003;33 Suppl:245-54.

Jaenisch R, Beard C, Lee J, Marahrens Y, Panning B. Mammalian X chromosome inactivation. Novartis Found Symp 1998;214:200-9.

Jaenisch R, Harbers K, Jahner D, Stewart C, Stuhlmann H. DNA methylation, retroviruses, and embryogenesis. J Cell Biochem 1982; 20: 331-6.

Jaenisch R, Schnieke A, Harbers K. Treatment of mice with 5-azacytidine efficiently activates silent retroviral genomes in different tissues. Proc Natl Acad Sci U S A. 1985;82:1451-5.

Jaenisch, R. DNA methylation and imprinting: why bother? Trends Genet. 1997;13:323-329.

Jahangeer S, Elliott RM, Henneberry RC. beta-Adrenergic receptor induction in HeLa cells: synergistic effect of 5-azacytidine and butyrate. Biochem Biophys Res Commun 1982;108:1434-40.

Jahr S, Hentze H, Englisch S, Hardt D, Fackelmayer FO, Hesch RD, Knippers R. DNA fragments in the blood plasma of cancer patients: quantitations and evidence for their origin from apoptotic and necrotic cells. Cancer Res. 2001;61: 1659-65.

Jeanpierre M, Turleau C, Aurias A, et al. An embryonic-like methylation pattern of classical satellite DNA is observed in ICF syndrome. Hum Mol Genet 1993;2:731-5.

Jeddeloh JA, Stokes TL, Richards EJ. Maintenance of genomic methylation requires a SWI2/SNF2-like protein. Nat Genet. 1999:22:94-7.

Jenuwein T, Laible G, Dorn R, Reuter G. SET domain proteins modulate chromatin domains in eu- and heterochromatin. Cell Mol Life Sci. 1998;54:80-93.

Jeong S, Liang G, Sharma S, et al. Selective anchoring of DNA methyltransferases 3A and 3B to nucleosomes containing methylated DNA. Mol Cell Biol 2009; 29:5366-76.

Jeppesen P, Turner BM. The inactive X chromosome in female mammals is distinguished by a lack of histone H4 acetylation, a cytogenetic marker for gene expression. Cell. 1993; 74: 281-9.

Jeronimo C, Usadel H, Henrique R, et al. Quantitation of GSTP1 methylation in non-neoplastic prostatic tissue and organ-confined prostate adenocarcinoma. J Natl Cancer Inst. 2001;93:1747-52.

Jeronimo C, Usadel H, Henrique R, et al. Quantitative GSTP1 hypermethylation in bodily fluids of patients with prostate cancer. Urology. 2002;60:1131-5.

Jhaveri MS, Wagner C, Trepel JB. Impact of extracellular folate levels on global gene expression. Mol Pharmacol 2001;60:1288-95.

Ji W, Hernandez R, Zhang XY, et al. DNA demethylation and pericentromeric rearrangements of chromosome 1. Mutat Res 1997;379:33-41.

Johnson CA, O'Neill LP, Mitchell A, Turner BM. Distinctive patterns of histone H4 acetylation are associated with defined sequence elements within both heterochromatic and euchromatic regions of the human genome. Nucleic Acids Res. 1998;26:994-1001.

Johnson SM, Grosshans H, Shingara J, et al. RAS is regulated by the let-7 microRNA family. Cell 2005;120:635-47.

Johnson L, Cao X, Jacobsen S. Interplay between two epigenetic marks. DNA methylation and histone H3 lysine 9 methylation. Curr Biol. 2002;12:1360-7.

Jones PA, Laird PW. Cancer epigenetics comes of age. Nat Genet. 1999;21:163-7.

Jones PA, Taylor SM. Cellular differentiation, cytidine analogs and DNA methylation. Cell. 1980;20:85-93.

Jones PA. DNA methylation and cancer. Cancer Res 1986;46:461-6.

Juergens RA, Wrangle J, Vendetti FP, et al. Combination Epigenetic Therapy Has Efficacy in Patients with Refractory Advanced Non -Small Cell Lung Cancer. Cancer Discovery 2011;1:596-607.

Juttermann R, Li E, Jaenisch R. Toxicity of 5-aza-2′

-deoxycytidine to mammalian cells is mediated primarily by covalent trapping of DNA methyltransferase rather than DNA demethylation. Proc Natl Acad Sci U S A.1994;91:11797-801.

Kadoch C, Hargreaves DC, Hodges C, et al. Proteomic and bioinformatic analysis of mammalian SWI/SNF complexes identifies extensive roles in human malignancy. Nat Genet. 2013; 45:592-601.

Kadoch C, Williams RT, Calarcoet JP, et al. Dynamics of BAF-Polycomb complex opposition on heterochromatin in normal and oncogenic states. Nat Genet. 2017;49:213-22

Kafri T, Ariel M, Brandeis M, et al. Developmental pattern of gene-specific DNA methylation in the mouse embryo and germ line. Genes Dev. 1992;6:705-714.

Kaji T and Ohama K. Androgenetic origin of hydatidiform mole. Nature 1977;268:633.

Kaludov NK and Wolffe AP. MeCP2 driven transcriptional repression in vitro: selectivity for methylated DNA, action at a distance and contacts with the basal transcription machinery. Nucleic Acids Res 2000;28:1921-8.

Kane MF, Loda M, Gaida GM, et al. Methylation of the hMLH1 promoter correlates with lack of expression of hMLH1 in sporadic colon tumors and mismatch repair-defective human tumor cell lines. Cancer Res. 1997;57:808-11.

Kaneda A, Kaminishi M, Yanagihara K, Sugimura T, Ushijima T. Identification of silencing of nine genes in human gastric cancers. Cancer Res. 2002 15;62:6645-50.

Kaneda A, Tsukamoto T, Takamura-Enya T, et al. Frequent hypomethylation in multiple promoter CpG islands is associated with global hypomethylation, but not with frequent promoter hypermethylation. Cancer Sci. 2004;95:58-64.

Kaneda A, Yagi K. Two groups of DNA methylation markers to classify colorectal cancer into three epigenotypes. Cancer Sci. 2011;102:18-24.

Kaneda M, Okano M, Hata K et al. Essential role for de novo DNA methyltransferase Dnmt3a in paternal and maternal imprinting. Nature 2004;429:900-3.

Kaneto H, Sasaki S, Yamamoto H, et al. Detection of hypermethylation of the p16(INK4A) gene promoter in chronic hepatitis and cirrhosis associated with hepatitis B or C virus. Gut. 2001;48:372-7.

Kang GH, Lee HJ, Hwang KS, Lee S, Kim JH, Kim JS. Aberrant CpG island hypermethylation of chronic gastritis, in relation to aging, gender, intestinal metaplasia, and chronic inflammation. Am J Pathol. 2003;163:1551-6.

Kang GH, Lee S, Kim JS, Jung HY. Profile of aberrant CpG island methylation along the multistep pathway of gastric carcinogenesis. Lab Invest. 2003;83:635-41.

Kang GH, Lee S, Kim WH, et al. Epstein-barr virus-positive gastric carcinoma demonstrates frequent aberrant methylation of multiple genes and constitutes CpG island methylator phenotype-positive gastric carcinoma. Am J Pathol. 2002;160:787-94.

Kang GH, Shim YH, Jung HY, Kim WH, Ro JY, Rhyu MG. CpG island methylation in premalignant stages of gastric carcinoma. Cancer Res. 2001;61:2847-51.

Kang GH, Shim YH, Ro JY. Correlation of methylation of the hMLH1 promoter with lack of expression of hMLH1 in sporadic gastric carcinomas with replication error. Lab Invest. 1999;79:903-9.

Kang J, Shin SH, Yoon H, et al. FIH Is an Oxygen Sensor in Ovarian Cancer for G9a/GLP-Driven Epigenetic Regulation of Metastasis-Related Genes. Cancer Res 2018; 78: 1184-99.

Kang S, Li Q, Chen Q, et al. CancerLocator: non-invasive cancer diagnosis and tissue-of-origin prediction using methylation profiles of cell-free DNA. Genome Biology 2017; 18:53.

Kangaspeska S, Stride B, Métivier R, et al. Transient cyclical methylation of promoter DNA. Nature 2008;452:112-5.

Kankel MW, Ramsey DE, Stokes TL, et al. Arabidopsis MET1 cytosine methyltransferase mutants. Genetics. 2003;163:1109-22.

Karachentsev D, Sarma K, Reinberg D, Steward R. PR-Set7-dependent methylation of histone H4 Lys 20 functions in repression of gene expression and is essential for mitosis. Genes Dev 2005;19: 431-435.

Karpf AR, Matsui S. Genetic disruption of cytosine DNA methyltransferase enzymes induces chromosomal instability in human cancer cells. Cancer Res. 2005;65:8635-9.

Karube Y, Tanaka H, Osada H, et al. Reduced expression of Dicer associated with poor prognosis in lung cancer patients. Cancer Sci 2005;96:111-15.

Kass SU, Goddard JP, Adams RLP. Inactive chromatin spreads from a focus of methylation. Mol Cell Biol 1993;13: 7372-9.

Kass SU, Pruss D, Wolffe AP. How does DNA methylation repress transcription? Trends Genet. 1997;13:444-9.

Kawakami K, Brabender J, Lord RV, et al. Hypermethylation of APC DNA in plasma and prognosis of patients with esophageal adenocarcinoma. J Natl Cancer Inst 2000;92:1805-11.

Kawaskin H and Taira K. Induction of DNA methylation and gene silencing by short interfering RNAs in human cells. Nature 2004;431:211-217.

Kazazian HH Jr. Genetics. L1 retrotransposons shape the mammalian genome. Science. 2000;289:1152-3.

Kazazian HH Jr, Wong C, Youssoufian H, Scott AF, Phillips DG, Antonarakis SE. Haemophilia A resulting from de novo insertion of L1 sequences represents a novel mechanism for mutation in man. Nature. 1988;332:164-6.

Khazaei S, de Jay N, Deshmukh S, et al. H3.3 G34W promotes growth and impedes differentiation of osteoblast-like mesenchymal progenitors in giant cell tumor of bone. Cancer Discov. 2020;10:1968-87.

Keshet I, Schlesinger Y, Farkash S, et al. Evidence for an instructive mechanism of de novo methylation in cancer cells. Nat Genet. 2006;38:149-53.

Kim GD, Ni J, Kelesoglu N, Roberts RJ, Pradhan S. Co-operation and communication between the human maintenance and de novo DNA (cytosine-5) methyltransferases. EMBO J. 2002;21:4183-95.

Kim H, Kim YH, Kim SE, Kim NG, Noh SH, Kim H. Concerted promoter hypermethylation of hMLH1, p16INK4A, and E-cadherin in gastric carcinomas with microsatellite instability. J Pathol. 2003;200:23-31.

Kim HS, Woo DK, Bae SI, Kim YI, Kim WH. Microsatellite instability in the adenoma-carcinoma sequence of the stomach. Lab Invest 2000;80:57-64.

Kim KJ, Lee TH, Cho NY, Yang HK, Kim WH, Kang GH. Differential clinicopathologic features in microsatellite-unstable gastric cancers with and without MLH1 methylation. Hum Pathol 2013; 44: 1055-1064.

Kim MS, Kondo T, Takada I, et al. DNA demethylation in hormone-induced transcriptional derepression. Nature 2009; 461: 1007-12.

Kim Y, Shin YJ, Wen X, et al. Alteration in stemness causes exclusivity between Epstein - Barr virus—positivity and microsatellite instability status in gastric cancer. Gastric Cancer 2021 epub ahead online.

Kim YI, Giuliano A, Hatch KD, Schneider A, Nour MA, Dallal GE, Selhub J, Mason JB. Global DNA hypomethylation increases progressively in cervical dysplasia and carcinoma. Cancer 1994; 74:893-9.

Kim YI. Folate, colorectal carcinogenesis, and DNA methylation: lessons from animal studies. Environ Mol Mutagen. 2004;44:10-25.

Kimura H, Nakamura T, Ogawa T, Tanaka S, Shiota K. Transcription of mouse DNA methyltransferase 1(Dnmt1) is regulated by both E2F-Rb-HDAC-dependent and -independent pathways. Nucleic Acids Res. 2003;31:3101-13.

Kimura H, Shiota K. Methyl-CpG-binding protein, MeCP2, is a target molecule for maintenance DNA methyltransferase, Dnmt1. J Biol Chem. 2003;278:4806-12.

Kiriakidou M, Tan GS, Lamprinaki S, De Planell-Saguer M, Nelson PT, Mourelatos Z. An mRNA m7G cap binding-like motif within human Ago2 represses translation. Cell 2007;129:1141 – 51.

Kitsberg D, Selig S, Brandeis M, et al. Allele-specific replication timing of imprinted gene regions. Nature. 1993;364:459-63.

Knoepfler PS, Eisenman RN. Sin meets NuRD and other tails of repression. Cell. 1999;99:447-50.

Knox JD, Araujo FD, Bigey P, Slack AD, Price GB, Zannis-Hadjopoulos M, Szyf M. Inhibition of DNA methyltransferase inhibits DNA replication. J Biol Chem. 2000;275:17986-90.

Knutson SK, Warholic NM, Wigle TJ, et al. Durable tumor regression in genetically altered malignant rhabdoid tumors by inhibition of methyltransferase EZH2. Proc Natl Acad Sci U S A. 2013;110:7922-7.

Ko YG, Nishino K, Hattori N, Arai Y, Tanaka S, Shiota K. Stage-by-stage change in DNA methylation status of Dnmt1 locus during mouse early development. J Biol Chem 2005; 280:9627-34.

Koh KP, Yabuuchi A, Rao S, et al. Tet1 and Tet2 regulate 5-hydroxymethylcytosine production and cell lineage specification in mouse embryonic stem cells. Cell Stem Cell. 2011;8:200-13.

Kohda T, Asai A, Kuroiwa Y, et al. Tumor suppressor activity of human imprinted gene PEG3 in a glioma cell line. Genes Cells 2001;6:237-47

Kokalj-Vokac N, Almeida A, Viegas-Pequignot E, Jeanpierre M, Malfoy B, Dutrillaux B. Specific induction of uncoiling and recombination by azacytidine in classical satellite-containing constitutive heterochromatin. Cytogenet Cell Genet. 1993;63:11-5.

Kohlmaier A, Savarese F, Lachner M, Martens J, Jenuwein T, Wutz A. A chromosomal memory triggered by Xist regulates histone methylation in X inactivation. PLoS Biol 2004; 2: E171.

Kondo T, Bobek MP, Kuick R, et al. Whole-genome methylation scan in ICF syndrome: hypomethylation of non-satellite DNA repeats D4Z4 and NBL2. Hum Mol Genet. 2000;9:597-604.

Kondo-Iida E, Kobayashi K, Watanabe M, et al. Novel mutations and genotype-phenotype relationships in 107 families with Fukuyama-type congenital muscular dystrophy (FCMD). Hum Mol Genet. 1999;8:2303-9.

Koufos A, Grundy P, Morgan K, et al. Familial Wiederman-Beckwith syndrome and a second Wilms tumor locus both map to 11p15.5. Am J Hum Genet 1989;44:711-9.

Kouzminova E, Selker EU. dim-2 encodes a DNA methyltransferase responsible for all known cytosine methylation in Neurospora. EMBO J. 2001;20:4309-23.

Kresty LA, Mallery SR, Knobloch TJ, et al. Alterations of p16(INK4a) and p14(ARF) in patients with severe oral epithelial dysplasia. Cancer Res. 2002;62:5295-300.

Kumar MS, Lu J, Mercer KL, Golub TR, Jacks T. Impaired micro-RNA processing enhances cellular transformation and tumorigenesis.Nat Genet 2007;39:673-7.

Kunert, N., Marhold, J., Stanke, J., Stach, D., and Lyko, F. 2003. A Dnmt2-like protein mediates DNA methylation in Drosophila. Development 130: 5083-5090.

Kurihara Y, Kawamura Y, Uchijima Y, et al. Maintenance of genomic methylation patterns during preimplantation development requires the somatic form of DNA methyltransferase 1. Dev Biol 2008; 313:335-46.

Laird PW, Jackson-Grusby L, Fazeli A, et al. Suppression of intestinal neoplasia by DNA hypomethylation. Cell 1995;81:197-205.

Laird PW. The power and the promise of DNA methylation markers. Nat Rev Cancer 2003;3:253-66.

Lander ES et al. Initial sequencing and analysis of the human genome. Nature 2001;409:860-921.

Lane N, Dean W, Erhardt S, Hajkova P, Surani A, Walter J, Reik W. Resistance of IAPs to methylation reprogramming may provide a mechanism for epigenetic inheritance in the mouse. Genesis. 2003;35:88-93.

Lange CP, Campan M, Hinoue T, et al. Genome-scale discovery of DNA-methylation biomarkers for blood-based detection of colorectal cancer. PLoS One. 2012;7:e50266.

Lapeyre JN, FF Becker. 5-Methylcytosine content of nuclear DNA during chemical hepatocarcinogenesis and in carcinomas which result. Biochem Biophys Res Commun 1979;87:698-705.

Larsen F, Gundersen G, Lopez R, Prydz H. CpG islands as gene markers in the human genome. Genomics. 1992;13:1095-107.

Laurent L, Wong E, Li G et al. Dynamic changes in the human methylome during differentiation. Genome Res 2010;20: 320-31.

Lavia P, Macleod D, Bird A. Coincident start sites for divergent transcripts at a randomly selected CpG-rich island of mouse. EMBO J 1987;6:2773-9.

Leach CT, Frantz C, Head DR, et al. Human herpesvirus-8(HHV-8) associated with small non-cleaved cell lymphoma in a child with AIDS. Am J Hematol. 1999; 60: 215-21.

Leach CT, Pollock BH, McClain KL, Parmley RT, Murphy SB, Jenson HB. Human herpesvirus 6 and cytomegalovirus infections in children with human immunodeficiency virus infection and cancer. Pediatr Infect Dis J. 2002;21:125-32.

Lecomte T et al. Detection of free-circulating tumor-associated DNA in plasma of colorectal cancer patients and its association with prognosis. Int J Cancer 2002;100:5542-8.

Lecomte T, Berger A, Zinzindohoue F, et al. Detection of free-circulating tumor-associated DNA in plasma of colorectal cancer patients and its association with prognosis. Int J Cancer 2002;100:5542-8.

Lee JH, Park SJ, Abraham SC, et al. Frequent CpG island methylation in precursor lesions and early gastric adenocarcinomas. Oncogene. 2004;23:4646-54.

Lee JT, Davidow LS, Warshawsky D. Tsix, a gene antisense to Xist at the X-inactivation centre. Nat Genet. 1999 ;21:400-4.

Lee JT. Disruption of imprinted X inactivation by parent-of-origin effects at Tsix. Cell. 2000;103: 17-27.

Lee S, Cho NY, Choi M, et al. Clinicopathological features of CpG island methylator phenotype-positive colorectal cancer and its adverse prognosis in relation to KRAS/BRAF mutation. Pathol Int 2008;58:104-13.

Lee S, Cho NY, Yoo EJ, et al. CpG island methylator phenotype in colorectal cancers: comparison of the new and classic CpG island methylator phenotype marker panels. Arch Pathol Lab Med 2008;132:1657-65.

Lee S, Hwang KS, Lee HJ, Kim JS, Kang GH. Aberrant CpG island hypermethylation of multiple genes in colorectal neoplasia. Lab Invest. 2004;84:884-93.

Lee S, Lee HJ, Kim JH, Lee HS, Jang JJ, Kang GH. Aberrant CpG island hypermethylation along multistep hepatocarcinogenesis. Am J Pathol. 2003;163:1371-8.

Lee SE, Kang SY, Cho J, et al. Pyloric gland adenoma in Lynch syndrome. Am J Surg Pathol 2014;38:784-792.

Lee TL, Leung WK, Chan MW, et al. Detection of gene promoter hypermethylation in the tumor and serum of patients with gastric carcinoma. Clin Cancer Res 2002;8:1761-6.

Lee W, Teckie S, Wiesner T, et al. PRC2 is recurrently inactivated through EED or SUZ12 loss in malignant peripheral nerve sheath tumors. Nature Genetics 2014; 46: 1227-32.

Lee WH, Morton RA, Epstein JI, et al. Cytidine methylation of regulatory sequences near the pi-class glutathione S-transferase gene accompanies human prostatic carcinogenesis. Proc Natl Acad Sci U S A. 1994;91:11733-7.

Lee YW, Klein CB, Kargacin B, et al. Carcinogenic nickel silences gene expression by chromatin condensation and DNA methylation: a new model for epigenetic carcinogens. Mol Cell Biol. 1995 ;15;2547-57.

Lee YY, Kang SH, Seo JY, et al. Alterations of p16INK4A and p15INK4B genes in gastric carcinomas. Cancer. 1997;80:1889-96.

Lehmann U, Langer F, Feist H, Glockner S, Hasemeier B, Kreipe H. Quantitative assessment of promoter hypermethylation during breast cancer development. Am J Pathol. 2002;160:605-12.

Lehnertz B, Ueda Y, Derijck AA, et al. Suv39h-mediated histone H3 lysine 9 methylation directs DNA methylation to major satellite repeats at pericentric heterochromatin.

Lei H, Oh SP, Okano M, Juttermann R, Goss, Jaenisch R, Li E. De novo DNA cytosine methyltransferase activities in mouse embryonic stem cells. Development 1996;122:3195-3205.

Leonhardt H, Page AW, Weier HU, Bestor TH. A targeting sequence directs DNA methyltransferase to sites of DNA replication in mammalian nuclei. Cell 1992;71:865-73.

Lethe B, Lucas S, Michaux L, et al. LAGE-1, a new gene with tumor specificity. Int J Cancer 1998;76:903-8.

Leung D, Du T, Wagner U, et al. Regulation of DNA methylation turnover at LTR retrotransposons and imprinted loci by the histone methyltransferase Setdb1. Proc Natl Acad Sci USA 2014; 111: 6690-5.

Leung SY, Yuen ST, Chung LP, Chu KM, Chan AS, Ho JC. hMLH1 promoter methylation and lack of hMLH1 expression in sporadic gastric carcinomas with high-frequency microsatellite instability. Cancer Res. 1999;59:159-64.

Leutwiler LS, Hough-Evans BR, Meyerowitz EM. The DNA of Arabidopsis thaliana. Mol Gen Genet 1984;194:15-23.

Lewis PW, Müller MM, Koletsky MS, et al. Inhibition of PRC2 activity by a gain-of-function H3 mutation found in pediatric glioblastoma. Science. 2013;340:857-61.

Li BZ, Huang Z, Cui QY, et al. Histone tails regulate DNA methylation by allosterically activating de novo methyltransferase. Cell Res. 2011;21:1172-81.

Li E, Beard C, Jaenisch R. Role for DNA methylation in genomic imprinting. Nature 1993;386: 362-5.

Li E, Bestor TH, Jaenisch R. Targeted mutation of the DNA methyltransferase gene results in embryonic lethality. Cell. 1992;69:915-26.

Li J, Moazed D, Gygi SP. Association of the histone methyltransferase Set2 with RNA polymerase II plays a role in transcription elongation. J Biol Chem. 2002;277:49383-8.

Li L et al., Regulation of maternal behaviour and offspring growth by paternally expressed Peg3. Science. 1999; 284;330-4

Li Q, Jedlicka A, Ahuja N, et al. Concordant methylation of the ER and N33 genes in glioblastoma multiforme. Oncogene. 1998;16:3197-202.

Li E. Chromatin modification and epigenetic reprogramming in mammalian development. Nat Rev Genet. 2002;3:662-673.

Li E., Bestor TH, Jaenisch R. Targeted mutation of the DNA methyltransferase gene results in embryonic lethality. Cell. 1992; 69:915-926.

Li W, Shi Y, Zhang T, et al. Structural insight human N6amt1-Trm112 complex functioning as a protein methyltransferase. Cell Discovery. 2019;5:51.

Liang G, Chan MF, Tomigahara Y, et al. Cooperativity between DNA methyltransferases in the maintenance methylation of repetitive elements. Mol Cell Biol 2002;22:480-91.

Liang G, Gonzales FA, Jones PA, Orntoft TF, Thykjaer T. Analysis of gene induction in human fibroblasts and bladder cancer cells exposed to the methylation inhibitor 5-aza-2'-deoxycytidine. Cancer Res 2002;62: 961-6.

Liang G, Salem CE, Yu MC, et al. DNA methylation differences associated with tumor tissues identified by genome scanning analysis. Genomics. 1998;53:260-8.

Liang G, Chan MF, Tomigahara Y, et al. Cooperativity between DNA methyltransferases in the maintenance methylation of repetitive elements. Mol Cell Biol 2002;22:480-91.

Lin H, Yamada Y, Nguyen S, et al. Suppression of intestinal neoplasia by deletion of Dnmt3b. Mol Cell Biol. 2006;26:2976-83.

Lin IG, Tomzynski TJ, Ou Q, Hsieh CL. Modulation of DNA binding protein affinity directly affects target site demethylation. Mol Cell Biol. 2000;20:2343-9.

Lin X, Tascilar M, Lee WH, et al. GSTP1 CpG island hypermethylation is responsible for the absence of GSTP1 expression in human prostate cancer cells. Am J Pathol 2001;159;1815-26.

Lindahl T. Instability and decay of the primary structure of DNA. Nature. 1993;362;709-15.

Linder D, McCaw B, Kaiser X, Hecht F. Parthogenetic origin of benign ovarian teratomas. N Engl J Med 1975; 292: 63-6.

Lindroth AM, Cao X, Jackson JP, et al. Requirement of CHROMOMETHYLASE3 for maintenance of CpXpG methylation. Science. 2001;292;2077-80.

Linhart HG, Lin H, Yamada Y, et al. Dnmt3b promotes tumorigenesis in vivo by gene-specific de novo methylation and transcriptional silencing. Genes Dev. 2007;21;3110-22.

Lister R, Pelizzola M, Dowen RH, et al. Human DNA methylomes at base resolution show widespread epigenomic differences. Nature 2009;462;315-22.

Liu H, Liu W, Wu Y, et al. Loss of epigenetic control of synuclein-gamma gene as a molecular indicator of metastasis in a wide range of human cancers. Cancer Res. 2005;65;7635-43.

Liu J, Gao M, He J, et al. The RNA m6A reader YTHDC1 silences retrotransposons and guards ES cell identity. Nature 2021;591;322-6.

Liu K, Wang YF, Cantemir C, Muller MT. Endogenous assays of DNA methyltransferases: Evidence for differential activities of DNMT1, DNMT2, and DNMT3 in mammalian cells in vivo. Mol Cell Biol. 2003;23;2709-19.

Liu YH, Ma L, Wu LY, et al. Regulation of the Msx2 homeobox gene during mouse embryogenesis: a transgene with 439 bp of 5' flanking sequence is expressed exclusively in the apical ectodermal ridge of the developing limb. Mech Dev 1994;48;187-97.

Lo KW, Kwong J, Hui AB, et al. High frequency of promoter hypermethylation of RASSF1A in nasopharyngeal carcinoma. Cancer Res. 2001;61;3877-81.

Lock LF, Takagi N, Martin GR. Methylation of the Hprt gene on the inactive X occurs after chromosome inactivation. Cell 1987;48;39-46.

Lokk K, Modhukur V, Rajashekar B, et al. DNA methylome profiling of human tissues identifies global and tissue-specific methylation patterns. Genome Biology 2014; 15;r54.

Lorincz MC, Schubeler D, Groudine M. Methylation-mediated proviral silencing is associated with MeCP2 recruitment and localized histone H3 deacetylation. Mol Cell Biol. 2001;21;7913-22.

Lu C, Ward PS, Kapoor GS et al. IDH mutation impairs histone demethylation and results in a block to cell differentiation. Nature 2012;483;474-8.

Lu J, Getz G, Miska EA, CIMP, et al. MicroRNA expression profiles classify human cancers. Nature 2005;435;834-8.

Lu LJ, Liehr JG, Sirbasku DA, Randerath E, Randerath K. Hypomethylation of DNA in estrogen-induced and -dependent hamster kidney tumors. Carcinogenesis 1988;9;925-9.

Lu LJ, Randerrath E, Rnaderath K. DNA hypomethylation in Morris hepatomas. Cancer Lett 1983;19;231-9.

Lu Z, Zou J, Li S, et al. Epigeneitc therapy inhibits metastases by disrupting premetastatic niches. Nature 2020 epub

Lubbert M, Wijermans P, Kunzmann R, et al. Cytogenetic responses in high-risk myelodysplastic syndrome following low-dose treatment with the DNA methylation inhibitor 5-aza-2'-deoxycytidine. Br J Haematol. 2001;114;349-57.

Luikenhuis S, Wutz A, Jaenisch R. Antisense transcription through the Xist locus mediates Tsix function in embryonic stem cells. Mol Cell Biol 2001; 21: 8512-20.

Lujambio A, Ropero S, Ballestar E, et al. Genetic unmasking of an epigenetically silenced micro-RNA in human cancer cells. Cancer Res 2007;67;1424-9.

Ma J, Stampfer MJ, Giovannucci E, et al. Methylenetetrahydrofolate reductase polymorphism, dietary interactions, and risk of colorectal cancer. Cancer Res. 1997;57: 1098-1102.

MacLeod AR, Rouleau J, Szyf M. Regulation of DNA methylation by the Ras signaling pathway. J Biol Chem. 1995 ;270;11327-37.

Macleod D, Charlton J, Mullins J, Bird AP. Sp1 sites in the mouse aprt gene promoter are required to prevent methylation of the CpG island. Genes Dev. 1994;8;2282-92.

Maeda M, Nakajima T, Oda I, et al. High impact of methylation accumulation on metachronous gastric cancer: 5-year follow-up of a multicentre prospective cohort study. 2017;66: 1721-3.

Maegawa S, Yoshioka H, Itaba N, Kubota N, Nishihara S, Shirayoshi Y, Nanba E, Oshimura M. Epigenetic silencing of PEG3 gene expression in human glioma cell lines. Mol Carcinog. 2001;31;1-9.

Maekita T, Nakazawa K, Mihara M, et al. High levels of aberrant DNA methylation in Helicobacter pylori-infected gastric mucosae and its possible association with gastric cancer risk. Clin Cancer Res. 2006;12;989-95.

Maher ER, Brueton LA, Bowdin SC, et al. Beckwith-

Wiederman sundrome and assisted reproduction technology (ART) J Med Genet 2003;40: 62-4.

Malone CS, Miner MD, Doerr JR, et al. CmC (A/T)GG DNA methylation in mature B cell lymphoma gene silencing. Proc Natl Acad Sci U S A. 2001;98:10404-9.

Mannens M et al. Parental imprinting of human chromosome region 11p15.3-pter involved in the Beckwith-Wiedermann syndrome and various human neoplasia. Eur J Hum Genet 1994;2:3-23.

Marahrens Y, Panning B, Dausman J, Strauss W, Jaenisch R. Xist-deficient mice are defective in dosage compensation but not spermatogenesis. Genes Dev 1997;11: 156-66.

Margot JB, Cardoso MC, Leonhardt H. Mammalian DNA methyltransferases show different subnuclear distributions. J Cell Biochem. 2001;83:373-9.

Markl ID, Cheng J, Liang G, Shibata D, Laird PW, Jones PA. Global and gene-specific epigenetic patterns in human bladder cancer genomes are relatively stable in vivo and in vitro over time. Cancer Res. 2001;61:5875-84.

Martelange V, De Smet C, De Plaen E, Lurquin C, Boon T. Identification on a human sarcoma of two new genes with tumor-specific expression. Cancer Res 2000;60:3848-55.

Martinowich K, Hattori D, Wu H, et al. DNA methylation-related chromatin remodeling in activity-dependent BDNF gene regulation. Science. 2003;302:890-3.

Maruyama R, Toyooka S, Toyooka KO, al. Aberrant promoter methylation profile of bladder cancer and its relationship to clinicopathological features. Cancer Res. 2001;61:8659-63.

Masucci MG, Contreras-Salazar B, Ragnar E, et al. 5-Azacytidine up regulates the expression of Epstein-Barr virus nuclear antigen 2(EBNA-2) through EBNA-6 and latent membrane protein in the Burkitt's lymphoma line rael. J Virol. 1989;63:3135-41.

Mathur R, Alver BH, San Roman AK, et al. ARID1A loss impairs enhancer-mediated gene regulation and drives colon cancer in mice. Nat Genet. 2017;49:296-302.

Matzke M, Matzke AJ, Kooter JM. RNA: guiding gene silencing. Science. 2001;293:1080-3.

Mayer W, Niveleau A, Walter J, Fundele R, Haaf T. Demethylation of the zygotic paternal genome. Nature. 2000;403:501-2.

Mays-Hoopes L, Chao W, Butcher HC, Huang RC. Decreased methylation of the major mouse long interspersed repeated DNA during aging and in myeloma cells. Dev Genet. 1986;7:65-73.

McClain KL, Leach CT, Jenson HB, et al. Association of Epstein-Barr virus with leiomyosarcomas in children with AIDS. N Engl J Med. 1995;332: 12-8.

McClelland M, Ivarie R. Asymmetrical distribution of CpG in an 'average' mammalian gene. Nucleic Acids Res. 1982;10:7865-77.

McDowell TL, Gibbons RJ, Sutherland H, et al. Localization of a putative transcriptional regulator (ATRX) at pericentromeric heterochromatin and the short arms of acrocentric chromosomes. Proc Natl Acad Sci U S A. 1999; 96: 13983-8.

McGarth J and Solter D. Completion of mouse embryogenesis requires both the maternal and paternal genomes. Cell 1984;37:179-83.

McHugh CA, Chen CK, Chow A, et al. The Xist lncRNA interacts directly with SHARP to silence transcription through HDAC3. Nature 2015; 521: 232-6.

McKeon C, Ohkubo H, Pastan I, de Crombrugghe B. Unusual methylation pattern of the alpha 2(I) collagen gene. Cell. 1982;29:203-10.

Meehan RR, Lewis JD, McKay S, Kleiner EL, Bird AP. Identification of a mammalian protein that binds specifically to DNA containing methylated CpGs. Cell. 1989;58:499-507.

Meehan RR. DNA methylation in animal development. Semin Cell Dev Biol. 2003;14:53-65.

Melki JR 등. Cancer-specific region of hypermethylation identified within the HIC1 putative tumour suppressor gene in acute myeloid leukaemia. Leukemia. 1999;13:877-83.

Meng F, Wehbe-Janek H, Henson R, Smith H, Patel T. Epigenetic regulation of microRNA-370 by interleukin-6 in malignant human cholangiocytes. Oncogene 2007.

Mertineit C, Yoder JA, Taketo T, Laird DW, Trasler JM, Bestor TH. Sex-specific exons control DNA methyltransferase in mammalian germ cells. Development. 1998;125:889-97.

Mette MF, Aufsatz W, van der Winden J, Matzke MA, Matzke AJ. Transcriptional silencing and promoter methylation triggered by double-stranded RNA. EMBO J. 2000;19:5194-201.

Métivier R, Gallais R, Tiffoche C, et al. Cyclical DNA methylation of a transcriptionally active promoter. Nature. 2008;452:45-50.

Michael MZ, SM OC, van Holst Pellekaan NG, Young GP, James RJ. Reduced accumulation of specific microRNAs in colorectal neoplasia. Mol Cancer Res 2003;1:882-91.

Michalowsky LA, Jones PA. Differential nuclear protein binding to 5-azacytosine-containing DNA as a potential mechanism for 5-aza-2′-deoxycytidine resistance. Mol Cell

Biol. MCB 1987;7:3076-83.

Michealraj KA, Kumar SA, Kim LJY, et al. Metabolic regulation of the epigenome drives lethal infantile ependymoma. Cell 2020;181:1328-45.

Migeon BR. X-chromosome inactivation: molecular mechanisms and genetic consequences. Trends Genet. 1994;10:230-5.

Mikovits JA, Lohrey NC, Schulof R, Courtless J, Ruscetti FW. Activation of infectious virus from latent human immunodeficiency virus infection of monocytes in vivo. J Clin Invest. 1992;90:1486-91.

Mikovits JA, Young HA, Vertino P, et al. Infection with human immunodeficiency virus type 1 upregulates DNA methyltransferase, resulting in de novo methylation of the gamma interferon (IFN-gamma) promoter and subsequent downregulation of IFN-gamma production. Mol Cell Biol. 1998;18:5166-77.

Millar DS, Paul CL, Molloy PL, Clark SJ. A distinct sequence (ATAAA)n separates methylated and unmethylated domains at the 5'-end of the GSTP1 CpG island. J Biol Chem. 2000;275:24893-99.

Min KW, Zealy RW, Davila S, et al. Profiling of m6A RNA modifications identified anage-associated regulation of AGO2 mRNA stability. Aging Cell. 2018;17:e12753.

Miyamura Y, Tawa R, Koizumi A, et al. Effects of energy restriction on age-associated changes of DNA methylation in mouse liver. Mutat Res. 1993;295:63-9.

Monk M, Boubelik M, Lehnert S. Temporal and regional changes in DNA methylation in the embryonic, extraembryonic and germ cell lineages during mouse embryo development. Development. 1987;99:371-82.

Montgomery MK, Xu S, Fire A. RNA as a target of double-stranded RNA-mediated genetic interference in Caenorhabditis elegans. Proc Natl Acad Sci U S A. 1998;95:15502-7.

Morris KV, Chan SWL, Jacobsen SE, Looney DJ. Small interfering RNA-induced transcriptional gene silencing in human cells. Science 2004;305:1289-1292.

Mostoslavsky R, Bergman Y. DNA methylation: regulation of gene expression and role in the immune system. Biochim Biophys Acta. 1997 Aug 8;1333(1):F29-50.

Moulton T 등. Epigenetic lesions at the H19 locus in Wilms' tumor patients. Nature Genet 1994;7:440-7.

Muegge K, Young H, Ruscetti F, Mikovits J. Epigenetic control during lymphoid development and immune responses: aberrant regulation, viruses, and cancer. Ann NY Acad Sci 2003;983:55-70.

Muiznieks I, Doerfler W. The impact of 5′-CG-3′ methylation on the activity of different eukaryotic promoters: a comparative study. FEBS Lett 1994;344:251-4.

Muiznieks I, Doerfler W. The topology of the promoter of RNA polymerase II- and III-transcribed genes is modified by the methylation of 5′-CG-3′ dinucleotides. Nucleic acids Res 1994;22:2568-75.

Muller HM, Widschwendter A, Fiegl H, et al. DNA methylation in serum of breast cancer patients: an independent prognostic marker. Cancer Res. 2003;63:7641-5.

Murray EJ, Grosveld F. Site specific demethylation in the promoter of human gamma-globin gene does not alleviate methylation mediated suppression. EMBO J. 1987;6:2329-35.

Muscat A, Popovski D, Jayasekara WS, et al. Low-dose histone deacetylase inhibitor treatment leads to tumor growth arrest and multi-lineage differentiation of malignant rhabdoid tumors. Clin Cancer Res. 2016;22:3560 – 70.

Mutskov VJ, Farrell CM, Wade PA, Wolffe AP, Felsenfeld G. The barrier function of an insulator couples high histone acetylation levels with specific protection of promoter DNA from methylation. Genes Dev 2002;16:1540 – 1554.

Myohanen SK, Baylin SB, Herman JG. Hypermethylation can selectively silence individual p16ink4A alleles in neoplasia. Cancer Res. 1998;58:591-3.

Nakagawa H, Nuovo GJ, Zervos EE, et al. Age-related hypermethylation of the 5′ region of MLH1 in normal colonic mucosa is associated with microsatellite-unstable colorectal cancer development. Cancer Res. 2001;61:6991-5.

Nakamura T, Liu YJ, Nakashima H et al. PGC7 binds histone H3K9me2 to protect against conversion of 5mC to 5hmC in early embryos. Nature 2012 in press

Nakayama H, Hibi K, Taguchi M, et al. Molecular detection of p16 promoter methylation in the serum of colorectal cancer patients. Cancer Lett 2002;188:109-114.

Nakayama H, Hibi K, Takase T, et al. Molecular detection of p16 promoter methylation in the serum of recurrent colorectal cancer patients. Int J Cancer. 2003;105:491-3.

Narayan A, Ji W, Zhang XY, et al. Hypomethylation of pericentromeric DNA in breast adenocarcinomas. Int J Cancer 1998;77:833-8.

Nekrutenko A, Li WH. Transposable elements are found in a large number of human protein-coding genes. Trends Genet. 2001;17:619-21.

Neri F, Dettori D, Incarnato D, et al. TET1 is a tumor

suppressor that inhibits colon cancer growth by derepressing inhibitors of the WNP pathway. Oncogene 2014: epub

Neri F, Rapelli S, Krepelova A, et al. Intragenic DNA methylation prevents spurious transcription initiation. Nature 2017; 543: 72-7.

Neri F, Krepelova A, Incarnato D et al. Dnmt3L antagonizes DNA methylation at bivalent promoters and favors DNA methylation at gene bodies in ESCs. Cell 2013;155: 121-34

Ng HH, Bird A. DNA methylation and chromatin modification. Curr Opin Genet Dev. 1999;9:158-63.

Ng HH, Ciccone DN, Morshead KB, Oettinger MA, Struhl K. Lsine-79 of histone H3 is hypomethylated at silenced loci in yeast and mammalian cells: a potential mechanism for position-effect variegation. Proc Natl Acad Sci U S A. 2003;100:1820-5.

Ng HH, Robert F, Young RA, Struhl K. Targeted recruitment of Set1 histone methylase by elongating Pol II provides a localized mark and memory of recent transcriptional activity. Mol Cell. 2003;11:709-19.

Ng HH, Zhang Y, Hendrich B, et al. MBD2 is a transcriptional repressor belonging to the MeCP1 histone deacetylase complex. Nat Genet. 1999;23:58-61.

Nicholls RD. The impact of genomic imprinting for neurobehavioral and developmental disorders. J Clin Invest. 2002;105:413-8.

Nicolas E, Roumillac C, Trouche D. Balance between acetylation and methylation of histone H3 lysine 9 on the E2F-responsive dihydrofolate reductase promoter. Mol Cell Biol. 2003;23:1614-22.

Nielsen SJ, Schneider R, Bauer UM, et al. Rb targets histone H3 methylation and HP1 to promoters. Nature. 2001;412:561-5.

Nishioka K, Chuikov S, Sarma K, et al. Set9, a novel histone H3 methyltransferase that facilitates transcription by precluding histone tail modifications required for heterochromatin formation. Genes Dev. 2002;16:479-89.

Nishioka K, Rice JC, Sarma K, et al. PR-Set7 is a nucleosome-specific methyltransferase that modifies lysine 20 of histone H4 and is associated with silent chromatin. Mol Cell. 2002;9:1201-13.

Nishiyama R, Qi L, Lacey M, Ehrlich M. Both hypomethylation and hypermethylation in a 0.2-kb region of a DNA repeat in cancer. Mol Cancer Res. 2005;3:617-26.

Tohru Niwa, Tetsuya Tsukamoto, Takeshi Toyoda, et al. Inflammatory processes triggered by Helicobacter pylori infection cause aberrant DNA methylation in gastric epithelial cells. Cancer Res 2010;70:1430-40.

O'Donnell KA, Wentzel EA, Zeller KI, Dang CV, Mendell JT. c-Myc-regulated microRNAs modulate E2F1 expression. Nature 2005; 435: 839-43.

Ogawa O et al. Relaxation of insulin-like growth factor II gene imprinting implicated in Wilms' tumor. Nature 1993;362:749-51.

Ogi K, Toyota M, Ohe-Toyota M, et al. Aberrant methylation of multiple genes and clinicopathological features in oral squamous cell carcinoma. Clin Cancer Res 2002;8:3164-71

Ogino S, Goel A. Molecular classification and correlates in colorectal cancer. J Mol Diagn. 2008;10:13-27.

Ogino S, Kawasaki T, Kirkner GJ, et al. CpG island methylator phenotype-low (CIMP-low) in colorectal cancer: possible associations with male sex and KRAS mutations. J Mol Diagn. 2006;8:582-8.

Ogiwara H, Sasaki M, Mitachi T, et al. Targeting p300 addiction in CBP-deficient cancers causes synthetic lethality by apoptotic cell death due to abrogation of MYC expression. Cancer Discov. 2016;6:430-45.

O'Hagan HM, Mohammad HP, Baylin SB. Double strand breaks can initiate gene silencing and SIRT1-dependent onset of DNA methylation in an exogenous promoter CpG island. PLoS Genet. 2008;4:e1000155.

O'Hagan HM, Wang W, Sen S, et al. Oxidative damage targets complexes containing DNA methyltransferases, SIRT1, and polycomb members to promoter CpG Islands. Cancer Cell. 2011;20:606-19.

Ohlsson R et al. IGF2 is parentally imprinted during human embryogenesis and in the Beckwith-Wiedermann syndrome. Nature Genet 1993;4:94-7.

Ohm JE, McGarvey KM, Yu X, et al. A stem cell-like chromatin pattern may predispose tumor suppressor genes to DNA hypermethylation and heritable silencing. Nat Genet. 2007;39:237-42.

Okano M., Xie S, and Li E. Cloning and characterization of a family of novel mammalian DNA (cytosine-5) methyltransferases. Nat Genet. 1998;19:219-220.

Okano M, Xie S, Li E. Dnmt2 is not required for de novo and maintenance methylation of viral DNA in embryonic stem cells. Nucleic Acids Res. 1998;26: 2536-40.

Okano, M., Bell DW, Haber DA, Li E. DNA methyltransferases Dnmt3a and Dnmt3b are essential for de novo methylation and mammalian development. Cell 1999;99:247-7.

Ono T, Takahashi N, Okada S. Age-associated changes in DNA methylation and mRNA level of the c-myc gene in spleen and liver of mice. Mutat Res. 1989;219:39-50.

Ono T, Tawa R, Shinya K, Hirose S, Okada S. Methylation of the c-myc gene changes during aging process of mice. Biochem Biophys Res Commun. 1986 30;139:1299-304.

Oruetxebarria I, Venturini F, Kekarainen T, et al. P16INK4a is required for hSNF5 chromatin remodeler-induced cellular senescence in malignant rhabdoid tumor cells. J Biol Chem. 2004;279:3807-16.

Oswald J, Engemann S, Lane N, et al. Active demethylation of the paternal genome in the mouse zygote. Curr Biol. 2000;10:475-8.

Ovchinnikov I, Rubin A, Swergold GD. Tracing the LINEs of human evolution. Proc Natl Acad Sci U S A. 2002;99:10522-7.

Ozgenc A and Loeb LA. Current advances in unraveling the function of the Werner syndrome protein. Mutat Res. 2005;577:237-51.

Pal N et al. Preferential loss of maternal alleles in sporadic Wilms' tumor. Oncogene 1990;5:1665-8.

Palmisano WA, Divine KK, Saccomanno G, et al. Predicting lung cancer by detecting aberrant promoter methylation in sputum. Cancer Res. 2000;60:5954-8.

Pao MM, Tsutsumi M, Liang G, Uzvolgyi E, Gonzales FA, Jones PA. The endothelin receptor B (EDNRB) promoter displays heterogeneous, site specific methylation patterns in normal and tumor cells. Hum Mol Genet. Human Molecular Genetics 2001; 10: 903-10.

Papa CM, Springer NM, Muszynski MG, Meeley R, Kaeppler SM. Maize chromomethylase Zea methyltransferase2 is required for CpNpG methylation. Plant Cell. 2001;13:1919-28.

Paredes J, Albergaria A, Oliveira JT, Jerónimo C, Milanezi F, Schmitt FC. P-cadherin overexpression is an indicator of clinical outcome in invasive breast carcinomas and is associated with CDH3 promoter hypomethylation. Clin Cancer Res. 2005 Aug 15;11:5869-77.

Pasini D, Cloos PA, Walfridsson J, et al JARID2 regulates binding of the Polycomb repressive complex 2 to target genes in ES cells. Nature 2010;464: 306-10.

Payne C and Braun RE. Histone lysine trimethylation exhibits a distinct perinuclear distribution in Plzf-expressing spermatogonia. Dev Biol 2006;293: 461-472.

Penny GD, Kay GF, Sheardown SA, Rastan S, Brockdorff N. Requirement for Xist in X chromosome inactivation. Nature. 1996;379:131-7.

Peters AH, O'Carroll D, Scherthan H, et al. Loss of the Suv39h histone methyltransferases impairs mammalian heterochromatin and genome stability. Cell 2001;107: 323-37.

Peterson EJ, Bogler O, Taylor SM. p53-mediated repression of DNA methyltransferase 1 expression by specific DNA binding. Cancer Res. 2003;63:6579-82.

Pfeifer GP. p53 mutational spectra and the role of methylated CpG sequences. Mutat Res. 2000;450:155-66.

Phokaew C, Kowudtitham S, Subbalekha K, Shuangshoti S, Mutirangura A. LINE-1 methylation patterns of different loci in normal and cancerous cells. Nucleic Acids Res. 2008;36:5704-12.

Piccolo FM, Bagci H, Brown KE et al. Different roles for Tet1 and Tet2 proteins in reprogramming-mediated erasure of imprints induced by EGC fusion. Molecular Cell 2013;49: 1023-33.

Pieper RO, Lester KA, Fanton CP. Confluence-induced alterations in CpG island methylation in cultured normal human fibroblasts. Nucleic Acids Res. 1999;27:3229-35.

Ping AJ et al. Genetic linkage of Beckwith-Wiedermann syndrome to 11p15. AM J Hum Genet 1989;44:720-3.

Plath K, Fang J, Mlynarczyk-Evans SK, et al. Role of histone H3 lysine 27 methylation in X inactivation. Science. 2003;300:131-5.

Platt G, Carbone A, Mittnacht S. p16INK4a loss and sensitivity in KSHV associated primary effusion lymphoma. Oncogene. 2002;21:1823-31.

Ponger L. Determinants of CpG islands: expression in early embryo and isochore structure. Genome Res. 2001;11:1854-60.

Powell MA, Mutch DG, Rader JS, Herzog TJ, Huang TH, Goodfellow PJ. Ribosomal DNA methylation in patients with endometrial carcinoma: an independent prognostic marker. Cancer. 2002;94:2941-52.

Pradhan S and Esteve PO. Allosteric activator domain of maintenance human DNA (cytosine-5) methyltransferase and its role in methylation spreading. Biochemistry. 2003;42: 5321-32.

Pradhan S and Esteve PO. Mammalian DNA (cytosine-5) methyltransferases and their expression. Clin Immunol. 2003 Oct;109(1):6-16.

Pradhan S and Kim GD. The retinoblastoma gene product interacts with maintenance human DNA (cytosine-5) methyltransferase and modulates its activity. EMBO J. 2002;21:779-88.

Pradhan S, Bacolla A, Wells RD, Roberts RJ. Recombinant human DNA (cytosine-5) methyltransferase. I. Expression, purification, and comparison of de novo and maintenance methylation. J Biol Chem 1999;274:33002-33010.

Pradhan S, Talbot D, Sha M, et al. Baculovirus-mediated expression and characterization of the full-length murine DNA methyltransferase. Nucleic Acids Res. 1997;25:4666-73.

Pogribny IP, Miller BJ, James SJ. Alterations in hepatic p53 gene methylation patterns during tumor progression with folate/methyl deficiency in the rat. Cancer Lett 1997;115:31-38.

Qian X, Huang C, Cho CH, Hui WM, Rashid A, Chan AO. E-cadherin promoter hypermethylation induced by interleukin-1beta treatment or H. pylori infection in human gastric cancer cell lines. Cancer Lett. 2008;263:107-13.

Qu G, Dubeau L, Narayan A, Yu MC, Ehrlich M. Satellite DNA hypomethylation vs. overall genomic hypomethylation in ovarian epithelial tumors of different malignant potential. Mutat Res 1999;423:91-101.

QU GZ, Grundy PE, Narayan A, Ehrlich M. Frequent hypomethylation in Wilms tumors of pericentromeric DNA in chromosomes 1 and 16. Cancer Genet Cytogene 1999;109:34-9.

Quinn DI. The DNA-repair gene MGMT and the clinical response of gliomas to alkylating agents. N Engl J Med 2001;344:686.

Rad R, Cadiñanos J, Rad L, et al. A genetic progression model of Braf (V600E)-induced intestinal tumorigenesis reveals targets for therapeutic intervention. Cancer Cell 2013;24:15-29.

Rai K, Chidester S, Zavala CV, et al. Dnmt2 functions in the cytoplasm to promote liver, brain, and retina development in zebrafish. Genes Dev. 2007;21:261-6.

Rainier S, Johnson LA, Dobry CJ, Ping AJ, Grundy PE, Feinberg AP. Relaxation of imprinted genes in human cancer. Nature. 1993;362:747-9.

Rajavelu A, Lungu C, Emperle M, et al. Chromatin-dependent allosteric regulation of DNMT3A activity by MeCP2. Nucleic Acids Res. 2018;46:9044-56.

Rampersaud GC, Kauwell GP, Hutson AD, Cerda JJ, Bailey LB. Genomic DNA methylation decreases in response to moderate folate depletion in elderly women. Am J Clin Nutr 2000;72:998-1003.

Ramsahoye BH, Biniszkiewicz D, Lyko F, Clark V, Bird AP, Jaenisch R. Non-CpG methylation is prevalent in embryonic stem cells and may be mediated by DNA methyltransferase 3a. Proc Natl Acad Sci U S A. 2000;97:5237-42.

Rashid A and Issa JPJ. CpG island methylation in gastroenterologic neoplasia: a maturing field. Gastroenterology 2004;127:1578-1588.

Ratnam S, Mertineit C, Ding F, et al. Dynamics of Dnmt1 methyltransferase expression and intracellular localization during oogenesis and preimplantation development. Dev Biol 2002; 245:304-14.

Rayasam GV, Wendling O, Angrand PO, et al. NSD1 is essential for early post-implantation development and has a catalytically active SET domain. EMBO J. 2003;22:3153-63.

Razin A and Riggs AD. DNA methylation and gene function. Science 1980;210:604-10.

Razin A. CpG methylation, chromatin structure and gene silencing-a three-way connection. EMBO J. 1998;17:4905-8.

Rea S, Eisenhaber F, O'Carroll D, et al. Regulation of chromatin structure by site-specific histone H3 methyltransferases. Nature. 2000;406:593-9.

Reik W and Walter J. Genomic imprinting: parental influence on the genome. Nat. Rev. Genet. 2001;2:21-32.

Reik W, Dean W, and Walter J. Epigenetic reprogramming in mammalian development. Science 2001;293:1089-1093.

Rhee I, Bachman KE, Park BH, et al. DNMT1 and DNMT3b cooperate to silence genes in human cancer cells. Nature 2002;416: 552-6.

Richards EJ and Elgin SC. Epigenetic codes for heterochromatin formation and silencing: rounding up the usual suspects. Cell 2002;108:489-500.

Robertson KD, Ait-Si-Ali S, Yokochi T, Wade PA, Jones PL, Wolffe AP. DNMT1 forms a complex with Rb, E2F1 and HDAC1 and represses transcription from E2F-responsive promoters. Nature Genet 2000;25:338-42.

Robertson KD, Hayward SD, Ling PD, Samid D, Ambinder RF. Transcriptional activation of the Epstein-Barr virus latency C promoter after 5-azacytidine treatment: evidence that demethylation at a single CpG site is crucial. Mol Cell Biol 1995;15:6150-9.

Robertson KD, Uzvolgyi E, Liang G, et al. The human DNA methyltransferases (DNMTs) 1, 3a and 3b: coordinate mRNA expression in normal tissues and overexpression in tumor. Nucleic Acids Res 1999;27:2291-8.

Robertson KD. The role of DNA methylation in modulating Epstein-Barr virus gene expression. Curr Top Microbiol Immunol. 2000;249:21-34.

Robertson, K. D., Uzvolgyi E, Liang G, et al. The human DNA methyltransferases (DNMTs) 1, 3a and 3b: coordinate mRNA expression in normal tissues and overexpression in tumors. Nucleic Acids Res. 1999; 27: 2291-2298.

Robinson PN, Bohme U, Lopez R, Mundlos S, Nurnberg P. Gene-ontology analysis reveals association of tissue-specific 5' CpG-island genes with development and embryogenesis. Hum Mol Genet 2004;13:1969-78.

Rollins RA, Haghighi F, Edwards JR, Das R, Zhang MQ, Ju J, Bestor TH. Large-scale structure of genomic methylation patterns. Genome Res. 2006;16:157-63.

Romano G, Acunzo M, Garofalo M, et al. MiR-494 is regulated by ERK1/2 and modulates

TRAIL-induced apoptosis in non-small-cell lung cancer through BIM down-regulation. PNAS USA 2012; 109: 16570 – 16575.

Romanov GA, Vanyushin BF. Methylation of reiterated sequences in mammalian DNAs. Effects of the tissue type, age, malignancy and hormonal induction. Biochim Biophys Acta. 1981;653:204-18.

Rosas SL, Koch W, da Costa Carvalho MG, et al. Promoter hypermethylation patterns of p16, O6-methylguanine-DNA-methyltransferase, and death-associated protein kinase in tumors and saliva of head and neck cancer patients. Cancer Res. 2001;61:939-42.

Rossant J, Sanford JP, Chapman VM, Andrews GK. Undermethylation of structural gene sequences in extraembryonic lineages of the mouse. Dev Biol 1986; 117: 567-73.

Rothbart SB, Krajewski K, Nady N, et al. Association of UHRF1 with methylated H3K9 directs the maintenance of DNA methylation. Nat Struct Mol Biol. 2012 ;19:1155-60.

Rougeulle C, Chaumeil J, Sarma K, et al. Differential histone H3 Lys-9 and Lys-27 methylation profiles on the X chromosome. Mol Cell Biol 2004, in press.

Rougier N, Bourc'his D, Gomes DM, et al. Chromosome methylation patterns during mammalian preimplantation development. Genes Dev. 1998;12:2108-13.

Rouleau J, MacLeod AR, Szyf M. Regulation of the DNA methyltransferase by the Ras-AP-1 signaling pathway. J Biol Chem. 1995;270:1595-601.

Roulois D, Yau HL, Singhania R, et al. DNA-demethylating agents target colorectal cancer cells by inducing viral mimicry by endogenous transcripts. Cell 2015;162:961-73.

Rountree MR, Bachman KE, Baylin SB. DNMT1 binds HDAC2 and a new co-repressor DMAP1, to form a complex at replication foci. Nature Genet 2000;25:269-277.

Rozek D, Pfeifer GP. In vivo protein-DNA interactions at the c-jun promoter in quiescent and serum-stimulated fibroblasts. J Cell Biochem 1995;57: 479-87.

Sado T, Fenner MH, Tan SS, Tam P, Shioda T, Li E. X inactivation in the mouse embryo deficient for Dnmt1: distinct effect of hypomethylation on imprinted and random X inactivation. Dev Biol. 2000;225:294-303.

Sado T, Wang Z, Sasaki H, Li E. Regulation of imprinted X-chromosome inactivation in mice by Tsix. Development. 2001;128:1275-86.

Saghafinia S, Mina M, Riggi N, Hanahan D, Ciriello G. Pan-cancer landscape of aberrant DNA methylation across human tumors. Cell Reports. 2018; 25: 1066-80.

Saito Y, Kanai Y, Sakamoto M, Saito H, Ishii H, Hirohashi S. Overexpression of a splice variant of DNA methyltransferase 3b, DNMT3b4, associated with DNA hypomethylation on pericentromeric satellite regions during human hepatocarcinogenesis. Proc Natl Acad Sci U S A. 2002;99:10060-5.

Saito Y, Liang G, Egger G, et al. Specific activation of microRNA-127 with downregulation of the proto-oncogene BCL6 by chromatin-modifying drugs in human cancer cells. Cancer Cell 2006;9:435-43.

Sanchez-Cespedes M, Esteller M, Wu L, et al. Gene promoter hypermethylation in tumors and serum of head and neck cancer patients. Cancer Res 2000;60:892-5.

Sanford J, Forrester L, Chapman V, Chandley A, Hastie N. Methylation patterns of repetitive DNA sequences in germ cells of Mus musculus. Nucleic Acids Res 1984;12:2823-2836.

Sanford, J. P., Clark HJ, Chapman VM, and Rossant J. Differences in DNA methylation during oogenesis and spermatogenesis and their persistence during early embryogenesis in the mouse. Genes Dev. 1987; 1:1039-1046.

Sanson M, Leuraud P, Marie Y, Delattre JY, Hoang-Xuan K. Preferential loss of paternal 19q, but not 1p, alleles in oligodendrogliomas. Ann Neurol 2002;52:105-7.

Santini V, Kantarjian HM, Issa JP. Changes in DNA methylation in neoplasia: pathophysiology and therapeutic implications. Ann Intern Med 2001;134:573-586.

Santos-Rosa H, Schneider R, Bannister AJ, et al. Active genes are tri-methylated at K4 of histone H3. Nature. 2002;419:407-11.

Santos F, Hendrich B, Reik W, and Dean W. Dynamic reprogramming of DNA methylation in the early mouse embryo. Dev. Biol. 2002;72-182.

Sarg B, Koutzamani E, Helliger W, Rundquist I, Lindner HH.

Postsynthetic trimethylation of histone H4 at lysine 20 in mammalian tissues is associated with aging. J Biol Chem 2002;277: 39195-201.

Sassaman DM, Dombroski BA, Moran JV, et al. Many human L1 elements are capable of retrotransposition. Nat Genet. 1997;16:37-43.

Sato N, Maitra A, Fukushima N, et al. Frequent hypomethylation of multiple genes overexpressed in pancreatic ductal adenocarcinoma. Cancer Res. 2003;63:4158-66.

Saze H, Scheid OM, Paszkowski J. Maintenance of CpG methylation is essential for epigenetic inheritance during plant gametogenesis. Nat Genet. 2003;34:65-9.

Schlesinger Y, straussman R, Keshet I, et al. Polycomb-mediated methylation on Lys27 of histone H13 pre-marks genes for de novo methylation in cancer. Nature Genet 2007; 39: 232-6.

Schneider BG, Gulley ML, Eagan P, Bravo JC, Mera R, Geradts J. Loss of p16/CDKN2A tumor suppressor protein in gastric adenocarcinoma is associated with Epstein-Barr virus and anatomic location in the body of the stomach. Hum Pathol 2000;31:45-50.

Schroeder WT, Chao LY, Dao DD, et al. Nonrandom loss of maternal chromosome 11 alleles in Wilms tumors. Am J Hum Genet 1987;40:413-20.

Schotta G, Sengupta R, Kubicek S, et al. A chromatin-wide transition to H4K20 mono-methylation impairs genome integrity and programmed DNA rearrangements in the mouse. Genes Dev 2008;2248-61.

Schuebel KE, Chen W, Cope L, et al. Comparing the DNA hypermethylome with gene mutations in human colorectal cancer. PLoS Genet. 2007;3:1709-23.

Schubeler D, Lorincz MC, Cimbora DM, et al. Genomic targeting of methylated DNA: influence of methylation on transcription, replication, chromatin structure, and histone acetylation. Mol Cell Biol 2000;20: 9103-12.

Scrable H et al. A model for embryonal rhabdomyosarcoma tumorigenesis that involves genome imprinting. Proc Natl Acad Sci USA 1989;86: 7480-4.

Shankaran V, Ikeda H, Bruce AT, et al. IFNgamma and lymphocytes prevent primary tumour development and shape tumour immunogenicity. Nature. 2001;410:1107-11.

Shanker S, Job G, George OL, et al. Continuous Requirement for the Clr4 Complex But Not RNAi for Centromeric Heterochromatin Assembly in Fission Yeast Harboring a Disrupted RITS Complex. PLOS Genetics 2010;6:e1001174.

Shelnutt KP, Kauwell GP, Gregory JF 3rd, et al. Methylenetetrahydrofolate reductase 677C→T polymorphism affects DNA methylation in response to controlled folate intake in young women. J Nutr Biochem. 2004;15:554-60.

Shen J, Ju Z, Zhao W, Wang L, et al. ARID1A deficiency promotes mutability and potentiates therapeutic antitumor immunity unleashed by immune checkpoint blockade. Nat Med. 2018 May 7. doi: 10.1038/s41591-018-0012-z.

Shen JC, Rideout WM 3rd, Jones PA. High frequency mutagenesis by a DNA methyltransferase. Cell. 1992;71:1073-80.

Shen JC, Rideout WM 3rd, Jones PA. The rate of hydrolytic deamination of 5-methylcytosine in double-stranded DNA. Nucleic Acids Res. 1994;22:972-6.

Shen L, Ahuja N, Shen Y, et al. DNA methylation and environmental exposures in human hepatocellular carcinoma. J Natl Cancer Inst 2002;94:755-61.

Shen L, Kondo Y, Guo Y, et al. Genome-wide profiling of DNA methylation reveals a class of normally methylated CpG island promoters. PLoS Genet. 2007;3:2023-36.

Shen L, Wu H, Diep D, et al. Genome-wide analysis reveals TET-and TDG-dependent 5-methylcytosine oxidation dynamics. Cell 2013; 153: 692-706.

Shivapurkar N, Takahashi T, Reddy J, et al. Presence of simian virus 40 DNA sequences in human lymphoid and hematopoietic malignancies and their relationship to aberrant promoter methylation of multiple genes. Cancer Res. 2004;64:3757-60.

Shumaker DK, Dechat T, Kohlmaier A, et al. Mutant nuclear lamin A leads to progressive alterations of epigenetic control in premature aging. Proc Natl Acad Sci U S A 2006;103: 8703-8708.

Sidransky D. Emerging molecular markers of cancer. Nat Rev Cancer. 2002;2: 210-9.

Silva J, Mak W, Zvetkova I, et al. Establishment of histone H3 methylation on the inactive X chromosome requires transient recruitment of Eed-Enx1 polycomb group complexes. *Dev Cell* 2003;4:481-95.

Silva JM, Dominguez G, Garcia JM, et al. Presence of tumor DNA in plasma of breast cancer patients: clinicopathologic correlations. Cancer Res 1999;59;3251-6.

Silva JM, Dominguez G, Villanueva MJ, et al. Aberrant DNA methylation of the p16INK4A gene in plasma DNA of breast cancer patients. Br J Cancer 1999;80:1262-4.

Simmen MW, Leitgeb S, Charlton J, et al. Nonmethylated

transposable elements and methylated genes in a chordate genome. Science 1999;283: 1164-7.

Simon D, Stuhlmann H, Jahner D, Wagner H, Werner E, Jaenisch R. Retrovirus genomes methylated by mammalian but not bacterial methylase are non-infectious. Nature 1983;304:275-7.

Smith ZD, Chan MM, Mikkelsen TS et al. A unique regulatory phase of DNA methylation in the early mammalian embryo. Nature 2012; 484:339-44.

Soares J, Pinto AE, Cunha CV, et al. Global DNA hypomethylation in breast carcinoma: correlation with prognostic factors and tumor progression. Cancer 1999;85:112-18.

Soejima K, Fang W, Rollins BJ. DNA methyltransferase 3b contributes to oncogenic transformation induced by SV40T antigen and activated Ras. Oncogene. 2003;22:4723-33.

Somma MP, Pisano C, Lavia P. The housekeeping promoter from the mouse CpG island HTF9 contains multiple protein-binding elements that are functionally redundant. Nucleic Acids Res 1991;19: 2817-24.

Song J, Rechkoblit O, Bestor TH, Patel DJ. Structure of DNMT1-DNA complex reveals a role for autoinhibition in maintenance DNA methylation. Science 2011;331: 1036-40.

Soppe WJ, Jasencakova Z, Houben A, et al. DNA methylation controls histone H3 lysine 9 methylation and heterochromatin assembly in Arabidopsis. EMBO J. 2002;21:6549-59.

Soria JC, Rodriguez M, Liu DD, Lee JJ, Hong WK, Mao L. Aberrant promoter methylation of multiple genes in bronchial brush samples from former cigarette smokers. Cancer Res. 2002;62:351-5.

Sowers LC, Shaw BR, Sedwick WD. Base stacking and molecular polarizability: effect of a methyl group in the 5-position of pyrimidines. Biochem Biophys Res Commun. 1987;148:790-4.

Sproul D, Kitchen RR, Nestor CE, et al. Tissue of origin determines cancer-associated CpG island promoter hypermethylation patterns. Genome Biol. 2012;13:R84.

Stanton BZ, Hodges C, Calarco JP et al. Smarca4 ATPase mutations disrupt direct eviction of PRC1 from chromatin. Nat Genet 2017;49:282-8.

Stavropoulos N, Lu N, Lee JT. A functional role for Tsix transcription in blocking Xist RNA accumulation but not in X-chromosome choice. Proc Natl Acad Sci U S A. 2001;98: 10232-7.

Steenman MJ, Rainier S, Dobry CJ, Grundy P, Horon IL, Feinberg AP. Nature Genet Loss of imprinting of IGF2 is linked to reduced expression and abnormal methylation of H19 in Wilms' tumour. 1994;7:433-9.

Stewart CL, Stuhlmann H, Jahner D, Jaenisch R. De novo methylation, expression, and infectivity of retroviral genomes introduced into embryonal carcinoma cells. Proc. Natl. Acad. Sci. USA 1982;79:4098-4102.

Straussman R, Nejman D, Roberts D et al. Developmental programming of CpG island methylation profiles in the human genome. Nat Struct Mol Biol 2009; 16: 564-71.

Stuhlmann H, Jahner D, Jaenisch R. Infectivity and methylation of retroviral genomes is correlated with expression in the animal. Cell 1981;26:221-232.

Suh CI, Shanafelt T, May DJ, et al. Comparison of telomerase activity and GSTP1 promoter methylation in ejaculate as potential screening tests for prostate cancer. Mol Cell Probes. 2000;14:211-7.

Sun K, Jiang P, Chang KCA, et al. Plasma DNA tissue mapping by genome-wide methylation sequencing for noninvasive prenatal, cancer, and transplantation assessments. Proc Natl Acad Sci U S A. 2015;112(40):E5503-12.

Sun L, Hui AM, Kanai Y, Sakamoto M, Hirohashi S. Increased DNA methyltransferase expression is associated with an early stage of human hepatocarcinogenesis. Jpn J Cancer Res. 1997;88:1165-70.

Sunami E, de Maat M, Vu A, Turner RR, Hoon DS. LINE-1 hypomethylation during primary colon cancer progression. PLoS One. 2011;6:e18884.

Surani MA, Barton SC and Norris ML. Development of reconstituted mouse eggs suggests imprinting of the genome during gametogenesis. Nature 1984;308:548-50.

Sutherland JE, Peng W, Zhang Q, Costa M. The histone deacetylase inhibitor trichostatin A reduces nickel-induced gene silencing in yeast and mammalian cells. Mutat Res. 2001;479:225-33.

Suzuki H, Gabrielson E, Chen W, et al. A genomic screen for genes upregulated by demethylation and histone deacetylase inhibition in human colorectal cancer. Nature Genet 2002;31: 141-9.

Suzuki K, Suzuki I, Leodolter A, et al. Global DNA demethylation in gastrointestinal cancer is age dependent and precedes genomic damage.Cancer Cell. 2006;9:199-207.

Sved J, Bird A.The expected equilibrium of the CpG dinucleotide in vertebrate genomes under a mutation model. Proc Natl Acad Sci U S A. 1990;87:4692-6.

Szyf M, Kaplan F, Mann V, Giloh H, Kedar E, Razin A. Cell

cycle-dependent regulation of eukaryotic DNA methylase level. J Biol Chem. 1985;260:8653-6.

Szyf M, Theberge J, Bozovic V. Ras induces a general DNA demethylation activity in mouse embryonal P19 cells. J Biol Chem. 1995;270:12690-6.

Tada Y, Wada M, Taguchi K, et al. The association of death-associated protein kinase hypermethylation with early recurrence in superficial bladder cancers. Cancer Res. 2002;62:4048-53.

Taddei A, Roche D, Sibarita JB, Turner BM, Almouzni G. Duplication and maintenance of heterochromatin domains. J Cell Biol 1999;147: 1153-66.

Tahiliani M, Koh KP, Shen Y, et al. Conversion of 5-methylcytosine to 5-hydroxymethylcytosine in mammalian DNA by MLL partner TET1. Science. 2009 ; 324:930-5.

Takai D, Jones PA. Comprehensive analysis of CpG islands in human chromosomes 21 and 22. Proc Natl Acad Sci USA 2002;99:3740-5.

Takai D, Jones PA. Origins of bi-directional promoters: computational analyses of intergenic distance in the human genome. Mol Biol Evol 2004;21:463-7.

Takai H, Masuda K, Sato T, et al. 5-Hydroxymethylcytosine plays a critical role in glioblastomagenesis by recruiting the CHTOP-methylosome complex. Cell Reports 2014; 9: 48-60.

Takamizawa J, Konishi H, Yanagisawa K, et al. Reduced expression of the let-7 microRNAs in human lung cancers in association with shortened postoperative survival. Cancer Res 2004;64:3753 – 6.

Takeshima H, Niwa T, Yamashita S, et al. TET repression and increased DNMT activity

synergistically induce aberrant DNA methylation. J Clin Invest 2020; 130: 5370-9.

Takeshima H, Yamashita S, Shimazu T, et al. The presence of RNA polymerase II, active or stalled, predicts epigenetic fate of promoter CpG islands. Genome Res 2009; 19: 1974-82.

Takeshima H, Wakabayashi M, Hattori N, Yamashita S, Ushijima T. Identification of coexistence of DNA methylation and H3K27me3 specifically in cancer cells as a promising target for epigenetic therapy. Carcinogenesis. 2015;36:192-201.

Tamaru H, Selker EU. A histone H3 methyltransferase controls DNA methylation in Neurospora crassa. Nature. 2001;414:277-83.

Tamaru H, Zhang X, McMillen D, et al. Trimethylated lysine 9 of histone H3 is a mark for DNA methylation in Neurospora crassa. Nat Genet. 2003;34:75-9.

Tang X, Khuri FR, Lee JJ, et al. Hypermethylation of the death-associated protein (DAP) kinase promoter and aggressiveness in stage I non-small-cell lung cancer. J Natl Cancer Inst. 2000; 92: 1511-6.

Tao Y, Kang B, Petkovich DA, et al. Aging-like spontaneous epigenetic silencing facilitates Wnt activation, stemness and BrafV600E-induced tumorigenesis. Cancer Cell 2019; 35: 315-28.

Tariq M, Saze H, Probst AV, Lichota J, Habu Y, Paszkowski J. Erasure of CpG methylation in Arabidopsis alters patterns of histone H3 methylation in heterochromatin. Proc Natl Acad Sci U S A. 2003;100:8823-7.

Tatematsu KI, Yamazaki T, Ishikawa F. MBD2-MBD3 complex binds to hemi-methylated DNA and forms a complex containing DNMT1 at the replication foci in late S phase. Genes Cells. 2000;5:677-88.

Thienpont B, Steinbacher J, Zhao H, et al. Tumour hypoxia causes DNA hypermethylation by reducing TET activity. Nature 2016; 537; 63-8.

Thillainadesan G, Mary Chitilian J, Isovic M, et al. TGF-β-dependent active demethylation and expression of the p15ink4b tumor suppressor are impaired by the ZNF217/CoREST Complex. Molecular Cell 2012; 46: 1-14.

To KF, Leung WK, Lee TL, et al. Promoter hypermethylation of tumor-related genes in gastric intestinal metaplasia of patients with and without gastric cancer. Int J Cancer. 2002;102:623-8.

Tomizawa Y, Kohno T, Kondo H, et al. Clinicopathological significance of epigenetic inactivation of RASSF1A at 3p21.3 in stage I lung adenocarcinoma. Clin Cancer Res. 2002;8:2362-8.

Tommasi S and Pfeifer GP. In vivo structure of two divergent promoters at the human PCNA locus. Synthesis of antisense RNA and S phase-dependent binding of E2F complexes in intron 1. J Biol Chem. 1999;274:27829-38.

Tompa R et al, Genome-wide profiling of DNA methylation reveals transposon targets of chromomethylase3 Curr Biol 2002;12:65-8.

Tornaletti S, Pfeifer GP. Complete and tissue-independent methylation of CpG sites in the p53 gene: implications for mutations in human cancers. Oncogene. 1995;10:1493-9.

Toyooka S, Pass HI, Shivapurkar N, et al. Aberrant methylation and simian virus 40 tag sequences in malignant mesothelioma. Cancer Res. 2001;61:5727-30.

Toyota M, Ahuja N, Ohe-Toyota M, Herman JG, Baylin SB,

Issa JP. CpG island methylator phenotype in colorectal cancer. Proc Natl Acad Sci U S A. 1999;96:8681-6.

Toyota M, Ahuja N, Suzuki H, et al. Aberrant methylation in gastric cancer associated with the CpG island methylator phenotype. Cancer Res. 1999;59:5438-42.

Toyota M, Ohe-Toyota M, Ahuja N, Issa JP. Distinct genetic profiles in colorectal tumors with or without the CpG island methylator phenotype. Proc Natl Acad Sci U S A. 2000;97:710-5.

Trasler JM, Trasler DG, Bestor TH, Li E, Ghibu F. DNA methyltransferase in normal and Dnmtn/Dnmtn mouse embryos. Dev Dyn. 1996;206: 239-47.

Trojer P, Li G, Sims RJ 3rd, et al. L3MBTL1, a histone-methylation-dependent chromatin lock. Cell 2007;129: 915-28.

Tryndyak VP, Kovalchuk O, Pogribny IP. Loss of DNA methylation and histone H4 lysine 20 trimethylation in human breast cancer cells is associated with aberrant expression of DNA methyltransferase 1, Suv4-20h2 histone methyltransferase and methyl-binding proteins. Cancer Biol Ther 2006;5: 65-70.

Tucker MS and Bestor TH. Formation of methylation patterns in the mammalian genome. Mutat Res 1997; 386; 119-30

Tsai HC, Li H, Van Neste L, et al. Transient low doses of DNA demethylating agents exert durable anti-tumor effects on hematological and epithelial tumor cells. Cancer Cell 2012; 21: 430-46.

Turcan S, Rohle D, Goenka A, et al. IDH1 mutation is sufficient to establish the glioma hypermethylator phenotype. Nature 2012; 483; 479-83.

Turker MS. The establishment and maintenance of DNA methylation patterns in mouse somatic cells. Semin Cancer Biol. 1999;9:329-37.

Tycko B. Epigenetic gene silencing in cancer. J Clin Invest 2000;105:401-7.

Usadel H, Brabender J, Danenberg KD, et al. Quantitative adenomatous polyposis coli promoter methylation analysis in tumor tissue, serum, and plasma DNA of patients with lung cancer. Cancer Res. 2002;62:371-5.

Vachtenheim J, Horakova I, Novonta H. Hypomethylation of CCGG sites in the 3' region of H-ras protooncogene is frequent and is associated with H-ras allele loss in non-small cell lung cancer. Cancer Res 1994;54: 1145-8.

Valinluck V, Tsai HH, Rogstad DK, Burdzy A, Bird A, Sowers LC. Oxidative damage to methyl-CpG sequences inhibits the binding of the methyl-CpG binding domain (MBD) of methyl-CpG binding protein 2(MeCP2). Nucleic Acids Res. 2004;32:4100-8.

Valinluck V, Sowers LC. Endogenous Cytosine Damage Products Alter the Site Selectivity of Human DNA Maintenance Methyltransferase DNMT1. Cancer Res. 2007;67:946-50.

van de Vijver MJ, He YD, van't Veer LJ, et al. A gene-expression signature as a predictor of survival in breast cancer. N Engl J Med. 2002;347:1999-2009.

van Houdt JKJ, Nowakowska BA, Sousa SB, et al. Heterozygous missense mutations in SMARCA2 cause Nicolaides-Baraitser syndrome. Nat Genet. 2012;44:445-9.

van Rees BP, Caspers E, zur Hausen A, et al. Different pattern of allelic loss in Epstein-Barr virus-positive gastric cancer with emphasis on the p53 tumor suppressor pathway. Am J Pathol. 2002;161:1207-13.

Vardimon L, Neumann R, Kuhlmann I, Sutter D, Doerfler W. DNA methylation and viral gene expression in adenovirus-transformed and -infected cells. Nucleic Acids Res 1980;8: 2461-73.

Vardimon L, Renz D, Doerfler W. Can DNA methylation regulate gene expression? Recent Results Cancer Res 1983;84:90-102.

Vasioukhin V, Anker P, Maurice P, Lyautey J, Lederrey C, Stroun M. Point mutations of the N-ras gene in the blood plasma DNA of patients with myelodysplastic syndrome or acute myelogenous leukaemia. Br J Haematol. 1994;86: 774-9.

Veland N, Hardikar S, Zhong Y, et al. The arginine methyltransferase PRMT6 regulates DNA methylation and contributes to global DNA hypomethylation in cancer. Cell Reports 2017; 21: 3390-7.

Velicescu M, Weisenberger DJ, Gonzales FA, Tsai YC, Nguyen CT, Jones PA. Cell division is required for de novo methylation of CpG islands in bladder cancer cells. Cancer Res 2002; 62: 2378-84.

Vertino PM, Yen RW, Gao J, Baylin SB. De novo methylation of CpG island sequences in human fibroblasts overexpressing DNA (cytosine-5-)-methyltransferase. Mol Cell Biol 1996;16: 4555-65.

Vongs A, Kakutani T, Martienssen RA, Richards EJ. Arabidopsis thaliana DNA methylation mutants. Science. 1993;260:1926-8.

Wachter E, Quante T, Merusi C, et al. Synthetic CpG islands reveal DNA sequence determinants of chromatin structure. eLife 2014;3:e03397.

Wade PA, Gegonne A, Jones PL, Ballestar E, Aubry F, Wolffe AP. Mi-2 complex couples DNA methylation to chromatin remodelling and histone deacetylation. Nat Genet. 1999;23:62-6.

Waki T, Tamura G, Tsuchiya T, Sato K, Nishizuka S, Motoyama T. Promoter methylation status of E-cadherin, hMLH1, and p16 genes in nonneoplastic gastric epithelia. Am J Pathol. 2002;161:399-403.

Wakiyama M, Takimoto K, Ohara O, Yokoyama S. Let-7 microRNAmediated mRNA deadenylation and translational repression in a mammalian cell-free system. Genes Dev 2007;21:1857-62.

Wallwork JC and Duerre JA. Effect of zinc deficiency on methionine metabolism, methylation reactions and protein synthesis in isolated perfused rat liver. J Nutr. 1985;115:252-262.

Walsh CP, Chaillet JR, Bestor TH. Transcription of IAP endogenous retroviruses is constrained by cytosine methylation. Nat Genet 1998;20:116-7.

Walter J and Paulsen M. The potential role of gene duplications in the evolution of imprinting mechanisms. Hum Mol Genet 2003;12:R215-20.

Wang J, Mager J, Chen Y, Schneider E, Cross JC, Nagy A, Magnuson T. Imprinted X inactivation maintained by a mouse Polycomb group gene. Nat Genet. 2001;28: 371-5.

Wang P, Doxtader KA, Nam Y. Structural basis for cooperative function of Mettl3 and Mettl14 methyltransferases. Mol Cell 2016; 63: 306-17.

Wang WT, Han C, Sun YM, et al. Activation of the lysosome-associated membrane protein LAMP5 by DOT1L serves as a bodyguard for MLL fusion oncoproteins to evade degradation in leukemia. Clin Cancer Res. 2019; 25: 2795–808.

Wang X, Feng J, Xue Y, et al. Structural basis of N(6)-adenosine methylation by the METTL3-METTL14 complex. Nature 2016; 534: 575-578.

Wang X, Lee RS, Alver BH, et al. SMARCB1-mediated SWI/SNF complex function is essential for enhancer regulation. Nat Genet 2017; 49:289-295.

Wang X, Li Z, Zhang Q, et al. DNA methylation on N6-adenine in lepidopteran Bombyx mori. Biochim Biophys ActaGene Regul Mech 2018; 1861: 815-25.

Ward RL, Cheong K, Ku SL, Meagher A, O'Connor T, Hawkins NJ. Adverse prognostic effect of methylation in colorectal cancer is reversed by microsatellite instability. J Clin Oncol. 2003; 21: 3729-36.

Wassenegger M, Heimes S, Riedel L, Sanger HL. RNA-directed de novo methylation of genomic sequences in plants. Cell. 1994;76:567-76.

Watanabe D, Suetake I, Tada T, Tajima S. Stage- and cell-specific expression of Dnmt3a and Dnmt3b during embryogenesis. Mech Dev. 2002;118:187-90.

Weber B, Kimhi S, Howard G, Eden A, Lyko F. Demethylation of a LINE-1 antisense promoter in the cMet locus impairs Met signalling through induction of illegitimate transcription. Oncogene. 2010;29:5775-84.

Weber M, Hellmann I, Stadler MB, Ramos L, Pääbo S, Rebhan M, Schübeler D. Distribution, silencing potential and evolutionary impact of promoter DNA methylation in the human genome. Nat Genet. 2007;39:457-66.

Wehbe H, Henson R, Meng F, Mize-Berge J, Patel T. Interleukin-6 contributes to growth in cholangiocarcinoma cells by aberrant promoter methylation and gene expression. Cancer Res. 2006;66:10517-24.

Wei SH, Chen CM, Strathdee G, et al. Methylation microarray analysis of late-stage ovarian carcinomas distinguishes progression-free survival in patients and identifies candidate epigenetic markers. Clin Cancer Res. 2002; 8: 2246-52.

Weiner AM. Related SINEs and LINEs: the art of biting the hand that feeds you. Curr Opin Cell Biol. 2002;14:343-50.

Weisenberger DJ, Velicescu M, Cheng JC, Gonzales FA, Liang G, Jones PA. Role of the DNA methyltransferase variant DNMT3b3 in DNA methylation. Mol Cancer Res. 2004;2:62-72.

Weiss A, Keshet I, Razin A, Cedar H. DNA demethylation in vitro: involvement of RNA. Cell. 1996;86:709-18.

Weissmann F, Muyers-Chen I, Musch T et al. DNA hypermethylation in Drosophila melanogaster causes irregular chromosome condensation and dysregulation of epigenetic histone modifications. Mol Cell Biol. 2003 ;23 :2577-86.

Whitehall VL, Wynter CV, Walsh MD, et al. Morphological and molecular heterogeneity within nonmicrosatellite instability-high colorectal cancer. Cancer Res. 2002; 62:6011-4.

Wienholz BL, Kareta MS, Moarefi AH, Gordon CA, Ginno PA, Chédin F. DNMT3L modulates significant and distinct flanking sequence preference for DNA methylation by DNMT3A and DNMT3B in vivo. PLoS Genet. 2010;6:e1001106.

Williams JC, Brown KW, Mott MG, Maitland NJ. Maternal allele loss in Wilms' tumor. Lancet 1989;1:283-4.

Wilson BG, Wang X, Shen X, et al. Epigenetic antagonism between polycomb and SWI/SNF complexes during oncogenic transformation. Cancer Cell. 2010; 18:316-28.

Wilson VL, Jones PA. DNA methylation decreases in aging but

not in immortal cells. Science. 1983;220:1055-7.

Wilson VL, Smith RA, Ma S, Cutler RG. Genomic 5-methyldeoxycytidine decreases with age. J Biol Chem. 1987;262:9948-51.

Wong IH, Lo YM, Yeo W, Lau WY, Johnson PJ. Frequent p15 promoter methylation in tumor and peripheral blood from hepatocellular carcinoma patients Clin Cancer Res 2000;6:351-21.

Wong IH, Lo YM, Zhang J, et al. Detection of aberrant p16 methylation in the plasma and serum of liver cancer patients. Cancer Res 1999;59:71-3.

Wong IH, Zhang J, Lai PB, Lau WY, Lo YM. Quantitative analysis of tumor-derived methylated p16INK4a sequences in plasma, serum, and blood cells of hepatocellular carcinoma patients. Clin Cancer Res. 2003 Mar;9(3):1047-52.

Wong TS, Chang HW, Tang KC, et al. High frequency of promoter hypermethylation of the death-associated protein-kinase gene in nasopharyngeal carcinoma and its detection in the peripheral blood of patients. Clin Cancer Res. 2002;8:433-7.

Wong TS, Kwong DL, Sham JS, et al. Promoter hypermethylation of high-in-normal 1 gene in primary nasopharyngeal carcinoma. Clin Cancer Res. 2003;9:3042-6.

Wong TS, Man MW, Lam AK, Wei WI, Kwong YL, Yuen AP. The study of p16 and p15 gene methylation in head and neck squamous cell carcinoma and their quantitative evaluation in plasma by real-time PCR. Eur J Cancer. 2003;39:1881-7.

Woodcock DM, Adams JK, Cooper IA. Characteristics of enzymatic DNA methylation in cultured cells of human and hamster origin, and the effect of DNA replication inhibition. Biochim Biophys Acta. 1982 ;696:15-22.

Woodcock DM, Lawler CB, Linsenmeyer ME, Doherty JP, Warren WD. Asymmetric methylation in the hypermethylated CpG promoter region of the human L1 retrotransposon. J Biol Chem. 1997;272:7810-6.

Woodcock DM, Simmons DL, Crowther PJ, Cooper IA, Trainor KJ, Morley AA. Delayed DNA methylation is an integral feature of DNA replication in mammalian cells. Exp Cell Res 1986 ;166:103-12.

Wu BK, Brenner C. Suppression of TET1-dependent DNA demethylation is essential for KRAS-mediated transformation. Cell Reports 2014; 9: 1827-40.

Wu G, Broniscer A, McEachron TA, et al. Somatic histone H3 alterations in pediatric diffuse intrinsic pontine gliomas and non-brainstem glioblastomas. Nat Genet. 2012;44:251-3.

Wu H, D'Alessio AC, Ito S et al. Dual functions of Tet1 in transcriptional regulation in mouse embryonic stem cells. Nature 2011; 473:389-393.

Wu J, Issa JP, Herman J, Bassett DE Jr, Nelkin BD, Baylin SB. Expression of an exogenous eukaryotic DNA methyltransferase gene induces transformation of NIH 3T3 cells. Proc Natl Acad Sci U S A. 1993;90:8891-5.

Wu R, Li A, Sun B, et al. A novel m6A reader Prrc2a controls oligodendroglial specification and myelination. Cell Res. 2019;29:23–41.

Wu TP, Wang T, Seetin MG, et al. DNA methylation on N(6)-adenine in mammalian embryonic stem cells. Nature 2016; 532: 329-33.

Wutz A and Jaenisch R. A shift from reversible to irreversible X inactivation is triggered during ES cell differentiation. Mol Cell. 2000;5:695-705.

Wutz A, Rasmussen TP, Jaenisch R. Chromosomal silencing and localization are mediated by different domains of Xist RNA. Nat Genet. 2002;30: 167-74.

Xia L, Huang W, Bellani M, et al. CHD4 Has Oncogenic Functions in Initiating and Maintaining Epigenetic Suppression of Multiple Tumor Suppressor Genes. Cancer Cell 2017;31:653-668.

Xia T, Konno H, Ahn J, and Barber GN. Deregulation of STING signaling in colorectal carcinoma constrains DNA damage responses and correlates with tumorigenesis. Cell Reports. 2016;14:282-97.

Xiao CL, Zhu S, He M, et al. N(6)-methyladenine DNA modification in the human genome. Mol Cell 2018;71:306-18.

Xiao H, Hasegawa T, Isobe K. Both Sp1 and Sp3 are responsible for p21waf1 promoter activity induced by histone deacetylase inhibitor in NIH3T3 cells. J Cell Biochem 1999;73:291-302.

Xiao J, Chen HS, Fei R, Cong X, et al. Expression of MAGE-A1 mRNA is associated with gene hypomethylation in hepatocarcinoma cell lines. J Gastroenterol. 2005;40:716-21.

Xie Q, Wu TP, Gimple RC, et al. N6-methyladenine DNA modification in glioblastoma. Cell 2018;175: 1228-43.

Xie S, Wang Z, Okano M, et al. Cloning, expression and chromosome locations of the human DNMT3 gene family. Gene 1999;236:87-95.

Xin Z, Tachibana M, Guggiari M, Heard E, Shinkai Y, Wagstaff J. Role of histone methyltransferase G9a in CpG methylation of the Prader-Willi syndrome imprinting center. J Biol Chem. 2003;278:14996-5000.

Xiong F, Wang R, Lee JH, et al. RNA m6A modification orchestrates a LINE-1-host interaction that facilitates retrotransposition and contributes to long gene vulnerability. Cell Research 2021;0:1-25.

Xiong Z and Laird PW. COBRA: a sensitive and quantitative DNA methylation assay. Nucleic Acids Res. 1997;25:2532-4.

Xue Y, Gibbons R, Yan Z, et al. The ATRX syndrome protein forms a chromatin-remodeling complex with Daxx and localizes in promyelocytic leukemia nuclear bodies. Proc Natl Acad Sci U S A. 2003;100:10635-40.

Yamada Y, Jackson-Grusby L, Linhart H, et al.Opposing effects of DNA hypomethylation on intestinal and liver carcinogenesis.Proc Natl Acad Sci U S A. 2005;102:13580-5.

Yamaguchi S, Asao T, Nakamura J, Ide M, Kuwano H. High frequency of DAP-kinase gene promoter methylation in colorectal cancer specimens and its identification in serum. Cancer Lett. 2003;194:99-105.

Yamashita K, Dai T, Yamamoto F, Perucho M. Genetics supersedes epigenetics in colon cancer phenotype. Cancer Cell. 2003;4:121-31.

Yanaihara N, Caplen N, Bowman E, et al. Unique microRNA molecular profiles in lung cancer diagnosis and prognosis. Cancer Cell 2006;9:189-98.

Yang AS, Estecio MR, Garcia-Manero G, Kantarjian HM, Issa JP. Comment on "Chromosomal instability and tumors promoted by DNA hypomethylation" and "Induction of tumors in nice by genomic hypomethylation". Science 2003;302:1153.

Yang AS, Shen JC, Zingg JM, Mi S, Jones PA. HhaI and HpaII DNA methyltransferases bind DNA mismatches, methylate uracil and block DNA repair. Nucleic Acids Res. 1995;23:1380-7.

Yang SM, Kim BJ, Toro LN et al. H1 linker histone promotes epigenetic silencing by regulating both DNA methylation and histone H3 methylation. PNSA USA 2013; 110:1708-13.

Yang X, Han H, De Carvalho DD, Lay FD, Jones PA, Liang G. Gene body methylation can alter gene expression and is a therapeutic target in cancer. Cancer Cell. 2014 13;26:577-90.

Yates PA, Burman RW, Mummaneni P, Krussel S, Turker MS. Tandem B1 elements located in a mouse methylation center provide a target for de novo DNA methylation. J Biol Chem. 1999;274:36357-61.

Yoder JA, Walsh CP, Bestor TH. Cytosine methylation and the ecology of intragenomic parasites. Trends Genet. 1997;13:335-40.

Yoshikawa H, Matsubara K, Qian GS, et al. SOCS-1, a negative regulator of the JAK/STAT pathway, is silenced by methylation in human hepatocellular carcinoma and shows growth-suppression activity. Nat Genet. 2001;28:29-35.

Yoshinori Tsurusaki 1, Nobuhiko Okamoto, Hirofumi Ohashi, et al. Mutations affecting components of the SWI/SNF complex cause Coffin-Siris syndrome. Nat Genet 2012;44:376-8.

Zhang C, Zhao H, Li J, et al. The Identification of Specific Methylation Patterns across Different Cancers. PLoS One 2015; 10(3): e0120361.

Zhang G, Huang H, Liu D, et al. N6-methyladenine DNA modification in Drosophila. Cell 2015; 161: 893-906.

Zhang L, Huang J, Yang N, et al. MicroRNAs exhibit high frequency genomic alterations in human cancer. Proc Natl Acad Sci USA 2006;103:9136-41.

Zhang S, Hunter DJ, Hankinson SE, et al. A prospective study of folate intake and the risk of breast cancer. JAMA 1999;281:1632-7.

Zhang SM, Cai WL, Liu X, et al. KDM5B promotes immune evasion by recruiting SETDB1 to silence retroelements. Nature 2021 epub

Zhang YW, Wang Z, Xie W, et al. Acetylation enhances TET2 function in protecting against abnormal DNA methylation during oxidative stress. Molecular Cell 2017;65: 323-35.

Zheng Z, Li L, Liu X, et al. 5-Aza-2′-deoxycytidine reactivates gene expression via degradation of pRb pocket proteins. FASEB J. 2012;26:449-59.

Zhou L, Cheng X, Connolly BA, Dickman MJ, Hurd PJ, Hornby DP. Zebularine: a novel DNA methylation inhibitor that forms a covalent complex with DNA methyltransferases. J Mol Biol. 2002;321:591-9.

Zhu B, Benjamin D, Zheng Y, et al. Overexpression of 5-methylcytosine DNA glycosylase in human embryonic kidney cells EcR293 demethylates the promoter of a hormone-regulated reporter gene. Proc Natl Acad Sci U S A. 2001;98:5031-6.

Zhu Q, Pao GM, Huynh AM, et al. BRCA1 tumour suppression occurs via heterochromatin-mediated silencing. Nature. 2011;477:179-84.

Zilberman D, Cao X, Jacobsen SE. ARGONAUTE4 control of locus-specific siRNA accumulation and DNA and histone methylation. Science 2003;299:716-9.

Zochbauer-Muller S, Lam S, Toyooka S, et al. Aberrant

methylation of multiple genes in the upper aerodigestive tract epithelium of heavy smokers. Int J Cancer. 2003;107:612-6.

Zlobec I, Bihl M, Foerster A, et al. Comprehensive analysis of CpG island methylator phenotype (CIMP)-high, -low, and -negative colorectal cancers based on protein marker expression and molecular features. The Journal of pathology 2011:225;336-43.

Zou HZ et al. Detection of aberrant p16 methylation in the serum of colorectal cancer patients. Clin Cancer Res 2002;8:188-91.

Zuo S, Boorstein RJ, Cunningham RP, Teebor GW. Comparison of the effects of UV irradiation on 5-methyl-substituted and unsubstituted pyrimidines in alternating pyrimidine-purine sequences in DNA. Biochemistry. 1995;34:11582-90.

찾아보기

Index

국문색인

ㅍ

ㅎ

영문

A

B

후성유전학(4판) **DNA 메틸화에 대한 이해**

2007년 5월 20일 1판 발 행
2010년 4월 15일 2판 발 행
2015년 10월 20일 3판 발 행
2022년 8월 22일 4판 인 쇄
2022년 8월 31일 4판 발 행

저 자 : 강 경 훈
발 행 자 : 남 학 순
발 행 처 : 도서출판 고 려 의 학
(02880) 서울특별시 성북구 성북로9길 1 보문빌딩 3층
Tel. (02) 765-0333, 0337
Fax. (02) 743-2288
이메일 : kmedbook@daum.net
홈페이지 : www.komb.co.kr

신고번호 : 제 2022-000006호

※ 검인은 저자와의 합의하에 생략합니다.
※ 낙장 및 파본은 교환해 드립니다.

ISBN 979-11-92422-05-3
정가 : 40,000원